李秉琦实用口腔黏膜病学

主　　编　李秉琦

常务副主编　陈谦明

副 主 编　林　梅　周红梅　程　斌

编　　者　（以汉语拼音为序）

蔡　扬　陈谦明　程　斌　段开文　顾　杨
何　园　江　潞　李秉琦　林　梅　罗　刚
聂敏海　陶人川　王　智　魏　昕　吴兰雁
夏　娟　赵　曼　曾　昕　周红梅　周　敏

科学技术文献出版社

Scientific and Technical Documents Publishing House

北　京

(京)新登字130号

内容简介

全书共分二十章，将现代口腔黏膜病的基础理论与临床实践密切结合，力求反映近年来口腔黏膜病的新观点、新技术和新水平。各章分别阐述了口腔黏膜的生物学基础、口腔黏膜病的临床病理学与诊断学以及单纯疱疹病毒感染、急性坏死性溃疡性龈口炎、口腔念珠菌病、性传播疾病的口腔表征、复发性阿弗他溃疡等口腔疾病的诊疗，还介绍了口腔黏膜疾病常用药物和方法，以及口腔黏膜疾病的护理配合。适合口腔科医师、口腔医学院(系)的本科生及研究生参阅。

自　序

建国前华西协合大学牙学院未设口腔黏膜病学专业，有关的课程内容一般在牙周病学中适当讲授。20世纪50年代初学习前苏联的教育体制，设立“口腔内科学”，实际上包括“牙体病学”、“牙髓病学”、“牙周病学”和“口腔黏膜病学”4个主要部分，以及“儿童牙医学”“预防牙医学”等内容。

60年代由于专业发展的需要，我院口腔内科教研室分为两个专业组：牙体—牙髓病学，牙周—黏膜病学。但后者的重点是牙周病，因为牙周病教学、临床和研究都是华西的传统优势学科，它集中了比较雄厚的老中青结合的骨干力量。口腔黏膜病则以临床工作为主，并开始尝试中西医结合防治研究。

1978年初，在恩师萧卓然教授指导下，我们邀请了一些志同道合的医生创建黏膜组，有曾光明、黄亚筠、张文清和王顺英等人。他们不仅有志于从事口腔黏膜病专业，同时也是中西医结合治疗黏膜病的先行者。专业组成立后不到半年，我们就得到了一个很好的发展机遇。1978年春，中央两部委（中央卫生部和解放军总后卫生部）联合组建了一个两病（口腔白斑、扁平苔藓）防治研究协作组。同年5月，在北京召开了第一次会议，协作组由北京、上海、成都、西安等地的8个学术单位构成。根据专业特长和人力配置，每个单位各有分工，但共同的任务是进行“两病”大规模流行病学调查。经过多次协商后制定了一个符合我国国情的“两病”诊断标准。这次合作对我国口腔黏膜病学研究的贡献远远超出了对“两病”研究的本身，它不仅建立了全国口腔黏膜病的协作网，更为重要的是，为我国口腔黏膜病学的持续发展，培养了队伍，建立了临床、教学、医疗和科研的基地和中心，走出了“具有中国特色的口腔黏膜病学的发展之路”。

在协作组工作胜利完成后，我们申请了卫生部科技进步奖，并获得乙等奖。在获奖的基础上，协作组出版了一本专著，名为《口腔癌前病变——白斑和扁平苔藓》，由许国祺、我、李辉荃3人任主编，八院校专家合作编写。此书现在还是白斑和扁平苔藓研究的权威著作，并曾多次获奖。

对华西而言，“两病”研究还推动了口腔黏膜病的病因学、病理学、治疗学等方面的深入科研。可以这样说，协作组的成立一方面极大地促进了我们专业组的发展，另一方面也带动了全国口腔治疗各科研单位的合作。协作组从1978年开始，到1987年使命完成，共持续了10年。1988年春天，在江苏常州召开了第一次全国口腔黏膜病学术大会，大会宣布成立中华口腔医学会口腔黏膜病专业学组，由许国祺教授担任组长，我和李辉荃任副组长。至此，全国口腔黏膜病学界有了自己正式的学术团体。

90年代中期，中华口腔医学会从中华医学会中独立出来，成为一级学会。在这种情况下，第三次学术大会之后，专业组也申请成立作为二级学会的口腔黏膜病专业委员会。1998年在成都召开的第四次全国学术大会成立了“中华口腔医学会口腔黏膜病专业委员会”，推举许国祺教授为名誉主委，我担任主任委员，周曾同教授为副主任委员。经总会批准，第六次全国大会进行了专委会换届改选，推举我为名誉主任委员，周曾同教授任主任委员。2008 年第七次全国大会在北京召开，与口腔中西医结合大会同时举行，我科的全体老师均在两个专业委员会中担任职务，陈谦明当选候任主任委员，林梅当选中西医结合专业委员会副主任委员。

在科研和学术交流之外，口腔黏膜病教学工作也进展顺利。2007 年我院《口腔黏膜病学》课程成为我国黏膜病学的第一个教育部高等教育质量工程的“国家精品课程”，也是华西口腔第一个亚专业类的国家精品课程。同时教材建设也卓有成果。1987 年，我组织华西口腔黏膜病学组的诸位同仁易新铨、曾光明、张文清、王顺英、黄亚筠等人编写了一本《实用口腔黏膜病学》。该书叙述简洁明了，且多是针对临床实际问题有所创发，所以价值颇高。《李秉琦实用口腔黏膜病学》即是在原书的基础上丰富完善而成。

新世纪初，卫生部规划教材编审委员会决定，由于学科发展的需要和利于同世界通用体制接轨，取消《口腔内科学》课程，分别设立《牙体牙髓病学》、《牙周病学》和《口腔黏膜病学》课程，《口腔黏膜病学》由我担任主编（获得 2002 年国家级优秀教材二等奖）。该书第一版的编成和出版，标志着我国口腔黏膜病学已成为一门成熟的单列课程。后来教材编审委员会同意由我推荐的陈谦明教授任第三版的主编，他在负责主编该书三版时有不少创新之举，对于提升教材的可阅读性以及普及性无疑都是大有裨益的。

从 1984 年我开始招收研究生到 2005 年，弹指间，已有 20 余年了。这 20 多年中，我培养的学生并不算多，但令我老怀宽慰的是，他们毕业后大多数仍在从事与口腔黏膜病相关的教学、科研工作，可见是学有所用，并且有一部分学生已经在专业研究中取得了比较显著的成就，这更令人欣慰。

留校的几个学生工作也非常出色，其中陈谦明获得“长江学者特聘教授”，并获得国家杰出青年基金资助，还是教育部科技创新团队的学术带头人。周红梅入选教育部新世纪优秀人才计划。还有几位是国家自然科学基金和省青年杰出基金的获得者。

改革开放以来，华西口腔黏膜病科共有十余项课题获得部、省级一、二、三等奖。应该说，迅速了解国际学术动态，掌握国内研究水平，发挥现有条件的作用，选择好主攻方向，充分体现团队精神这 5 条是我们的主要经验。

乌兔匆匆，三十二载风霜雨露转瞬即逝，华西口腔医学院的黏膜病学专业从无到有，从弱变强，走过了辛勤而艰苦的路程，发展成为全国该项专业的领头羊。抚今追昔，我们深情思念参与创业的诸多前辈，感谢华西历届领导的关怀和支持，不忘兄弟院校老师们无私的帮助和协作，寄希望于奋发图强的中青年同行。华西口腔黏膜病学专业一定不会辜负大家的厚望。

李秉琦

2010 年秋书于怀玉堂

目　录

第一章 口腔黏膜的生物学基础

第一节 口腔黏膜的结构和功能

黏膜(mucosa)是指口腔、鼻腔、肠道、阴道等与外界相通体腔的湿润衬里。口腔黏膜(oral mucosa)在功能或结构上具有皮肤和消化道黏膜的某些特点,如在组织学上口腔黏膜与皮肤具有很相似的组织学结构,由上皮和结缔组织组成,二者的交界处呈波浪状;但与皮肤相比,口腔黏膜又具有它独自的特点,例如湿润而且光滑,呈粉红色,而且,除皮脂腺外,没有其他的皮肤附件。

口腔黏膜由上皮及上皮下的结缔组织所组成,二者以富含中性蛋白多糖、呈波纹形的基底膜分隔。在胚层来源和组织学特点上,前者相当于皮肤的表皮,后者相当于皮肤的真皮。

一、口腔黏膜的总体结构

(一)上皮层

口腔黏膜上皮细胞按是否参与角化被分为角质形成细胞与非角质形成细胞,前者组成复层鳞状上皮,后者游离分布于上皮层内。根据在口腔内部位的不同,复层鳞状上皮可分为角化、不全角化或无角化型等几类。以角化型上皮为例,由上皮的深面至浅面可分为基层、棘层、颗粒层及角化层 4 层(详见《口腔组织胚胎学》)。

1. 角质形成细胞

(1)基底细胞层:是上皮的最底层,呈立方状或柱状,与基底膜连接。功能主要是通过细胞的分裂繁殖,补充表层脱落的上皮细胞。但需注意的是,并非所有的基底层细胞均有此功能(详见第二节)。

(2)棘细胞层:该层细胞位于基底层表面,细胞体积大,呈多边形,细胞之间通过桥粒结构彼此相连,在细胞桥粒之间具有迂回盘曲的腔隙,称面间管,是细胞彼此沟通的扩展间隙,上皮细胞可通过面间管进行物质交换。棘层细胞胞浆内含有一种具有特征性意义的新的细胞器,为电子致密的卵圆形颗粒,称为膜被颗粒或 Odland 颗粒。该层还是四层细胞中蛋白质合成最活跃的细胞层。

(3)颗粒层:位于棘细胞层浅面,一般为 2～3 层,细胞核及细胞器有退化倾向,膜被颗粒增多,并沿细胞膜内聚集与膜融合,将其内容物排入细胞间隙,有助于细胞间的黏合。颗粒层细胞胞质内还含有透明角质颗粒,这种电子致密的物质与张力细胞融合在一起并进一步聚集就形成角质。

(4)角化层:在上皮的最表面,为角质化的细胞,细胞核及细胞器消失,呈扁平六角形鳞状,充满嗜酸性角质。如果细胞核消失,称为正角化(orthokeratosis);细胞核存在而发生皱缩的,称为不全角化(parakeratosis)。

非角化的口腔黏膜上皮棘层以上的细胞形态变化不大,且细胞扁平而不呈棘状,有人把它又分为中间层和表层。

与角化型上皮相比,不全角化型上皮的特征为:角化层中仍有固缩的细胞核及残留的细胞器;无角化型上皮则无角化层和颗粒层,但棘层却较为发达。

2. 非角质形成细胞

(1)黑素细胞:位于上皮基底部,呈树突状,来源于神经嵴;上皮基底细胞与黑素细胞之比为 7∶1。

(2)朗格汉斯细胞:位于基底层或基底层上份。目前认为是上皮内的调节细胞,调控上皮细胞的分裂和分化,与免疫递呈功能及上皮角化亦有密切关系。该细胞的功能状态与口腔黏膜疾病的关系是受人瞩目的研究课题之一。

(3)梅克尔细胞:属神经外胚层细胞,可能为一种感觉感受器(触觉受体)。其他非角质形成细胞多为与炎性反应有关的细胞,如淋巴细胞、浆细胞等,多为一过性细胞。

(二)固有层

固有层为致密的结缔组织成分。可分为乳头层和网状层两个部分。由胶原纤维、弹性纤维等纤维成分及结缔组织基质构成。该层组织对上皮层起到支持、营养等功能。

(三)黏膜下层

该层组织为疏松结缔组织,内含腺体、血管、淋巴管、神经及脂肪组织等。

(四)基底膜

基底膜为口腔黏膜上皮与固有层结缔组织连接处,该处是由上皮呈钉状向下伸出与固有层结缔组织呈乳头状向上突出而形成的不规则的交错面。这种交错面,由于扩大了上皮与结缔组织的连接,使基底膜区上皮组织的面积较浅层上皮表面积为大,因而有利于分散上皮表面所承受的机械压力,从而起到良好的支持作用,以适应代谢及口腔行使功能的需要。

在光学显微镜下,此基底膜带用苏木素-伊红染色(HE)不能显示,而用过碘酸-Schiff(PAS)染色或银染色则出现一较窄而均匀无结构的致密带状区,厚约 0.5～0.1 μm。在电镜下,基底膜由 4 个部分组成,由上至下依次为上皮细胞膜、透明层、致密层及致密层下区,由此可见,基底膜在超微结构中不是一种膜,而是结缔组织的胶原纤维与致密层、透明层连接的纤维复合物,在电镜观察下,称为基底膜复合体(物)较为恰当。

基底膜的功能主要有 3 方面:①通透屏障。来自结缔组织的有生物活性的可溶性物质必须通过上皮结缔组织交界处的基底膜才能进入上皮层对上皮细胞发生作用。如 IgG 可见于上皮层,而 IgM 则不能通过基底膜而到达上皮层。②细胞与基质的相互作用。依赖上皮生长因子增殖的上皮细胞和基底膜(Ⅳ型)胶原发生接触时,它们对上皮生长因子的需求量明显降低;基底膜能诱导上皮细胞产生半桥粒等都是上皮细胞可受所谓“细胞与基质相互作用”而影响上皮细胞生物学行为的典型实例。③上皮与固有层结缔组织的黏附基底膜带的主要生物化学成分都是由上皮细胞合成的大分子。这些大分子与细胞和其他局部结缔组织成分之间的亲和力,对维持基底膜带的完整性及上皮与其下方结缔组织的黏附都具有重要意义。

二、口腔黏膜各部分的结构特点

各部位的口腔黏膜如软腭、牙龈、口底、舌背、舌腹及唇红黏膜的结构均有不同的特点,与临床诊断及治疗的关系密切。现分述如下。

(一)唇黏膜

为被覆黏膜,上皮为非角化复层鳞状上皮,固有层由致密结缔组织组成,乳头短而不规则。其特点:①黏膜下层厚,覆盖在口轮匝肌表面。②黏膜下层有致密的胶原纤维索把固有层和菲薄的肌筋膜连在一起。在这些纤维索之间,有疏松结缔组织,含脂肪和小混合腺(唇腺)。致密结缔组织纤维索限制了黏膜的移动,使之固定在肌肉上,阻止它发生折叠。这样也就防止了在咀嚼时咬伤黏膜。当然偶尔也会咬伤黏膜,或不良习惯致角化异常。黏膜下层的混合性腺体以黏液腺为主。由于黏膜下层厚、疏松,所以易发生水肿。咬伤黏膜后易损伤小涎腺,引起小涎腺分泌受阻而引起黏液囊肿。

(二)唇红

唇部皮肤和黏膜之间移行部位呈红色透明区,叫唇红,唇红既不是咀嚼黏膜,也不是被覆黏膜。特点:①上皮有角化,透明度大。②固有层乳头多密集,深入上皮几乎达表层。③在结缔组织乳头顶端有许多大的毛细血管环,透过菲薄的透明上皮可看到血液,使唇红呈红色。④黏膜下层无腺体,因而唇红易干燥,是各种类型的慢性唇炎好发部位。

(三)颊黏膜

颊黏膜为被覆黏膜,其组织结构与唇黏膜相似,所不同的是:①颊黏膜下层的腺体较大,为混合性腺体(颊腺),且往往位于颊肌束之间。②有时在黏膜表面、颊部口角侧方有孤立的异位皮脂腺,叫 Fordyce spot,呈黄白色小点,有时连成一片。在临床上应与白斑鉴别。

(四)口底、舌腹黏膜

其特点:①口底、舌腹黏膜较薄,松弛地覆盖在其下面的结构上,使舌能活动自如。上皮为非角化复层鳞状上皮,固有层乳头较短。②黏膜下层有脂肪组织。③舌下腺在舌下皱褶,离黏膜较近。口底黏膜与舌侧牙龈有一交界线,与前庭部的黏膜牙龈界相对应。口底黏膜反折到舌下表面成为舌腹黏膜。舌腹黏膜较薄、光滑,上皮非角化,结缔组织乳头多而短。④在舌腹和口底黏膜之间有黏膜皱褶,为舌系带。在临床上常见新生儿舌系带短缩而就诊。剪系带,一般早期剪出血少,且不会影响发音。⑤口底黏膜是个危险区,在口底舌腹部的白斑易发生癌变。

(五)前庭、牙槽黏膜

是被覆黏膜,具有被覆黏膜的共同点。①牙槽黏膜较薄,透过黏膜可看见毛细血管。②黏膜松弛地附着在骨膜上,黏膜下层为疏松结缔组织,可含有混合性下小涎腺。上皮薄,非角化,上皮钉突和结缔组织乳头较短,或常常没有。③唇系带是黏膜皱褶,内有疏松结缔组织。系带过短会使中切牙之间缝隙增宽,因此也应早期治疗。

(六)舌背黏膜

1. 解剖

舌分舌体和舌根。两者之间有一条V形界沟。舌体占舌前2/3,舌根占舌后1/3。在V形界沟尖端处有舌盲孔。舌体和舌根在胚胎发育中来源于不同鳃弓。舌体来源于第1鳃弓,舌根来源于第2、第3和第4鳃弓。舌体黏膜上皮来自外胚叶,有三叉神经、舌神经支配;舌根黏膜上皮来自内胚叶,由舌咽神经支配。

2. 组织学

舌背黏膜上皮为复层鳞状上皮。特点:①无黏膜下层。②其致密的固有层内有许多舌肌纤维的起点,故舌背黏膜牢固地附着于舌肌表面而不易滑动。③黏膜表面有许多小突起,称为舌乳头。舌乳头有4种:

(1)丝状乳头:丝状乳头主要分布在舌背而较广泛,数目最多,体积较小,高1～3 mm。为针尖状和锥形,呈天鹅绒状。乳头为上皮性结构,中心为结缔组织,有次级乳头向表面突出。上皮表面角化,不含味蕾。

(2)菌状乳头:菌状乳头分布在丝状乳头之间,呈圆形或蘑菇形。高0.5～1.5 mm,直径0.4～1 mm,呈红色,其颜色来自透过较薄的上皮所看到的结缔组织乳头中丰富的毛细血管网。上皮表面无角化。在菌状乳头的表面有少量(1～3个)味蕾。

(3)叶状乳头:位于舌侧缘的后部分,为红色5～8条并列皱襞,含味蕾。结缔组织内含有淋巴样组织并可形成淋巴滤泡。在正常情况下,叶状乳头不很明显。当叶状乳头发炎时,乳头局部出现红肿,患者感到疼痛。一些患者,特别是更年期妇女,经常误认为是患舌癌而就诊。这时要进行仔细检查,确诊为叶状乳头炎后要耐心向患者解释清楚,消除疑虑。

(4)轮廓乳头:位于界沟前方,排成一行,有8～10个。乳头体积大,但并不突出舌背黏膜表面,高1～1.5 mm,直径1～3 mm。其周围有深沟环绕,轮廓乳头表面上皮薄而平坦。乳头侧面的上皮内有许多味蕾。在环形沟底部有小浆液腺,称为Ebner's腺。其导管开口在环形沟内,浆液起冲刷食物中可溶性成分的作用,也是唾液中脂肪酶的主要来源,同时也有助于味觉感受器发挥功能。

(5)味蕾:味蕾是味觉感受器,呈卵圆形。长约80 μm,宽约40 μm。由30～40个上皮细胞分化而成。它的基底部位于基底膜上,顶端有味孔,通于口腔。味蕾主要分布在舌乳头、软腭会厌与咽部黏膜的上皮内。

味蕾是由上皮分化出来的特殊结构,主要由3种细胞组成:①味细胞。呈细长梭形,细胞长轴与上皮表面成垂直排列,核卵圆形,染色较深。位于细胞的基部或中部。细胞顶部有味毛,基部有味觉神经末梢分布。②支持细胞。呈梭形,体积较大,染色较淡,数目较多。③基细胞。呈锥形,细胞较矮,位于味蕾的基部。

(七)舌滤泡

位于界沟后方舌根部,有许多圆形或卵圆形丘状突起,为淋巴组织,称为舌滤泡。在组织学切片上可以看到舌隐窝和舌淋巴滤泡在舌隐窝内表面衬以复层鳞状上皮，在舌淋巴滤泡可以看到有许多发生中心。这些舌淋巴滤泡及舌隐窝共同构成舌扁桃体。舌扁桃体与腭扁桃体共同形成淋巴环，起防御和保护功能，患者常伸舌自检误认为肿瘤而就诊。

三、口腔黏膜的功能

（一）屏障保护功能

口腔黏膜防御屏障包括物理化学屏障、黏膜表面和黏膜内的特异性、非特异性体液和细胞免疫屏障。

1. 唾液屏障

唾液形成了口腔黏膜的第一道屏障。唾液对口腔黏膜的机械冲洗作用，一方面排除了有毒物质，另一方面使微生物不致附着于黏膜表面形成克隆，阻断了微生物致病的关键步骤，也是第一步——黏附。

黏蛋白是唾液中黏液的主要成分，来自于颌下腺、舌下腺、大量小涎腺的黏液分泌细胞，被认为在口腔非免疫保护中起主要作用。黏蛋白形成一层薄的、具黏弹性的膜覆盖于整个口腔黏膜的表面，起着润滑、抗干燥及保护作用，并阻止外源性的酸、降解酶进入黏膜内。唾液中的乳铁蛋白具有与铁结合的高活性，剥夺了细菌依赖的必需元素——铁，从而行使抗菌作用。来自唾液腺的溶菌酶是一种具有溶解细菌细胞壁糖脂功能的酶，它可解聚链球菌链，使其生长潜力下降。

2. 上皮屏障

完整的黏膜上皮是阻止异物、微生物进入深层组织的天然生理屏障。

近期研究发现，口腔黏膜上皮内还存在一种上皮内屏障。主要由上皮细胞成熟过程中所排出进入细胞外间隙的膜被颗粒组成。在角化的口腔上皮，膜被颗粒与细胞膜连接，伸长形成一系列平行的板层结构。在非角化的口腔上皮，膜被颗粒以一种密集非层状中心轴的形式循环排列。所有膜被颗粒都与细胞膜融合，排出它们的内容物进入细胞外间隙。它主要包含中性脂及一些极性脂，而不是磷脂。膜被颗粒缺乏磷脂层，说明它参与了非角化区上皮间隙屏障的形成。

此外，前述基底膜复合物，又构成了有选择通透性的大分子物质滤过性屏障。

3. 免疫细胞屏障

近年来提出黏膜免疫系统这一概念，即黏膜相关淋巴组织，由消化道、呼吸道和泌尿生殖道黏膜的淋巴组织组成，是机体最大的免疫器官，也是抵御病原体入侵的第一道防线。根据形态和功能可将其分为两大类：①黏膜淋巴集合体。主要包括扁桃体、消化道、呼吸道、黏膜下层的淋巴小结，属“传入”淋巴区，抗原刺激免疫细胞活化增殖。②弥散黏膜淋巴组织。指广泛分布于黏膜上皮细胞层和固有层中的淋巴细胞，属“传出”淋巴区即免疫活性细胞发生免疫效应的部位。上皮内的淋巴细胞包括抑制性T细胞、辅助性T细胞、B淋巴细胞，在受到抗原刺激后发生增殖反应，产生淋巴因子，发挥免疫功能。前述的朗格汉斯细胞，表面有Ia样抗原，Fc、C3受体，具有巨噬细胞样的作用，它能提呈抗原给T淋巴细胞，使T细胞活化，并可产生白细胞介素1。黏膜免疫系统具有以下3个方面的功能：①完成黏膜局部的非特异性免疫应答，产生明显高于其他免疫组织的分泌型免疫球蛋白以抵御病原体通过黏膜侵袭机体。②可下调由突破黏膜进入体内的抗原所诱导的全身免疫应答反应。口腔黏膜屏障作为口腔防御的重要组成部分，同样具有上述功能特点。但由于口腔黏膜的解剖结构、组织类型及所处环境有所不同，在免疫学角度上，口腔黏膜由表及里分为5层（黏液层、角化层、颗粒层、基底层和固有层）。黏液层的免疫成分主要来源于唾液，如黏蛋白、乳铁蛋白和溶菌酶，对口腔黏膜具有重要的保护作用。除口腔黏膜淋巴样组织外，还包括唾液腺淋巴样组织和牙龈淋巴样组织，各组成协同发挥重要的免疫防御作用。

4. 免疫球蛋白屏障

免疫球蛋白屏障或称为体液免疫屏障。SIgA是最重要的免疫球蛋白，它能保留在上皮细胞或细菌表面，成为一种“抗菌涂层”，具有很强的抗菌作用和消化水解酶的蛋白降解作用，且不需补体活化，不引起组织细胞溶解，不增加局部损伤。此外在黏膜固有层中还含有一定数量的巨噬细胞、肥大细胞、自然杀伤细胞和淋巴因子活化的杀伤细胞，分泌细胞因子发挥着相应的免疫功能。

（二）感觉功能

口腔黏膜不仅对痛觉、触觉和温觉具有敏锐的感觉功能，而且还具有司味觉的作用。这一功能是全身任何其他组织细胞都不具有的。在一定的程度上，感觉功能可以视为保护作用。因为，口腔黏膜上的感受器启动了吞咽、呕吐、恶心反射和唾液的分泌。另外，口腔黏膜上还具有渴觉感受器，该感受器在调控口渴机制中起到重要作用。

（三）其他功能

除上述的功能外，口腔黏膜还具有温度调节及分泌的功能。

在温度调节方面，人类口腔黏膜没有皮肤所具有的汗腺、毛发，因此，在温度调节方面的作用较小。

位于口腔黏膜下的小唾液腺具有分泌唾液的功能，从而起到润滑、消化、保护等作用。虽然在临床工作中有将口腔作为一条全身给药的途径，但口腔黏膜并不具有吸收功能。药物主要是通过黏膜渗透到黏膜下后而被吸收到体内。正是由于这点，有时可将全身用药改为含化，以提高口腔黏膜局部药物浓度而降低全身副作用。

第二节　口腔黏膜组织的代谢与更新

一、能源代谢

由于口腔黏膜组织处在不断更新之中，而且其更新速度快、周期短，因而，其能源代谢较为活跃。

能源物质在体内的氧化供能包括有氧分解及无氧分解两种方式。前者包括糖的有氧氧化（三羧酸循环）、脂肪酸β氧化和氨基酸的氧化分解。后者主要指缺氧状态下的糖酵解。

与其他组织一样，口腔黏膜组织的主要能源物质仍为葡萄糖或脂肪，不同的是，口腔黏膜组织，特别是上皮组织糖酵解供能方式特别活跃。这主要与上皮组织中缺乏血管，含氧量相对较低，角化型上皮至颗粒层以上，有氧氧化场所——线粒体结构逐渐退化等因素有密切关系。

黏膜上皮中能源代谢的特点还反映在上皮组织中酶量的差异上。目前，已在口腔黏膜组织中发现了几乎全部糖酵解途径及三羧酸循环的酶类，如琥珀酸脱氢酶、乳酸脱氢酶及细胞色素氧化酶等。研究发现，鼠离体的口腔黏膜上皮中乳酸脱氢酶活性较肾组织高出20%，而且，其丙酮酸脱羧酶体系（丙酮酸脱氢酶复合体）含量较低，这样有利于使丙酮酸至乙酰辅酶A并进入三羧酸循环的速度降低，从而有利于糖酵解途径的进行。

相对于上皮组织，上皮下结缔组织代谢要慢得多，因而，其能量消耗要小些。加上上皮下结缔组织的氧供应较上皮组织丰富，因此，在此层组织中，有氧氧化供能方式所占比重较上皮层大。

二、口腔黏膜上皮细胞周期与细胞分化、组织更新

口腔黏膜上皮的衬里细胞与胃肠道和表皮一样，由不断更新的细胞群体所组成。在正常情况下，由基底层经棘层、颗粒层而至角质层所产生的新细胞数与由于正常摩擦而导致脱落的角化层细胞数量保持着动态平衡，以保持整个上皮结构的稳定。口腔黏膜上皮细胞分裂发生于基底细胞层或其附近，由于分裂所产生的子细胞或留在原来的部位作为母体细胞或进入更上一层，通过进一步的分化获得特定区域的细胞特征。现在把细胞的这种生长与分裂的周期称为细胞周期。更具体地说，细胞周期是指细胞从一次分裂结束开始生长，到下一次分裂终了所经历的过程，所需的时间叫细胞周期时间。

1. 角朊细胞的成熟与角蛋白的合成

逐渐成熟的细胞在移动过程中，形态和结构都发生变化，在角化上皮的成熟过程中，代谢活跃的细胞器（细胞核、线粒体、核糖体、内质网）减少，而合成产物（张力细丝、角质小体、透明角质颗粒）增多。最后透明角质颗粒与张力细丝紧密相连，组成钢筋水泥式的角质层，而其他细胞结构几乎全部消

失，最表面将脱落的角化层细胞间隙加大，桥粒消失，经正常摩擦，呈鳞屑状从表面脱落。

口腔黏膜上皮角化的基本过程是微丝、微管及中间丝共同组成了细胞骨架，而角朊细胞的中间丝称为角蛋白丝或张力原纤维。张力原纤维由角朊细胞本身所合成，因而，在角朊细胞中含量特别丰富。在基底细胞中，张力原纤维（角蛋白细丝）疏松排列成束，多分布在核周围，并与细胞长轴平行。在棘细胞中，张力细丝逐渐增多而变稠密，交织围绕细胞膜的网状结构，贯穿在整个细胞质中，并插入桥粒，形成一支架结构。在粒细胞中张力原纤维与透明角质颗粒结合在一起并与磷酸化的富组蛋白作用，至角化层细胞后，富组蛋白脱磷酸化，成为角化层碱性蛋白，张力原纤维聚集成束，包埋于碱性蛋白中，并被增厚的细胞膜包绕，从而形成完整的角化层上皮。

2. 口腔黏膜上皮组织分裂部位

口腔黏膜上皮细胞分裂发生的确切部位以及生发层或前体细胞成分的组成都曾有很大争议。但通过连续切片和切片重叠观察鼠口腔黏膜上皮和人类牙龈上皮后发现，口腔黏膜上皮几乎所有的分裂细胞都位于基底膜之上。产生实验观察结果差异的原因在于，在一张切片上显示为位于基底细胞层上的细胞核，在另一张切片上则可能位于棘细胞层或位于结缔组织乳头上。此外，多年来，一直认为细胞有丝分裂是沿基底膜随机分布的。现已清楚，口腔黏膜上皮的有丝分裂通常是有规律成簇发生，其中，在上皮与结缔组织交界面和上皮钉突部位分裂数更多。

3. 口腔黏膜上皮细胞循环周期

细胞周期根据分裂过程又可分为下列各期：分裂期（M期）→分裂后生长期（G_1 期）→DNA合成期（S期）→分裂前生长期（G_2 期）。其中，M期为有丝分裂前、中、后和末期的总称；G_1 期为第一间隙期，又称DNA合成前期，或分裂后期；G_2 期一般较短，平均约为1到数小时。M期和 G_1 期之间的时期有时又被特指为双生细胞期，在该时期，一分为二的两个子细胞被决定为前体细胞继续分裂或进入上一层细胞分化成熟。

口腔黏膜上皮细胞M期的时间为40～75分钟，G_1 期变异较明显，从14～140小时不等，S期介于7～12小时之间，平均为8小时，G_2 期从10～90分钟不等。

4. 口腔黏膜上皮组织更新时间

除细胞分裂周期外，另一种动态表示更新细胞群状态的方式被称为"上皮更新时间"。它是指组织中全部细胞脱落并补充相等量新生细胞所耗费的时间。上皮更新时间的确定一般需先了解细胞有丝分裂时间，以及细胞通过整个上皮层所耗费的时间。通常，口腔黏膜上皮组织更新时间较表皮为短，但较胃肠道组织细胞为长，估计约为4～14天。至于口腔黏膜不同部位的更新时间差异较大（表1-1），从表中可以看出，颊部无角化型衬里黏膜较附着龈和硬腭等角化型咀嚼黏膜更新更快。

表1-1　人类上皮更新时间

表皮	28～75天
牙龈上皮	28～40天
颊黏膜	5～16天
小肠上皮	2～14天

5. 口腔黏膜上皮细胞周期的调控

口腔黏膜上皮细胞分裂的速度受神经内分泌系统调节。上皮本身也产生抑制和刺激细胞分裂的物质，而且上皮有丝分裂的同步性亦由包括肾上腺素在内的体液内分泌复合体所调节。

第三节　口腔黏膜的增龄性变化

随着年龄的增长，口腔黏膜将出现一系列较明显的变化，即所谓的增龄性变化。认识这类变化，对于识别老年人口腔黏膜的生理性和病理性改变具有重要意义。

一、口腔黏膜结构的增龄性变化

老年人口腔黏膜可出现萎缩、变薄、苍白、干燥及弹性降低等变化，但不同个体或同一个体口腔的不同部位之间受年龄影响的程度不尽相同。但另有学者持不同意见，他们认为口腔黏膜不同于皮肤，健康人口腔黏膜组织结构所发生的增龄性变化并不明显。

(一)上皮层的变化

上皮层的厚度随年龄的增长而逐渐变薄，细胞密度减小，细胞层次减少，角化层增厚，也有学者认为角化层丧失；基底层细胞形态无明显改变；基底膜带变平坦，上皮钉突变短且不明显。上述变化主要发生于颊部和舌侧缘，唇部黏膜的变化则较小。目前尚缺乏有关非角质形成细胞如朗格汉斯细胞、麦克尔细胞、黑素细胞增龄性变化的资料。

舌黏膜的丝状乳头和菌状乳头可变短，甚至出现一定程度的萎缩，使舌面变得光滑而干燥，同时伴有深浅不一的沟纹。近来，有学者指出上述舌黏膜的表现不应归入口腔黏膜的增龄性变化范畴。

(二)结缔组织的变化

固有层和黏膜下层中的细胞成分减少，成纤维细胞体积缩小，数目减少。不溶性胶原纤维增多且紧密交联，还可出现胶原变性断裂、动脉变性伴毛细血管网减少等现象。其他细胞外基质如蛋白多糖的增龄性变化尚不明确。

老年人的舌腹静脉常出现曲张，学者们认为这是一种增龄性变化，与心血管疾病无关。另外，颊黏膜上的皮脂腺也可增多，但无重要的临床意义。

(三)免疫屏障的增龄性变化

机体免疫系统的增龄性变化主要体现在以下两个方面：随年龄增长对外源性抗原的免疫应答功能下降，出现胸腺萎缩、淋巴细胞数目明显减少、T细胞亚群改变、抗原提呈细胞功能降低以及特异性抗体水平下降等变化。随年龄增长对自身抗原的免疫应答功能异常增强，产生多种自身抗体，导致老年人易患自身免疫性疾病。可见老龄机体处于免疫缺陷和免疫异常增强这一对矛盾中，其结果是出现免疫功能紊乱。作为机体免疫系统重要组成部分的口腔，其随着机体的衰老过程，也相应出现系列增龄性变化。众所周知，随年龄增长，人类唾液腺分泌的水平亦逐渐下降。另外，有学者用口服活性疫苗来诱导老年人口腔SIgA的分泌，使其抗感染能力增强，这间接说明，老年人群的SIgA水平呈下降趋势。朗格汉斯细胞是上皮内具有重要功能的细胞之一，具有抗原提呈、调节上皮分化、参与上皮角化等作用。染色结果发现，朗格汉斯细胞分布灶明显减少，而每个分布灶内部朗格汉斯细胞有所增加，推测朗格汉斯细胞在分布和密度方面的变化可致老龄个体口腔黏膜的免疫功能降低，对刺激物和致癌物的敏感性增高。

二、口腔黏膜功能的变化

口腔黏膜具有防御、感觉、温度调节、分泌等多种主要功能，随着年龄的增长，其相关功能也可能发生变化。

(一)屏障功能的变化

唾液屏障是口腔黏膜最主要的防御屏障之一，有关该屏障增龄性变化的研究较丰富。随着年龄的增长，唾液分泌量逐渐减少，对口腔黏膜的机械冲洗作用随之减弱，使口腔内有毒物质和微生物不易被清除。但目前对于衰老过程本身是否一定伴随唾液流速降低尚存在着争议。唾液中的防御蛋白成分如分泌型IgA、黏蛋白、溶菌酶、过氧化物酶系统等均随年龄增长出现不同程度的降低。新近研究发现：唾液中的一些生长因子如碱性成纤维细胞生长因子、分泌性白细胞蛋白酶抑制因子等也出现了类似的增龄性变化。

随着年龄的增长，机体免疫功能特别是细胞免疫功能明显降低，外周血T淋巴细胞对各种抗原刺激所产生的增殖反应逐渐减弱。目前对口腔黏膜局部免疫屏障的增龄性变化尚未进行系统研究，少数资料表明：老年人口腔黏膜的细胞免疫反应较青年人有所降低，但朗格汉斯细胞的数目无明显变化。上述口腔黏膜屏障功能的增龄性变化可能导致老年人口腔黏膜对外界刺激因素的抵御能力下降，受损伤后的愈合修复功能降低，对某些感染性口腔黏膜病和肿瘤的易感性增高。

(二)感觉功能的变化

在口腔黏膜各种感觉功能的增龄性变化中，味觉功能的变化尤为受关注。老年人群化学感受器的刺激阈值较青年人群明显增高，导致味觉灵敏度降低，对各种味觉特别是咸味和苦味的感觉功能明显减退。上述变化不仅与老年人味觉乳头和味蕾的减少萎缩有关，也可能与其饮食、咀嚼效率的改变以及大脑中枢味觉核的敏感性下降有关。但味觉的退化究竟确实是由增龄引起的，还是由其他一些外源性因素引起的尚存在争议。

另外，老年人的本体感受器数量减少、灵敏度降低，导致其黏膜的空间感觉能力和两点辨别能力减退，在口腔不同部位这种变化的程度不同。

第四节　口腔黏膜上皮的结构蛋白

一、角蛋白

角蛋白(keratin)是一组相关蛋白的总称。角蛋白是所有上皮的主要细胞骨架蛋白，为胞浆蛋白，属于中间丝超家族结构蛋白。根据氨基酸序列和生物化学特性的差异，角蛋白可分为两型(Ⅰ型和Ⅱ型)。它们在上皮细胞中总是成对地表达，由Ⅰ型和Ⅱ型各1个成员组成，并自身聚集形成三维锚状丝，从细胞核延伸至细胞膜。这些蛋白丝的作用就像是上皮细胞内的压力承受装置，对维持细胞的形状及生存起着关键的作用。当缺乏适合的角蛋白对分子时，角蛋白分子将变得不稳定，并且易被蛋白降解酶(蛋白酶)所降解。

角蛋白的表达具有典型的组织和细胞特异性。在皮肤表皮和口腔黏膜上皮这样的复层鳞状上皮中，角蛋白是最丰富的细胞蛋白。角蛋白丝通过桥粒(一种特化的细胞黏附结构)黏附于细胞的表面，并通过桥粒将细胞相互连接起来(参见桥粒部分)。根据细胞的类型以及所处分化阶段的不同，上皮组织表达不同的角蛋白对。因此，大多数复层上皮在邻近基底膜的增殖层中表达的角蛋白对为角蛋白5/角蛋白14(K5/K14)；这一层通常是唯一的有丝分裂细胞层。这样，复层上皮组织不断地从表面脱落，并由来源于增殖基底细胞区域(多能干细胞所在部位)的新细胞所替代。

增殖层以上细胞层通常是处于有丝分裂后期并已是处于分化过程中的细胞层，开始表达不同的角蛋白对。例如，表皮和牙龈组织在棘层表达为K1和K10蛋白对，而非角化组织如颊及软腭则在基底上层产生K4和K13蛋白对，邻近牙表面的结合上皮则产生一组不同的角蛋白对。在更上层的上皮层中，也有其他的角蛋白的表达，例如在表皮中K2e的表达，以及在牙龈及硬腭组织的分化上层中K6、K16和K2p的表达。

基底上皮细胞在所有区域均表达K5和K14，而K19则仅在非角化上皮的基底细胞中表达。角化上皮的基底上分化层有K1和K10的表达，而角化的口腔黏膜上皮(牙龈、硬腭)还有K6和K16的表达。在此之上，还有另外一种角蛋白的表达：K2e(表皮)或K2p(口腔黏膜)。

虽然由增殖细胞到分化细胞的转换得到严格调控，并且局限于基底和基底上层细胞中，但在正常的修复过程中，例如伤口的愈合以及在癌症和银屑病等疾病中，分化的上层细胞中仍能发现有丝分裂细胞的存在。这是由于在伤口的愈合过程中，细胞受到了各种炎症细胞因子以及生长因子的刺激所致。在癌症发生过程中，则是由于基因功能的异常而导致细胞增殖失控所致。

二、桥粒和桥粒蛋白

桥粒为细胞的黏附复合体，其作用为将相邻的上皮细胞相互连接并且将角蛋白丝附着于上皮细胞表面。桥粒存在于所有的上皮以及某些特化的组织，如心肌中。构成桥粒的蛋白主要有两组：第一组位于桥粒芯(desmosomalcore)，为桥粒钙黏素(desmosomal cadherins)，包括桥粒芯糖蛋白(desmogleins，Dsg)与桥粒芯胶蛋白(desmocollins，Dsc)。它们是一组跨膜蛋白，在黏膜上皮细胞间的黏附上起重要作用，像“胶水”一样将上皮细胞连接在一起。另一组是位于细胞膜内侧的构成附着斑的蛋白，属于连接蛋白，功能是连接桥粒钙黏素和角蛋白丝。这组蛋白主要有桥粒斑珠蛋白(plakoglobin)和桥粒斑蛋白(desmoplakins)，此外还有plakophilins，envoplakin，periplakin等。桥粒钙黏素和出现在黏着连接(adherens junctions)的经典钙黏素一样,被认为是细胞间相互附着的媒介。其功能的发挥,则有赖于钙离子与细胞外蛋白成分的相互作用。除桥粒外,上皮细胞还存在其他形式的黏着连接。这些连接是由跨膜E-钙黏素蛋白或P-钙黏素蛋白通过一些中间蛋白成分与位于细胞质的细胞骨架蛋白肌动蛋白相连。

三、半桥粒和半桥粒蛋白

半桥粒是另一型细胞黏附复合体,其作用在于使上皮基底细胞及其相关的角蛋白丝锚状固定于基底膜带,从而将上皮与上皮下的黏膜固有层(或皮肤的真皮层)垂直向相连接。

半桥粒结构中的主要结构蛋白质为网蛋白(plectin),大疱性类天疱疮抗原180(BP180,或称XVII型胶原),大疱性类天疱疮抗原230(BP230)及α4β6整合素等。基底细胞通过其半桥粒中的跨膜蛋白BP180和α4β6整合素,与基底膜中的层粘连蛋白5(laminin-5)以受体和配体的关系相结合。然后,再通过层粘连蛋白5与VII型胶原的连接与结缔组织相互作用,构成了细胞和细胞外基质连接的通道。通过此通道,调节着上皮细胞的分化、增殖、迁移等过程。这些蛋白成分,以及这些连接的异常,将影响细胞的分化和增殖,从而可能为上皮癌前损害的发生及发展提供条件。

四、角化细胞膜套的蛋白质

角化细胞膜套cornified envelope(CE),简称角化膜套,为复层上皮的表层细胞提供了一层坚韧的外套。其厚度为15nm由交联蛋白和脂质聚集组成,在细胞的终末分化过程中形成。在角化上皮中,这一结构完全取代了胞浆膜,并且成为表皮和角化口腔上皮的上皮屏障的一个基本组成部分。因此,复层鳞状上皮的角质层由具有蛋白质膜套的细胞所组成,这些蛋白膜套既与细胞内的角蛋白细胞骨架交叉连接,也与外层表面特化的脂质相交叉连接。过去研究人员在研究角化上皮中所提到的"蛋白膜"或"脂质膜",现在则都认为系上皮渗透性屏障的重要组成部分。

蛋白膜套的所有成分在角化上皮的基底上层细胞中都有表达,且通常表现为前体或非活性的形式;继之,这些蛋白在细胞角化过程中或由颗粒层移行为角化层的过程中整合到角化上皮层,此过程涉及到结构的有序交联。该交联依赖于Ca^{2+}依赖性转谷氨酰胺酶的作用。此酶催化赖氨酸与角化上皮蛋白中的谷氨酸盐残基形成的共价键。转谷氨酰胺酶1和转谷氨酰胺酶3在角化上皮的形成中表达和发挥;这一酶系家族中的其他成员在许多其他的生物过程中,如在血液凝结(XIII因子)的部位促进纤维蛋白凝结的形成以及在诸如细胞凋亡(细胞死亡)和伤口愈合(转谷氨酰胺酶2或组织转谷氨酰胺酶)的过程中发挥作用。

角化细胞膜套有许多组成成分,其中一些成分是在上皮细胞内形成的,然后被整合进CE。而其余成分的功能,则主要因为其他的功能而著称,如作为桥粒蛋白(如桥粒蛋白、膜蛋白、plakoglobin、桥粒芯蛋白),或作为与分化和(或)膜/细胞骨架(例如S100钙连接蛋白、膜联蛋白、毛透明蛋白、filaggrin)相关联的蛋白质的功能。

在非角化口腔上皮的表面,可能会形成一些改良或不完全形的CE,然而,在非角化的口腔上皮,其屏障的渗透性和角化区域相比,具有很大的区别,此为药物的传运方面有着重要的意义。

在过去的10年间,对上皮组织的组成、功能及其在胚胎发育形成过程的认识取得了相当大的进步。特别是对上皮的发育和功能都具有影响性的遗传性及获得性自身免疫性疾病的研究,更是促进了相关新知识、新理论的产生。现代的分子生物学和遗传学的技术,使我们有可能运用基因敲除以及其他的新技术在老鼠、果蝇和蠕虫等实验动物中检测出单基因的功能,从而更清楚地认识到许多由角化上皮产生的结构蛋白对于维持组织的完整性及相应的功能是非常重要的。同时,许多调节因子如生长因子以及转录因子等对这些组织的正常发育和功能的维持也都是十分重要的。这些知识,加深了对口腔黏膜上皮功能与结构认识的升华,同时,也促进对相关黏膜疾病的认识,其直接结果必将促进对相关疾病的诊断与防治技术的进步。

(陈谦明　王　智)

第二章　口腔黏膜病临床病理学与诊断学

第一节　口腔黏膜病临床病理学基本变化

口腔黏膜病千变万化，但病损是其基本的组成单位。这些基本病损犹如构成英文单词的26个字母，因其不断地更叠与重叠，从而形成了各类口腔黏膜病的临床表现。因此，掌握和认识这些基本的病损，对于口腔黏膜病的诊断和治疗，都具有十分重要的意义。但是，由于同一类型的病损也可由许多不同的因素引起，单凭疾病的病损表现，常难以作出正确的诊断，而显微镜下的表现，也可以是非特异性的。因此，对于口腔黏膜的损害，应结合病史、发病部位、症状、体征、全身情况、实验室检查和病理检查综合分析，做出正确的诊断。

一、口腔黏膜病的基本临床病损

(一)斑(macule)

斑指黏膜上较局限的颜色异常，其大小不等，不高出黏膜表面，也不凹陷，周界清晰易辨，不变厚，也无质地的改变。由于黏膜固有层血管增生、扩张及充血形成的红色斑，加压后血色消褪，若加压不褪色为黏膜下出血。黑斑是由于上皮基底层的黑色素细胞增多，或黏膜固有层有噬色素细胞存在；或有陈旧性出血的含铁血黄素存在；黏膜内有金属颗粒沉积，如银、汞、铋等，也可形成黑斑。

(二)丘疹(papule)

是黏膜或皮肤上的小的实性突起，直径小于0.5 cm，较硬，色灰或发红，消失后不留痕迹，基底为圆形或椭圆形，表面可为尖、圆或扁平形。光镜下表现为：上皮增生，炎性渗出与炎细胞浸润。扁平苔藓的基本表现即为典型的丘疹，并由此排列成临床上各式其他的非糜烂性损害，如斑状、环状损害等。

(三)丘斑(plaque)

是一种界限清楚、大小不等、稍隆起而坚实的病损；表面呈白色或灰白色，平滑或粗糙，可看到沟裂将病损分割开来，口腔黏膜白斑、鳞状细胞癌、慢性盘状红斑狼疮、慢性增生性念珠菌病等均可出现这类损害。

(四)疱(vesicle)与大疱(bulla)

指黏膜或皮肤中的液体聚集而形成疱。其内容物可以为渗出的组织液(水疱)，血液(血疱)或脓液(脓疱)。疱突出于黏膜，表面呈半圆形，其大小不一，若直径超过5 mm者称为大疱(bulla)；大疱性病损可以由数个小的病损融合而成，也可以直接发生；小的水疱若聚集成簇称为疱疹。口腔黏膜上的疱由于经常接受机械刺激，疱形成后很快就破裂，形成糜烂或溃疡，且由于口腔内经常有唾液湿润而不结痂，但常会形成假膜。根据疱形成的部位不同，而分为上皮内疱和上皮下疱两类。

1. 上皮内疱(棘层内疱)

疱在上皮棘层内或在基底层上，疱壁很薄而柔软，大疱性上皮内疱见于天疱疮等，有棘层松解。上皮内多房性水疱，见于带状疱疹、疱疹性口炎等病毒感染性疾病。此外，上皮内疱还可见于药物性口炎、烫伤等疾病。

2. 上皮下疱(基层下疱)

疱发生于上皮、固有层交界处，基底层之下，由于基底细胞变性，使上皮全层剥离，疱壁为上皮全层，故较厚，见于类天疱疮、疱性扁平苔藓，如水肿发生在固有层乳头部位，见于多形性红斑。

(五)脓疱(pustule)

脓疱也是一种疱型病损，其内由脓性物取代了透明的疱液。除脓性口炎外，口腔黏膜的脓疱是较少见的。

（六）糜烂（erosion）

是黏膜的一种表浅缺损，为上皮浅层破坏，不损及上皮全层。糜烂面一般鲜红，表面平滑而湿润，大小形状不一，可伴有疼痛，常由机械刺激或药物烧伤而引起，也可继发于水疱破溃后，如疱疹、寻常型天疱疮等。此类损害通常可痊愈，并不留瘢痕。

（七）溃疡（ulcer）

溃疡是黏膜或皮肤表层组织局限性坏死脱落而形成组织缺损或凹陷，上皮完整性破坏。浅层溃疡只破坏上皮层，愈后不留瘢痕，如轻型阿弗他溃疡；深层溃疡波及黏膜下层，愈后遗留瘢痕，如复发性坏死性黏膜腺周围炎等。

溃疡是多种多样的，检查溃疡时应注意其大小、数目、形状及深浅，边缘是否整齐，有无突起和硬化，溃疡面有无假膜形成，底部是否平坦，有无硬结，周围有无发红等，这些现象对于疾病诊断尤其是早期发现恶性病变十分重要。如溃疡的边缘不整齐，呈潜掘形，可能是结核性溃疡，如边缘突起，扪之质地变硬，基底部有硬结，多为恶性肿瘤。

（八）皲裂（rhagade）

黏膜或皮肤上的线状裂口，称为皲裂。常因炎性浸润或某些疾病使组织失去弹性变脆而致。如核黄素缺乏及白色念珠菌感染时引起的口角皲裂，慢性唇炎时的唇红部皲裂。若皲裂仅限于上皮内，愈合后不留瘢痕；如深达黏膜下层，能引起出血、灼痛，愈合后有瘢痕。

（九）假膜（pseudomembrane）

也称伪膜，为灰白色或黄白色，常在口腔溃疡的表面形成，由炎性渗出的纤维素形成网架，将坏死脱落的上皮细胞和炎细胞聚集在一起形成。假膜不是组织本身，故可以擦掉或撕脱而暴露原损害。

（十）痂（crust）

皮肤或黏膜病损表面的纤维素性及炎性渗出物变干与上皮表层粘连凝固而形成痂皮。通常发生在皮肤。口腔主要发生于唇红部，有唾液湿润的口腔黏膜一般不结痂。多为黄白色痂皮，如有出血则呈深红褐色。

（十一）瘢痕（scar）

创伤或其他病损引起皮肤、黏膜或其深部组织缺损时，可由再生的结缔组织进行修复，这种修复性的结缔组织称为瘢痕。表面光滑，质地较硬。光镜下，胶原纤维广泛增生及玻璃样变性，缺乏细胞和血管，没有腺体与毛囊。

（十二）萎缩（atrophy）

组织细胞的体积缩小和数目减少称为萎缩。可发生于上皮或上皮下结缔组织。上皮萎缩（epithelial atrophy）主要指上皮棘层细胞数量减少，以致上皮变薄，上皮钉突变平甚至消失。黏膜表面常发红，略呈凹陷，结缔组织内丰富的血管分布清楚可见，萎缩有病理性萎缩和生理性萎缩。生理性萎缩与年龄有关，病理性萎缩的原因很多，如慢性盘状红斑狼疮及扁平苔藓等，如舌乳头的萎缩，可使舌面光滑而发红、发亮，称为镜面舌。

（十三）坏死和坏疽（necrosis and gangrene）

体内局部细胞的病理性死亡称坏死，镜下坏死组织呈一片均质性无结构的淡红色、颗粒状区域，其特征为细胞核和细胞质的溶解，开始为核固缩，以后核碎裂、核溶解。坏死性龈口炎、重型阿弗他溃疡、白血病患者口腔黏膜与牙龈的坏死性溃疡，均属较为典型的坏死性损害。

若坏死组织伴发特殊细菌感染，如腐败寄生菌等，称为坏疽。坏疽时，由于坏死组织被腐败菌分解产生硫化氢，与红细胞崩解释放的铁结合，形成硫化铁沉淀，使组织变黑；蛋白质分解时产生的吲哚、粪臭素等造成恶臭。其典型疾病为走马牙疳（坏疽性口炎）。

黏膜组织坏死或坏疽时形成的腐肉脱落后，遗留深溃疡。

（十四）结节（nodule）

是一种突起于口腔黏膜的圆形、隆起性实性损害，一般直径为 0.5～2 cm，常由于上皮下纤维组织的增生或某些细胞的浸润或某些物质的沉积所致，如刺激性纤维瘤、淀粉样变性等。

(十五)肿块(lump)

黏膜表面向外突起或同时向内生长的实体新生物，大小、形状、颜色不等，包括真性肿瘤和各种瘤样病变，真性肿瘤可分为良、恶性。良性肿瘤表面较规则、界清、扪之活动，不会发生转移；恶性肿瘤常较固定，质地较硬，表面常不规则并有溃疡，可以发生转移。需做病理学检查以明确诊断。

二、口腔黏膜病的基本组织病理学变化

(一)上皮组织的改变

上皮组织的改变可单独发生于上皮各层，也可因固有层或黏膜下层病变的影响引起上皮继发性改变，常见的上皮改变如下。

1. 过度角化(hyperkeratosis)

指黏膜或皮肤的上皮角化层过度增厚。临床表现为乳白色或灰白色改变，表面粗糙，其色泽的改变程度与角化量有关。如果由于角质形成过多所致，常伴有颗粒层、棘层增厚，如白斑，扁平苔藓；如系角化层没有随代谢过程脱落，角质贮留堆积所致，粒层与棘层增厚不明显，如寻常性鱼鳞病。

这种基本病理变化通常可分为过度全角化(hyperorthokeratosis)和过度不全角化(hyperparakeratosis)两种。前者是角化层增厚、细胞核消失，形成均匀性嗜伊红染色的角化物，伴有颗粒层增厚且透明角质颗粒异常明显；后者在增厚的角化层中有细胞核存在，颗粒层不明显。

2. 角化不良(dyskeratosis)

也称错角化，指上皮棘层或基底层内个别或一群细胞发生角化，见于高度增生的上皮钉突中，或见于恶性肿瘤(如原位癌、鳞状细胞癌)。

3. 棘层肥厚(acanthosis)

棘细胞层增厚，常伴上皮钉突的延长或增宽，由于棘层细胞肥大或细胞数目增加，通常是由于细胞数目增加所致，见于白斑等。

4. 棘层松解(acantholysis)

是由于上皮棘层细胞间张力原纤维及黏合物质发生变性、断裂破坏、桥粒结构破坏，而使棘细胞间联系力松弛、断裂，棘细胞彼此分离，在棘层形成裂隙或上皮内疱。见于天疱疮等。

5. 假上皮瘤样增生(pseudoepitheliomatous)

高度的棘层肥厚及表皮不规则增生，不但向外，而且向内增生，呈现与鳞状细胞癌相似的改变，但细胞分化好，无异形性，见于炎症性疾病及肉芽肿性疾病。

6. 乳头瘤样增生(papillomatosis)

皮肤和黏膜的真皮和固有层乳头向上增生，高出皮肤、黏膜平面，使上皮表面呈不规则波浪状起伏，同时上皮本身也有轻度不规则的增生，见于尖锐湿疣等。

7. 疣状增生(verrucous heperplasia)

指上皮表面过度角化，颗粒层增厚，棘层肥厚和乳头瘤样增生同时存在时，上皮表面如山峰林立，但固有层(真皮)乳头不突出于黏膜(皮肤)表面，称疣状增生，如疣状白斑等。

8. 上皮异常增生(epithelial dysplasia)和细胞非典型性增生(atypia)

世界卫生组织口腔癌前病变研究中心提出：个别细胞改变称为非典型性，上皮普遍紊乱称为上皮异常增生。上皮异常增生可发生以下变化(WHO，1978，1996)：①上皮基底细胞极性消失；②出现一层以上基底样细胞；③核浆比例增加；④上皮钉突呈滴状；⑤上皮层次紊乱；⑥有丝分裂象增加，可见异常核分裂；⑦上皮浅层 1/2 出现有丝分裂；⑧细胞多形性；⑨细胞核浓染；⑩核仁增大，数目增多；⑪细胞黏着力下降；⑫在棘细胞层或基底层内单个或成团细胞角化。并不是以上 12 项均出现才能诊断为上皮异常增生。根据病变的程度及累及范围分为轻、中、重度上皮异常增生。病理医生对上皮异常增生分级标准常难以把握，诊断符合率不高。有学者提出累及上皮全层的下 1/3 为轻度，如累及下 1/3～2/3 为中度，如几乎累及上皮全层为重度上皮异常增生。

9. 气球变性(ballooning degeneration)

由于上皮细胞内水肿，体积明显增大，变圆，色淡，如气球状，称气球样变，见于病毒性黏膜病。

10. 网状变性(reticular degeneration)

由于严重的上皮细胞内水肿，部分细胞破裂，

邻近残存的细胞膜相互连接成网状，网眼内充满水肿液，最后形成多房性水疱，见于病毒感染性黏膜病。

11. 海绵形成(spongiosis)

由于上皮细胞间水肿，细胞间的间隙增宽，细胞间桥拉长而清晰可见，因此甚似海绵，故名海绵形成，见于黏膜炎症。

12. 基底细胞空泡性变及液化(vaculation and liquefaction of basal cell)

基底细胞内水肿较轻时，细胞稍增大，胞浆呈空泡状，称空泡性变。水肿严重时，基底细胞溶解破碎，排列不齐，基底膜不清，甚至消失，基底下疱形成，见于扁平苔藓、慢性盘状红斑狼疮等。

13. 微脓肿(microabscess)

指上皮内有中性粒细胞聚集的小团块，见于念珠菌病等。

14. 细胞凋亡(cell apoptosis)

又称程序化细胞死亡(programmed cell death)，是受基因控制的一种主动性细胞自杀过程，为生理性细胞死亡的一种形式。光镜下，细胞皱缩，胞浆强嗜酸性，核碎裂后形成凋亡小体，周围无炎症反应。

(二)结缔组织的改变

包括细胞浸润或结缔组织本身的改变。

1. 炎性浸润(inflammatory infiltration)

急性炎症时主要为中性多核白细胞浸润；慢性炎症时主要为淋巴细胞、浆细胞、组织细胞及散在的中性白细胞浸润；过敏反应或寄生虫感染时常伴有嗜酸性粒细胞增多；炎细胞可以弥散性分布于结缔组织中，边界不清楚，也可呈境界清楚的片状或灶性浸润，也可在上皮下固有层密集呈带状浸润，如扁平苔藓，可分布在血管周围(如慢性盘状红斑狼疮、梅毒等)。

2. 肉芽组织(granulation tissue)

在伤口愈合、溃疡及慢性炎症过程中，以富含血管的水肿性结缔组织为特征，有许多新生的毛细血管、成纤维细胞以及较为密集的淋巴细胞、浆细胞、巨噬细胞等炎细胞浸润。

3. 肉芽肿(granuloma)

是一种以组织细胞浸润为主的境界清楚的、慢性增殖性病变，肉芽肿的主要成分是具有吞噬功能的巨噬细胞，这些细胞可以转变为体积大、多边形、胞浆丰富并有时含有大量类脂质的所谓上皮样细胞，还可以转变为多核巨细胞。不同原因引起肉芽肿，其形态结构有一定的特异性。通常分为以下3类：

(1)异物肉芽肿：是由异物引起的局部反应。例如各种油类、淀粉、硅、缝线及某些体内形成物质(角蛋白、尿酸盐)等均可引起异物肉芽肿。光镜下，常显示巨噬细胞和多核巨细胞(细胞核不规则排列)，但只有少许或无上皮样细胞。一般无坏死。

(2)感染性肉芽肿：由多种不同的感染性微生物引起，如结核杆菌引起的结核性肉芽肿，麻风杆菌引起的麻风性肉芽肿，梅毒螺旋体引起的梅毒性肉芽肿及各种霉菌引起的霉菌性肉芽肿。光镜下，典型的结核性肉芽肿(结核结节)表现为上皮样细胞聚集成团，外周绕以淋巴细胞浸润，中央干酪样坏死，朗汉斯巨细胞(细胞核在外周呈马蹄形排列的多核巨细胞)易见。

(3)原因不明的其他肉芽肿：如肉芽肿性唇炎、韦格纳肉芽肿等。光镜下大多表现为结核样结节(非干酪样坏死性上皮样细胞肉芽肿)，即上皮样细胞结节中无干酪样坏死，多核巨细胞可有可无。梅毒、深部真菌感染及皮肤黏膜结核也常常表现为结核样结节。

4. 血管炎(angiitis)或脉管炎(vasculitis)

指血管的炎症变化，即血管壁增厚、内膜肿胀，并有炎细胞浸润到管壁内，以及发生纤维素样变性等，常可见红细胞外溢、嗜酸粒细胞及中性粒细胞外渗，常见于血管变态反应，如虫咬症、多形性红斑、韦格纳肉芽肿等。

5. 胶原变性(collagen degeneration)

指胶原纤维结构和着色性改变。

(1)玻璃样变性(hyaline degeneration)：病变区均匀致密，强嗜伊红染色，纤维形态已看不清，细胞成分消失或残存少许，如瘢痕疙瘩。

(2)嗜碱性变性(basophilic degeneration)：胶原纤维肿胀断裂，呈无定形或颗粒状嗜碱性变化，也可表现为排列不规则的卷曲的嗜碱性纤维。与上皮之间常有一狭窄的未变性的胶原带。HE切片呈浅灰蓝染色，见于日光性唇炎、红斑狼疮等。

6. 结缔组织增生(desmoplasia)

纤维结缔组织增生、胶原纤维增生及玻璃样变性，结果发生纤维化或瘢痕形成，如苯妥英钠龈增生。

7. 纤维素样变性(fibrinoid degeneration)

苏木素-伊红(HE)切片下为明亮的强嗜酸性染色、不规则形或均一的物质，有很强的折光性，常见于小血管的管壁。也可见于血管周围及胶原束间，见于血管炎、慢性盘状红斑狼疮。

8. 淀粉样变性(amyloid degeneration)

组织或血管壁内出现一种呈特殊反应的无结构半透明的淀粉样蛋白，其化学反应类似淀粉，即遇碘呈棕色，再滴以10%硫酸液则呈蓝色，故有此名。在HE切片上，淀粉样变性表现为淡红色均质性块状物质，可出现裂隙，刚果红染色为阳性(砖红色)，结晶紫染色呈异染性，为紫红色，如舌淀粉样变。

9. 黏液样变性(mucoid degeneration)

由于纤维基质中黏多糖增多或由于其性质发生改变而引起的变化。在HE切片上可见病变区间质疏松，呈淡蓝色，其中散在少许星状、多角形细胞，见于纤维性龈瘤等。

10. 胶样小体(colloid bodies)

又称Civatte小体，为均质、嗜酸性的圆形或卵圆形物，直径约10 μm，PAS染色阳性(玫瑰红色)。常见于扁平苔藓和红斑狼疮。可能是细胞凋亡的一种产物，由上皮细胞凋亡形成，并被排出到结缔组织内，此过程称脱落现象。

第二节　口腔黏膜病临床诊断学

口腔黏膜病是口腔颌面部疾病与全身关系最为密切的疾病种类之一，除少数病种由单纯的局部因素引起外，大多数病种的发生和全身状况关系密切，甚至有些口腔黏膜病即是全身性疾病在口腔的表征。在进行口腔黏膜病的临床诊治时要树立整体观念，注意从口腔局部联系全身各系统的健康状态，从病损的表现寻求疾病本质，才能及时、准确做出诊断并制定相应的妥善而有效的治疗措施。

口腔黏膜病临床诊断与普通内科疾病的诊断原则一致，一般可分为3部分，即收集完整病史，详细临床检查，综合分析资料，做出初步诊断。必要时可行病理检查或特种检查，辅助和(或)验证诊断。

一、病史的收集

(一)病史

完整的病史是第一手诊断资料，常常对疾病的诊断起决定作用。病史的收集，一般应包括以下几方面：

1. 主诉

即患者陈述的就诊目的，应该以简练准确的词句记叙其主要症状、发病部位及时间。

2. 现病史

即疾病发生发展的全过程。应包括疾病的初发情况(特点、部位、性质等)；发展情况(速度规律、程度、变化等)；主观症状及其他系统症状和局部症状；已治疗的情况(药品、剂型、剂量、用法、疗效、反应等)；疾病发生的可能诱因(如职业、饮食、衣着、环境、情绪及其他内外因素等)；若为复发应追述其详情(复发可能因素、复发情况等)以及病期等。

3. 药物史

全面了解患者正在服用或已经服用的药物或药剂是比较重要的。药物史不仅可以间接反映患者目前或以往的全身健康状态，某些口腔黏膜病，如药物过敏性口炎等直接与服用某些药物有关；此外，了解患者正在服用药物或药剂的名称、作用的途径和它对于其他药物的配伍禁忌等，对指导临床用药，也很有帮助。

4. 既往史

既往发生的与本病类似或相同的病史，重要的内外科及口腔其他相关疾病情况，药物过敏史等。

5. 个人史

包括生活习惯、饮食嗜好、职业和个性、思想情绪或一些重要的精神因素，婚姻状况及妊娠，接触传染史，冶游史等。

6. 家族史

家族中有无与本病相关病史，有无近亲婚史，有无性病、遗传性疾病、传染性疾病、变态反应性皮肤病史。

7. 系统复习

了解各主要系统（心血管、呼吸、胃肠、泌尿及神经）是否有相应的疾病，根据各主要系统对于治疗计划的有关联系，应对它们进行复习，逐一记载。

（二）症状的特点

一种症状常常作为综合征的一部分。临床医师综合分析各种症状，是有条理地阐述诊断和鉴别诊断的一种基本步骤。根据经验，一定的症状指示特定的某类疾病；很多症状也具有多种特征，并可以在多种情况下反复发作。

1. 特征

这是一种对症状的描述，口腔黏膜病患者常见的自觉症状有：①疼痛（如复发性阿弗他溃疡或口腔扁平苔藓）；②黏膜粗糙感（如白斑）；③烧灼、瘙痒、麻木及蚁行感（如灼口综合征）；④味觉异常或丧失。

2. 严重性

如疼痛的程度可有不同，可为自发性疼痛（如复发性阿弗他溃疡）或进食刺激性食物时疼痛（如口腔扁平苔藓），从轻度到不能忍受的程度。

3. 与时间的关系

症状的确切发作时间，常有诊断价值。

4. 加剧和恶化的因素

即限定在这种条件下症状加重。

5. 减轻的因素

患者的症状在此情况下得到减轻，也具有诊断价值。

6. 部位

患者一般能描述他所感到的疼痛或肿块的部位，但是疼痛的描述可能是含糊的，特别是有关其精确部位，常是不清楚的。

二、临床检查

临床体格检查是进行诊断最重要的一步，通过体检，可以验证采取病史时得到的初步印象。口腔黏膜病的临床检查以视诊及触诊为主。通过视诊观察黏膜及皮肤色、形、质的改变，了解病损的类型和特点；通过触诊检查病变基底的浸润，黏膜下的肿块，结节损害及淋巴结肿大情况等。除检查口腔损害外，不要忽视系统和全面的体格检查，仔细和全面的检查有助于做出正确诊断。

（一）口腔检查

要注意检查口腔黏膜色、形、质的变化，了解病损类型、部位、大小、范围及周围黏膜的情况；除主诉部位外，还要有系统、有步骤地进行全面的口腔黏膜检查及对口腔内牙齿、牙列、牙龈情况，口腔疾病治疗情况及相应淋巴结的检查。对全口无牙患者，口腔黏膜检查前应先取出托牙，并注意检查托牙的设计与制作状态。

1. 唇和颊黏膜

唇的一面以口腔黏膜为衬里，另一面为皮肤覆盖，两者交界的组织是唇红缘。检查时应注意口腔两侧唇线是否对称，唇红皮肤是否清楚，唇的张力和形态是否正常；在唇有炎症及感染时，可以表现为两侧唇线的不对称及唇部张力的增高。唇黏膜下的组织有较丰富的血管分布，故唇部的糜烂易表现为明显的出血、结痂。唇部的慢性盘状红斑狼疮病损可导致唇红皮肤界模糊；唇黏膜下组织除血管外，还有神经、淋巴及唾液腺等，故唇部检查也可为诊断提供重要线索，如舍格伦综合征、腺性唇炎的诊断等。

用手将唇向外翻起，可以检查唇内侧黏膜的形态、颜色、质地。正常的唇颊黏膜柔软、粉红、湿润而有光泽。在有局部创伤、炎症时，可出现局部黏膜完整性的破坏或黏膜的充血发红；口干症者可以表现为黏膜无光泽；口腔白斑者同时有黏膜颜色、质地的改变。检查时还要注意检查唇系带的附着，包括上下前牙中线及两侧尖牙及双尖牙附近的外侧区域。这些附着可能会对托牙基底的延伸造成困难，容易导致局部黏膜的创伤、炎症。

在上下的咬合线上，常有一纵形的组织皱襞，它从口角附近延伸到靠近翼下颌缝的皱襞处。此线称为颊白线或颊隆凸，它由明显突起的细白线组成，是牙齿咬合时的机械刺激引起。正对上颌第二恒磨牙的牙冠附近，有一个黏膜的隆起，称为腮腺乳头，有斯滕森管的开口（腮腺导管开口）。腮腺乳头一般与其他处的口腔黏膜颜色相同，但在创伤时变红。

上下最后一颗磨牙的远侧，有一个小凹和黏膜突起，称为磨牙后垫。这个区域除非有炎症，在颜色上与其余的口腔黏膜相同。

在唇颊黏膜，有时还可以见到一些弥漫分布的黄色扁平小点状颗粒，称迷脂腺，为异位皮脂腺在发育中遗留口腔所致。

2. 口底

患者抬起舌头，便可以观察到口底。口底通常被舌系带的附着而对分，舌系带常向前伸向两个下颌中切牙之间舌面的牙龈上；它的另一端有两个顶的线相遇，形成一个指向前方的"V"字形，舌下腺和颌下腺的导管沿此两嵴或舌下肉阜形成无数开口，扪诊时唾液可以从这些导管里压出。由于口底组织疏松、血管丰富、黏膜薄，在局部炎症充血时，范围常较弥漫。

3. 舌

正常舌两侧对称，色淡红，舌背表面覆有白色薄苔，主要为舌背丝状乳头构成；在舌背前 2/3 的丝状乳头之间，散在分布有圆形、淡色红的菌状乳头。除一些口腔黏膜病在舌部有独特损害外，常见的且只发生于舌部的病变表现主要为舌乳头的萎缩或炎症，如全部舌乳头萎缩，可以形成"光滑舌"，多见于维生素缺乏及某些血液障碍性疾病；部分舌乳头萎缩，多见于游走性舌炎，又称"地图舌"；菌状乳头炎症时，可以表现为菌状乳头充血、水肿，形成"草莓舌"。

在舌背的基部中线附近，集聚着淋巴组织，称为舌扁桃体。在这个区域的前面，有 8～12 个轮廓乳头。在舌根两侧，还可以见到皱襞样的舌叶状乳头。在叶状乳头下面有较丰富的淋巴滤泡，附近口咽喉的炎症均可引流于此，引起乳头红肿，有时恐癌症者将其误认为癌症。

检查时应该注意舌的颜色、活动及舌乳头是否正常。确定舌的颜色最好在静止时检查，因为压迫或挤压可使静脉充盈而为紫色。嘱咐患者伸舌可以检查舌的活动及舌前部黏膜及舌乳头是否正常。而对舌的外侧面、舌背后份和舌腹部等处，需用纱布包绕舌的表面后将舌向前拉出才能检查到。

4. 腭及口咽部

上腭黏膜正常为粉红色，此处黏膜薄并牢固附着于其下面的骨膜或骨上，硬腭的前份有不规则分支的嵴即腭皱襞，它从切牙乳头向外延伸；后份软硬腭交界的中线附近有两凹，称腭凹，是腭腺的排出管口；软腭、口咽部黏膜及位于口咽部两侧腭咽门中间的扁桃体正常时为粉红色或红色，炎症时可有颜色加深；由于软腭及口咽部黏膜与咽缩肌有联系，故有一定的可动度。检查时应注意硬腭的颜色、软腭的活动性、口咽部的颜色及有无组织缺失。硬腭的颜色能由尼古丁染色改变为灰白，称"吸烟者腭"；口咽部有炎症时，咽部及扁桃体可充血发红，并常并发舌根部的淋巴滤泡炎症；在咽部发生过腺周口疮者，可能有悬雍垂缺失。

5. 牙齿和牙周组织

有些口腔黏膜病可以累及牙龈，要注意检查牙龈形态、色泽的改变，注意有无起疱或上皮剥落以及白色斑纹的分布等。此外，还要注意检查口腔内有无可对黏膜造成不良刺激的牙科情况，如残冠、残根、尖锐牙尖及牙边缘，以及不良修复体等，这些刺激因素可刺激黏膜导致黏膜创伤；检查口腔内牙科治疗情况，如银汞合金充填物可能导致口腔黏膜的苔藓样损害；检查口腔内有无病灶，如慢性尖周牙龈炎均可对黏膜病的发生、发展和愈合产生影响。

6. 系统性全身疾病的口腔表征

了解一些系统性全身疾病在口腔的表现，对诊断和鉴别诊断均有帮助(表 2-1)。

(二)皮肤及其他部位检查

某些黏膜-皮肤病可同时伴有皮肤和(或)外阴、鼻腔等多腔孔黏膜损害，所以在检查时也要注意皮肤有无病损。特别是注意口周，面部，四肢手足及躯干的胸、背皮肤有无病损及其特点；对唇部的病损应检查唇红皮肤界是否清楚；对伴有其他多窍性器官的黏膜损害者，还应作相应部位的检查或请相应专科会诊。

表 2-1 有助于诊断的口腔表征

病 种	口 腔 表 征
妊娠	非特异性龈炎
血液病	非特异性龈炎、坏死性口炎
严重的维生素 C 缺乏	非特异性龈炎
金属中毒	牙龈色素沉着
癫痫	大仑丁(苯妥英钠)牙龈增生
梅毒	黏膜斑(梅毒斑或扁平湿疣)
传染性单核细胞增多症	腭瘀点
麻疹	科泼力克斑
阿狄森病	颊黏膜色素沉着
遗传性色素沉着肠息肉病综合征(普茨-杰格综合征)	颊唇色素沉着
甲状旁腺功能减退	慢性增生性念珠菌病
核黄素缺乏	口角炎
烟酸缺乏	萎缩性舌炎
铁和维生素 B_{12} 缺乏	萎缩性舌炎
运动神经细胞疾病	舌纤维性颤动
糖尿病	呼吸有酮味,口腔念珠菌病

(三)口腔黏膜常见病损及其检查要点

1. 斑

口腔黏膜局限性的发红损害见于血管瘤、增殖性红斑及一些局部的炎症等;而弥散性的发红损害可见于萎缩性念珠菌病、天疱疮或类天疱疮、多形性红斑及舍格伦综合征等。用透视镜或玻片压迫局部病变而观察病损,即玻片压诊法,对红斑狼疮结节、毛细血管扩张、瘀点及色素沉着等鉴别均有帮助。对怀疑为增殖性红斑的病损,应及时活检排除恶变。

口腔黏膜黑斑是由于上皮基底层的黑色素细胞增多,或黏膜固有层有噬色素细胞存在;或有陈旧性出血的含铁血黄素存在;黏膜内有金属颗粒沉积,如银、汞沉着症,也可形成黑斑。此外,部分口腔黏膜色素斑是全身系统性疾病的表征之一,可见于色素沉着息肉综合征、原发性慢性肾上腺皮质功能减退症、多发性骨性纤维发育异常、黑棘皮病、血色素沉着症、恶性黑色素瘤等。检查时要注意询问相关病史,并作相关全身检查(如消化道纤维内镜、ACTH 兴奋试验、骨 X 线片等)有助于鉴别。

2. 丘疹或丘斑

口腔黏膜丘疹病损主要见于口腔扁平苔藓,丘斑病损主要见于慢性盘状红斑狼疮及口腔白斑等。临床上这两种病损在外观上多表现为白色或灰白色斑块或网纹,检查时注意斑纹颜色形状范围及分布特点,是均质还是非均质,是否伴糜烂或充血;对斑纹性病损区还应作触诊检查其质地及基底情况。

3. 疱

注意疱的性质(如水疱、脓疱或血疱等)、疱的大小及分布特点(如大疱或小疱、成簇或分散)、疱的张力(如松弛性疱或张力性疱),这些特点对诊断和鉴别诊断均有意义。口腔黏膜上的疱性损害,由于口腔的功能活动而容易破裂,形成糜烂或溃疡。

4. 糜烂

注意糜烂的范围及假膜情况,一般来说,局限性的糜烂多见于局部损伤或口腔扁平苔藓等;而广泛大面积的糜烂可见于天疱疮、多形性红斑及药物过敏性口炎等。糜烂面上的假膜可以提示继发感染;对口腔的红色创面或糜烂面,若能用探针无阻力地伸入到上皮或邻近的黏膜表皮下方,或用镊子对假膜及水疱的“揭疱壁试验”或推压两个水疱间外观正常的黏膜，黏膜表层易被擦掉而露出糜烂面，称 Nikolsky 征阳性。可用于大疱性皮肤黏膜病的诊断及鉴别诊断。

5. 溃疡

对于溃疡性损害，必须确定是否有刺激因素如创伤，并了解它存在了多久。通过对溃疡的部位、数目、大小、形态及基底状态的测定，可初步鉴别是良性或恶性溃疡，是一般炎症或特殊炎症，若溃疡的基底有明显的硬结或固定，可能指示是恶性的；若溃疡的边缘凹陷呈潜掘状，则可能为结核性溃疡。一般来讲，炎症和创伤性溃疡常有疼痛感，如腺周口疮或口腔中的结核性溃疡常疼痛明显；相反，多数恶性溃疡在早期不痛，当其被确诊后可有严重不适。除检查溃疡外，还应该注意所属淋巴结的情况，也有助于区别恶性与炎症。

6. 假膜或痂

严格地说，假膜和痂不是一种独立病损，而是由溃疡或糜烂表面炎性渗出的纤维素、坏死脱落的上皮细胞和炎细胞聚集在一起形成。一般在口腔内黏膜上溃疡糜烂表面的多为假膜，而发生在唇部糜烂损害表面的多为痂。检查时注意观察假膜或痂的颜色、质地、形状及分布特点，如膜性口炎的假膜致密而光滑；而假膜型念珠菌病的假膜则表现为色白如雪的柔软斑点或斑片。假膜的多少可提示感染的严重程度。对假膜的涂片或培养有助于感染微生物的确定及鉴别。

7. 皲裂

皲裂为黏膜或皮肤上出现的线状裂口，常因炎性浸润或某些疾病使组织失去弹性变脆而致。最常见的是核黄素缺乏引起的口角皲裂。此外，机械性外伤等也可造成。对皲裂的检查要注意了解病因，同时注意有无继发细菌或真菌感染。

8. 萎缩

表现为萎缩的黏膜表面常发红，略呈凹陷。萎缩的改变最常发生于舌部，如舌乳头的萎缩，可使舌面光滑而发红。检查时要注意观察萎缩发红部位的范围、形状及其变化（有无游走性），有无其他伴随病损（如白色斑纹、水疱等）。局灶性的萎缩可见于萎缩型扁平苔藓、游走性舌炎、义齿性口炎等；而全口发红或整个舌背乳头的萎缩可见于萎缩性舌炎、急性红斑型念珠菌口炎等。对位置固定、边界清楚的局灶性萎缩发红病损，要注意与黏膜红斑鉴别，必要时活检。

9. 结节或肿块

有时病损是无症状的，仅以结节、包块或局部肿大的形式出现，对这类病损的检查，应着重了解肿物或包块存在的时间有多长，是否有长大或变小，是否有引起肿胀的原因等。检查时应注意结节或肿物的位置、形状、大小、质地、与黏膜表面及基底有无粘连等。还应对相关淋巴结进行仔细扪诊，这一点很重要，一般来说，软而长大的淋巴结与炎症有关，而岩石般坚硬的淋巴结与恶性肿瘤的转移有关。

（四）检查时的注意事项

1. 光线

检查室应该光线充足，以自然光为宜，尽量不用黄色或红色等人工光源，以免影响观察的准确性。

2. 系统性

检查必须系统、全面，除主诉部位外，还要对主诉以外的部位进行全面的检查，包括皮肤及其他腔孔黏膜。除肉眼观察外，有时还需借助放大镜以补视力不足。放大镜一般选用放大 5 倍者。

3. 注意损害

检查时首先要辨认出主要的病损性质及类型，如溃疡、斑纹、丘疹、水疱等；然后仔细观察其特征，包括其分布和排列、大小和数目，以及与邻近黏膜或皮肤的关系。病损的分布既要有文字记录，最好还以图表示。正确辨认病损类型及其特征，并善于描述是临床口腔黏膜病医师的基本功之一，对于黏膜病的诊断具有重要意义。

4. 触诊

触诊时应带橡皮指套或手术手套，对损害区的触摸诊，可以了解损害区的基底和硬度以及与邻近组织的关系；除检查病损局部外，还应该注意所属淋巴结的情况。

三、实验室检查

大部分口腔黏膜病依据病史和临床检查即可诊断，但也有部分疾病的诊断或鉴别诊断需配合某些实验室检查才能做出。实验室检查除可作临床诊断依据或诊断参考外，还可作为治疗或病情发展的重要参考指标。

(一)血液学检查

常规的血液学检查包括：血红蛋白、红细胞计数、血细胞比容值、红细胞平均的血红蛋白浓度、平均的细胞容积、血色指数、白细胞分类计数、出血时间及凝血时间等。必要时还可考虑血清铁、叶酸、维生素 B_{12}，红细胞沉降率及血糖测定等。血液学检查不仅可作为一种筛选实验去帮助某种未能确定的疾病进行诊断或证实诊断，而且在一些口腔黏膜病的治疗用药时也往往需要了解患者的血液情况。

1. 血液学变化与全身疾病的关系

表 2-2 血液学变化与全身疾病的关系

血液学变化	全身疾病	
一般血液学检查	值增高	值降低
血红蛋白浓度	真性红细胞增多症	缺血性贫血
血细胞比容	真性红细胞增多症	再生障碍性贫血、白血病
红细胞计数	真性红细胞增多症	再生障碍性、溶血性和恶性贫血，白血病
白细胞总数	细菌感染、白血病	再生障碍性贫血、周期性中性白细胞减少症
中性白细胞	细菌和病毒感染	周期性中性白细胞减少症
淋巴细胞	病毒感染、淋巴细胞白血病	骨髓抑制
嗜伊红细胞	过敏、阿狄森病	库兴综合征、可的松治疗
嗜碱性细胞	嗜碱性细胞白血病	
大单核细胞	大单核细胞白血病	
血小板		血小板减少性紫癜、白血病，药物中毒、脾肿大引起的感染
红细胞直径	恶性贫血	缺铁性贫血
红细胞容积	口炎性腹泻、恶性贫血	小细胞、血红蛋白减少的贫血
血红蛋白	真性红细胞增多症	缺铁性贫血
出血时间	肝脏疾病、血小板缺乏、化脓性感染	休克、惊厥
凝血时间	血友病	
凝血酶原时间	维生素 K 缺乏、肝损伤，抗凝药物	
红细胞沉降率	急性感染、胶原疾病	

表 2-3 血液化学变化与全身疾病的关系

血液学变化	全身疾病	
血液化学检查	值增高	值降低
血清钙	维生素 D 过多症 甲状旁腺功能亢进	口炎性腹泻、阿狄森病、佝偻病、骨软化
血清碱	成骨肉瘤、佩去特病 多发性骨髓瘤	
血清磷	肾炎、甲状旁腺功能减退	佝偻病、甲状旁腺功能亢进
血糖	糖尿病、肾上腺功能亢进、紧张	过多禁食、胰岛素过高

续表

血液学变化	全身疾病	
血液化学检查	值增高	值降低
血尿素氮	尿毒症、肾上腺功能减退 休克、充血性心力衰竭	饥饿、消耗病
蛋白结合碘	甲状腺功能亢进	甲状腺功能低下
血清淀粉酶	胰腺炎、涎腺炎	胰腺癌、涎腺萎缩
血清胆固醇	甲状腺功能低下	甲状腺功能亢进、恶性贫血
血浆抗坏血酸		维生素C缺乏
血清维生素A		维生素A缺乏
血清谷氨酸转氨酶		吸收障碍综合征
血清酸性磷酸盐	转移的前列腺癌	恶性损害
血浆皮质类固醇	库欣病	阿狄森病
血浆酮固醇	肢端肥大症、妊娠	甲状腺功能减退、绝经期

2. 口腔疾病在下列情况时应作血液学检查

(1)感染性口炎或其他口腔黏膜病有继发感染，或使用对血细胞有影响的药物时，需查白细胞总数及分类，以了解感染情况或指导用药。

(2)白塞病活动期或其他口腔炎症怀疑有恶变时，查红细胞沉降率，它对一种基本的病理过程，如慢性炎症或肿瘤形成，有非特异性的提示作用。

(3)怀疑过敏性疾病时，查白细胞分类及嗜酸细胞直接计数。

(4)广泛的口腔黏膜肿痛，舌痛、舌乳头萎缩或味觉异常等，应查血常规(包括血红素含量)、血清铁、维生素B_{12}、叶酸等在血液中的含量。

(5)口腔念珠菌感染的患者，应查血液中铁、锌、维生素B_{12}、叶酸的含量，必要时查血糖等。

(6)怀疑有出血性疾病或其他血液病时，应作血常规、分类及出凝血时间、血小板等检查，必要时作全面的血象检查。

(二)免疫学检查

1. 免疫功能的检查

部分口腔黏膜病的发病与免疫功能的变化有密切关系；某些免疫学疾病也可表现出种种黏膜损害(表2-4)；使用免疫抑制疗法还可导致感染如白色念珠菌、单纯疱疹、带状疱疹、急性坏死性溃疡性龈炎等口腔并发症。故了解机体的免疫状态可作为临床诊断及用药的重要参考依据。

表2-4　表现在口腔黏膜上的一些自身免疫性疾病

被影响的器官和系统	疾病	口腔损害
血	血细胞减少症	溃疡
血	恶性贫血	舌萎缩
血	血小板减少症	紫癜
皮肤和口腔黏膜	复发性阿弗他溃疡	溃疡
	白塞综合征	溃疡
	大疱性类天疱疮	大疱
	寻常性天疱疮	大疱
内分泌腺	阿狄森病	色素沉着

续表

被影响的器官和系统	疾　病	口腔损害
肠胃系统	甲状旁腺功能减退	白色念珠菌病
	节段性回肠炎	溃疡
	溃疡性结肠炎	溃疡

随着免疫学的进展和免疫功能测定法的创新，免疫学检验在口腔黏膜病临床及研究中的应用范围日益扩大，与口腔黏膜病临床相关的常用免疫学检查项目如下。

(1)体液免疫功能检查：体液免疫是通过B淋巴细胞产生的特异性免疫球蛋白来实现的。常用的体液免疫功能检查项目包括：血清免疫球蛋白及补体的测定、抗核抗体测定、类风湿因子测定、梅毒血清学试验、HIV抗体检查等。

①血清免疫球蛋白的测定：血清免疫球蛋白(Ig)是体内普遍存在的一种蛋白质，能与相应抗原专一结合，在机体内发生着抗感染、中和毒素及调理作用。其中，IgG含量最高，分布最广，对其检测可反映机体免疫状况。IgA存在于泪液、乳汁、汗液、胃肠、呼吸和泌尿生殖道等分泌物和血清中，前者称为分泌型IgA(又称局部抗体)，后者称血清型IgA，可反映机体整体及局部的免疫状况。IgM是抗原刺激后最先产生的Ig，在感染早期即可出现，具有抗菌、溶解细胞、中和毒素等作用，反映机体抗感染免疫能力。IgD及IgE在正常血清中含量较少，与某些过敏性疾病有关。

在一些免疫相关的口腔黏膜病，如复发性阿弗他溃疡、扁平苔藓、口腔黏膜变态反应性疾病中，免疫球蛋白含量常发生变化。对其检测有助于了解机体免疫功能状态，研究某些疾病的免疫发病机制和指导临床用药。

②血清补体C3及CH50的测定：补体存在于正常血清中，是具有酶活性的球蛋白，其主要功能是抗感染，同时也有引起炎症的作用，参与变态反应。补体不仅是构成非特异性免疫的重要成分，也是连接体液免疫与细胞免疫、特异性免疫与非特异性免疫的重要环节。血清中有补体成分C1～C9，其中，C3在补体的各种成分中含量最高，故测量C3含量有助于了解血清补体的含量及其动态变化。

血清总补体活性CH50测定：主要是反映补体(C1～C9)经传统途径活化的活性。总补体活性升高，见于各种急性炎症、感染、组织损伤、恶性肿瘤等；总补体活性降低，见于急性肾小球肾炎、慢性肾炎、SLE活动期、类风湿性关节炎、自身免疫性溶血性贫血等。总补体活性和单个补体成分含量的变化，对某些口腔黏膜病(如变态反应性疾病、感染性疾病等)的诊断和疗效观察具有一定意义。

③抗核抗体测定：抗核抗体(ANA)是以细胞核成分为靶抗原的自身抗体，在一些自身免疫性口腔黏膜病如干燥综合征、盘状红斑狼疮等疾病中，ANA抗体滴度增高，对疾病诊断及判定病情有辅助价值。

④类风湿因子测定：类风湿性关节炎(RA)患者血中含有一种抗变性IgG的自身抗体，称类风湿因子(RF)。RF阳性也可出现在系统性红斑狼疮、干燥综合征、慢性肝炎、结核病等。

⑤病原体抗体测定：此外，对血清中一些病原体抗体测定，如对梅毒血清抗体、单纯疱疹病毒抗体、人类免疫缺陷性病毒(HIV)抗体等的测定，有助于诊断及鉴别诊断。

(2)细胞免疫功能检查：细胞免疫主要指由T淋巴细胞介导的特异性免疫应答。常用的细胞免疫功能检测项目有：T细胞总数及其亚群测定、T淋巴细胞转化试验、B淋巴细胞测定、NK细胞功能测定等。

①T细胞总数检测：采用E花环试验、a-醋酸萘酯酶(ANAE)染色法、T细胞表面抗原鉴定法检测T细胞的数量及判断细胞免疫水平。外周血T细胞总数(CD3＋T细胞)正常值为60%～80%。细胞免疫功能缺陷时该值降低；在复发性阿弗他溃疡、扁平苔藓等疾病中，患者T细胞总数也常减少。

②T细胞亚群测定：T细胞根据其表型和功能可以分为若干亚群，其中辅助性T细胞(Th，CD4＋)、抑制性T细胞(Ts，CD8＋)具有重要的免疫调节功能。Th(CD4＋)和Ts(CD8＋)的百分率及其二者

的比例变化，对某些口腔黏膜病的诊断及发病机制的探讨有一定意义。如研究发现复发性阿弗他溃疡及扁平苔藓患者 Th/Ts（CD4/CD8）比值降低，AIDS 患者甚至出现比值倒置。

③T 淋巴细胞转化试验：T 细胞在某种物质或抗原的刺激下可以发生转化，即由小淋巴细胞转化为淋巴母细胞，转化率的高低可以反映机体细胞免疫功能的水平。研究发现复发性阿弗他溃疡及扁平苔藓患者 T 细胞功能抑制、转化率降低，提示患者总的细胞免疫水平下降。此外，采用特异性抗原（如可疑过敏药物）刺激下的 T 淋巴细胞转化试验，可用于鉴定药物过敏原；比较免疫治疗前后转化率的变化，还可作为考核疗效的参考指标。

④B 淋巴细胞测定：B 淋巴细胞测定包括 EA 花环试验、EAC 花结试验、表面膜球蛋白（smIg）检测及 B 细胞转化试验等，了解 B 淋巴细胞数量及功能的改变。免疫缺陷疾病（如无丙种球蛋白血症、联合免疫缺陷）时，EA-RFC、EAC-RFC、smIg 及 B 细胞转化率均降低。

⑤NK 细胞功能测定：NK 细胞在参与免疫功能过程中不需要抗体的存在，也无需抗原刺激而可直接杀伤某些肿瘤细胞和病毒感染细胞，有免疫监视功能，在机体抗肿瘤、抗感染免疫中有重要作用。常用的检测法有 ^{51}Cr 同位素释放法、乳酸脱氢酶（LDH）释放法及 MTT 比色法。同位素释放法正常人 NK 细胞活性范围为 30%～40%。

⑥巨噬细胞或白细胞移动抑制试验：已致敏的淋巴细胞在体外培养中受到特异性抗原的刺激，会释放多种淋巴因子，其中包括移动抑制因子（MiF），可抑制巨噬细胞或白细胞的移动。巨噬细胞或白细胞移动抑制试验可用于检测机体对细菌、病毒、真菌、组织相容性抗原、肿瘤抗原等特异性抗原的细胞免疫反应。同一患者定期复查，比较治疗前后移动指数的变化，有助于观察疗效。

（3）细胞免疫功能体内测定：人体受病毒、真菌、分枝杆菌感染或免疫接种后，以及受过特异的转移因子治疗的患者，体内都会产生特异性的致敏淋巴细胞。当有相应的抗原进入皮肤时，能引起局部的致敏淋巴细胞释放多种淋巴因子，导致发生以单核细胞浸润为主的炎症，表现为皮肤红、肿、硬结。通常以结核菌素（OT）或纯蛋白衍生物（PPD）、双链酶、植物血凝素（PHA）或二硝基氯苯为抗原，进行皮肤试验（将一定量的抗原注入皮内，48～72 小时后观察结果，若注射部位出现红肿、硬结则为阳性反应），作为测定受试者细胞免疫功能的方法之一，分别称为结核菌素试验、双链酶试验、植物血凝素试验及二硝基氯苯试验。正常人多为阳性反应，阴性反应则提示细胞免疫功能缺陷或低下。

2. 过敏反应试验

若皮肤黏膜对某接触物敏感，则再次接触可能发生局部的炎症反应。

（1）皮肤斑贴试验：根据Ⅳ型皮肤黏膜变态反应的原理，对可疑为接触性唇炎、口腔黏膜变态反应者，用皮肤斑贴试验可以在一定程度上明确发病原因。可用我国生产的标准筛选抗原系列中的皮肤斑贴试验诊断试剂进行斑贴试验；也可以根据患者提供的可疑致敏物质，用梯度稀释法进行斑贴试验。发生接触性皮炎者为阳性反应，但应注意过敏源的量与质的关系。

（2）皮肤划痕试验：适用于Ⅰ型变态反应所致的荨麻疹、药物性口炎、食物过敏及异位性皮炎的过敏原的诊断。用消毒针尖在消毒皮肤上划 1 cm 的条痕，以不出血为度，将变应原滴于其上，并做阴性对照，20 分钟后观察结果。阳性的风团有红晕，直径在 0.5～1 cm 以上。本试验对高度过敏者、过敏体质者及有皮肤划痕症者不宜做。

（3）皮内试验：分为即刻反应型和迟发反应型两种。即刻反应型用于检查与细胞结合的反应素，适应证及临床意义同皮肤划痕试验。即将受试物配置成一定浓度，用结核菌素注射器抽取一定浓度的抗原液 0.01 ml 做皮下注射，使成直径为 0.3～0.4 cm 的皮丘，20 分钟后观察风团红晕直径，同时做对照。迟发反应型常用于检查被试者对细菌、真菌等抗原的迟发型变态反应，如结核菌素试验、麻风菌素试验以及用于诊断结节病、类肉瘤的 Kveim 试验。

（4）皮肤针刺试验：用于白塞病的辅助诊断，其实质是微小血管对非特异刺激的超敏反应。在酒精消毒前臂后，用生理盐水在皮下注射成 1 个小皮丘，盖上纱布，24～48 小时复诊时如果小丘尖端有无菌性的小脓疱，即为阳性，又称科布内现象。

(三)微生物学检查

1. 真菌检查

真菌感染所导致的口腔黏膜病或合并感染病例逐渐增多,真菌检查已经成为临床医学检验的重要组成部分。真菌检查的方法很多,其中以真菌的直接镜检和培养较有决定价值。口腔常见的真菌感染为白色念珠菌感染。

(1)直接检查法:直接采取病变部位的标本,如局部病损部位或义齿的组织面取材涂片于普通载物玻片上,加一滴10%氢氧化钠(钾)溶液消化清晰后,在微火焰上固定后镜检,如果在显微镜下找到菌丝及孢子,即为真菌感染。也可以用过碘酸雪夫染色(PAS)或革兰染色观察念珠菌菌丝及孢子。镜检阳性,结合临床可作出初步诊断;镜检阴性,也不能除外真菌感染。此外,镜检一般不能确定菌种,要确定菌种,还需要通过培养。镜检法简便、快速,但有一定的假阴性和假阳性。

(2)培养法:将病变组织、患者非刺激唾液或含漱液浓缩培养,以含漱液浓缩培养的阳性率最高,不仅可证实诊断,还可从不同的菌落颜色、形态、边缘及生长速度等来确定菌种。培养一般用沙堡培养基或玉米琼脂培养基进行,需孵育2周左右方能报告。阳性可确诊,阴性也不能完全排除真菌感染,因外擦药物、取材不良等均可影响检查结果,故有时需要反复多次培养。

(3)其他方法:可用酶联免疫吸附试验(ELISA)和免疫印迹法等检测念珠菌细胞壁与细胞浆抗原,其中以念珠菌烯醇酶抗原最为敏感。以PCR将循环中的念珠菌DNA分子扩增后的分子探针检测诊断念珠菌已在国内外开展,具有敏感、快速、特异、高效的特点,并可区分不同种属念珠菌感染,可用于早期诊断。但对循环中抗念珠菌抗体的检测,其敏感性和特异性均不高,可能主要与患者多有免疫缺陷、抗体形成不足有关。对慢性或肥厚性病损,应在涂片和培养基础上进行活检,将组织片用PAS染色检查口腔黏膜上皮细胞间的芽生孢子和菌丝,镜检阳性,结合临床可作出诊断。

2. 细菌检查

口腔黏膜常见的细菌感染为革兰阳性和阴性球菌,梭形杆菌及文森螺旋体。可于病损处涂片用革兰染色或培养证实。特殊感染如结核杆菌,可涂片用抗酸染色找结核杆菌,必要时作培养或送血培养证实。理想的治疗方案,应该是在确定病原微生物及其敏感性后,再选择适当的抗生素。

3. 病毒检查

口腔黏膜常见的病毒感染为单纯疱疹病毒(HSV)、带状疱疹病毒等,直接的病原体检查如病毒的分离鉴定,由于费时费力且花费大,较少在临床应用。但对病损局部涂片检查病毒损害细胞和病毒包涵体,或用电镜查找受损细胞或疱液中的病毒颗粒,以及对患者血清学检查如抗HSV抗体效价的测定,对诊断及鉴别诊断均有意义。对HSV感染患者的血清学检查需要在发病的1周内和发病后的2～4周各采血1次,如果发现的抗体效价增高,便有诊断意义。可用于鉴别原发或继发的HSV感染。此外,利用PCR等分子生物学技术的方法来确定HSV等病毒的感染,具有灵敏、快速的优点,但假阳性率较高。

(四)细胞学检查

脱落细胞学检查是一种简便易行,且患者痛苦少的诊断方法。用于口腔黏膜病的初步诊断或辅助诊断,可用于以下几种情况。

1. 天疱疮

在表面麻醉下揭去水疱的疱皮,于疱底部刮取脱落的上皮细胞作涂片,用巴氏染色法染色,镜下可见到单个或群集的松解游离的棘细胞。圆形或椭圆形,无棘突,胞核增大,染色淡而均匀;细胞浆少且嗜碱性,核四周有一透明带,此即天疱疮细胞,又称Tzanck's细胞。查到这种细胞对天疱疮有诊断参考价值;如果用涂片作直接免疫荧光检查,可见松解细胞周边出现荧光,有确诊价值。

2. 疱疹性口炎

于病变底部刮取脱落上皮细胞作涂片,用巴氏或姬姆萨染色,镜下可见:①毛玻璃样核,即细胞核增大,染色混浊,暗淡均匀一致,核膜浓染,细胞浆及细胞膜模糊不清。②可见多核合胞体,表现为细胞中核的数目增多,由几个到20～30个,细胞增大,形状奇异。③可见细胞核有病毒包涵体,查到病毒包涵体有助于诊断,但敏感性仅为50%～80%。

3. 白斑

用于追踪白斑的病损变化。根据病变表层的角化情况判断白斑的恶性趋向。如为不全角化，则比全角化者恶变倾向更大；此外脱落细胞的形态学变化或微核计数均可作为判定恶变倾向的辅助诊断方法，微核计数变化可早于细胞形态学变化。

4. 早期癌变病变

对一切临床可疑癌变的病变可于病变底部刮取脱落细胞，可能见到癌变细胞。可作为初步的辅助诊断。

5. 口腔癌放疗后患者

出现口腔黏膜病损，只能用涂片法检查，因为放射性黏膜损伤和伤口愈合不良是禁忌活检的，涂片则是一种简便可行的方法。

口腔细胞学诊断标本的采取一般采用刮片法或压痕法，刮片法是用一个压舌板或扁平的金属器械刮取患处，操作时需要适当用力，而不是轻轻从黏膜表面滑过，以不出血为度；然后将刮取物均匀地涂在玻片上；压痕法是用消毒清洁的载玻片在水疱或脓疱的底面、糜烂面或溃疡面上紧压一下，即可在玻片上获得一个或数个痕迹；将涂片放入乙醚酒精中固定 20 分钟，并在空气中干燥后，染色镜检。常用的染色方法有瑞氏染色法、姬姆萨染色法和巴氏染色法等。应该注意的是：尽管细胞学检查简便易行、费用低廉、诊断时间快，但这种方法只能检查表层脱落上皮，而无法检查上皮深层或基底层细胞的病理改变。因此，它不能取代活体组织的病理学检查，更不能作为恶性肿瘤的常规检查手段，因为它有引起肿瘤细胞发生播散的危险。

(五)活体组织检查

活体组织检查的目的一是排除恶变，如用于黏膜上的肿瘤或癌前病变(上皮异常增生)的诊断；二是确定诊断，如用于对天疱疮、类天疱疮、盘状红斑狼疮、扁平苔藓、淀粉样变性以及各种特异性感染等疾病的诊断。与细胞学检查相比，活体组织检查可提供更完整的资料，是诊断口腔黏膜病的重要手段之一，但并不是每例必作的常规。

1. 病理活检的适应证

(1)有高度病理诊断价值的病种，如肿瘤、慢性肉芽肿性疾病等有组织增生表现者。

(2)怀疑恶变或为癌前病变的高危象者，如扁平苔藓糜烂长期不愈合或表面不平整；红斑；白斑表面形成溃疡或出现颗粒样增生；溃疡基底有硬结浸润或溃疡持续 3 周以上无愈合倾向。

(3)有重要病理诊断价值的疾病，如大疱性疾病(天疱疮、类天疱疮等)，盘状红斑狼疮；扁平苔藓及淀粉样变性等。

(4)诊断不明的持续性肿胀。

(5)对治疗无反应的口腔病损。

(6)作为某些特殊性病变的辅助诊断，如干燥综合征的唇腺检查等。

(7)有明显的皮肤黏膜损害而在临床上诊断有困难者。

(8)为判断疾病的预后及采取不同的治疗方法，需将临床表现相似的疾病进行鉴别者。

2. 病理检查的非适应证

下列情况可以不进行活检：

(1)一般急性感染性口炎。

(2)根据临床表现能确诊的疾病。

(3)通过诊断性治疗能确诊的疾病，如核黄素缺乏症，因贫血而造成的萎缩性舌炎、创伤性溃疡等。

(4)恶性黑色素瘤，以免促进肿瘤迅速生长和转移。

(5)血管瘤，以免造成大出血。

3. 活检的注意事项

(1)活检前应先检查患者的出、凝血时间及血小板有无异常，无异常且病变区感染和炎症基本控制后再进行活检，以免引起严重并发症及影响病理结果和活检伤口的愈合。

(2)避免麻药直接注入活检组织。

(3)选择具代表性的典型病损，于损害及正常黏膜交界处作包括正常及病变黏膜的梭形切口。对水疱、脓疱及含有病原体的损害以选择早期损害为佳，并在采取时尽量保持疱的完整性。

(4)对有恶变危象的病损，可先用甲苯胺蓝染色辅助确定活检部位以提高阳性检出率。方法是用棉签蘸甲苯胺蓝涂于病损表面，半分钟后再用 1%醋酸洗去，深蓝色部位为可疑恶变部位，也即活检部位。

(5)病损如有多种表现，则应在不同变化处取两种以上的标本。

(6)活检取材不能过浅过小,应包括黏膜上皮、固有层及黏膜下层。一般来说,肿瘤标本的组织块不宜小于1 cm×0.6 cm×0.5 cm,后者为深度,黏膜病标本的组织块不宜小于0.6 cm×0.5 cm×0.2 cm,避免从坏死区域取材。

(7)对病变范围较小损害(直径小于1 cm)可采用切除活检,对小块可疑癌肿全切时,切除范围要从病变边缘处扩大0.4 cm左右。切除活检具有诊断和治疗的意义。

(8)活检一般用外科手术刀或活检钳,应尽量选用锐利器械,以免组织挤压变形或残缺不全,并有利于创口边缘的精确缝合和术后伤口的愈合;绝对禁止使用电刀,因为它能使活体标本的边缘凝固而影响组织学诊断。

(9)活检标本应立刻用10%缓冲磷酸盐的福尔马林液固定(用量应大于标本的10～15倍),或根据情况送作冰冻切片。容器上准确及时地标记患者信息。

(10)送检单应包括详细的临床资料。

尽管活检是临床诊断的主要方法,但应注意,并不是每个活检都能保证准确的结果。因为从取活检到获得诊断,有许多步骤,涉及到许多人和化学制品,这样人为的错误机会总是有的。一个阴性的报告不一定不存在阳性实质,只不过是病理医生未能发现。这可能是临床医生没有取到正确的部位,或是实验室的技术人员切标本时未能切到病损的位置。若组织学报告与临床印象彼此有矛盾,临床医生和病理学医生都应检讨自己的诊断,必要时,临床医师应与病理医师共同讨论,明确诊断与治疗计划。

(六)细胞刷活检技术的临床应用

1. 细胞刷活检技术概况

如前所述,细胞诊断学是一种无创性的疾病诊断方法,其非侵袭性的优点较易被患者接受,因而成为具有潜力的肿瘤监控和早期诊断手段。但是一直以来,低灵敏度和特异性限制了口腔细胞诊断学的临床应用。自20世纪90年代始,随着计算机和分子生物分析技术的发展,口腔细胞学的诊断水平得到了提高,细胞刷活检技术(oral brush biopsy)成为除组织活检以外诊断和监控口腔癌前病损和口腔癌的辅助手段。其取材方法主要利用特制细胞刷,通过刷取、旋转的方法获得口腔上皮脱落细胞。目前已有商品化的细胞刷应用于临床诊断,如 Oral CDx ®(CDx Laboratories, Inc. Suffern, NY, USA)、Omnident ®(Dental Union, Nieuwegein, The Netherlands)、Cytobrush plus ®(Medscand Medical, Sweden)等。细胞刷的专利刷头设计,可获得全层上皮细胞,为组织形态学分析提供有力保证。此外,脱落细胞的遗传学分析、分子生物学分析也成为细胞刷活检样品分析的重要补充。

2. 细胞形态学分析

细胞形态学主要通过识别肿瘤细胞的细胞形态进行临床诊断,其技术关键在于获得足量细胞、有效染色以及标准化的分析程序。以 Oral CDx ® 为例,其诊断准确性有赖于两个方面:一是其特殊的细胞刷头设计可获取足量全层上皮细胞;二是以导弹防御系统技术为核心技术的计算机辅助分析软件,能特异性识别异常细胞,而且分析过程自动化,有效降低人为误差,其分析的结果可直接作为临床诊断和治疗的参考依据。众多文献对 Oral CDx ®系统的诊断效能进行了研究,多数报道指出其特异性和灵敏度可达到90%,且有较高(30%～44%)的阳性预测率(positive predictive values, PPV)。此外,Oral CDx ®的取材准确率高,仅2%～7%样本由于细胞数量或质量欠佳而需要二次取材。但也有报道指出,Oral CDx ®对异常增生的诊断标准过于宽松,导致假阳性率较高。数据报道的差异与实验设计和实验对象的选取密切相关,进一步研究有待深入。

3. 遗传学分析

细胞活检刷获取的口腔病损区上皮脱落细胞常包含肿瘤相关的遗传信息,可通过一系列遗传信息学分析作出诊断,分析策略包括DNA和RNA水平。DNA水平的分析包括DNA多倍体检测、等位基因不平衡性(allelic imbalance, AI)分析等。DNA多倍体分析通过测量多倍体DNA对数量以检测恶性倾向的细胞。检测先用福尔根反应(Feulgen dye)使细胞DNA染色,再利用计算机辅助系统,将样品与300个正常口腔上皮细胞进行比对,鉴定出异常 DNA 含量的细胞。利用此分析技术，细胞刷活检的灵敏度和特异性可提高到 100%。等位基因不平衡性分析是利用 PCR 扩增的方法，检测等位基因丢失或杂合性丢失等基因突变现象，提示肿瘤发生的遗传基础。Bremmer 等运用多元结合探针扩增（multiplex ligation-dependent probe amplification，MLPA）技术，利用 42 个 MLPA 探针位点有效鉴别出正常和异常增生病损。该技术可望成为具有灵敏度高、结果可靠，提供高通量信息，操作便捷，可用于大规模流行病学研究等优点的的非创伤性口腔肿瘤筛查手段。

RNA 转录水平的检测可改变反映口腔肿瘤发生发展过程中的动态变化。研究证实，口腔上皮脱落细胞可提取足量 RNA 进行定量扩增，满足基因芯片分析的需要。该策略不仅能为寻找口腔肿瘤差异表达基因提供大量生物信息，还可成为疾病监测的重要手段。

4. 蛋白分析

在病变的发生过程中，分子水平的改变常早于形态学和临床表征变化。因此，分子生物学分析可成为脱落细胞诊断的另一主要分析手段。其中，免疫组织化学染色是常用的手段之一。一系列口腔癌、癌前病变以及正常组织之间的差异表达蛋白已成为候选生物标记物，其中包括：角蛋白 8 和 19，角蛋白 AE1 和 AE3，抑癌基因 p53 转录产物，DNA 复制所需的小染色体维持蛋白（mini chromosome maintenance，MCM）等。尽管这些蛋白在实验室研究中被证实有特异性，但在临床诊断中是否有指导性诊断价值仍有待进一步证实。总的说来，细胞的蛋白表达检测操作简便，有利于监控病程发展、评估疗效和跟踪预后，是具有应用前景的脱落细胞分析方法之一。此外，高通量蛋白质组技术的应用，为脱落细胞的研究提供新的分析平台。

口腔细胞学检查作为一种有效的辅助诊断方法，在一定程度上可减少临床诊断中的良性误诊率，并可作为非创伤性检测手段在社区人群中进行可疑病损的大规模初步筛查。但由于细胞刷活检技术在灵敏度、特异性及假阳性率的不确定性，使其不能完全替代组织活检。此外，对于高度怀疑恶性的口腔病损，口腔细胞刷活检容易导致不必要的诊断延误，不宜作为首选的诊断手段。因此，传统的组织活检仍旧是目前诊断的金标准，一种诊断和监测效能与组织活检术相当的细胞活检技术仍有待进一步开发和完善，以应用于口腔黏膜癌前病损和肿瘤的常规诊断。

（七）免疫组织化学检查

是指应用免疫学和免疫化学的原理，检测机体内具有抗原性的化学物质或细胞与组织等成分的技术。具有敏感、快速且能在组织细胞中定位的优点。有助于某些口腔黏膜病如肿瘤、某些感染性疾病和免疫性疾病的诊断、鉴别诊断、分型分期及转归的判断。

1. 免疫荧光检查

是用血清学方法结合显微示踪技术，根据抗原和抗体高度特异性结合反应的特点，以荧光素标记已知抗原或抗体，来检测待测的抗原或抗体。用于口腔黏膜病检查的免疫荧光法有直接法和间接法两种，主要用于对疱性疾病的诊断和鉴别诊断，对扁平苔藓、红斑狼疮及一些混合结缔组织病也有辅助诊断价值。

（1）直接免疫荧光法（DIF）：用于活检标本，主要检查病变组织或细胞中的特异性免疫球蛋白的沉积及分布情况，可分别检查上皮各区带的荧光。①上皮细胞间荧光：天疱疮患者可在上皮棘细胞间发现荧光抗体；②基底膜荧光：系统性红斑狼疮及盘状红斑狼疮患者可在上皮和结缔组织交界处的基底膜区有颗粒状或块状崎岖不平荧光染色——狼疮带；类天疱疮患者在上皮基底膜处有管状或线状荧光；③上皮下串珠状荧光：可见于扁平苔藓；④上皮细胞核荧光，可见于一些混合结缔组织病。

表 2-5　由直接免疫荧光法证实的免疫学病因的口腔黏膜损害

损　害	部　位	抗 体 类 型
寻常性天疱疮	棘细胞间	IgG
大疱性天疱疮	基底膜区	IgG＋C3

续表

损　　害	部　　位	抗　体　类　型
良性黏膜类天疱疮	基底膜区	IgG+C3
疱疹样皮炎	基底膜区	IgA
线状 IgA 大疱性皮肤病	基底膜区	IgA
获得性大疱表皮松解症	基底膜致密层	IgG+C3
系统性红斑狼疮	基底膜区	抗核抗体
慢性盘状红斑狼疮	基底膜区	抗核抗体
扁平苔藓	基底膜区	IgM

(2)间接免疫荧光法(IIF):用于血清标本,主要用于多种自身免疫病的诊断。尤其是测定血清中抗核抗体(ANA),可见于系统性红斑狼疮、干燥综合征、药物反应及皮肌炎等;IIF 检测上皮细胞间或基底膜区 IgG 的沉积,可用来鉴别寻常天疱疮与大疱性类天疱疮;此外,特异性梅毒血清试验,如梅毒螺旋体荧光抗体吸附实验(FAT-ABS TEST)、梅毒螺旋体血凝集实验(TPHA-TEST)等,可以对梅毒感染做出诊断。

表 2-6　由间接免疫荧光法证实的免疫学病因的口腔黏膜损害

损　　害	血清学检查
寻常性天疱疮	血中有抗天疱疮抗体,滴度随病情而变
大疱性天疱疮	有循环抗基底膜带抗体 IgG
良性黏膜类天疱疮	有循环抗基底膜带抗体 IgG
疱疹样皮炎	有循环抗基底膜带抗体 IgA
线状 IgA 大疱性皮肤病	部分患者有低滴度的抗基底膜带抗体 IgA
获得性大疱表皮松解症	有循环抗基底膜带抗体
系统性红斑狼疮	部分患者血清中可检测到抗核抗体
慢性盘状红斑狼疮	部分患者血清中可检测到抗核抗体
扁平苔藓	部分患者检测到扁平苔藓特异性(LPSA)抗体(IgM)

2. 免疫组织化学检查

用于组织活检标本,主要检查病变组织或细胞中的特异性抗原物质或细胞与组织等成分的技术。可用于某些口腔感染性疾病的诊断,如利用抗 HSV 各类抗原的单克隆抗体,用免疫组化的方法从受损细胞中查找特异性抗原等;利用对组织细胞中的角蛋白、增殖细胞核抗原(PCNA)及一些重要的癌基因和抑癌基因的检测,有助于某些口腔黏膜肿瘤及癌前病变的诊断、鉴别诊断、分型分期及转归的判断。

(八)分子生物学技术

分子生物学技术如聚合酶链反应(PCR)、酶切图谱、印迹杂交等已较普遍地应用于口腔黏膜感染性疾病病原微生物的检测和鉴定,包括病毒、细菌、真菌及螺旋体等,检测的标本可以来自病损组织、上皮脱落细胞、分泌物、唾液或血液,具有快速方便、敏感性高、特异性强的特点。此外,分子生物学技术如通过 PCR 扩增相关基因、结合 DNA 探针、Southern 印迹杂交、单链构象多态性(SSCP)分析、变性梯度凝胶电泳(DGGE)、单核苷酸多态性分析(SNP)及 DNA 测序等方法也已用于口腔黏膜肿瘤相关基因的检测,皮肤黏膜相关遗传性疾病的诊断;利用体外重组合成的自身抗原融合蛋白,应用融合蛋白免疫沉淀或免疫印迹自身抗体,辅助自身免疫性大疱性皮肤黏膜病的诊断。对 T、B 淋巴细胞表面受体及细胞因子的分子生物学检测，可帮助各种炎症性皮肤黏膜病的分子生物学研究及诊断应用研究。其中有些属于基础研究，有些已经应用于某些疾病的临床诊断。

(九)特殊检查

1. 微循环检查

人体全身性疾病与微血管的变化密切相关，有原发和继发的变化。观察微循环的变化，可以帮助诊断疾病，指导用药，评价疗效及其预后。

微循环的检查一般是观察甲皱、口唇、舌尖、球结膜、牙龈等部分的微循环状况，可用微循环显微镜、双目显微镜或普通光学显微镜观察；以文字、绘图、照相或显微电视录像方法予以记录，亦可通过计算机分析处理。此外，还可应用激光多普勒血流仪观察皮肤微血管量。

毛细血管的异常一般可以表现为两种现象：形状异常如过度弯曲、扭结、分支或呈梅花形；血流异常如血细胞聚集呈颗粒状、絮状或散在分布于血液中。不同的口腔黏膜病，其毛细血管的表现不尽相同。如复发性口疮、扁平苔藓、角化病等，以及一些皮肤黏膜病如红斑狼疮、多形性红斑等都有不同的微循环表现。

2. 心理学检查

部分口腔黏膜病与心身疾病联系密切，心理学检查对指导心理治疗有积极意义。

心理测验的方法很多，大致有人格测验、智力测验、临床测验等。如艾森克人格问卷(EPQ)、卡特尔人格问卷(16PF)、明尼苏达多相人格测验(MMPI)等方法，此外还有抑郁自评量表(SDS)自评法、焦虑自评量表(SAS)、Hamilton 焦虑他评量表(HAMA)以及 Hamilton 抑郁他评量表(HAMD)等。

心理测验适用于与心身疾病有关的口腔黏膜病，如扁平苔藓、复发性阿弗他溃疡、灼口综合征、口腔不良习惯以及其他心理障碍所致的口腔表现。常用的心理学检查介绍如下。

(1)人格和行为评定：人格和行为与部分口腔黏膜病有一定关系，这在临床工作中已被证实。如 A 型行为的人容易患复发性阿弗他溃疡，C 型行为的人容易患癌症等。常用的人格测试量表包括艾森克人格问卷(EPQ)、卡特尔人格问卷(16PF)、明尼苏达多相人格测验(MMPI)等，其中，EPQ 人格测验属于标准化心理测验，由精神质(P)、情绪稳定性(N)、内外向(E)和效度量表(L)4 个量表组成，对个性特质和心理健康都能较好地测查，操作简便，易于评分。由于只有 88 道测试题，因此时间成本小，可靠性高，信度和效度都好。

表 2-7　艾森克人格问卷 EPQ(Adult)个性问卷

指导语：这里有 88 个问题，需要您按照自己的实际情况做出回答。

1. 你是否有许多不同的业余爱好？	是	否
2. 你是否在做任何事情以前都要停下来仔细思考？	是	否
3. 你的心境是否常有起伏？	是	否
4. 你曾有过明知是别人的功劳而去接受奖励的事吗？	是	否
5. 你是否健谈？	是	否
6. 欠债会使你不安吗？	是	否
7. 你曾无缘无故觉得“真是难受”吗？	是	否
8. 你曾经贪图过分外之物吗？	是	否
9. 你是否在晚上小心翼翼地关好门窗？	是	否
10. 你是否比较活跃？	是	否
11. 你在见到一个小孩或动物受折磨时是否会感到非常难过？	是	否
12. 你是否常常为自己不该做而做了的事，不该说而说了的话而紧张？	是	否
13. 你喜欢跳降落伞或其他危险却非常有刺激性的事吗？	是	否
14. 通常你能在热闹的联欢会中尽情玩吗？	是	否
15. 你容易激动吗？	是	否
16. 你曾经将自己的过错推给别人吗？	是	否

17. 你喜欢会见陌生人吗？ …… 是　否
18. 你是否相信保险制度是一种好办法？ …… 是　否
19. 你是一个容易伤感的人吗？ …… 是　否
20. 你所有的习惯都是好的吗？ …… 是　否
21. 在社交场合你是否总不愿露头角？ …… 是　否
22. 你会服用有奇异或危险作用的药物吗？ …… 是　否
23. 你常有“厌倦”之感吗？ …… 是　否
24. 你曾拿过别人的东西(哪怕是一针一线)吗？ …… 是　否
25. 你是否常爱外出？ …… 是　否
26. 你是否从伤害你所宠爱的人中感到乐趣？ …… 是　否
27. 你常为有罪恶之感所苦恼吗？ …… 是　否
28. 你在谈论中是否有时不懂装懂？ …… 是　否
29. 你是否宁愿去看些书而不愿去多见人？ …… 是　否
30. 你有要伤害你的仇人吗？ …… 是　否
31. 你觉得自己是一个神经过敏的人吗？ …… 是　否
32. 对人有所失礼你是否经常要表示歉意？ …… 是　否
33. 你有许多朋友吗？ …… 是　否
34. 你是否喜爱讲些有时确能伤害人的笑话？ …… 是　否
35. 你是一个多忧多虑的人吗？ …… 是　否
36. 你在童年时是否按照吩咐要做什么便做什么，毫无怨言？ …… 是　否
37. 你认为你是一个乐天派吗？ …… 是　否
38. 你很讲究礼貌和整洁吗？ …… 是　否
39. 你是否总在担心会发生可怕的事情？ …… 是　否
40. 你曾损坏或遗失别人的东西吗？ …… 是　否
41. 交新朋友时一般是你采取主动吗？ …… 是　否
42. 当别人向你诉苦时，你是否容易理解他们的苦衷？ …… 是　否
43. 你认为自己很紧张，如同“拉紧的弦”一样吗？ …… 是　否
44. 在没有废纸篓时，你是否将废纸扔在地板上？ …… 是　否
45. 当你与别人在一起时，你是否言语很少？ …… 是　否
46. 你是否认为结婚制度过时了，应该废止？ …… 是　否
47. 你是否有时感到自己可怜？ …… 是　否
48. 你是否有时有点自夸？ …… 是　否
49. 你是否很容易将一个沉闷的集会搞得活跃起来？ …… 是　否
50. 你是否讨厌那种小心翼翼地开车的人？ …… 是　否
51. 你为你的健康担忧吗？ …… 是　否
52. 你曾讲过什么人的坏话吗？ …… 是　否
53. 你是否喜欢对朋友讲笑话和有趣的故事？ …… 是　否
54. 你小时曾对父母粗暴无礼吗？ …… 是　否
55. 你是否喜欢与人混在一起？ …… 是　否
56. 你如果知道自己工作有错误，这会使你感到难过吗？ …… 是　否
57. 你患失眠吗？ …… 是　否
58. 你吃饭前必定洗手吗？ …… 是　否
59. 你常无缘无故感到无精打采和倦怠吗？ …… 是　否
60. 和别人玩游戏时，你有过欺骗行为吗？ …… 是　否
61. 你是否喜欢从事一些动作迅速的工作？ …… 是　否

62. 你的母亲是一位善良的妇人吗? ………… 是 否
63. 你是否常常觉得人生非常无味? ………… 是 否
64. 你曾利用过某人为自己取得好处吗? ………… 是 否
65. 你是否常常参加许多活动,超过你的时间所允许? ………… 是 否
66. 是否有几个人总在躲避你? ………… 是 否
67. 你是否为你的容貌而非常烦恼? ………… 是 否
68. 你是否觉得人们为了未来有保障而办理储蓄和保险所花的时间太多? ………… 是 否
69. 你曾有过不如死了为好的愿望吗? ………… 是 否
70. 如果有把握永远不会被人发现,你会逃税或贪污吗? ………… 是 否
71. 你能使一个集会顺利进行吗? ………… 是 否
72. 你能克服自己不对人无礼吗? ………… 是 否
73. 遇到一次难堪的经历以后,你是否在一段长时间内还感到难受? ………… 是 否
74. 你患有"神经过敏"吗? ………… 是 否
75. 你曾经故意说些什么来伤害别人的感情吗? ………… 是 否
76. 你与别人的友谊是否容易破裂,虽然不是你的过错? ………… 是 否
77. 你常感到孤单吗? ………… 是 否
78. 当人家寻你的差错、找你工作中的缺点时,你是否容易在精神上受挫伤? ………… 是 否
79. 你赴约会或上班曾迟到过吗? ………… 是 否
80. 你喜欢忙忙碌碌和热热闹闹地过日子吗? ………… 是 否
81. 你愿意别人怕你吗? ………… 是 否
82. 你是否觉得有时浑身是劲,而有时懒洋洋的吗? ………… 是 否
83. 你有时把今天应该做的事拖到明天去做吗? ………… 是 否
84. 别人认为你是生气勃勃的吗? ………… 是 否
85. 别人是否对你说了许多谎话? ………… 是 否
86. 你是否对某些事物容易冒火? ………… 是 否
87. 当你犯了错误时,你是否常常愿意承认它? ………… 是 否
88. 你会为一动物落入圈套被捉拿而感到很难过吗? ………… 是 否

评分标准:EPQ问卷总共有4个分量表(E分量表指内外向,N分量表指情绪稳定性,P分量表指精神质,L分量表指掩饰、虚假),共88道题,每道题的记分方法如下:前面没有负号的项目就表示回答"是"时记1分,回答"否"时记0分,前面有负号的项目就表示回答"否"时记1分,回答"是"时记0分。

E分量表(共21个项目):1 5 10 13 14 17 −21 25 −29 33 37 41 −45 49 53 55 61 65 71 80 84

N分量表(共24个项目):3 7 12 15 19 23 27 31 35 39 43 47 51 57 59 63 67 69 73 74 77 78 82 86

P分量表(共23个项目):−2 −6 −9 −11 −18 22 26 30 34 −38 −42 46 50 −56 −62 66 68 −72 75 76 81 85 −88

L分量表(共20个项目):−4 −8 −16 20 −24 −28 32 36 −40 −44 −48 −52 −54 58 −60 −64 −70 −79 −83 87

各分量表表示的含义:

E(内外倾):得分特高表示越外向,爱交际,喜欢参加联欢会,朋友多,需要有人同他说话,不爱一个人阅读和作研究,渴望兴奋的事,喜欢冒险,向外发展,行动受一时冲动影响。喜欢实际的工作,回答问题迅速,漫不经心,随和,乐观,喜欢谈笑,宁愿动而不愿静,倾向进攻。总的来说是情绪失控的人,不是一个很踏实的人。得分特低表示越内向,安静,离群,内省,喜爱阅读而不喜欢接触人。保守,与人保持一定距离(除非挚友),倾向于事前有计划,做事观前顾后,不凭一时冲动。不喜欢兴奋的事,日常生活有规律,严谨。很少有进攻行为,多少有些悲观。踏实可靠。价值观念是以伦理做标准。

N(情绪性):得分特高表示情绪越不稳定,焦虑、紧张、易怒往往又有抑郁。睡眠不好,患有各种心身障碍。情绪过分,对各种刺激的反应都过于强烈,情绪激发后又很难平复下来。由于强烈的情绪反应而影响了他的正常反应。不可理喻,有时走上

危险道路。在与外向结合时，这种人是容易冒火的和不休息的，以致激动、进攻。概括地说，是一个紧张的人，好抱偏见，以致错误。得分特低表示情绪很稳定，倾向于情绪反应缓慢、弱，即使激起了情绪也很快平复下来。通常是平静的，即使生点气也是有节制的，并且不紧张。

P(精神质)：得分特高表示独身，不关心人，常有麻烦，在哪里都不合适。可能是残忍的，不人道的，缺乏同情心，感觉迟钝，对人抱敌意，即便是亲友也如此。进攻，即使是喜爱的人。喜欢一些古怪的不平常的事情，不惧安危。喜恶作剧，总要捣乱。

L(掩饰性)：得分没有统一的划分标准，一般来说成人的 L 分因年龄而升高，儿童则因年龄而减低。

(2)情绪和情感评定：情绪(emotion)和情感(feeling)都是人对客观事物的态度和体验。情绪障碍包括焦虑(anxiety)和心境(mood)障碍；焦虑伴有生理激活升高和忧虑的不愉快情感；心境障碍又分为抑郁(depression)和躁狂兴奋(manic excitement)，或两者皆备，即为情感障碍。复发性阿弗他溃疡、扁平苔藓、灼口综合征等口腔黏膜病患者都有抑郁、焦虑等情绪障碍。口腔黏膜病临床实践中评定患者抑郁和焦虑程度的常用方法有抑郁自评量表(SDS)及焦虑自评量表(SAS)自评法。

表 2-8-1　抑郁自评量表(SDS)

填写要求：仔细阅读每一条，把意思弄明白，然后根据自己最近 1 周的实际感觉，在适当的数字上划"√"表示。

①没有或很少时间有　②少部分时间　③相当多时间　④绝大部分或全部时间

1. 我觉得闷闷不乐，情绪低沉。(抑郁心境)	①	②	③	④
*2. 我觉得一天中早晨最好。(晨重夜轻)	①	②	③	④
3. 一阵阵哭出来或觉得想哭。(哭泣)	①	②	③	④
4. 我晚上睡眠不好。(睡眠障碍)	①	②	③	④
*5. 我吃得跟平常一样多。(食欲减退)	①	②	③	④
*6. 我与异性密切接触时和以往一样感到愉快。(性兴趣减退)	①	②	③	④
7. 我发觉我的体重在下降。(体重减轻)	①	②	③	④
8. 我有便秘的苦恼。(便秘)	①	②	③	④
9. 心跳比平常快。(心悸)	①	②	③	④
10. 我无缘无故地感到疲乏。(易倦)	①	②	③	④
*11. 我的头脑和平常一样清楚。(思考困难)	①	②	③	④
*12. 我觉得经常做的事情并没有困难。(能力减退)	①	②	③	④
13. 我觉得不安而平静不下来。(不安)	①	②	③	④
*14. 我对未来抱有希望。(绝望)	①	②	③	④
15. 我比平常容易生气激动。(易激惹)	①	②	③	④
*16. 我觉得做出决定是容易的。(决断困难)	①	②	③	④
*17. 我觉得自己是个有用的人，有人需要我。(无用感)	①	②	③	④
*18. 我的生活过得很有意思。(生活空虚感)	①	②	③	④
19. 我认为如果我死了，别人会生活得更好。(无价值感)	①	②	③	④
*20. 平常感兴趣的事我仍然感兴趣。(兴趣丧失)	①	②	③	④

表 2-8-2 焦虑自评量表(SAS)

1. 我觉得比平常容易紧张和着急。(焦虑)	①	②	③	④
2. 我无缘无故地感到害怕。(害怕)	①	②	③	④
3. 我容易心里烦乱或觉得惊恐。(惊恐)	①	②	③	④
4. 我觉得我可能将要发疯。(发疯感)	①	②	③	④
*5. 我觉得一切都很好,也不会发生什么不幸。(不幸预感)	①	②	③	④
6. 我手脚发抖打颤。(手足颤抖)	①	②	③	④
7. 我因为头疼、头颈痛和背痛而苦恼。(头疼)	①	②	③	④
8. 我感到容易衰弱和疲乏。(乏力)	①	②	③	④
*9. 我觉得心平气和,并且容易安静坐着。(静坐不能)	①	②	③	④
10. 我觉得心跳得很快。(心悸)	①	②	③	④
11. 我因为一阵阵头晕而苦恼。(头晕)	①	②	③	④
12. 我有晕倒发作或觉得要晕倒似的。(晕厥感)	①	②	③	④
*13. 我呼气、吸气都感到很容易。(呼吸困难)	①	②	③	④
14. 我手脚麻木和刺痛。(手足刺痛)	①	②	③	④
15. 我因为胃痛和消化不良而苦恼。(胃痛和消化不良)	①	②	③	④
16. 我常常要小便。(尿意频数)	①	②	③	④
*17. 我的手脚常常是干燥温暖的。(多汗)	①	②	③	④
18. 我脸红发热。(面部潮红)	①	②	③	④
*19. 我容易入睡,并且一夜睡得很好。(睡眠障碍)	①	②	③	④
20. 我做噩梦。(噩梦)	①	②	③	④

正向评分题,评为粗分 1、2、3、4 分;反向评分题(*),评为 4、3、2、1。

把 20 项目中的分数相加,得总粗分(X)再乘以 1.25 后取整数部分得标准分(Y)。

SDS 标准分的分界值为 53 分,53～62 分为轻度抑郁,63～72 分为中度抑郁,72 分以上为重度抑郁。

SAS 标准分的分界值为 50 分,50～59 分为轻度焦虑,60～69 分为中度焦虑,69 分以上为重度焦虑。

四、治疗试验

通过采集完整病史,系统体格检查及有目的的实验室检查,大多数口腔黏膜病均可得到正确诊断。但有时患者存在个体差异,其临床症状不典型,或实验室结果受仪器、试剂等影响,使检查结果和临床表现不相吻合或各种检查结果互相矛盾等,使少数疾病难于确定诊断;有的实验室检查结果需要等较长时间,如细菌或真菌培养等,为了不延误患者治疗,这时均可以用治疗试验,即在临床上按照某一种最可能的疾病进行治疗,假如有效,则诊断为这种疾病的可能性较大。如对疑为口腔念珠菌病患者的抗真菌药物治疗试验,对可疑创伤性溃疡的去除创伤因子的治疗试验,对怀疑梅毒螺旋体感染者的青霉素治疗试验,对烟酸缺乏病的烟酸治疗试验及对核黄素缺乏病的维生素 B_2 治疗试验等。治疗试验既可帮助诊断,同时又可达到治疗目的。

五、诊断

诊断是以详细病史和体检所得资料,参考实验室和其他特殊检查的结果,经过认真分析后作出。临床上一般诊断过程如下:

(一)初步诊断

在临床实际工作中,常常不能等待全部的检查都有结果并作出最后诊断后才进行治疗;也可能由于客观条件(如设备或技术水平等)的限制,一时无法作出最后诊断,就应根据印象作出初步诊断,给予初步治疗。

（二）最后诊断

根据初步治疗后的病情变化和辅助检查的全部结果，验证或修正初步诊断，做出正确的最后诊断。

（程　斌　蔡　扬　吴兰雁）

参考文献

1. Neville BW, Dammm DD, Allen CM, Bouquot JE. Oral and Maxillofacial Pathology, Third Edition, Saunders Elsevier, 2009
2. 于世凤．口腔组织病理学．第4版．北京：人民卫生出版社，2000
3. Cawson RA, Odell EW, Porter S. Cawson's Essentials of Oral Pathology and Oral Medicine, Seventh Edition, Churchill Living Stone, 2002
4. 陈谦明，周曾同，口腔黏膜病学．第3版．北京：人民卫生出版社，2008
5. 汪向东．心理卫生量表评定手册．中国心理卫生杂志（增刊），1993，253～254；220～221
6. Hohlweg-Majert B, Deppe H, Metzger MC, Schumm S, Hoefler H, Kesting MR, Hölzle F, Wolff KD. Sensitivity and specificity of oral brush biopsy. Cancer Invest. 2009, 27(3)：293～297

第三章　单纯疱疹病毒感染

一、病因学

（一）微生物学

口腔单纯疱疹的病原微生物是单纯疱疹病毒。单纯疱疹病毒是疱疹病毒的典型代表，为DNA病毒，具有疱疹病毒典型的20面体球形结构，由核心、衣壳和包膜3部分组成。核心为双链DNA，含有该病毒的所有遗传信息。它由长、短两个片段通过共价键相连，长片段约占82%，短片段约占18%。核酸分子中G+C含量较高，约为68%。衣壳为核心周围的一层蛋白质，由壳微粒组成。包膜为富含蛋白多糖与膜蛋白的脂性结构，其中含有HSV的6种抗原成分：gB，gC，gD，gE，gG和gH。gC抗原具有型特异性，故可利用抗gC抗体将该病毒分为两种血清型，单纯疱疹病毒1型和2型。由于研究表明两型病毒的DNA有50%的核苷酸序列是同源的，而另50%的序列为非同源性，所以还可利用DNA内切酶图谱、核酸杂交、聚合酶链反应、DNA序列分析等分子生物学手段将两型病毒分型。两型病毒具有如下差异：

（1）在绒毛尿囊膜上单纯疱疹病毒1型形成的痘斑小，2型形成的痘斑大，说明1型的致病力小于2型。

（2）一般认为，单纯疱疹病毒1型主要引起腰以上的皮肤黏膜病损，而2型主要累及腰以下的皮肤黏膜。但随着人们生活方式（特别是性生活方式的变异，这种分界逐渐变得模糊，越来越多的调查显示在口腔单纯疱疹病损中，甚至是健康人的口腔中分离到了单纯疱疹病毒2型）。

（3）1型和2型病毒特异性酶有差异性。

（4）最本质的区别为两型病毒的核苷酸序列有差异性。

（二）发病机制

人群中单纯疱疹病毒感染非常普遍，患者及健康带毒者为传染源，主要通过飞沫或接触了单纯疱疹病毒污染的唾液、患者的疱疹液所致；胎儿还可经产道感染。

单纯疱疹病毒与黏膜表面或破损皮肤接触后，可以随机地靠静电吸引力非特异性地吸附于细胞膜表面，与其上的相应受体发生特异性结合。随后，病毒包膜与宿主易感细胞的细胞膜融合，病毒的衣壳和核心进入宿主细胞的细胞浆。在细胞浆中，病毒衣壳与核心分离，核心DNA通过核膜进入宿主细胞胞核，利用其中宿主的核酸合成系统中相关的酶、单核苷酸，按照单纯疱疹病毒的遗传信息，进行大量的复制。同时在宿主DNA聚合酶的作用下，进行单纯疱疹病毒衣壳蛋白的mRNA转录，转录后形成的mRNA穿过细胞核进入细胞浆，在核蛋白体上翻译并形成病毒的衣壳蛋白微粒。这些新形成的蛋白微粒又转移到细胞核内与复制出的大量病毒DNA结合，通过宿主细胞核膜时获得表层包膜而成为成熟的病毒颗粒而逸出。大量病毒颗粒的形成，造成宿主细胞的急剧溶解破坏，形成临床急性发作性病损。以上过程称为原发性单纯疱疹病毒感染。

单纯疱疹病毒原发感染后，无论有无临床症状，均转为潜伏感染。神经节中的神经细胞是病毒潜伏的场所，单纯疱疹病毒1型潜伏于三叉神经节和颈上神经节，单纯疱疹病毒2型潜伏于骶神经节。病毒并不破坏神经细胞，在宿主体内免疫力压制之下能长期潜伏而不活动。以后，在各种诱因刺激下，如发热、月经、日晒、寒冷、外伤等，潜伏的病毒被激活，病毒增殖，沿神经纤维轴索下行至感觉神经末梢支配的上皮细胞内继续增殖，并造成损害，引起局部的复发疱疹。以上过程称为复发性单纯疱疹病毒感染。

正常情况下，单纯疱疹病毒感染后，机体的体液免疫和细胞免疫反应对阻止病毒播散和限制病程有重要作用，故临床极少有病毒血症和内脏播散性感染的发生。当细胞免疫尚未发育成熟或有功能缺陷以及有体液免疫缺陷时，单纯疱疹病毒感染可表现为播散性或致死性。相对而言，细胞免疫较体液免疫在抗单纯疱疹病毒感染中起更重要的作用，但二者均不能消除潜伏的病毒和阻止复发。

二、组织病理学

上皮内形成疱，疱是由于上皮细胞发生气球变性引起的。气球变性的上皮细胞显著肿胀，呈圆形，胞核为一个或多个，或无细胞核。因气球状细胞失去了细胞间桥，所以彼此分离形成水疱。由于基底层的上皮细胞也可能被破坏，所以也可形成上皮下疱。气球状细胞的胞核内有嗜伊红病毒小体，也叫病毒包涵体，其直径为 3～8 μm。上皮下方结缔组织中有水肿，血管扩张充血和炎症细胞浸润。刮取早期水疱的底部细胞做涂片，巴氏染色，可见毛玻璃样核、多核合胞体及核内包涵体 3 种变化。毛玻璃样核的表现是核增大，核染色混浊暗淡，但均匀一致。多核合胞体又称多核巨细胞，是受感染的细胞和正常细胞融合形成的一种有多数核的合胞团块，体积可达正常上皮细胞的 10 倍。

三、临床表现

(一)原发性疱疹性口炎

为最常见的由单纯疱疹病毒 1 型原发性感染引起的口腔病损，可能表现为一种较严重的龈口炎——急性疱疹性龈口炎。多数原发感染的临床症状并不显著。本病以 6 岁以下儿童多见，尤其是 6 个月至 2 岁更多，因为多数婴儿出生后，即有抗单纯疱疹病毒的抗体，这是一种来自母体的被动免疫，4～6 个月时即消失，2 岁前不会出现明显的抗体效价。本病在成人也不少见。

1. 前驱期

原发性单纯疱疹感染，发病前常有接触疱疹病损患者的历史。潜伏期为 4～7 天，以后出现发热、头痛、疲乏不适、全身肌肉疼痛，甚至咽喉肿痛等急性症状，颌下和颈上淋巴结肿大、触痛。患儿流涎、拒食、烦躁不安。1～2 天后，口腔黏膜广泛充血水肿，附着龈和缘龈也常出现急性炎症。

2. 水疱期

口腔黏膜任何部位皆可发生成簇小水疱，似针头大小，特别是邻近乳磨牙(成人是前磨牙)的上腭和龈处更明显。水疱壁薄、透明，不久破溃，形成浅表溃疡或糜烂。

3. 糜烂期

尽管水疱较小，但汇集成簇，破溃后可引起大面积不规则的糜烂，也可由水疱互相融合形成较大的水疱后再破溃而形成大面积糜烂，糜烂表面覆有黄色假膜(图 3-1，图 3-2)。

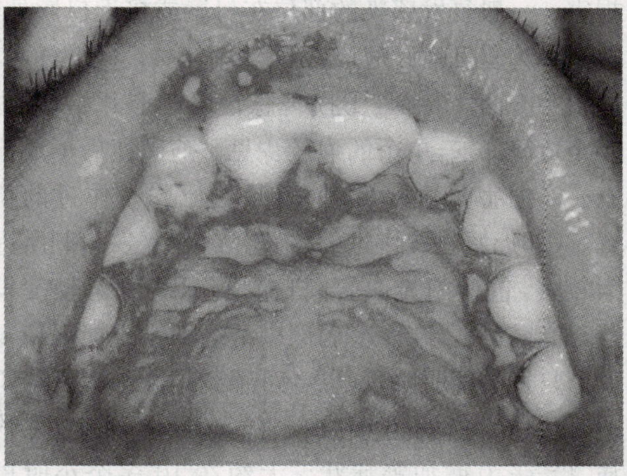

图 3-1　原发性疱疹性龈口炎

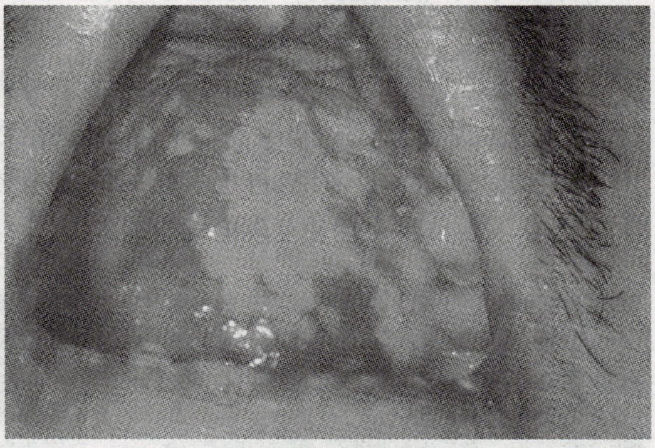

图 3-2　原发性疱疹性龈口炎

4. 愈合期

糜烂面逐渐缩小，愈合，整个病程约 7～10 天。但未经适当治疗者，恢复较缓慢。患病期间，抗病毒抗体在血液中出现，发病后 14～21 天最高，以后抗体下降到较低水平，虽可保持终身，但不能防止复发。

少数情况下原发感染可能在体内广泛播散，以至引起脑炎、脑膜炎以及其他危及生命的并发症，这些可能致命的病例主要见于下述情况，如非洲儿童的恶性营养不良与疱疹的广泛播散有密切关系；全身虚弱的儿童患疱疹感染时，与坏疽性口炎有一定的联系。

（二）复发性疱疹性口炎

为单纯疱疹病毒1型潜伏感染后复发引起的口腔病损。原发性疱疹感染愈合以后，不管其病损的程度如何，有30%～50%的病例可能发生复发性损害。一般复发感染的部位在口唇或接近口唇处，故又称为复发性唇疱疹（图3-3，图3-4）。复发的口唇损害有两个特征：①损害总是以起疱开始，常为多个成簇的疱，单个的疱较少见。疱破溃后形成痂壳。②损害再次复发时，总是在原先发作过的位置，或邻近原先发作过的位置。诱使复发的刺激因素较多，包括阳光、局部机械损伤，特别是轻度发热，如感冒等。在许多病例中情绪因素也能促使复发。复发的前驱阶段，患者可感到轻微的疲乏与不适，很快在将要发生复发损害的区域内，有刺激、灼痛、痒、张力增加等症状。大约在10多个小时以内，出现水疱，周围有轻度的红斑。一般情况下，疱可持续24小时，随后破裂，出现糜烂、结痂。从开始到愈合约10天，但继发感染常延续愈合的过程，并使病损处出现小脓疱。愈合后不留瘢痕，但可有色素沉着。受影响的部位可能在数周以后，甚至数日以后再次发作；一般来说，再次发作的间隙是数月以后，这主要取决于诱使复发的刺激因素。

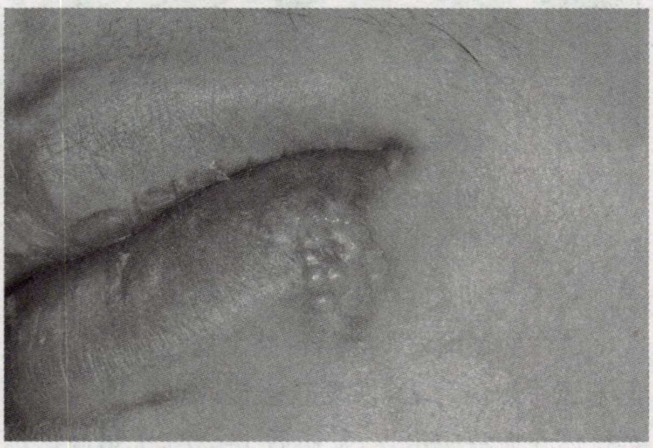

图3-3　复发性唇疱疹

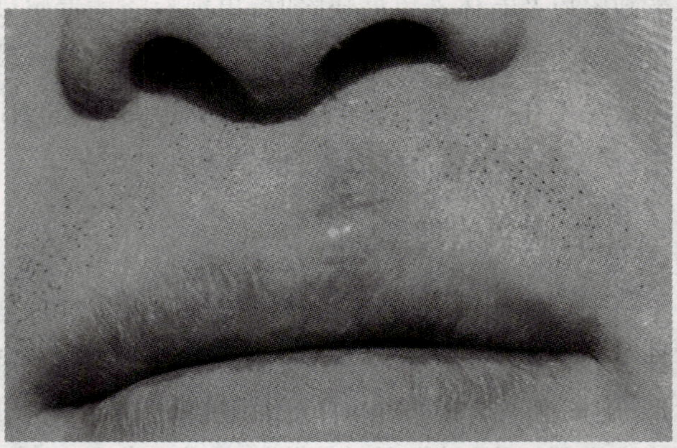

图3-4　复发性唇疱疹

虽然复发性唇疱疹是本病最常见的复发形式，但少数复发损害影响到牙龈和硬腭，这些口腔内的复发性疱疹感染仍有自限性。总的来说，在复发的疱疹损害中，由于机体的免疫力使病损局限，并使其明显受到抑制，全身反应较轻。

四、诊断

大多数病例根据临床表现都可作出诊断。如原发性感染多见于婴幼儿，急性发作，全身反应重，口腔黏膜的任何部位和口唇周围均可出现成簇的小水疱。继而口腔黏膜形成糜烂或浅溃疡，唇部和口周皮肤形成痂壳。复发性感染成人多见，全身反应轻。口角、唇缘及口周皮肤仍出现典型的成簇小水疱。此外，下列几种方法可用于证实诊断。

（一）涂片检查

水疱基底部刮片染色可发现含嗜酸性包涵体的多核巨细胞存在。但其他疱疹病毒感染也有类似表现。

（二）电镜检测

检查受损细胞中是否含有不成熟的病毒颗粒或直接查找疱疹中的病毒颗粒。

（三）免疫学检查

1. 抗原检测

利用抗单纯疱疹病毒各类抗原的单克隆抗体，用免疫荧光或其他免疫组化技术，从受损细胞中查找特异性抗原。

2. 抗体检测

利用单纯疱疹病毒抗原与患者的血清进行抗体中和试验、补体结合试验或酶联免疫吸附试验检测抗体滴度是否升高。此项检查强调发病初期与末期的对照结果，但这种对比性的检测试验对临床早期诊断价值不高。

3. 病毒分离培养

将病损处刮取物或水疱液接种于易感组织培养细胞或新生小鼠，在此造成的病损细胞或组织中可分离到单纯疱疹病毒并进行型别鉴定，但成功率不高。

4. 分子生物学检测

(1)核酸杂交：通过同位素或其他非同位素手段，对单纯疱疹病毒特异的DNA探针进行标记后，将标记探针与待检测组织或细胞DNA提取物或切片进行杂交反应，检测是否具有与单纯疱疹病毒DNA互补的特异性杂交信号出现。

(2)酶切图谱：将分离到的病毒或组织细胞DNA提取物进行特异性的限制性内切酶酶切图谱分析，可以将单纯病毒与其他病毒感染鉴别，也可进行不同型别单纯疱疹病毒的鉴别。

(3)聚合酶链反应(PCR)：根据单纯疱疹病毒的核苷酸顺序设计特异性的PCR引物进行PCR，再在琼脂糖凝胶或聚丙烯酰胺凝胶电泳中检测是否有特异的DNA条带生成，以确定是否有单纯疱疹病毒感染。该法灵敏、快速，但假阳性率也较高。

五、鉴别诊断

(一)口炎型口疮(疱疹样口疮)

损害为散在分布的单个小溃疡，病程反复，全身反应较轻，不经过疱疹期：溃疡数量较多，主要分布于口腔内角化程度较差的黏膜处，不造成龈炎，不累及硬腭，儿童少见，无皮肤损害。

(二)三叉神经带状疱疹

带状疱疹的病原微生物是水痘-带状疱疹病毒，它也是一种可引起面部感染的常见疱疹病毒，其基本特性与单纯疱疹病毒相似，但只有一个血清型。该病毒具有亲神经和皮肤的特性。对水痘-带状疱疹病毒无免疫力或只具有低免疫力的人群(多数为儿童)被该病毒感染后，病毒经呼吸道黏膜进入体内，经过血行传播，发生水痘。机体患水痘后为不全免疫，病毒可长期潜伏于脊髓后根神经节或三叉神经节内，不被机体内的高效价抗体清除。有30%的儿童被病毒感染后并不发生水痘的临床症状(隐性感染)，由于该病毒的亲神经性，也潜伏于上述神经节内。若干年后，当宿主的细胞免疫功能受到干扰，如感冒、恶性肿瘤(白血病、淋巴瘤)、系统性红斑狼疮、外伤(尤其是大面积烧伤)，或长期大量使用某些药物(如肾上腺上皮激素、锑剂、砷剂等)，器官移植以及过度疲劳等，潜伏于神经节的病毒即被活化，沿感觉神经通路下行至神经支配的皮肤黏膜的细胞内增殖，发生串珠状水疮，并沿神经分布成带状。带状疱疹很少发生于儿童，12岁以后随年龄增加发病率增高。20～50岁发病率为3‰，50岁以上为5‰，60岁以上为7‰。

本病夏秋季多发。发病前局部皮肤常有感觉过敏、烧灼感或神经痛，伴有低热、乏力、全身不适、食欲不振等前驱症状，亦可无前驱症状而突然发病。本病70%为胸腺及腰部带状疱疹(脊神经带状疱疹)，中医称为缠腰火丹；20%为三叉神经带状疱疹，损害沿三叉神经三支分布。60岁以上的老年人更易罹患三叉神经带状疱疹。

疱疹初起时颜面部皮肤先发生不规则或椭圆形红斑，继而其上出现粟粒大小红色丘疹群，迅速变为水疱，水疱可融合成大疱，疱壁紧张，疱液透明澄清，逐渐混浊而吸收、结痂。可有暂时性色素沉着。疱壁亦可破溃形成糜烂，甚至继发感染。损害一般沿某一周围神经单侧分布，不超过中线，全病程为2～3周，老年人多为4～6周，也有超过8周者。

三叉神经各分支中以第1支受累最为常见，占三叉神经受累的半数以上。尤多见于老年人，症状较严重，疼痛剧烈，可累及额部皮肤、眼角黏膜，并可合并角膜、结膜炎，甚至可损害眼球各部而引起全眼球炎，以致失明。当侵犯三叉神经眼支的鼻分支时，鼻尖常见水疱。累及三叉神经上颌支时，在悬雍垂、扁桃体以及颞下部、颧部、眶下部产生水疱。下颌支被累及时，则在舌、下唇、颊、颏部等处出现水疱。此外，病毒入侵膝状神经可出现外鼓膜疱疹，表现为耳痛、面瘫及愈后的听力障碍，称为带状疱疹面瘫综合征(Ramsay-Hunt综合征)。

神经痛为本病的特征之一，老年患者常疼痛剧烈，难以忍受，可整夜不能入眠。约30%～50%的患者在皮损消退后仍可遗留顽固性神经痛，可持续数月或半年以上。

由于机体免疫状态的不同，本病在临床上常有不典型的表现。免疫功能较强，可不出现皮疹，仅有神经痛者称“无疹型带状疱疹”；仅出现红斑、丘疹而不发生水疱即消退者称“顿挫型”或“不全型”带状疱疹；免疫功能低下如年老、患恶性肿瘤者，可发生大疱型、出血型或坏疽型带状疱疹。

（三）手-足-口病

手-足-口病是一种发生于婴幼儿的轻型传染性疾病。引起手-足-口病的病原微生物为柯萨奇病毒A组16型和少数5、7、9、10型以及B组5型。另外肠道病毒71型也可引起手-足-口病。柯萨奇病毒和肠道病毒71型均为小RNA病毒科肠道病毒属。病毒颗粒为球形，直径24～30 nm，20面体立体对称，无包膜，基因组为单正股RNA，耐乙醚、耐酸，56 ℃ 30分钟可使病毒灭活。对紫外线、干燥敏感，在污水或粪便中可存活数月。柯萨奇病毒与其他肠道病毒的不同点是它对乳鼠及幼田鼠的致病性比对成年鼠大得多。根据其对乳鼠的致病损伤情况，将其分为A、B两组。然后又进一步根据交叉中和试验将A组再分为24个血清型，B组分为6个血清型。肠道病毒71型是最晚发现的新肠道病毒，理化性质与其他肠道病毒相同，但其抗原性不同。

病毒自口或呼吸道进入人体，在咽部、呼吸道及小肠黏膜下和小肠集合淋巴结繁殖。当机体免疫力差时即进入血流引起病毒血症。通过血循环，从体表受压迫或摩擦部位的皮下和黏膜下组织逸出。在上皮细胞中增殖出现疱疹。患者口咽部分泌物及唾液中的病毒，可通过空气飞沫传播，或唾液、粪便污染手和用具。接触或饮用被污染的水源也可致病。

手-足-口病多见于4岁以下小儿，加拿大、英国、美国报道大量病例发生在10岁以下小儿，成人偶可受染。手-足-口病可发生暴发性流行，流行场所多为托儿所、幼儿园等。潜伏期约3～5天，起病时可有低热、全身不适、胃肠差、咳嗽、鼻炎和腹痛等轻微的前驱症状。口腔的损害仅限于硬腭、颊黏膜、舌、唇内侧及牙龈等处，极少累及扁桃体。病损表现为这些部位出现1～3 mm直径的散在小水疱，数目不多，易溃破成小溃疡，溃疡可融合成片，基底灰白色，周围充血，疼痛，影响进食。手足的损害初为红色斑丘疹，很快在其上发生水疱，疱壁薄，似珍珠样，直径1～10 mm，水疱呈圆形、卵圆形或线形，周围有狭窄红晕，水疱呈离心性分布，多见于手指、足趾背面及指甲周围，也可见于手掌、足底、会阴及臀部。水疱若不破溃感染，常在2～4天内吸收干燥，呈深褐色薄痂，脱落后无瘢痕。本病的整个病程为5～7日，一般可自愈，预后良好，并发症少见。

（四）疱疹性咽峡炎

疱疹性咽峡炎是病毒性咽炎的一种，为急性传染性咽峡炎。引起疱疹性咽峡炎的病原微生物是柯萨奇病毒A组1～10,12,16,17,22型，最为常见的是A组4型。B组1～5型也可致病，但少见，各型之间无交叉免疫性。本病通过飞沫、粪便及污染的饮水、食物等传染或以苍蝇为媒介而间接传染，病毒自口或呼吸道进入人体，可直接侵入咽部黏膜，引起病损。

本病传染性很强，易发生于夏秋季，也被称为“夏日流感”，曾于1956年在我国发生过小流行，常侵入1～7岁儿童，也可累及成人。潜伏期一般为3～4日，呈急性发病，体温为37～40.5 ℃，伴咽痛、肌肉疼痛和头痛。婴儿可有呕吐、腹泻。体温高时发生惊厥。初期为咽部充血，1～2天后在口腔后部和咽喉部出现小水疱，常为5～6个，直径1～2 mm，周围有红晕。2～3天后小疱破溃后形成针头大小糜烂或溃疡，大多散在。口腔内主要涉及部位为软腭、悬雍垂、硬腭后部、咽前柱及扁桃体区，偶见于舌后部，从不涉及牙龈、颊黏膜、口底及唇部。发热持续2～4天后消退，溃疡常持续1周左右。

部分患者可反复发作数次，可能由不同型柯萨奇病毒引起。

（五）腺病毒性口炎

腺病毒是一群分布十分广泛，能侵犯呼吸道、眼结膜、淋巴组织、胃肠道和泌尿道的病原体，为双股DNA无包膜病毒。腺病毒主要通过呼吸道、眼结膜或胃肠道传播，可引起婴幼儿呼吸道感染，以及急性咽炎、急性眼结膜炎或流行性角膜结膜炎，少数可引起病毒性原发性非典型性肺炎、腹泻等。

口腔黏膜受累发生腺病毒性口炎。口腔黏膜任何部位均可受损，与单纯疱疹相似，于软腭、硬腭、舌、唇、双颊出现疱疹样多数小溃疡，可融合成片状，患儿常有疼痛、流口水、拒食等症状。单凭口腔黏膜表现难以与单纯疱疹鉴别，须借助全身表现和口咽脱落细胞的免疫荧光直接染色以及 PCR 技术等辅助手段。

(六)多形性红斑

为广泛损及皮肤和黏膜的急性疾病，诱发的因素包括感染、药物的使用，但有时亦无诱因。口腔黏膜突然发生广泛的糜烂，特别容易涉及唇部，引起糜烂、结痂、出血，而弥散性龈炎非常少见，皮肤损害有靶形红斑或虹膜状红斑。

六、预防与治疗

(一)预防

原发性单纯疱疹病毒感染均因接触了单纯疱疹患者引起。单纯疱疹病毒可经口-呼吸道传播，也可通过皮肤、黏膜、眼角膜等疱疹病灶处传染。单纯疱疹病毒的活动感染患者与无症状排毒者的唾液、粪便中皆有病毒存在，故应尽量避免与单纯疱疹病毒感染者直接接触。医务人员在接触单纯疱疹病毒感染者时，应戴手套、口罩。本病患者也应避免接触其他儿童与幼婴。复发性单纯疱疹病毒感染的发生是由体内潜伏的单纯疱疹病毒被激活引起的，目前尚无理想的预防复发的方法，主要应消除诱使其复发的刺激因素。

关于疫苗研制，有学者报道在动物模型中，可用实验性单纯疱疹病毒疫苗预防单纯疱疹病毒感染，现正试用于人体，但初步的实验结果并不成功，故近期研制出有效单纯疱疹病毒疫苗的可能性不大。

(二)治疗

1. 药物治疗

(1)抗病毒药物

①阿昔洛韦(acyclovir，ACV)，又名无环鸟苷，是开链的鸟苷衍生物，对 1 型和 2 型单纯疱疹病毒有较强的抑制作用和高度选择性。疾病过程中，单纯疱疹病毒诱导宿主细胞合成病毒特有的胸腺嘧啶激酶和 DNA 聚合酶。在胸腺嘧啶激酶的作用下，进入宿主细胞的阿昔洛韦被磷酸化成一磷酸盐，而正常宿主细胞中的酶不会使阿昔洛韦磷酸化，阿昔洛韦一磷酸盐可进一步转变成二磷酸盐和三磷酸盐。它能竞争抑制单纯疱疹病毒特有的 DNA 聚合酶而阻止该病毒的复制，但又不影响正常宿主细胞。本品口服或静脉注射后在体内较稳定，大部分呈原型经肾排出。肾功能的好坏可影响本品的半衰期和在体内的清除率，因此，肾功能损害的患者要减少用量。本药还可通过血脑屏障和胎盘屏障，并可聚集在乳汁中，因其致畸作用尚未明了，故儿童和孕妇、哺乳期妇女均应慎用。

对于单纯疱疹病毒原发感染者，阿昔洛韦不能阻止病毒潜伏到机体内，故不能控制以后的复发。近来的研究认为，本品对免疫能力差的单纯疱疹患者效果较好。

ACV 抗病毒能力依次为 HSV-1、HSV-2、水痘-带状疱疹病毒和 EB 病毒。对巨细胞病毒无效。其血浆半衰期为 2.5～3.0 小时。用药方法及剂量为：一般原发性疱疹性口炎患者，200 mg 口服，每 4 小时 1 次(每日 5 次，成人)，服 5～7 日，复发性疱疹性口炎患者服 3～5 日。有免疫缺陷的患者或有并发症的患者(如 HSV 脑炎)可用静脉滴注，5～10 mg/kg，每 8 小时 1 次，用 5～7 日。口服 ACV 的副作用轻微，仅仅有胃肠道反应。

②利巴韦林：又名病毒唑(virazole)或三氮唑核苷(ribavirin)，为一种强的单磷酸次黄嘌呤核苷(IMP)脱氧酶抑制剂，可阻碍病毒核酸的合成，有广泛抗病毒作用(包括 DNA、RNA 病毒)。对疱疹病毒有防治作用。本品口服每日 0.6～1 g，分 3～4 次；肌肉注射 10～15 mg/kg，分 2 次；0.1%溶液滴眼治疗疱疹性结膜炎。本品不定量长期使用，以免引起严重的肠胃道反应，孕妇禁用。

③干扰素和聚肌胞：干扰素(interferon，IFN)是机体细胞对病毒感染或一些非病毒诱生剂反应合成的一种糖蛋白，具高度生物活性，可促进机体的自然杀伤细胞(NK 细胞)和巨噬细胞对病毒感染细胞的杀伤作用，并能抑制病毒在新入侵的组织细

胞内的复制增殖。外源性干扰素和从受感染细胞中释放的内源性干扰素，通过作用于未感染细胞的细胞膜上受体，诱导生成多种胞浆酶，破坏病毒RNA，而影响病毒蛋白质的合成，限制病毒感染的扩散。干扰素还能抑制磷酸多萜醇氨基葡萄糖苷的合成，影响病毒糖蛋白囊膜的形成。干扰素抑制病毒具有种属特异性、广谱性、高活性，作用迅速，相对无毒和无过敏性等特点。100 万～300 万 U，每日 1～2 次，肌内注射后在 4～8 小时内达到血药峰值。不能通过胎盘。不良反应有发热、头痛和肌肉痛。大剂量可出现疲乏无力，胃肠不适，四肢麻木。偶可见白细胞、血小板和网状红细胞减少，可能与本品抑制造血细胞的分裂有关。若多次反复使用，部分患者的血中可出现抗干扰素抗体而影响疗效。由于 IFN-α 治疗 1 型单纯疱疹病毒感染的效果并不优于 ACV，且副作用较多，价格较贵，一般不作为首选药物，但对复发频繁或有免疫力低下的患者可考虑采用。

聚肌苷酸（聚肌胞）(poly I:C)是人工合成的干扰素诱生剂，同时能刺激巨噬细胞，增加吞噬功能和抗体形成。采用肌内注射，1～2 mg，12～24 小时达到血峰值，因此每天或间隙 1 天给药即可。对慢性和复发性 HSV 感染有一定的疗效。不良反应为一过性低热。

④阿糖腺苷(Ara-A)：有广谱的抗病毒作用，抗病毒机制尚未完全阐明。它对疱疹病毒属如单纯疱疹病毒 1、2 型，带状疱疹病毒等多种 DNA 病毒有较显著的抑制作用。其主要作用是抑制病毒DNA 的合成。Ara-A 进入细胞后，经磷酸化而生成 Ara-AMP、Ara-ADP、Ara-ATP。Ara-A 的生活物活性是由 Ara-ATP 引起，能与脱氧 ATP 竞争地结合到病毒的 DNA 聚合酶上，从而抑制 DNA 聚合酶的活性及病毒 DNA 的复制。

该药采用静脉滴注，每天 5～15 mg/kg 加入5%葡萄糖液 1 000 ml 中，8～12 小时滴完，5～7 日为 1 疗程。不良反应为可逆性，多与剂量成正比，主要为肌瘤综合征。动物实验可致畸形或突变。孕妇及哺乳期妇女禁用。

(2)其他核苷类抗病毒药物

该类药物与阿昔洛韦抗病毒机制相近，通过酶的作用在感染细胞内转化为核苷酸类似物，竞争性抑制病毒 DNA 聚合酶，阻断 DNA 合成、病毒复制。

①缬昔洛韦(valaciclovir，VCV)：又名伐昔洛韦，为阿昔洛韦的 L-缬氨酸酯，口服后在肝脏水解为阿昔洛韦。缬昔洛韦对 VZV、HSV、EBV、CMV 均有较强抑制作用，其生物利用度比阿昔洛韦高3～4.5 倍，因此更方便经济。

表 3-1　新近上市的抗疱疹病毒药物

药物	结构	上市时间	适应证	用法	副作用
缬昔洛韦	核苷类	1995	疱疹病毒感染	500 mg bid PO(单纯疱疹) 1 000 mg tid PO(带状疱疹)	头痛、恶心、皮疹、胃肠道反应、肝酶升高、肾功减退
喷昔洛韦	核苷类	1996	疱疹病毒感染	1%软膏	局部灼热、麻木、刺痛
法昔洛韦	核苷类	1999	带状疱疹、单纯疱疹	125～250 mg tid PO(单纯疱疹) 250～500 mg tid PO(带状疱疹)	头痛、恶心、偶见眩晕、呕吐、腹泻、疲劳
更昔洛韦	核苷类	1988	巨细胞病毒感染	5 mg/kg iv q12 h(初始剂量)， 5 mg/kg iv qd(维持剂量)	骨髓抑制、胃肠道反应、影响生育等
缬更昔洛韦	核苷类	2001	巨细胞病毒感染	900 mg bid PO(初始剂量)， 900 mg qd PO(维持剂量)	骨髓抑制、胃肠道反应、影响生育等
西多福韦	核苷类	1999	巨细胞病毒感染	5 mg/kg iv qw(初始剂量)， 5 mg/kg iv q2 w(维持剂量)	头痛、恶心、肾毒性
索利夫定	核苷类	1993	带状疱疹	40 mg qd PO	头痛、胃肠道反应、肝酶升高(已因毒性停用)

续表

药物	结构	上市时间	适应证	用法	副作用
磷甲酸钠	非核苷类	1991	疱疹病毒感染	60 mg/kg iv q8 h(初始剂量) 90～120 mg/kg iv qd(维持剂量)	头痛、恶心、骨髓抑制、肾功能减退
福米韦生	反义核苷酸	1998	巨细胞病毒感染	第1天、第15天眼内注射330 μg，以后每月注射1次	眼内压升高，虹膜炎，玻璃体炎，罕见视网膜脱离
多可沙诺	烷醇	2000	单纯疱疹	10%软膏	无明显副作用

本品可用于阿昔洛韦所有适应证，主要用于治疗VZV及HSV感染，为300 mg、500 mg片剂。骨髓移植患者为防止HSV感染口服缬昔洛韦500 mg，每日2次，与口服阿昔洛韦600 mg，每日4次等效，且无明显毒副作用。免疫功能正常者口服缬昔洛韦500mg，每日1次，可减少HSV-2向性伴侣的传播。缬昔洛韦治疗带状疱疹较阿昔洛韦更有效，成人口服1 000 mg，每日3次，连用7天，与口服阿昔洛韦800 mg，每日5次，连用7天相比，能减少患者疼痛发生率，缩短疼痛时间。

缬昔洛韦最常见的副作用是轻微的头痛和恶心，偶见过敏反应。免疫功能严重缺陷者长期服用高剂量缬昔洛韦(每日8 g)可致溶血性贫血、血小板减少、肾功能不全。孕妇、哺乳期妇女和2岁以下的儿童慎用。

②喷昔洛韦(penciclovir，PCV)：喷昔洛韦为鸟苷类似物，在病毒和细胞激酶作用下形成三磷酸化合物，抑制病毒DNA聚合酶，对VZV、HSV、EBV、CMV均有抑制作用。本品选择性高，且半衰期长于阿昔洛韦，可减少用药次数，但口服吸收差，生物利用度仅5%，故多以1%软膏局部使用。

③法昔洛韦(famciclovir，FCV)：又名泛昔洛韦，口服后代谢为喷昔洛韦，发挥相同的抗病毒机制，生物利用度提高至77%。

本品主要用于带状疱疹和单纯疱疹，为125 mg、250 mg片剂。用于治疗生殖器疱疹时与阿昔洛韦、缬昔洛韦在效能、耐受性、毒性方面无差别。动物实验表明口服法昔洛韦50 mg/kg，每日2次，连用5天，能有效清除HSV-1，并且在清除速度与防止复发方面优于缬昔洛韦。急性带状疱疹患者口服法昔洛韦250 mg、500 mg、750 mg，每日3次，连用7天，与口服阿昔洛韦800 mg，每日5次相比，水疱消退率及时间相似，但缩短疱疹后神经痛的作用优于阿昔洛韦。治疗带状疱疹，美国推荐剂量为每次500 mg，英国为每次250 mg，每日3次，连用7天，发疹48小时内用药疗效较好。用于原发性单纯疱疹时每次250 mg，每日3次，连用5天。用于复发性单纯疱疹时每次125 mg，每日2次，连续5～10天。

本品耐受性好，未见明显不良反应。但对孕妇的安全性尚不明确，妊娠及哺乳期妇女慎用。

④更昔洛韦(ganciclovir，GCV)：本品为羟甲基化的阿昔洛韦，在感染细胞中代谢成三磷酸盐，竞争性抑制三磷酸脱氧鸟苷与DNA聚合酶的结合，抑制病毒复制。本品较阿昔洛韦更易磷酸化，且抗CMV、EBV的活性是阿昔洛韦的10～20倍。

更昔洛韦主要用于CMV感染，尤其是AIDS、器官移植或化疗引起的免疫缺陷者所发生的危及生命或视觉的CMV感染，剂型为250 mg或500 mg针剂。CMV性视网膜炎患者静脉滴注本品5 mg/kg，用药14天后大部分视敏度增加、视网膜炎症减轻，组织中的CMV得到清除，但停药2～6周后，病症会复发。本品治疗有胃肠道症状的CMV感染者同样有效，但也存在复发，但对CMV感染所致肺炎疗效不佳。更昔洛韦推荐起始剂量为每12小时静脉滴注5 mg/kg，14～21天后改为维持剂量，每日静脉滴注5 mg/kg。由于本品钠盐为强碱性，故只能缓慢滴注于血流充足的静脉。

更昔洛韦有骨髓抑制作用，对心血管系统、中枢神经系统、消化系统、呼吸系统、泌尿系统也有副作用，还会导致脱发、皮肤瘙痒、荨麻疹。本品可抑制精子产生，也可使妇女永久性不孕。肝肾功能不全者、孕妇、哺乳期妇女禁用。

⑤缬更昔洛韦(valganciclovir，VGCV)：本品为更昔洛韦的前体药，口服后在肠道和肝脏迅速水解为更昔洛韦，发挥与其相同的抗病毒机制。口服生

物利用度是更昔洛韦的 10 倍，与静脉注射更昔洛韦的生物利用度相近。

缬更昔洛韦主要用于治疗 AIDS 患者 CMV 性视网膜炎，为 450 mg 片剂。用法为口服 900 mg，每日 2 次，连用 3 周后改为 900 mg，每日 1 次，维持 1 周。口服缬更昔洛韦防止器官移植者 CMV 感染已进入了临床试验。口服本品 900 mg，每日 1 次，连续用 100 天，与口服更昔洛韦 1 000 mg，每日 3 次等效。另有报道，161 例口服本品防止 CMV 感染的器官移植者中仅有 1 例发生感染，而不用药时，器官移植者发生 CMV 感染的比例高达 50%。口服更昔洛韦或缬更昔洛韦 100 天后，更昔洛韦组有 1.9% 的患者出现耐药，而缬更昔洛韦组未发生耐药现象。

本品可引起恶心、呕吐、腹泻、头痛等不良反应，还可导致中性粒细胞、血小板减少和贫血。在动物实验中有致畸性，并能严重影响精子生成和生育能力。

⑥西多福韦（cidofovir）：西多福韦是开环核苷酸类似物，在细胞胸苷激酶的作用下转化为活性代谢物单磷酸酯、二磷酸酯和与磷酸胆碱的生成物。西多福韦二磷酸酯通过抑制 CMV 的 DNA 聚合酶抑制病毒复制。本品除对 CMV 有强抑制作用外，对 HSV、VZV 等也有很强活性。

本品仅供静脉滴注，用于治疗 AIDS 患者 CMV 性视网膜炎。初始时每周静脉滴注 5 mg/kg，2 周后改为隔周滴注 5 mg/kg。西多福韦可引起蛋白尿、糖尿和血肌酐异常，须同时滴注丙璜舒和生理盐水减少肾毒性。

⑦索利夫定（sorivudine）：本品为胸苷类似物，其抗 VZV 作用比阿昔洛韦强 1 000 倍，是抗 VZV 活性最强的核苷类似物，一般用于 AIDS 患者带状疱疹的治疗。但本品曾因与氟尿嘧啶合用产生严重药物相互作用导致患者死亡，故临床应用受限。

(3)非核苷类抗疱疹病毒药物：此类抗病毒药物在结构上不属于核苷类似物，抗病毒机制各不相同。由于其作用不依赖于病毒胸苷激酶，故能抑制核苷类药物的耐药株。

①磷甲酸钠（foscarnet sodium）：本品直接作用于核酸聚合酶的焦磷酸结合部位，非竞争性抑制病毒 DNA 聚合酶，阻断病毒复制，对 CMV、HSV、EBV、VZV、HHV-8 等有着较强抑制作用。

本品主要用于对核苷类药物耐药或过敏的疱疹病毒感染者，也可用于 AIDS 患者并发的疱疹病毒感染。本品对器官移植患者 CMV 感染的有效率在 80% 以上，但停药后会出现病情反跳。磷甲酸钠在体外可抑制 HHV-8 在细胞间的传播。但静脉注射磷甲酸钠的患者外周血单核细胞仍能检出 HHV-8 的 DNA，即药物并不能清除潜伏感染的病毒。本品有 600 mg、1 200 mg 针剂，3% 软膏。静脉滴注起始剂量为 60 mg/kg，8 小时 1 次，连用 2～3 周，维持剂量为每日 90～120 mg/kg。

本品可引起发热、头痛、恶心、腹泻、骨髓抑制、电解质紊乱、肾功能改变、视觉异常等副作用。

②福米韦生（formivirsen）：福米韦生是美国 FDA 批准进入市场的第一个反义药物，该反义寡核苷酸与 CMV 病毒特异的 DNA 片断杂交，干扰病毒遗传信息的转录翻译，抑制病毒复制。本品主要用于常规治疗无效或不能耐受的 AIDS 患者 CMV 性视网膜炎，于疗程第 1 天、第 15 天眼内注射 330 μg，此后每月注射 1 次。主要副作用为眼内压升高、虹膜炎或玻璃体炎，发生率约为 25%，延缓治疗以及肾上腺皮质激素治疗可使炎症解除。

③多可沙诺（docosanol）：本品为 C22 烷醇，它有可能是通过阻止病毒包膜与细胞膜的融合发挥作用。体外实验中对 HSV-1、HSV-2、VZV、CMV 均有抑制作用，与阿昔洛韦等核苷类似物有协同作用，并且不增加细胞毒性。多可沙诺主要局部应用于口面部疱疹的治疗，10% 多可沙诺软膏是 FDA 批准的第 1 个治疗唇疱疹的非处方药。

④ helicase-primase 抑制剂：helicase-primase 是 HSV 中由 UL5、UL28、UL52 基因产物组成的异源三聚体，兼具 DNA 螺旋酶、DNA 依赖性 ATP 酶和 DNA 引发酶的活性，在病毒 DNA 复制中起重要作用。含有苯氨噻唑的化合物 BILS179BS、BILS45BS 可抑制其活性，从而抑制病毒复制。BILS45BS 对螺旋酶、ATP 酶和引发酶的 IC50 分别为 0.9 μM，0.11 μM，0.3 μM。体外实验表明 BILS45BS 抗 HSV-1、HSV-2 作用强于阿昔洛韦，并对阿昔洛韦耐药株有效。动物实验也证实每日口服本品 100 mg/kg，可消除阿昔洛韦耐药株所致皮损，口服生物利用度达 49%。但本品目前尚未投

入临床研究。

(4)抗生素类抗疱疹病毒药物

①fattiviracins(FVs):FVs是由抗疱疹病毒筛选模型获得的广谱抗病毒抗生物,产生菌为Streptomyces microflavus strain No. 2445。FVs包括13个衍生物,均有抗HSV-1作用,且活性相似。FV-1抗HSV-1和VZV的IC50分别为3.88 μg/ml及3.37 μg/ml。但其体内抗病毒效能尚未得到证实。

②抗病毒抗生素17997:1997年由Streptomyces Hygroscopicus sp. 17997产生。作用于病毒复制早期,感染6小时后给药已不能影响病毒复制。17997抗HSV活性与阿昔洛韦相当,但不易产生耐药株。在体内,17997可延长HSV性脑炎小鼠的寿命,降低死亡率。17997局部滴眼液可减轻HSV-1所致兔角膜炎的病变程度,缩短病程。但其临床应用尚无报道。

(5)免疫调节剂及其他:对于单纯疱疹病毒感染复发较严重而频繁者,除抗病毒药物,还应选用免疫调节剂。

①胸腺素、转移因子、左旋咪唑:有报道用胸腺素1~5 mg肌注每天1次,治疗1~12岁的儿童患者3~6天后均出现疗效。转移因子及左旋咪唑等对单纯疱疹病毒感染均有辅助治疗作用。

②环氧合酶抑制剂:如吲哚美辛(消炎痛)25 mg,每日3次,口服;布洛芬每次服200 mg,每日4次,使用1个月至数月。据认为本品可使复发性疱疹的复发频率和发作严重程度明显下降。

2. 局部治疗

(1)口腔黏膜用药:口腔黏膜用药对急性疱疹性龈口炎是不可缺乏的,常使用的制剂有溶液、糊剂、散剂及含片。①0.1%~0.2%葡萄糖酸氯已定(洗必泰)溶液,复方硼酸溶液(多贝尔漱口液),0.1%依沙吖啶(利凡诺)溶液漱口,皆有消毒杀菌作用。体外研究表明氯已定液对1型单纯疱疹病毒的生长有抑制能力,浓度越高,抑制力越强,并对病毒的细胞溶解作用也有抑制作用;体内研究表明0.2%的氯已定对1型单纯疱疹病毒有抑制作用。2%~2.5%的四环素水溶液漱口能消除继发感染,减轻症状(如止痛)。②抗生素糊剂,如5%金霉素甘油糊剂,或5%四环素甘油糊剂局部涂搽,0.5%达克罗宁糊剂局部涂搽可止痛。③散剂,如锡类散、养阴生肌散、西瓜霜粉剂均可局部使用。④含片,可用葡萄糖酸氯已定片(5 mg)、溶菌酶片(20 mg)、华素片等含化。

(2)口周皮肤及唇部用药:①可用碘甙或ACV滴眼剂涂搽,碘甙即碘苷、疱疹净,可抑制病毒合成DNA,使病毒停止繁殖或失活。②5%ACV软膏、酞丁胺(增光素)软膏或人白细胞干扰素软膏局部涂搽。③唇疱疹继发感染时,可用温的生理盐水、0.1%~0.2%氯已定液或0.01%硫酸锌湿敷。锌可抑制1型单纯疱疹病毒DNA聚合酶,进而直接影响病毒的复制。

肾上腺皮质类固醇全身应用,因能导致病毒感染扩散,是绝对禁止的。但由于局部应用能减轻炎症水肿,近来有用氢化可的松和新霉素乳膏治疗复发性唇疱疹,取得一定效果。

3. 物理疗法

口腔单纯疱疹的复发感染可用氦氖激光治疗。研究认为,氦氖激光100 mW/cm^{2}可刺激细胞三磷酸腺苷(ATP)含量增高。细胞ATP含量的变化可反应细胞的生物能反应水平,而生物能的提高可激活免疫系统和机体的再生修复过程,所以氦氖激光治疗单纯疱疹的复发损害是有效的。

4. 对症和支持疗法

一般来说,在急性疱疹性龈口炎的临床症状出现以前,患者体内单纯疱疹病毒的复制已经发生,并很快造成机体细胞和组织的缺损,故对症处理和全身支持疗法是必要的。

(1)支持疗法:病情严重者应卧床休息,保证饮水量,维持体液平衡。进食困难者可静脉输液,补充维生素B、维生素C等。

(2)对症处理:包括消炎、抗感染、镇痛等,如全身使用抗生素,2%四环素液漱口,消毒防腐药(如0.1%氯已定)漱口,局部用抗生素糊剂或中药散剂(如西瓜霜)涂搽;疼痛剧烈者局部用麻醉剂涂搽,婴幼儿患者发热剧烈者可用水杨酸类药退热(如20%安乃近液滴鼻)。

5. 中医中药治疗

(1)外感风热、内火炽盛:本型表现在急性疱疹性龈口炎发病的早期。

主证:恶寒发热,体温可升达38 ℃以上,头身重痛,口渴心烦;小儿有流涎、拒食、烦躁不安等;口腔黏膜充血水肿，或有成簇与散在小水疱，舌质淡或微红，舌苔薄白或微黄；脉浮数有力。

治则：疏风，清热，辛凉解表。

方例：加味银翘散。金银花、连翘、桔梗、薄荷、淡竹叶、荆芥、淡豆豉、牛蒡子、芦根、板蓝根、甘草。

此期可服用中成药如抗病毒颗粒剂、板蓝根颗粒剂等。

(2)脾胃积热，心火上炎：本型在临床上多见，并多发生于急性疱疹性龈口炎的中期。

主证：口渴思饮，心烦不安，大便秘结，小便黄赤短少，口痛流涎，口黏膜各处可见成簇与散在水疱破溃后形成之糜烂，并可融合成片，口周或口唇水疱破溃后可有渗出结痂，舌质红，舌苔黄或黄腻，脉洪大而数。

治则：清心胃热，养阴利湿。

方例：加味异赤白虎汤。生石膏、知母、生地黄、川木通、淡竹叶、玄参、芦竹根、板蓝根、儿茶、甘草。

近年，四川大学华西口腔医学院将改进后的加味异赤白虎汤按一定工艺制作加工成冲剂——口炎宁颗粒剂，用以治疗单纯性疱疹，效果良好。据研究认为口炎宁颗粒剂有抗病毒作用，能灭活单纯疱疹病毒及腺病毒7型，其抗病毒机制是该药能单独诱生人胚肺成纤维细胞产生干扰素。另外口炎宁颗粒剂对机体体液免疫功能有双向调节作用，能作为一种干扰素诱生剂和免疫调节剂来发挥治疗作用。

(3)心脾积热，阴液亏损

主证：面色憔悴，盗汗或大便艰涩，低热或手足心热，心烦心悸，口黏膜仍有糜烂，上覆黄色假膜，舌质红、舌苔少或无苔，少津，脉细或兼细数。本型见于急性疱疹性龈口炎之晚期，是疾病中心脾积热未尽而正气已衰的表现。

治则：清心脾积热，滋阴养液。

方例：甘露饮加减。生干地黄、熟干地黄、天门冬、麦门冬、玄参、石斛、木通、淡竹叶、甘草。

（程　斌　顾　杨　曾　昕　王甲一）

参 考 文 献

1. Saijo M, Suzutani T, Mizuta K, Kurane I, Morikawa S. Characterization and susceptibility to antiviral agents of herpes simplex virus type 1 containing a unique thymidine kinase gene with an amber codon between the first and the second initiation codons. Arch Virol. 2008. 153(2):303～314
2. Malvy D, Ezzedine K, Lancon F, et al. Epidemiology of orofacial herpes simplex virus infections in the general population in France: results of the HERPIMAX study. J Eur Acad Dermatol Venereol. 2007. 21(10):1398～1403
3. Arduino PG, Porter SR. Herpes Simplex Virus Type 1 infection: overview on relevant clinico-pathological features. J Oral Pathol Med. 2008. 37(2):107～121
4. Rose L, Herra CM, Crowley B. Evaluation of real-time polymerase chain reaction assays for the detection of herpes simplex virus in swab specimens. Eur J Clin Microbiol Infect Dis. 2008. 27(9):857～861
5. Itahashi M, Higaki S, Shimomura Y. Effects of anti herpetic drugs on mice with herpetic epithelial keratitis after reactivation of herpes simplex virus type 1. Semin Ophthalmol. 2008. 23(4):241～247
6. Raggam RB, Wagner J, Michelin BD, et al. Reliable detection and quantitation of viral nucleic acids in oral fluid: Liquid phase-based sample collection in conjunction with automated and standardized molecular assays. J Med Virol. 2008. 80(9):1684～1688
7. Mertz GJ. Asymptomatic shedding of herpes simplex virus 1 and 2: implications for prevention of transmission. J Infect Dis. 2008. 198(8):1098～2100

第四章　急性坏死性溃疡性龈口炎

急性坏死性溃疡性龈炎(acute necrotizing ulcerative gingivitis,ANUG)据美国牙周病学会分类是指发生于龈缘和龈乳头的一种破坏性极强、进展迅速的感染性疾病。典型的病损一般发生于牙间乳头,可沿着边缘龈扩展,最后可导致牙周组织的急剧破坏。由于 Vincent(文森)于 1898 年首次报告此病,故又称文森龈炎,又称文森感染(Vincent's infection)、战壕口(trench mouth)、战壕龈(trench gums)、崩溃性牙龈炎(phagedenic gingivitis)、梭形螺旋体龈炎(fuso-spillary)、伪膜性咽峡炎(pseudomem-branous angina)、溃疡性口炎、文森口炎等,是急性龈炎中最严重的一种。ANUG 急性期如未能及时治疗且患者抵抗力低时,坏死还可波及与牙龈病损相对应的唇、颊侧黏膜上,而成为急性坏死性口炎(necrotizing ulcerative stomatitis,NUS)。ANUG 若不及时治疗,病损延及深层牙周组织,引起牙槽骨吸收、牙周袋形成和牙齿松动,称为坏死性溃疡性牙周炎(necrotizing ulcerative periodontitis,NUP)。

本病的历史可上溯到公元前 4 世纪,Xenophon 曾报道希腊士兵患有口腔疼痛,并有难闻的气味。1778 年 J. Hunter 描述本病的临床特点并与坏血病和慢性破坏性牙周病相区别。19 世纪 90 年代由 Plant 和 Vincent 认定是由梭形杆菌和螺旋体感染致病,因此,20 世纪上半叶通称为文森病或文森感染。随着抗生素的有效使用和营养状况的改善,急性坏死性溃疡性龈炎在发达国家发病率急速下降,一度濒于绝迹。但随着免疫破坏性疾病如获得性免疫缺陷疾病的发病率增高,这种疾病随之在临床上频发而再次被人熟知。而在发展中国家,急性坏死性溃疡性龈炎仍然是一个临床常见的病损。一方面是因为营养状况不良,生活压力过大,口腔卫生差,地方传染性疾病导致的虚弱体质,另一方面也跟这些地区高发的艾滋病感染率有关。

坏死性溃疡性口炎(NUS)是指原有的坏死性龈炎快速进展,导致下层骨组织破坏,并扩展到邻近软组织。也有人认为 NUS 不一定发生于牙龈,他们指出 NUS 是发生于口腔黏膜的疼痛性坏死溃疡性损害,可累及下层骨组织和邻近软组织。NUS 常特指与人类免疫缺陷病毒(human immunodeficiency virus,HIV)感染有关的口腔损害。Williams 等于 1990 年报道了第 1 例与 HIV 相关的 NUS 病例。与 HIV 感染有关的牙龈或牙周疾病还包括牙龈线状红斑、坏死性溃疡性龈炎、坏死性溃疡性牙周炎。目前认为,NUS 可以由 NUP 发展而来,也可以独立发生于口腔黏膜的任何部位。随着 HIV 携带率升高,NUS 的发生率也在升高。

一、病因学

(一)微生物

目前认为厌氧梭形杆菌和螺旋体是主要致病菌,全身因素和局部特有的条件促使原已存在的厌氧菌数量增多并侵入牙龈组织,直接或间接地造成牙龈的炎症和坏死,属于机会性感染。有学者发现,患处中间型类杆菌数目明显增多,血清中该菌的抗体水平高出正常人 8～10 倍,提示 ANUG 可能是一种以厌氧性梭形杆菌、螺旋体感染为主的混合感染性疾病。梭形杆菌和螺旋体广泛存在于龈炎和牙周炎的菌斑中,但一般并不发生本病。由于某些原因降低了局部的抵抗力,致使梭形杆菌和螺旋体大量繁殖,并侵入牙龈组织,直接或间接地造成牙龈坏死或炎症。病变部位的涂片中可见到大量梭形杆菌和螺旋体。电镜下可将革兰阴性染色的螺旋体分为 3 类,占多数的仍是中型,为(5～10)μm,占 44%～90%,有 3～8 个不规则的螺旋体,常围绕一中轴丝;小型的为 3～4 μm,占 7%～40%;大型的为 8～12 μm,占 0～20%。梭形杆菌为革兰阳性的棒状菌,长 5～12 μm,两头尖中间粗如雪茄状,稍弯曲,以单个或小群出现。涂片上还可看见阴性染色的弧菌,阳性的链球菌、丝状菌(放线菌属或纤毛菌属),还有革兰阴性双球菌、黏膜奈瑟菌等。绝大多数涂片都显示混合的过度繁殖的正常菌群，极少见梭状杆菌-螺旋体单独生长，因此和牙周炎龈袋分泌物涂片所见细菌类似，不具有特殊的诊断意义。上述菌群都只能在已经坏死分解的组织中查见，但螺旋体可见于生活组织中，如牙间隙、牙龈沟与牙周袋内。

MacDonald 等人的报道显示梭状杆菌-螺旋体准确的作用显然更复杂些。他们对豚鼠的研究显示梭状杆菌-螺旋体在产生 ANUG 的感染中并不是必要的因素。后续的研究显示，生黑素拟杆菌在接种培养子中可能是最必要的因素。Mergenhagen 等人也发现小密螺旋体/文森螺旋体能够在兔子和豚鼠皮肤上接种后产生局部的感染和脓肿形成，显示 ANUG 是一种复杂的混合菌群的感染，至少累及 4 种菌群。*F.* 梭-螺菌群和其他菌群，被认为组成一个感染单位或复合性细菌感染，但梭-螺菌群为口腔常驻微生物，虽然可在实验动物身上造成坏死性皮肤损害，但并不能发生人与人之间的传染。这种复合性细菌感染需要在黏膜组织已发生病变的基础上，才能引起急性坏死性（溃疡性）龈炎的特殊变化，也就是当组织对细菌侵袭时，人体的抵抗力降低，才能引起感染。把患有 ANUG 患者的病变分泌物注射在实验动物体内，也只能造成局部的病变，而不能使实验动物产生口腔的典型病变。相反，如用维生素 B 缺乏或注射海葱素 B 造成白细胞降低的方法，使动物全身情况改变，则在正常的局部细菌环境条件下，也可发生急性坏死性龈炎的病变。

（二）局部因素

1. 牙周炎症及损伤

龈炎、牙周炎、牙龈外伤都是重要的因素。前已述及，虽然 Veszpremi、Rosebury 等人用接种方法造成动物的局部病变，但如果用创面渗出物注入志愿受试者正常的或已损伤的牙龈用以转移文森感染，均未获得成功。显然，口腔黏膜表层对梭-螺菌群的侵犯是有抵抗能力的，而深层组织则无。因为慢性炎症引起血循环的障碍和组织变性，有利于发生感染；牙周袋和冠周袋是厌氧性的梭-螺菌群滋生繁殖最有利的环境，因此 Box 称它为培育区。梭-螺菌是厌氧菌，在正常情况下，存在于龈沟中，并在牙周袋或冠周袋内繁殖，当组织抵抗力下降时（如身体衰落、患传染病），则牙龈就成为这种菌群（感染复合体）首先侵袭的部位。常受到咬合损伤的上前牙腭面及下前牙唇面也是坏死性龈炎的好发部位。

2. 吸烟

绝大多数急性坏死性溃疡性龈炎的患者有大量吸烟史。吸烟可能使牙龈小血管收缩，影响牙龈局部的血流。据报道吸烟者白细胞的趋化功能和吞噬功能均有减弱，IgG 水平低于非吸烟者，唾液中 IgA 水平亦有下降，还有报道吸烟的牙周炎患者其龈沟液中的 TNF-α 和 PGE4 水平均高于非吸烟的患者。这些因素都会加重牙龈的病变。

3. 其他因素

发生于非牙龈部位的坏死性口炎可能与细菌、病毒和真菌感染有关，也可能与特殊的增生物（如 Kaposi's 肉瘤、Hodgkin's 淋巴瘤）有关。

（三）全身因素

1. 心身因素

与本病密切相关，如工作繁忙、睡眠不足、过度疲劳、情绪紧张等。有文献报道，在第一、第二次世界大战的重大战役，以及学校期末考试时，急性坏死性龈炎患者增多。将有或无精神性诱因的两组患者作对照，其急性坏死性龈炎发病情况有显著性差异，但机制尚不清楚。有人发现本病患者血液和尿液中肾上腺素水平增高，指端、牙龈毛细血管舒张收缩发生异常变化，说明 ANUG 患者的自主神经系统活动性增加，改变了局部组织的血液循环、结缔组织代谢及唾液流量等，影响中性多形核白细胞和淋巴细胞的免疫应答性而引发本病，其原因主要是情绪异常和紧张。精神压力也可能使患者吸烟增多、疏忽口腔卫生等。此外，黑色人种军人发病率较低（同样的战斗环境），被认为可能是他们具有某些特异的遗传抵抗力。

2. 某些因素使机体的免疫功能低下

也与本病密切相关。如营养不良、急性传染病（麻疹、猩红热、黑热病等）、慢性消耗性疾病等易诱发本病。艾滋病患者常出现本病的症状，须提高警惕。

（1）营养不良：这方面的动物实验较多，如造成实验性的倍拉格病时，口腔黏膜（颊、舌、龈、软腭）的表层发生坏死。Smith 等人，在实验的口腔损害中发现梭-螺菌群，认为是由于维生素 A 和烟酸缺乏，造成组织抵抗力下降，而发生梭-螺菌群的继发感染。Topping 等则认为，只有复合维生素 B 缺乏的动物，才会发生牙龈边缘的溃疡和坏死，因此复合维生素 B 缺乏在急性坏死性龈炎发病中的作用更为重要。此外，维生素 C 缺乏，会加重接种梭-螺菌动物的局部病变严重程度；维生素 B_2 缺乏，也有类似情况。

（2）消耗性疾病：包括金属中毒（汞、铅、铋等），艾滋病，梅毒，癌症，严重的消化道疾病（如溃疡性结肠炎），血液病（白血病、贫血），糖尿病，恶性肿瘤，流感等；如再加上营养不良，则更易构成致病的条件。动物实验也有类似的报告，如实验性白细胞减少症、肾脏损害、放射性损害等，均可造成类似 ANUG 的病变。笔者曾多次发现在麻疹和流感流行人群（特别是儿童中），急性坏死性龈炎发病率明显增加。有报道口服他巴唑引起急性坏死性龈炎，究其原因可能是药物所致的白细胞减少，予抗炎和升白细胞治疗后明显好转。

有学者进行上皮及结缔组织的探讨。其中透明质酸是构成牙龈组织细胞外基质的重要成分，在体内与蛋白以结合状态存在，根据其物理化学性质在细胞间担负着水和电解质的调节作用，并具有维持渗透压、离子平衡功能，为生物体内环境恒定平衡起主要作用。透明质酸和组织炎症变化有密切关系。有学者应用色觉测定计对急性坏死性龈炎患者透明质酸和硫酸软骨素的比值与正常对照组对比。结果表明，急性坏死性龈炎患者透明质酸明显升高，硫酸软骨素升高，其比值升高，而患病组与正常组相比透明质酸升高更为明显，其生化实验的定量数据为疾病的诊断及治疗效果提出了科学依据。

3. ANUG 与艾滋病

患者也常出现类似本病的症状。艾滋病相关性龈炎及艾滋病导致其他牙周疾病的微生物特点，目前尚不十分清楚，与慢性龈炎和牙周炎的不同之处是在龈下菌斑中存在白色念珠菌、需氧菌和致病力极强的厌氧菌。Winkler 认为，由于艾滋病患者免疫功能低下，其龈沟内的菌群可演变成为毒力更强的菌种，从而造成牙周组织破坏。免疫检测结果显示，艾滋病龈炎患者的 T_4/T_8 为 1 或正常，而艾滋病牙周炎患者的 T_4/T_8 明显降低，而且多形核白细胞的功能明显降低。

二、流行病学

数世纪以前 ANUG 闻名于欧洲和北美。这些西方国家报道 ANUG 尤其多发生于军队中。追溯到公元前 401 年，Xenophon 描述其军队中有一个士兵的口内病损与 ANUG 类似。Bergeron 在 1859 年也描述了在他服役的部队里有相似的病损，这些少数的个案报道在这一疾病与 AIDS 相关联以来都主要发生于军队。

目前在经济发达国家本病已不多见，在我国解放前较常见，解放后已逐渐减少，这与生活条件的改善、卫生知识的普及有密切关系。据张举之等（1959）报道，南京成都两地的本病门诊就诊率由 5.11%（1952）下降到 0.32%（1957）。但是目前随着 HIV 携带率增高，本病有增加的趋势。随着 HIV 感染的广泛传播，ANUG 成为辨识这一感染的特异征象而被人广泛认同，特别是在一些看起来健康的青年个体中。ANUG 在 HIV 感染者中的发生率约为 4.3%～16.0%。此外，个别人群或特定时期内，本病发病率在短期内可以很高。张之坚等在某幼儿园调查 89 名儿童发现，10 天内有 43 人发病。两次世界大战期间，英美军队中曾发生本病的多次流行。

本病好发于青壮年，在我国多数资料为 15 岁以下儿童，特别是 6～10 岁发病率最高，但无 1 岁以内的儿童；而英美等国资料以 15～30 岁最多。其他资料说明，在发达国家中儿童发病率较低，而在不发达地区或贫困地区可发生于营养不良或患麻疹、黑热病的儿童，而在撒哈拉以南非洲一带，好发于 3～10 岁的儿童，他们来自于社会的低层。这种在孩子群体中的高发可能与撒哈拉以南非洲地区对孩子脆弱的福利保障制度相关，孩子没有得到首要的保护，因此导致其对 ANUG 发生的致病因素易感。相同的现象在印度也有报道，在尼日利亚医院进行的研究显示，过去的数世纪，ANUG 在 10 岁以下儿童中的发生率上升到 23%。

ANUG 的好发季节报道不一致，有人认为无关,有人报道冬春季较多;据我国多数资料显示,以五六月为发病最高峰。

本病具有某些流行病学的特点,并不意味着它有传染性。某一人群在短期内集体发病,主要是由于存在着相同的条件或诱因,而并非人与人之间直接传染。一个有着发病条件的宿主,再加上适宜于致病菌群繁殖的环境,是 ANUG 发病的主要因素。

三、组织病理学

典型的 ANUG 损害是牙龈边缘的非特异性、急性坏死性炎症,病理特点为牙龈上皮及结缔组织浅层非特异性急性坏死,损害复层鳞状上皮和下层结缔组织。由表及里可将损害分为 3 区:

(1)坏死区。表层上皮被破坏后,由纤维素、坏死上皮细胞、中性多形核细胞及各种细菌所组成的假膜覆盖。坏死组织表层的渗出物内含有球菌、梭形杆菌和螺旋体。在坏死组织与生活组织之间有大量梭形杆菌、螺旋体以及白细胞、纤维素。上皮层越靠近牙龈坏死区则结构变得越模糊,在坏死区的中心部位上皮水肿,个别细胞发生不同程度的水样变性,在细胞之间有多形核白细胞浸润。

(2)下方结缔组织中毛细血管大量增生扩张和充血,并有大量多形核白细胞密集浸润。也有较少的浆细胞和淋巴细胞浸润,在临床上即表现为紧靠着坏死区假膜的线状红斑充血区。

(3)慢性炎症浸润区。距坏死区更远更下方的结缔组织内有慢性炎症细胞浸润,主要为浆细胞和单核细胞,并可有螺旋体侵入结缔组织深达 0.25 mm 处,主要为大型和中型螺旋体。病变处涂片检查可发现螺旋体和梭形杆菌,二者通常与其他螺旋体、弧形菌、链球菌以及丝状菌等共存。电镜观察螺旋体分大、中、小 3 种形态,小者约占螺旋体总数的 39%,中者约占 43.9%,大者占 0~20%。ANUG 患者唾液中螺旋体的平均数亦明显高于正常人。距离坏死区越远,则结缔组织中的炎症表现越轻,并逐渐趋于正常。在组织表层下 300μm 深处,就未再发现有螺旋体;在较深层组织中的螺旋体,在形态上也和培养出的细齿螺旋体不同,后者可在溃疡病损下的上皮细胞间、结缔组织内和非坏死性的组织内查见。上述病理改变与化学或温度灼伤后的表现类似。

与 HIV 相关的坏死性口炎(NUS)也表现为坏死性炎症,可累及上皮、上皮下结缔组织、肌肉、骨、小唾液腺。有报道其组织病理的主要特征是白细胞分裂,组织细胞脉管炎,大型非典型性组织细胞的增生,其间有散在的新月形组织细胞增生。大型非典型性组织细胞均表达 CD_{68} 和 HLA-DR。新月形组织细胞,白细胞分裂和广泛坏死区的出现提示其组织病理改变与 KD(necrotizing histocytic lymphadenitis)的相似之处。

四、临床表现

ANUG 多为急性过程,治疗不彻底可反复发作转为慢性。是否可将 ANUG 作为一种独立的疾病尚值得商榷,因为其镜下表现与临床表现均与牙周袋内溃疡和急、慢性牙龈炎基本相同。坏死性龈炎一般为急性,症状较轻微者,称为亚急性,也有复发性者。坏死性龈炎,很难与一般性龈炎相区别。ANUG 发病突然,常发生于疾病后衰弱期或急性呼吸道感染时,常有营养不良、生活习惯改变、过度疲劳、精神紧张等诱因。本病特征为牙间乳头和边缘龈坏死,牙间乳头区更为严重,有凹陷呈刀切状或火山口样(周围突起、中间凹陷)病损(图 4-1);其表面覆盖灰黄色假膜。病变区与正常龈黏膜之间有清晰的红线状充血区。本病好发于下前牙的唇侧牙龈,覆以假膜的灰色坏死组织与活组织间有明显的分界线,若假膜脱落则显露创面,裸露出鲜红光亮、极易出血的龈缘。典型病例呈全牙周组织的进行性破坏;有明显的口臭、流涎及自发性或刺激性出血。ANUG 亦可发生于无牙周疾病者,罕见于无牙口腔,可与慢性牙龈炎或牙周炎并发,可为单牙发病,但更多见于一组牙,也有累及全口牙者。病损区极为敏感,有触痛,热、辛辣食物可使疼痛加

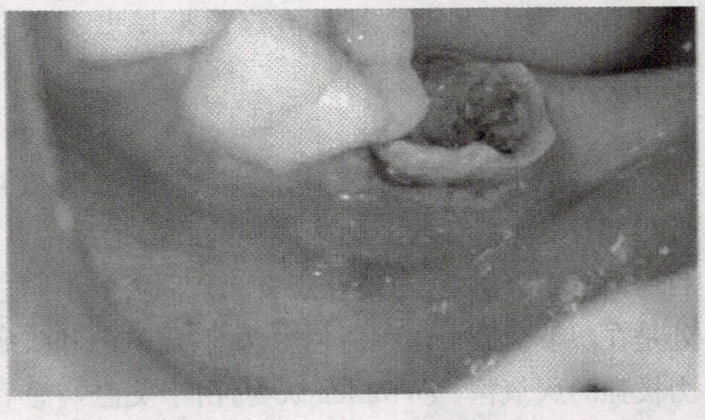

图 4-1 急性坏死性溃疡性龈炎

剧。早期全身反应轻微，若进一步发展则局部淋巴结肿大和体温升高，病情严重时出现高热、脉速、白细胞总数升高及食欲不振等。儿童全身反应更重，可伴发失眠、便秘、胃肠道功能紊乱、头痛，有时有精神抑郁等症状；极少数可发展成走马牙疳或并发梭形螺旋体脑膜炎或腹膜炎、肺部感染、毒血症和致死性脑脓肿等。部分艾滋病病毒感染者和艾滋病相关综合征患者可发生本病，可突然发病，也可逐渐形成，表现为刷牙出血，疼痛，口腔恶臭，症状可在3～4周逐渐消退，但常复发，其牙龈火红、水肿，牙龈边缘及牙龈乳头有黄灰色坏死组织，极易出血(前牙牙龈最为严重)；单个或多个牙龈乳头坏死，急性期有溃疡，可见坏死组织；出血及口臭为临床诊断要点。为避免误诊，应对疑似患者行艾滋病病毒抗体检测并观察各免疫指标的变化。

上述损害继续发展，可破坏整个牙龈、其下的牙周组织或邻近的口腔黏膜组织，发生NUP或NUS。ANUG患者口有恶臭，唾液增多，早晨起床时可见枕头被子有血迹，牙龈自发性出血或轻微刺激，即可引起大量出血。

ANUG可发生在原来健康的口腔内，但常发生于原有慢性龈炎或牙周病的基础上。可损害单个牙、一组牙或全部牙龈组织，但以前牙(下前牙多见)唇侧、上前牙腭侧、磨牙冠周袋等部位最易罹患；除舌黏膜及无牙颌几乎不受损害外，在严重的病例，颊、唇、腭、咽、口底等处黏膜也可被波及。黏膜出现浅溃疡，易出血，上覆灰黄色假膜，容易擦去，此时也可称为坏死性龈口炎。

ANUG的自觉症状有：病变区牙龈持续性放射性的钝痛，咀嚼或进食热物时加剧，唾液黏稠而量多，牙齿有如木楔塞塞入牙缝的紧压感。

全身症状一般较轻，局部有淋巴结长大，并有低热；重症患者，则有高热、脉速、白细胞增多、食欲下降等。儿童全身症状较明显，如失眠、便秘、胃肠道障碍、头痛、精神抑郁等。极少数患者可发生严重的继发症，如坏疽性口炎(走马牙疳)、文森脑膜炎、肺炎及脓毒血症等。全身情况极度衰弱者，由于合并感染产气荚膜杆菌与化脓性细菌，使病变区加速坏死崩解，出现黑色或青紫色小硬结而迅速破溃穿孔，称为穿腮漏颊，散发腐尸样恶臭，即称为坏疽性口炎；坏疽多见于口角和面颊部，可能与重病时长期侧卧有关，类似压疮性损害。坏疽区周围的组织可有炎症反应，并有明显的分界线，如果炎症反应微弱，则说明预后更差。由于组织分解的毒性产物和细菌素被吸收，全身中毒症状比ANUG严重得多。但国内近年来极为少见。

慢性坏死溃疡性龈炎是由于急性期治疗不彻底或反复发作所致，临床上较为少见，主要表现为牙间乳头消失，龈缘无坏死物，乳头处的龈高度低于龈缘高度，呈反波浪状，牙间乳头处颊舌侧牙龈分离，甚至可从牙面翻开，其下的牙面上有牙石和软垢，牙龈一般无坏死物。

本病病程无固定期限，如未经治疗，牙周组织可继续破坏而使牙根暴露，牙齿松动，牙周骨破坏，全身症状加重。但由于进展快，很少形成牙周袋。也可渐转变为亚急性阶段或基本痊愈，但这种患者以及虽经治疗但不彻底者，常有复发或转剧。

与HIV相关的坏死性龈口炎可累及口腔黏膜的任何部位，但据报道下唇(29%)和颊黏膜(23%)较常见，牙龈占12%，腭部12%，舌6%。所有患者均表现为深、大(3 mm～3 cm)、凹陷、疼痛的溃疡。患者常常感觉疼痛明显，牙龈出血，骨组织丧失，牙齿松动。平均病程1～6周。有报道坏死性牙周炎的出现(NUP)常常是患者免疫力显著降低的表现。有报道诊断为NUP后患者有72.9%的可能性在24个月内死亡。其CD细胞数平均为32 cells/mm³。

五、诊断和鉴别诊断

(一)诊断

诊断主要依靠上述的临床特征。细菌涂片并作革兰染色可查见大量梭形杆菌和螺旋体，有助于诊断，且可以用于和某些特殊感染性疾病相鉴别，如雪口病、放线菌病、链球菌性口炎(膜性口炎)等。除了需要和结核、梅毒、non-Hodgkin's淋巴瘤等疾病鉴别外，活体组织检查不一定需要。如怀疑有HIV感染等血液病应做血清学及免疫学检查。

(二)鉴别诊断

1. 急性疱疹性龈口炎(acute herpetic gingivostomatitis)(见表4-1)

2. 剥脱性龈炎、牙周病(见表4-2)

表 4-1　急性坏死性龈口炎和急性疱疹性龈口炎鉴别

	急性坏死性龈口炎	急性疱疹性龈口炎
病因	梭-螺菌群感染,宿主抵抗力下降	单纯疱疹病毒感染
病理	组织坏死	弥散充血及疱溃破
部位	边缘龈、龈乳头、黏膜	边缘龈、附着龈、黏膜
临床	龈边缘摧毁如刀削状,假膜除去后,显露新鲜创面,有腐败性口臭,可有口腔黏膜的坏死、溃疡	龈组织广泛受损,成簇的小水泡及多个小溃疡形成,假膜不易擦去,无组织坏死,无腐败性口臭,常同时有唇颊黏膜病损
年龄	青壮年,身体抵抗力差者	婴儿(6 岁前)多,6 个月～2 岁易患
病程	不定	7～10 日

表 4-2　急性坏死性龈口炎与剥脱性龈炎、牙周病鉴别

急性坏死性龈口炎	剥脱性龈炎	牙周病
涂片查见梭-螺菌群	多数上皮细胞少量细菌	混合菌群
边缘龈受损	边缘龈及附着龈受损	边缘龈及深层牙周组织破坏
急性病程	慢性病程	慢性病程
自觉疼痛	间或有疼痛感受	一般不痛
有假膜覆盖	龈上皮剥脱	牙周袋内溢脓
龈乳头及边缘龈坏死	无坏死	无坏死
儿童、青少年较多	成年女性较多,更年期妇女易患	成年人
有特殊恶臭	无口臭	有口臭但无腐败味

3. 膜性口炎

口腔黏膜广泛充血明显,牙龈充血明显,极易出血,但龈缘不发生坏死,假膜位于颊、舌黏膜,也可在附着龈,无恶臭,细菌涂片主要查见绿色链球菌(血琼脂培养,还可有金黄色葡萄球菌、肺炎双球菌、溶血性链球菌生长,主要是球菌感染引起的,又称球菌性口炎)。

4. 粒性白细胞减少症

牙龈可发生溃疡和坏死,但黏膜炎症极不明显,血液检查即可确诊(血液检查白细胞 50～2 000/mm^3,粒细胞 1%～2%)。

5. 文森咽峡炎

咽痛,咽部及扁桃体极度潮红,有黄白色隆起的斑膜,但边缘松散,易于剥脱或常自行脱落,基底有溃疡和出血,牙龈不受损。文森咽峡炎可能与坏死性龈炎或坏疽性口炎并发,但极少见。

6. 白血病

白血病患者可并发急性坏死性龈口炎,如患者的牙龈结缔组织中有大量不成熟的白细胞浸润,使附着龈弥散性苍白水肿,牙龈明显肿胀、疼痛,并伴有坏死。有自发性出血和口臭,全身有贫血和衰竭。血象检查白细胞计数明显升高并有幼稚白细胞,有助于诊断。白血病是一种恶性血液疾病,大量增殖的不成熟血细胞充斥骨髓腔并取代正常的骨髓组织,血液中不成熟血细胞的数量和形态异常,并可浸润至身体各器官和组织,包括牙龈。白血病的牙龈病损可波及牙龈乳头、龈缘和附着龈。主要表现为:

(1)牙龈肿大,颜色黯红发绀或苍白,组织松软脆弱或中等硬度,表面光亮。牙龈肿胀常为全口性,且可覆盖部分牙面。由于牙龈肿胀、菌斑堆积,牙龈一般有明显的炎症。

(2)龈缘处组织坏死、溃疡和假膜形成,状如坏死性溃疡性龈炎,严重者坏死范围广泛,有口臭。主要是由于牙龈中大量幼稚血细胞浸润积聚,可造成末梢血管栓塞,局部组织对感染的抵抗力降低所致。

(3)牙龈有明显的出血倾向,龈缘常有渗血,且不易止住，牙龈和口腔黏膜上可见出血点或瘀斑。患者常因牙龈肿胀、出血不止或坏死疼痛而首先到口腔科就诊。及时检查血象有助于诊断。

(4)严重的患者还可出现口腔黏膜的坏死或剧烈的牙痛(牙髓腔内有大量幼稚血细胞浸润引起)、发热、局部淋巴结肿大以及疲乏、贫血等症状。发生牙龈肿大者，最常见的是急性单核细胞白血病和急性粒细胞白血病，也可见于急性淋巴细胞白血病，根据上述典型的临床表现，及时作血常规及血涂片检查，发现白细胞数目及形态的异常如大量幼稚细胞，便可作出初步诊断。骨髓检查可明确诊断。切忌活体组织检查。不少白血病患者是在尚未出现其他全身明显的症状时，由口腔科医师首先发现的，这就需要口腔科医师能正确鉴别，早期诊断，避免误诊和漏诊。

7. non-Hodgkin's 淋巴瘤

患者抗生素治疗无反应，应活检。因为单发的 non-Hodgkin's 淋巴瘤早期可表现为 ANUG。如患者赵某，男，54 岁。半个月前无明显诱因出现前牙区牙龈及唇侧黏膜溃疡，约 0.3 cm×0.3 cm 大小，曾在当地医院抗炎治疗，效果不明显。半个月来溃疡区逐渐向周围扩展，累及上前牙牙龈、硬腭部、上唇黏膜及鼻部，肿痛明显，低热，后以急性坏死性龈炎收入院。抗生素治疗无反应，后活检示 non-Hodgkin's 淋巴瘤。

六、治疗和预防

初诊患者应仔细询问病史，了解健康状况、生活环境、职业、有无复发情况、有无牙周疾病，经过何种治疗等。然后进行口腔局部和颌面部检查，注意淋巴结是否长大，体温是否升高。可进行血、尿常规检查及免疫学检查，细菌涂片和活体组织检查不一定需要。

(一)门诊治疗程序

急性坏死性龈口炎患者除病情严重者外，大多数均可在口腔科门诊进行治疗。

1. 初诊治疗

患区用棉纱卷隔湿并吹干，用小棉球蘸 1%可卡因进行表面麻醉，2～3 分钟后，仔细用棉球拭去假膜、软垢和食物碎屑，每个棉球只用于小的区域，并应随时更换。局部用 1%～3%的过氧化氢溶液试洗，动作很轻柔地除去龈上牙石，但勿进行袋内刮治。其作用除了机械冲洗外，药物在遇到组织和坏死物中的过氧化氢酶时，能释放出新生氧，杀灭或抑制厌氧菌。必要时，清洗后局部可贴敷剪成小块的甲硝唑或替硝唑药膜。清创时可结合使用 10%的聚维酮碘，特别是有 HIV 感染的患者。嘱患者每 1～2 个小时用 1%～3%的双氧水或 0.12%的洗必泰含漱 1 次，成人患者暂时禁烟酒，暂停剧烈运动。用软毛牙刷和无刺激性的牙膏刷牙，建议患者单独使用餐具，保持口腔清洁，建立良好的口腔卫生习惯。

2. 第一次复诊(1～2 日后)

病变多已明显减轻，可按初诊时继续处理，进行较彻底的洁刮治。以后每日或间日复诊 1 次，根据病情，可作龈下刮治，并教导患者控制菌斑的方法。一般经过 2～3 次复诊，急性症状多可消失，如果原有缘龈炎、冠周炎或牙周病，就应继续进行牙周治疗，否则病变容易复发或转变为慢性过程。

坏死性龈炎的牙龈愈合过程是：①除去假膜，牙龈呈凹陷状损害，鲜红色极易出血→②充血水肿渐减轻→③牙龈颜色及外形开始恢复→④牙龈外观正常。但有时因牙龈摧毁过大，需用手术方法恢复外形，也就是将龈乳头修整为一个长斜面，接近正常牙龈的斜度。

急性坏死性龈口炎患者在急性期都禁忌手术，如实在必要(如切龈术、拔牙术等)也应于头一日行全身抗生素治疗，至少应用 3 日。

排除系统疾病的患者，急性期后应及时彻底地进行全口性牙周洁治或根面刮治，给予口腔卫生指导。对异常牙龈外形常需做牙龈成形术或翻瓣术加以矫正，控制菌斑，防止复发。

(二)局部药物治疗

局部用药起辅助作用，单独依靠药物是没有效果的。腐蚀性药物如酚、硝酸银、铬酸等禁用，因为它们虽可通过神经末梢而止痛，但也破坏了生活细胞，延缓组织的愈合，造成牙龈缺损和牙根暴露。目前常用的药物有：

(1)发氧剂：1%～3%双氧水、1/2 000 高锰酸钾、过氧化锌、过硼酸钠等。

(2)汞制剂：1/200 米他芬、1/2 000 氯化汞。

(3)杀螺旋体药：10%碳酸钠液、10%亚砷凡钠明。

(4)染色剂：1%阿苦里紫、甲紫、甲蓝。

(5)抗菌药物：四环素甘油糊剂、磺胺石蜡乳剂、万古霉素粉剂、牙周塞治剂。

(6)中草药：除常备的冰硼散、锡类散外，下述药物有较好的疗效：①霜梅乳没散[白信 3 g，甘草 3 g，红枣(去核)30 g，硼砂 12 g，乳香 1.5 g，没药 1.5 g，冰片 4.5 g，青黛 6 g]。本药含白信(砒霜)，即三氧化二砷，能杀灭螺旋体，但有剧毒。最好由医生掌握使用，慎勿咽下。据沈胜利等报道，其有效率为 96.4%(配合局部治疗)。②五色消疳散(青黛 2 份，冰片 1 份，五倍子 1.5 份，黄柏 3.5 份，胆矾 2 份)，临用时以食用油调匀涂布，一般用药 2～3 次即愈。③黄连煎剂(黄连 10 g，地榆 12 g，冰片 3 g)涂布，消炎镇痛作用也很明显。

(三)全身治疗

较严重的患者、身体健康情况较差者、口腔黏膜广泛病损(坏死性龈口炎)者和坏疽性口炎(走马牙疳)者，应及早进行全身治疗，包括抗感染治疗和支持疗法。

1. 抗感染治疗

(1)青霉素钠(钾)80 万 U，4 小时一次，肌注。也可用新青Ⅱ肌注或静滴，成人每次 0.5～1 g，每日 4～6 次。

(2)氨苄青霉素口服；或新药氟氯青霉素口服，成人每次 0.25～0.5 g，每日 3～4 次。

(3)红霉素 0.25 g，口服，每日 4 次。多用于对青霉素过敏的患者。

(4)灭滴灵(甲硝唑)口服，0.2 g，每日 4 次。本药系抗无芽孢厌氧菌活性极强的药物，Davies(1964)治疗 ANUG 患者 15 名，0.2 g，每日 3 次，14 人在服药 3 日内痊愈，唾液中的文森螺旋体在 24 小时内明显改善。本药的特点是唾液中和血清中的浓度都出现较早，升高快，故疗效确实，疗程较短(一般给药不超过 5 日)，副作用也较轻微(恶心、头痛、暂时性皮疹等)，是值得推荐的一种药物。但应注意的是，全身抗感染治疗虽有明显效果，但如忽视口腔局部治疗，则常在停药后复发。

(5)metronidazole：1 000～2 000 mg/d，4～7 天，常用于有 HIV 感染的患者。临床亦发现螺旋霉素、二甲胺四环素、阿莫西林等与甲硝唑或替硝唑配伍口服疗效明显。病情较重者应采用大剂量抗菌药物静脉给药，迅速控制病情，以防病情恶化和严重并发症的发生。一般急性期有效治疗 2～3 天可控制病情，愈合后不遗留组织缺损。

2. 支持疗法

动物实验证明，维生素缺乏可造成类似急性坏死性龈口炎的损害，再加上患者常因进食不便而摄入蔬菜、水果的量很少，因此，支持疗法中主要是补充水溶性维生素，如维生素 B、维生素 C。已有报道配合维生素 B、维生素 C 摄入和局部治疗收效快，复发率低。关于我国民间的“忌口”习惯，应当正确理解，在患者消化功能基本健全的情况下，应鼓励进食易于消化而富于营养的食物，特别是新鲜的蔬菜瓜果。

3. 有系统性疾病者应及时予以治疗

(四)中医辨证施治

中医学对急性坏死性龈口炎的辨证，主要认为胃经积热夹湿与外感风邪相搏，或兼有血热而成，故以清胃热利湿，散风清血热为治则。临床上可用竹叶石膏汤加减(竹叶、石膏、桑叶、菊花、连翘、薄荷、芦根、甘草、胡黄连、生山栀、赤芍、生地黄、滑石)。这是治疗风热牙疳的基本方剂。在恢复期或亚急性患者，可在继续清除湿热的基础上，增添健脾胃的药物，如用参苓白术散加味(沙参、白术、茯苓、扁豆、薏苡仁、藿香、川黄连、白茅根、甘草)。

(五)治疗和预防中的注意事项

(1)经过适当治疗，效果不佳时，应考虑暂时停用局部药物，仔细观察病情，以排除类似急性坏死性龈口炎的其他疾病。并进行全身检查，发现可能存在的全身性疾病或全身性诱因。

(2)急性坏死性龈口炎的复发应考虑：①局部治疗不彻底，往往在急性症状和表面病损消失后，立即停止治疗，而忽略了缘龈炎、冠周炎、牙周病的进一步根治。②口腔卫生不良，菌斑、牙石多，而患者又缺乏清洁口腔的知识和习惯；有人认为过度吸烟也是本病复发的一个因素。③第三磨牙冠周袋是本病的潜伏区，故及时处理（切龈或拔牙），可预防急性坏死性龈口炎的发生。④有咬合创伤及前牙深覆者，上前牙腭侧和下前牙唇侧易受损伤而发生急性坏死性龈口炎，故应及时矫正。

（3）治疗艾滋病引起或艾滋病相关的 ANUG 的原则与上述相同。除上述治疗措施外，局部用 1%Betadine 溶液冲洗，用 0.1%～0.2%洗必泰溶液含漱，直到口腔症状得到控制。艾滋病引起或与艾滋病相关的 ANUG 为全身性免疫缺陷在口腔局部特殊的病理和临床表现，其预后也与全身状况密切相关。

（陈谦明 王 智 周 敏）

参 考 文 献

1. 曹采方．牙周病学．北京：人民卫生出版社，2000
2. Patton L，McKaig R. Rapid progression of bone loss in HIV-associated necrotizing ulcerative stomatitis. J Periodontol 1998，69(6)：710～716
3. Jones AC，Gulley ML，Freedman PD，et al. Necrotizing ulcerative stomatitis in human immunodeficiency virus-seropositive individuals：a review of the histopathologic，immunohistochemical，and virologic characteristics of 18 cases. Oral Surg Oral Med Oral Pathol Oral Radiol Endod 2000，89(3)：323～332
4. Rudolph MJ，Ogunbodede EO. HIV infection and oral health care in South Africa. SADJ. 1999 Dec，54(12)：594～601
5. Folayan MO. The epidemiology，etiology，and pathophysiology of acute necrotizing ulcerative gingivitis associated with malnutrition. J Contemp Dent Pract. 2004 Aug 15，5(3)：28～41

第五章　口腔念珠菌病

口腔念珠菌病(oral candidiasis)是念珠菌属感染所引起的口腔黏膜疾病。由于广谱抗生素和免疫抑制剂在临床上的广泛应用,发生菌群失调或免疫力降低,而导致念珠菌表浅和深部感染的增多,口腔念珠菌病的发生率也相应增高。

一、微生物学

念珠菌属隐球菌科,是单细胞假丝酵母菌,具有二相性,即成为酵母样菌及菌丝。菌丝为其感染型,可以侵入组织内并激发黏膜产生炎症反应。

念珠菌广泛存在于自然界,是人类的正常菌群之一,正常皮肤、口腔、肠道、肛门、阴道等处均可分离出本菌。新生儿出生2天,即可在口腔中发现本菌,是由于通过产道时接触母体的分泌物而受染。在机体免疫功能低下时或某些有利于菌繁殖、出芽等情况下即可转为致病菌而使人类发生感染。过去认为对人类有致病作用的有念珠菌7种,即:白色念珠菌(Candida albicans)、热带念珠菌(C. tropicalis)、克柔念珠菌(C. krusei)、近平滑念珠菌(C. parapsilosis)、假热带念珠菌(C. pseudotropicalis)、高里念珠菌(C guilliermaeondii)和类星形念珠菌(Candida stellatoidea),其中以白色念珠菌及热带念珠菌最为常见且致病力最强。白色念珠菌是口腔念珠菌病最常见的病原菌,一直以来有关其致病性的研究很多。

白色念珠菌为酵母样菌,孵圆形,革兰染色阳性,不耐热,喜酸恶碱,生长最适宜的pH为4～6。可发酵葡萄糖、麦芽糖而产生酸和气体,发酵蔗糖产酸,不发酵乳糖。白色念珠菌由完整的细胞壁、细胞膜、细胞浆及细胞核组成。其细胞壁与其致病性之间的关系较为密切。念珠菌细胞壁的结构自浆膜向外分为5层:葡聚糖、β-葡聚糖、甲壳质、β-葡聚糖蛋白、纤维蛋白等,后三者是念珠菌吸附及抗吞噬的毒力基础。外层的蛋白质和甘露聚糖形成复合物在表面形成网状结构,有助于表面抗原的表达并与黏附作用相关。此外,尚有补体受体(C_{31} C_{3b}),可单价结合中性多形核白细胞(PMN),使之失去吞噬力。甘露聚糖蛋白也作为血清诊断的靶抗原。

近年来随着人们对念珠菌认识的深入,其他一些具有致病性的念珠菌也逐渐引起重视。

随着免疫抑制剂和广谱抗真菌药物使用的增多,光滑念珠菌(Candida glabrata)也被证实为口腔黏膜的条件致病菌。该菌在过去曾被认为不具有转化能力,目前的研究则表明该菌具有表型转换和形成假菌丝的能力。

在1995年,杜氏念珠菌(Candida dubliniensis)被鉴定为一个新的物种。最初认为该菌与HIV感染者和艾滋病患者的口腔念珠菌病有关,深入的研究发现无论是否有HIV的感染,该菌与表浅或播散型念珠菌病的发生均有关联。该菌具有和白色念珠菌相似的鉴别特征,在标准的鉴定程序中常被错认为是白色念珠菌,但该菌具有与白色念珠菌不同的流行病学及某些毒力特征。

二、发病机制

念珠菌是一种条件致病菌,据认为,25%～50%的健康人口腔、消化道和阴道中可带有念珠菌,但并不发病,当宿主防御功能降低以后,这种非致病性念珠菌转化为致病性的,故称念珠菌为条件致病菌。念珠菌引起的感染又称为机会性感染或条件性感染。病原体侵入机体后是否致病尚取决于其毒力、数量、入侵途径及宿主对病原体的防御力及其他相关因素。

(一)病原体的毒力

1. 黏附

念珠菌黏附于宿主上皮是其入侵机体的第一步。现已知各种念珠菌的黏附力与其引发感染的能力有密切关系,其中最具有毒力的白色念珠菌和热带念珠菌的黏附力最强。菌壁的甘露聚糖蛋白是黏附的基础。其表面的补体受体蛋白也起部分作用。念珠菌的菌体形态也与黏附密切相关。白色念珠菌在不同的培养环境下(温度和 pH 等),一般有两种基本形态,即孢子和菌丝,在不良条件下可出现孢子,孢子出芽初为芽管,芽管进一步延伸形成假菌丝。菌丝的产生增强了白色念珠菌的组织穿透力。在消化道或阴道内寄生的酵母样念珠菌并无致病性,而当它发育为菌丝型时才能致病。念珠菌由孢子转化为芽管或菌丝也可促进黏附。念珠菌的黏附是一个复杂过程,菌体表面的疏水性、环境中的 pH 值、共生菌的存在均与之相关。对这些机制的研究介绍如下。

(1)宿主上内皮细胞/细胞外基质黏附分子:白色念珠菌对宿主的黏附主要发生于与易感宿主上皮细胞或内皮细胞的细胞外基质(extracellular matrix,ECM)之间。已证实与黏附有关的 ECM 蛋白包括纤连蛋白(fibernectin,FN)、Ⅰ型及Ⅳ型胶原(type Ⅰ/Ⅳ collagen)、玻连蛋白(vitronectin,VN)、层连蛋白(laminin)等。这些蛋白的分子结构中均含有精氨酸-甘氨酸-天冬氨酸(RGD)三肽结构,提示 RGD 结构为白色念珠菌黏附受体,可设计含 RGD 结构的多肽抑制白色念珠菌的黏附。

(2)白色念珠菌表面黏附结构

1)甘露糖蛋白:念珠菌细胞壁上的甘露糖蛋白是白色念珠菌的主要黏附介导物。蛋白的甘露糖基化分为 N-糖基化和 O-糖基化两种。N-糖基化是指甘露聚糖通过天冬酰氨附连到蛋白上。而 O-糖基化则是经由丝氨酸或苏氨酸残基连接,其中,蛋白甘露糖基转移酶(protein mannosyltransferases,Pmt 蛋白)的作用至关重要,其编码基因为 PMT。Pmt 蛋白可将羟氨基酸连接到甘露糖而使其 O-糖基化。目前的研究发现,白色念珠菌的 PMT 基因有 5 种亚型,即 PMT1、PMT2、PMT4、PMT5 和 PMT6。

PMT2 和 PMT4 双重变异株不能存活,PMT1 和 PMT6 的基因变异株可以存活。除 PMT5 外,其余 PMT 变异株在标准诱导条件下形成菌丝的能力均有所抑制。Timpel 等人发现白色念珠菌菌丝形成涉及 2 条平行的信号传导通路:Cek1 MAP 蛋白激酶系统(mitogen-activated protein kinase)和 Tpk2 蛋白激酶 A(protein kinase A,PKA)系统。此外,还和受这些激酶调节的转录因子 Cphlp 或 Efglp 有关。O-糖基化成分可作为上游调节因子,通过调节 Cek1 MAP 激酶或 PKA 激酶调节菌丝生长。如 PMT1 基因变异可完全抑制白色念珠菌菌丝生长,显著降低其黏附力与毒性。而 PMT6 的变异则只能部分抑制菌丝生长,使菌丝变短,黏附力下降。另外,PMT1 的变异可造成黏附素 Alslp 发生电泳转移改变,但对 PMT6 变异株,Alslp、Intlp 等黏附素的电泳转移均无改变,说明 PMT1 较 PMT6 而言更为重要。

2)整合素样受体:整合素是由 α(120～185 kD)和 β(90～110 kD)两个亚单位形成的异二聚体。

Spreghini 等人在用免疫荧光和细胞荧光测定的方法研究白色念珠菌表面玻连蛋白(VN)受体时发现,抗 αv、β3、β5、αvβ3 或 αvβ5 整合素的抗体可使白色念珠菌染色,且可抑制白色念珠菌黏附于 VN,从而推测 αvβ3 和 αvβ5 整合素作为白色念珠菌表面的 VN 受体介导黏附。Santoni 等人发现白色念珠菌表面表达一种 p105 灶性黏附激酶样蛋白(focal adhesion kinase-like protein,Fak),其在抗原活性上与脊椎动物 p125Fak 有关。αvβ3、αvβ5 整合素通过介导白色念珠菌黏附于 VN 而使 CaFak 酪氨酸残基磷酸化,从而促进菌丝生长,介导黏附。而蛋白酪氨酸基酶抑制剂 genistein 和 herbimycin A 可通过抑制酪氨酸磷酸化而抑制白色念珠菌黏附于 VN 及 EA. hy926 人内皮细胞上。

3)白色念珠菌黏附相关基因研究

①凝集素样序列基因(agglutin-like sequence,ALS):ALS 基因家族编码一系列细胞表面大的糖蛋白,与白色念珠菌黏附有关。现已发现 8 种主要的 ALS 基因(ALS1 到 ALS7,ALS9),这些基因有相似的结构,包括 3 个主要区域:一个相对保守的 N 端(包括 1 299～1 308 个核苷酸,编码 433～436 个氨基酸),一个中央区域(长度不定,基本结构单位为 108bp 重复序列),一个长度不定的 C 端(编码富含丝氨酸和苏氨酸的蛋白)。

有研究显示在口腔和阴道感染标本中检测到念珠菌 ALS 基因的表达。从临床标本中分离而获得的念珠菌的 ALS 基因表达模式与其在动物模型和人类上皮细胞模型上的表达模式相似。虽然在临床标本和感染模型中检测到了所有的 ALS 基因的表达,但 ALS6 和 ALS7 的表达却相对比较低。

Fu 等人发现在酿酒酵母菌中 Flo11p 作为下游区效应器(downstream effector),可调节菌丝生长及细胞-细胞黏附(凝集,flocculation)。在白色念珠菌中结构功能与之相似的是细胞表面糖蛋白Als1p,可同时调节菌丝生长及细胞间凝集。其表达受转录因子 Efg1p 控制,而 Efg1p 正是白色念珠菌菌丝生长的关键调节因素之一。ALS1 的破坏可抑制菌丝生长,而 EFG1 纯合子无变异菌株可自主表达 Als1p,使菌丝恢复生长。

Gaur 等人发现:表现 Ala1/ALS5p 黏附素的白色念珠菌及其芽管、假菌丝和酿酒酵母菌均可黏附于纤连蛋白、IV 型胶原、层连蛋白、牛血清蛋白、酪蛋白包裹的磁珠(magnetic bead),但不黏附于仅用氨基酸包裹的磁珠。苏氨酸、丝氨酸、丙氨酸的 10-mer 同聚物(homopolymers)可作为黏附配体。要达到最大黏附力,肽链中至少需存在 4 个相邻苏氨酸残基。由于 10-mer 的纤连蛋白和 Ala1/Als5p 肽链中各含 5～7 个苏氨酸或丝氨酸残基,故两者可黏附。但如 10-mer 的胶原及纤连蛋白肽链中苏氨酸和丝氨酸残基含量少且 C 端存在赖氨酸残基,则不会与 Ala1/Als5p 肽链黏附。通过在 C 端加上苏氨酸或丝氨酸残基或通过去除 C 端的赖氨酸残基后在肽链中任意位置加入苏氨酸残基均可使之与 Ala1/Als5p 肽链发生黏附。推测 C 端的赖氨酸残基可能造成肽链 N 端与 C 端连接,使苏氨酸残基无法发挥黏附作用,表明 Ala1/Als5p 通过识别特定氨基酸介导黏附。

Zhang 等人也认为 ALS 基因家族所编码的蛋白参与介导白色念珠菌与内皮细胞、上皮细胞的黏附。他们通过研究 66c 白色念珠菌菌株进一步发现在 ALS7 开放阅读框架(open reading frame, ORF)中存在 60 个基因突变因子,可组合产生 49 种不同基因型(白色念珠菌为二倍体),说明 ALS7 是一个多变性连接区域。

②1 型凝集素样黏附素基因(agglutin-like adhesin 1,ALA1):ALA1 基因包含 4 723 个核苷酸,其开放性阅读框架编码的多肽含 1 419 个氨基酸,分子量约为 150 000 Da。Ala1p 的 N 端(氨基酸 1-657)与 Als1p 高度同源(78%),与酿酒酵母菌 Agα1p(凝集素蛋白,agglutinin protein)相似。与 ALS1 相似,ALA1 也含有一个编码富含丝氨酸和苏氨酸的蛋白的 C 端(氨基酸 1406—1419)和一个中央区域(含 6 个 108bp 重复序列,而 ALS1 含 10 个 108bp 重复序列)。但 ALA1 的重复序列与 ALS1 有微弱差异,例如在 ALA1 重复序列中第 10 个氨基酸为苯丙氨酸,而在 ALS1 中为酪氨酸。

ALA1 介导的黏附过程包括两个主要步骤:a. 黏附期(the attachment phase):白色念珠菌迅速黏附于 ECM 蛋白;b. 聚集期(the aggregation phase):细胞与细胞之间相对缓慢的聚集。Gaur 等发现这两个过程在酿酒酵母菌体中均不发生,说明其无黏附功能。他们将白色念珠菌 ALA1 基因转入酿酒酵母菌体内发现,如有 ALA1 基因的低复制,即有黏附发生;而如有该基因的高复制,则黏附和聚集均可发生。此外,ALA1 基因与半乳糖诱导的 GALS、GALL、GAL1 启动子转录融合(GAL1 包含 3 个上游激活序列 UAS1、UAS2、UAS3,GALL 包含 UAS1 和 UAS2,GALS 包含 UAS1 和 1/2UAS2,故激活强度方面,GALS＜GALL＜GAL1),可引起相应的低、中、高 3 种程度的黏附聚集水平。ALA1 基因介导的这种黏附作用可在一个很宽的 pH 值(4～8)范围内发生,与糖、高盐浓度、游离配体、清洁剂、离心力存在与否无关,但可因氢键破坏而受抑制。

③1 型整合素基因(integrin 1,INT1):Kinneberg 认为白色念珠菌 INT1 基因与菌丝生长、上皮黏附、致病性均有关系。他们发现 int1 杂合子(CAG1,INT1/int1)、int1 纯合子(CAG3,int1/int1)及整合产物(CAG5,int1/int1＋INT1)的黏附力均较母菌株(CAF2,INT1/INT1)下降。Asleson 等研究酿酒酵母菌发现 INT1 诱导的菌丝生长过程可受肌动蛋白变异影响,同时也与一系列肌动蛋白相关性蛋白有关,这些蛋白包括 Sla2p 和 Swe1p。但 Wiesner 等人通过研究 INT1 变异的白色念珠菌(该菌株无法产生菌丝)对肠道黏膜细胞 Caco-2 和 HT-29 的黏附情况发现:INT1 基因可促进酵母菌黏附,但对菌丝态无用。他们认为在菌丝黏附中,向趋性(thigmotropism)起了一定作用。

④1 型菌丝孔蛋白基因(hyphal well protein 1, HWP1):HWP1 基因表达于白色念珠菌菌丝形成的过程中。该基因编码一种细胞表面黏附素,可以增强白色念珠菌和宿主细胞相互作用。HWP1 基因的开放阅读框架含 1902bp,编码的蛋白含 634 个氨基酸,有 4 个重复序列。Hwp1p 的氨基端包含

一段 27-residue 分泌引导序列(secretory leader sequence),羧基端包含一段疏水区域,之前还有一由氨基酸 G613、A614、G615 构成的糖基磷脂酰肌醇锚定位点[glycosylphosphatidylinositol (GPI) anchor site]。

HWP1 基因只表达于白色念珠菌的菌丝,在菌丝的形成过程中起到至关重要的作用。近期的研究已经证实从无症状的念珠菌携带者以及口腔念珠菌病患者的口腔中分离培养出的白色念珠菌中均可检测到 HWP1 mRNA 的表达,但是后者 HWP1 mRNA 的表达水平要高于前者。HWP1 在携带者的口腔中也具有高的检出率,提示其与建立和维持白色念珠菌在人类宿主黏膜上的定植能力相关。研究显示无论是否从口腔中分离出白色念珠菌,受试者血清中抗 Hwp1 的 IgG 抗体和唾液中抗 Hwp1 的 IgA 抗体水平无显著差别。

2. 入侵

白色念珠菌具有多种对宿主有毒性的酶,如其表面的磷酯酶 A 和溶血磷酯酶,分泌型天冬氨酰蛋白酶(secreted aspartyl proteinases,Sap)和分泌型脂肪酶(secreted lipases ,Lip)和磷脂酶 B 等。当念珠菌黏附上皮后,其芽管(菌丝)可直接插入表皮细胞膜,念珠菌产生的磷酸脂酶及水解酶可促进此过程,待念珠菌继续生长出芽更进一步侵入细胞质。

Sap 家族有 10 种同工酶,分子量在 35～50 kDa,由基因 SAP1-10 编码。不同的 Sap 同工酶具有不同的最适 pH 值,有利于白色念珠菌在不同的组织环境中定植和感染。另外,这些酶具有不同的底物特异性,因而白色念珠菌可以利用大量的宿主蛋白为其生长提供氮。SAP 基因具有不同的启动子,因而不同 SAP 基因受不同的转录调节子调控。这些为白色念珠菌提供了灵活有效的蛋白分解系统,使之可以协调地消化复杂多样的宿主蛋白,为其入侵提供有利条件。这在白色念珠菌的致病过程中具有重要作用。有研究认为 SAP1, SAP3,SAP4,SAP7 和 SAP8 的表达和念珠菌的口腔感染相关。

3. 激发炎症

念珠菌侵入细胞的后果是激发补体的活化及释放系列炎性因子,并可激发抗原抗体反应产生特异免疫及迟发超敏。

4. 念珠菌对免疫系统的抑制作用

实验证明白色念珠菌有一种多糖片断,实能抑制人类 T 细胞的繁殖和白细胞内溶菌素 1 和溶菌素 2 的产生。此外,白色念珠菌还抑制 T 细胞对白色念珠菌抗原的特异反应,可释放抑制中性多形核白细胞的趋化、吸附和吞噬作用的物质。

5. 表面受体

白色念珠菌表面有类似人体细胞膜上的补体 C_3 片段的受体,目前认为这类受体可扰乱补体调理素的吞噬杀灭作用,并可促进病原菌孢子的聚集和增殖。此外,白色念珠菌的表面还有糖皮质激素——性激素黏着蛋白,使白色念珠菌和宿主细胞可同步地接受激素的作用。因此,孕激素水平较高的中晚妊娠期妇女以及服用糖皮质激素的患者,其口腔和阴道白色念珠菌带菌率均较高。

6. 念珠菌毒素

白色念珠菌产生的蛋白酶可促进黏附、入侵、炎症坏死及血管通透性增强,导致宿主细胞死亡。此外,其产生的磷酸脂酶、卵磷酸脂酶等均可加速组织的损伤。

(二)宿主的防御功能

1. 机械屏障

完整的正常皮肤黏膜对念珠菌的侵袭起屏障作用。皮肤黏膜的破损,各种原因引起的口腔黏膜上皮萎缩、增生或发育不良都能影响黏膜的防御机能。此外,当皮肤受潮湿或浸渍后易被念珠菌侵犯。如无牙殆患者口角常形成黏膜皱褶,这些皱褶长期浸渍于唾液中,因而破坏了黏膜对念珠菌侵袭的屏障作用,从而导致白色念珠菌性口角炎的发生。

2. 唾液的改变

唾液的冲刷作用有助于防止念珠菌在口腔的栖驻,同时唾液中含有多种抗真菌因子,如溶菌素、乳过氧化物酶和乳铁蛋白等。唾液质和量的降低有利于念珠菌的栖驻和侵袭。

3. 免疫功能

非特异性和特异性的免疫功能,特别是细胞免疫功能,在对抗白色念珠菌感染中起着主要作用,而念珠菌病患者的细胞免疫往往有不同类型和程度的缺陷。因此,先天性免疫功能低下(如胸腺萎缩)、AIDS、放化疗患者、影响免疫功能的网状内皮系统疾病(如霍奇金病)、内分泌功能低下等疾病易患念珠菌病。

4. 血清抑制因子

正常人血清中存在对抗念珠菌的一种非抗体调理素,能使念珠菌凝集,易被吞噬细胞杀灭。这种因子在新生儿体内的水平较低,6～12 个月达成人水平。因此,半岁前,尤其是未满月的婴儿易患念珠菌病。而肝病、糖尿病、肿瘤及白血病患者中,抑制因子下降,从而促使白色念珠菌感染的发生。

5. 葡萄糖和维生素 A

血液及唾液中葡萄糖浓度升高可促进念珠菌生长。孕妇口腔及阴道上皮有过量的糖原,糖尿病患者血和组织中葡萄糖含量增高,都易导致念珠菌感染。因维生素 A 缺乏时,上皮组织干燥增生过度角化,皮肤黏膜抵抗力下降,容易发生念珠菌感染。

6. 营养因素

铁、锌和维生素的缺乏可能与念珠菌病的发生有关。

(三)医源性因素

1. 抗生素的应用

正常情况下,细菌和真菌在人类口腔中常保持共生状态。但如果长期大量应用广谱抗生素,则会破坏它们的平衡,使得某些可以产生抗念珠菌物质的革兰阴性菌被抑制,因而真菌得以加快繁殖。此外,抗生素可增加白色念珠菌的毒性,念珠菌带菌率在抗生素治疗的患者中增加,因此内源性感染的机会也随之增加。另外,抗生素对机体具有毒性作用,可造成器官组织的损害,如造血功能和肾功能下降等,使机体抵抗力减低,有利于念珠菌的感染。

2. 皮质类固醇、免疫抑制剂的使用

皮质激素、免疫抑制剂、化疗和放疗可抑制炎症反应,降低细胞吞噬功能,从而引起机体的细胞免疫及体液免疫功能下降,导致机体抗感染能力下降而容易引起念珠菌感染。皮质类固醇激素主要是增加对念珠菌的敏感性,而不直接促使念珠菌生长。

(四)白色念珠菌感染与口腔白斑病的关系

白色念珠菌感染与口腔白斑病的因果关系目前尚存在争议,但多数学者认为白色念珠菌感染在口腔白斑的发病中起原发作用。依据如下:①白色念珠菌性白斑对抗真菌治疗反应迅速;②白色念珠菌性白斑病理变化恒定,且与口腔雪口病类似;③白色念珠菌白斑中可检测到白色念珠菌抗原或菌体;④白色念珠菌病的患者可能伴有复合性免疫缺陷,对白色念珠菌的免疫反应力降低;⑤实验室可以在大鼠及鸡胚上利用白色念珠菌诱发出与口腔白念性白斑病理改变相类似的病损。

有关白色念珠菌性白斑形成及其癌变的机制,目前比较一致的意见是:由于白色念珠菌的感染,其内毒素或代谢产物,使口腔黏膜上皮细胞中抑制细胞增殖的物质(如第二信使 cAMP)等受到影响,从而导致口腔黏膜上皮的过度角化,细胞异常增生,甚至趋向癌变。

三、组织病理学

口腔白色念珠菌病的病理特征是增厚的不全角化上皮,其中白色念珠菌菌丝侵入,成为上皮斑。PAS 染色可见菌丝垂直地侵入角化层,基底有大量的炎细胞聚集,并能形成微脓肿。上述病损都在基底层的上方,接近上皮表面,而棘层则常有增生。固有层有慢性炎细胞浸润。

四、分类与临床表现

(一)分类

1. Lehner 分类

国际通行的有关念珠菌病的分类,根据是损害的特点及损害累及的部位。

- 急性口腔白色念珠菌病
  - 假膜型(雪口病)
  - 萎缩型(抗生素性口炎)
- 慢性口腔白色念珠菌病
  - 萎缩型(托牙性口炎)
  - 增殖型(念珠菌性白斑病)
- 慢性黏膜皮肤白色念珠菌病

2. 李秉琦分类法

我国口腔黏膜病学家李秉琦,在我国皮肤病学家龙振华提出的分类的基础上,提出了自己的分类。该分类主要是根据损害部位及损害的特征。

- 念珠菌性口炎
  - 急性
    - 假膜型(雪口病)
    - 萎缩型(抗生素性口炎)
  - 慢性
    - 萎缩型(托牙性口炎)
    - 肥厚型(增殖型或念珠菌性白斑)
    - 肉芽肿型
- 念珠菌性唇炎
- 念珠菌性口角炎
- 慢性黏膜皮肤念珠菌病

(二)临床表现

本书根据上述分类,特别是李秉琦分类法介绍念珠菌口炎、念珠菌性唇炎、念珠菌口角炎、慢性黏膜皮肤念珠菌病,一些种类的介绍在唇舌疾病一章中亦有涉及。

1. 念珠菌口炎(candidal stomatitis)

(1)急性假膜型(雪口病):可发生于任何年龄的人,但临床上多见于婴儿和重病患者,尤以新生婴儿最多见,发生率为 4%,又称新生儿鹅口疮或雪口病。可发生于口腔任何部位,以颊、舌、软腭、口底等部位多见。

新生儿雪口病多在出生后 2~8 日内发生,好发部位为颊、舌、软腭及唇,损害区黏膜充血,有散在的色白如雪的柔软小斑点,如帽针头大小,“初生口内白屑满舌上”(《疡医大全》);不久即相互融合为白色或蓝白色丝绒状斑片,并可继续扩大蔓延,严重者可蔓延到扁桃体、咽部、牙龈,以致“满口皆生白斑雪片,甚至咽间叠叠肿起”(《外科正宗》)。早期黏膜充血较明显,故呈鲜红色与雪白的对比。而陈旧的病损黏膜充血减退,白色斑片带淡黄色。斑片附着不十分紧密,稍用力可擦掉,暴露红的黏膜糜烂面及轻度出血。患儿烦躁不安、啼哭、哺乳困难,有时有轻度发热,全身反应一般较轻;但少数病例,可能蔓延到食管和支气管,引起念珠菌性食管炎或肺念珠菌病。少数患者还可并发幼儿泛发性皮肤念珠菌病、慢性黏膜皮肤念珠菌病(图 5-1,图 5-2,图 5-3)。

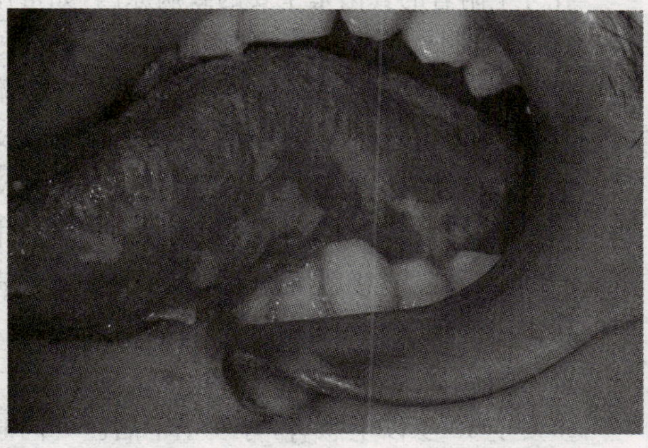

图 5-1 急性假膜型念珠菌口炎

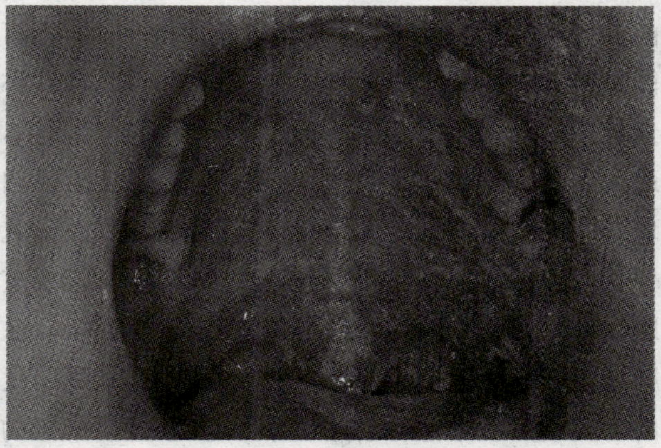

图 5-2 急性假膜型念珠菌口炎

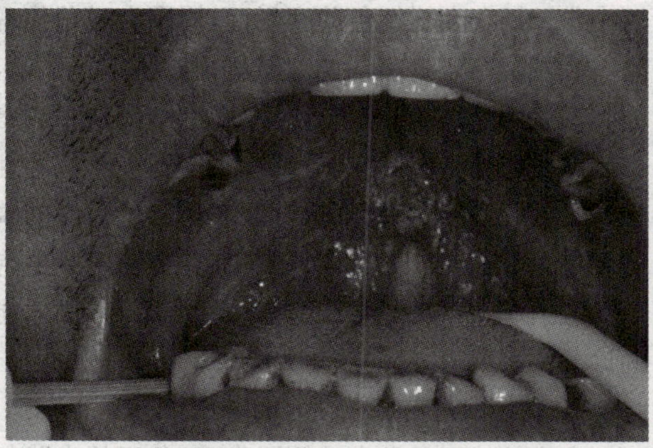

图 5-3 急性假膜型念珠菌口炎

(2)急性红斑型(萎缩型):本型可发生于急性假膜型念珠菌病之后,也可发生于抗生素的治疗之后,故又称之为“抗生素性口炎”。多见于成年人,常由于广谱抗生素长期应用而致,且大多数患者原患有消耗性疾病,如白血病、营养不良、内分泌紊乱、肿瘤化疗后等。某些皮肤病如系统性红斑狼疮、银屑病、天疱疮等,在大量应用青霉素、链霉素的过程中,也可发生念珠菌性口炎,因此,本型又被称为抗生素性口炎。应注意的是,这种成人急性念珠菌性口炎虽也可有假膜,并伴有口角炎,但有时主要表现为黏膜充血糜烂及舌背乳头呈团块萎缩,周围舌苔增厚。患者常首先有味觉异常或味觉丧失，口腔干燥，黏膜灼痛(图 5-4)。

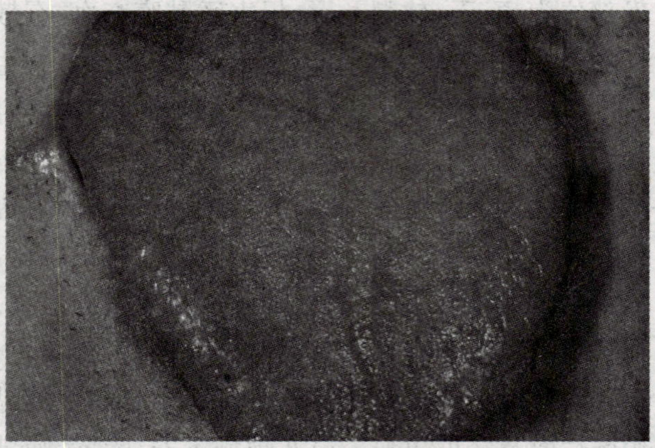

图 5-4 急性红斑型念珠菌口炎

临床特征主要表现为口腔黏膜上出现弥散的红斑，以舌背黏膜多见，严重时舌背黏膜呈光滑鲜红状，舌乳头萎缩消失。

(3)慢性肥厚型：本型又称增殖型念珠菌口炎。可见于颊、舌背、唇、口角内三角区。表现为紧密的、不能被擦去的白色斑块，可能是均质性的，也可能是结节(颗粒)性的。本型的颊黏膜病损，常对称地位于口角内侧三角区，呈结节状或颗粒状增生，或为固着紧密的白色角质斑块，类似一般黏膜白斑。腭部病损可由义齿性口炎发展而来，黏膜呈乳头状增生。组织学检查可见菌丝深入到黏膜或皮肤内部，引起不全角化、棘层肥厚、上皮增生、微脓肿形成以及固有层乳头炎细胞浸润，并有轻到中度的上皮不典型增生。有研究表明念珠菌性白斑的恶变率高于 4%，特别是高龄患者应提高警惕，争取早期活检，以明确诊断。

肥厚型念珠菌口炎可作为慢性黏膜皮肤念珠菌病症状的一个组成部分，也可见于免疫功能不全综合征和内分泌功能低下的患者。

(4)慢性红斑型：本型又称为义齿性口炎，多发于全口义齿佩戴者。表现为义齿基托承托区黏膜广泛发红，形成鲜红色界限弥散的红斑。多见于女性患者(有人统计女性戴上颌义齿者发病率为 1/4，而男性为 1/10)。黏膜呈亮红色水肿，或有黄白色的条索状或斑点状假膜。患者自觉灼痛不适。在 90%患者的斑块或假膜中，可查见白色念珠菌。念珠菌唇炎或口角炎的患者中 80%有托牙性口炎，反之，本型病变常可单独发生，不一定都并发唇和口角的损害。托牙性口炎还常与上腭的乳突增生同时发生，在考虑手术切除前，应先进行抗真菌治疗，可以明显减轻增生的程度，缩小需要手术的范围。

本型念珠菌性口炎，常按硬腭区黏膜损害的表现即 Newton 分类法，分为以下 3 型：

Ⅰ型：局部单纯型炎症，表现为黏膜有点状充血或出血点，或在腭黏膜导管区域有局限性的小范围红斑。

Ⅱ型：红斑型，义齿承托区呈弥漫性充血，炎症广泛，可累及部分或全部义齿覆盖黏膜，黏膜表面有少量分泌物，患者有口干及烧灼痛症状，此型又称红腭。

Ⅲ型：颗粒型，呈现进行性炎症伴有颗粒样乳突增生，遍及硬腭的中央部和齿槽缘，患者有口干及烧灼痛症状。

其中Ⅰ型多由义齿局部创伤或对牙托材料过敏所致，而Ⅱ、Ⅲ型则与念珠菌感染有关。

托牙上附着的真菌是主要的致病原因，如常用 2%氯己定或制霉菌素清洗，可抑制真菌。有一种用硅橡胶制的弹性托牙基底似更容易滞留和吸附真菌，因而发生托牙性口炎的机会也更多。下颌义齿引起的真菌性口炎甚少见，这可能是由于上颌义齿的负压吸附力大，唾液中的抗体从这个部位被排开，而基底面与黏膜接触既宽而紧密，大量的致病真菌得以滞留的缘故。

2. 念珠菌唇炎(candidal cheilitis)

多发于 50 岁以上患者，好发于下唇。可同时有念珠菌口炎或口角炎。

Gansen 将本病分为两型，糜烂型者在下唇红唇中份长期存在鲜红色的糜烂面，周围有过角化现象，表面脱屑，因此极易与盘状红斑狼疮病损混淆，亦类似光照性唇炎；颗粒型者表现为下唇肿胀、唇红皮肤交界处常有散在突出的小颗粒，极类似腺性唇炎。因此，念珠菌唇炎应刮取糜烂部位边缘的鳞屑和小颗粒状组织，镜检真菌，如多次发现芽生孢子和假菌丝，并经培养证明为白色念珠菌时，才能确诊。

3. 念珠菌口角炎(candidal angular cheilitis)

本病的特征是常为双侧罹患，口角区的皮肤与黏膜发生皲裂，邻近的皮肤与黏膜充血，皲裂处常有糜烂和渗出物，或结有薄痂，张口时疼痛或溢血。此种以湿白糜烂为特征的真菌性口角炎，应与维生素 B_2 缺乏症或细菌口角炎区别，前者同时并发舌炎、唇炎、阴囊炎或外阴炎，后者多单发于一侧口角，细菌培养阳性（以链球菌为主）；而念珠菌口角炎多发生于儿童、身体衰弱患者和血液病患者。

年长患者的口角炎多与咬合垂直距离缩短有关，口角区皮肤发生塌陷呈沟槽状，导致唾液由口角溢入沟内，故常呈潮湿状态，有利于真菌生长繁殖。有报道 150 例戴义齿者，75 例有口角炎，其发生原因除垂直距离缩短和某些全身因素外，与义齿的局部刺激、义齿性溃疡的感染也有密切关系。

儿童在寒冷干燥的冬季，因口唇干裂继发的念珠菌感染的口角炎也较常见。儿童的念珠菌唇炎或口角炎还有一个共同的特点，即唇周皮肤呈干燥状并附有细的鳞屑，伴有不同程度的瘙痒感。

4. 慢性黏膜皮肤念珠菌病（chronic muco-derma candidiasis，CMC）

这是一组特殊类型的白色念珠菌感染性疾病，病变范围涉及口腔黏膜、皮肤及甲床。多从幼年时发病，病程数年至数十年，常伴有内分泌或免疫功能异常、细胞免疫功能低下，因此本组疾病实际上是一种综合征的表现。CMC 至少可分为 4 种类型，目前临床采用较多的是 Wells（1972）分类，即早发型、弥散型、内分泌病型和迟发型。但并不包括儿童原发性免疫缺陷病。

（1）家族性早发型 CMC：与常染色体隐性遗传有关，早发于新生儿或婴儿阶段，早期极类似雪口病，但持久不愈，逐渐变成质地较硬，类似白斑的表现。主要损及口内黏膜，皮肤损害轻微。

（2）弥漫性 CMC：在儿童时期就可发生口腔内广泛的念珠菌性白斑病损，并扩展到咽喉、胃肠道、面部皮肤、指甲、头皮、睑缘等部位，时间稍久可出现肥厚增殖性病损。

（3）多发性内分泌病型 CMC：常在青春期前后发病，初期表现多有甲状旁腺功能低下或肾上腺皮质功能低下及慢性结膜炎，但念珠菌性口炎可能为本病最早的表征。

（4）迟发性 CMC：多发于 35 岁以后的中老年女性，常与铁吸收、代谢异常有关。

各类慢性黏膜皮肤念珠菌病，首先表现的症状，往往都是长期不愈或反复发作的鹅口疮和口角炎；继而在头面部和四肢发生红斑状脱屑皮疹、甲板增厚，也可发生秃发及前额部、鼻部的皮角样损害。

5. 艾滋病相关性白色念珠菌病

艾滋病患者的白色念珠菌感染甚为常见，且具有重要的诊断意义。详见第八章内容。

五、诊断与鉴别诊断

（一）诊断依据

白色念珠菌病除了根据病史和临床特征来诊断外，实验室检查也有重要意义。包括涂片检查病原菌、分离培养、免疫学和生化检验、组织病理学检查和基因诊断等。

（二）实验室检查

1. 涂片法

（1）直接涂片法：取假膜或脱落上皮等标本，置于载玻片，滴入 10%KOH，微加热溶解角质，光镜下直接观察孢子和菌丝。

（2）染色法：标本固定后常规革兰染色（念珠菌为阳性）或 PAS 染色（芽孢呈红色，假菌丝较蓝），光镜下观察。

2. 培养法

将标本接种于沙氏培养基 2～3 日后形成乳白色圆形突起菌落。若接种在玉米琼脂培养基上，则菌落发育更旺盛，中心隆起。镜检均可查见厚壁孢子，可确诊为白色念珠菌。标本的取材方法如下：

（1）棉拭子法：用棉拭子在病损区取材。

（2）唾液培养法：收集非刺激性唾液 1～2 ml 接种。

（3）含漱液浓缩法：取 10 ml 灭菌磷酸盐缓冲液充分含漱 1 分钟，离心后弃上清，取 1 ml 接种。

（4）纸片法：应用选择性培养基与化学指示剂吸附于混合纤维素酯微孔滤膜印制的圆片，取刮片标本接种其上，37 ℃培养 24 小时，可出现棕黑色菌落。

（5）印迹培养和印膜培养：这两种方法可较客观地了解白色念珠菌在口腔的分布部位及计数，但操作步骤较繁琐。

病原菌鉴定的方法很多，如芽管试验、厚壁孢子试验等。

3. 免疫法

用免疫荧光法测定血清和非刺激性混合唾液的抗念珠菌荧光抗体。因存在较强的免疫交叉反应性，故假阴性率(漏检率)较高。

4. 活检法

对于慢性或肥厚型损害可进行活检。将组织切片用PAS染色，镜下可见增生的口腔黏膜上皮细胞间有芽生孢子和菌丝，并可通过常规HE染色明确有无上皮异常增生及其程度。

此外，尚有生化检验法及基因诊断法等诊断念珠菌感染。

(三)鉴别诊断

1. 球菌性口炎

球菌性口炎也以假膜病损为特征，但念珠菌病所形成的假膜色雪白，假膜较紧，不易剥离，强行剥离遗留出血创面，全身反应不明显。而球菌性口炎黏膜充血水肿明显，所形成的假膜为灰白色或灰黄色，光滑致密，易拭去，遗留糜烂渗血创面，可有淋巴结肿大和全身反应。

2. 维生素 B_2 缺乏性口角炎

维生素 B_2 缺乏性口角炎为双侧口角糜烂皲裂，皲裂区可有渗出和渗血，可伴有舌炎、唇炎、脂溢性皮炎、阴囊炎或外阴炎。而念珠菌性口角炎的病损以湿白糜烂为特征。

3. 球菌性口角炎

球菌性口角炎多为单侧发生，表现为口角区的潮红、糜烂，有黄白色分泌物覆盖。

4. 过角化性的白色病变

白斑、扁平苔藓等过角化性白色斑纹类疾病多为慢性病程，且白色损害不能拭去。

六、治疗

口腔念珠菌病的治疗以局部抗真菌为主，严重者辅以全身治疗；婴幼儿雪口病除积极治疗患儿外，应同时对产妇乳头和哺乳用具进行清洁和消毒；对于有明显诱因者应消除诱因，积极治疗全身疾病。一般急性白色念珠菌病的疗程为10～14天，过早停药易复发；肥厚型疗程应更长。疗效不佳的白色念珠菌性白斑，应及早切除。

传统的治疗口腔念珠菌病的抗真菌药物主要包括以下几类：①多烯类抗生素。制霉菌素和两性霉素B是目前仍然在继续使用的多烯类抗生素，其作用机制在于与真菌细胞膜的麦角固醇结合，造成膜通透性、糖酵解、呼吸链及RNA和蛋白质合成等多方面的改变，以致细胞溶解、坏死。因口服不吸收，目前制霉菌素仅作为局部用药；两性霉素B因肾毒性较大，为降低不良反应，目前临床上多用其脂质体制剂。②非多烯类抗真菌抗生素。灰黄霉素具有影响真菌细胞壁合成、DNA合成和有丝分裂的作用，治疗黏膜皮肤念珠菌病常用小剂量500～1 000 mg/d。氟胞嘧啶是一种合成的、水溶性的嘧啶类似物，具有抑制胸苷合成的作用，并阻断DNA合成，单用易产生耐药性，宜与其他抗真菌药物合用。③咪唑类抗真菌药。其作用机制为抑制真菌体内的固醇代谢而阻碍细胞膜中的麦角固醇合成，使膜通透性增加，细胞成分外漏。包括克霉唑、酮康唑、咪康唑等。新型咪唑类药物联苯苄唑抗真菌作用更强，治疗念珠菌病取得较好效果。④三唑类抗真菌药。代表药物为氟康唑和伊曲康唑。通过抑制真菌羊毛甾醇14α-脱甲基酶而使麦角固醇合成受阻，破坏真菌细胞壁的完整性。因此类药物具有较好的药代动力学特点，生物利用度高，抗真菌谱广，抗真菌作用极强，副作用小，尤其是对肝脏毒性小。目前氟康唑已作为治疗口腔念珠菌病的首选药物，常用剂量为50 mg/d，伊曲康唑常用剂量为100～200 mg/d。

(一)局部药物治疗

1. 2%～4%碳酸氢钠(小苏打)溶液

本药系治疗婴幼儿鹅口疮的常用药物。用于哺乳前后洗涤口腔，以消除能分解产酸的残留凝乳或糖类，使口腔成为碱性环境，可阻止白色念珠菌的生长和繁殖。轻症患儿不用其他药物，病变在2～3天内即可消失，但仍需继续用药数日，以预防复发。也可用本药在哺乳前后洗净乳头，以免交叉感染或重复感染。

2. 甲紫(龙胆紫)水溶液

甲紫液在1∶10万的浓度时，仍能抑制念珠菌的生长。口腔黏膜以1/2 000(0.05%)浓度为宜，每日涂搽3次,以治疗婴幼儿鹅口疮和口角炎。但药物染色后,不宜观察损害的变化。市售1%甲紫醇溶液,因刺激性大,不宜直接用于婴幼儿口腔黏膜,但可用于皮肤病损。

3. 氯己定

氯己定有抗真菌作用,可选用0.2%溶液或1%凝胶局部涂布、冲洗或含漱,也可与制霉菌素配伍成软膏或霜剂,其中亦可加入少量去炎舒松,以治疗口角炎、托牙性口炎等(可将霜剂涂于基托组织面戴入口中)。以氯己定液与碳酸氢钠液交替漱洗,可消除白色念珠菌的协同致病菌——革兰阴性菌。

4. 西地碘

是一种具有高效、低毒和广谱杀菌活性的分子态碘制剂,商品名华素片。抗炎杀菌能力强而且适合于混合感染,口感好。每日3～4次,每次1片含化后吞服。禁用于碘过敏者。

5. 制霉菌素(mycostatin)

本药属四烯类抗生素,1 mg相当于2 000单位,宜于低温存放。不易被肠道吸收,故多用于治疗皮肤、黏膜以及消化道的白色念珠菌感染。局部可用5万～10万U/ml的水混悬液涂布,每2～3小时1次,涂布后可咽下。也可用含漱剂漱口,或制成含片剂、乳剂等。本药的抑菌作用,可能是通过破坏细胞膜释放钾,从而引起细胞内糖原分解中止而失去活力。本品也可口服,副作用小,偶尔有引起恶心、腹泻或食欲减退者。局部应用口感较差,有的患者难以耐受。疗程7～10日。

6. 咪康唑(miconazole)

本药为人工合成的广谱抗真菌药,局部使用的硝酸咪康唑的国内商品名达克宁。除抗真菌外,本药尚具有抗革兰阳性细菌的作用。散剂可用于口腔黏膜,霜剂适用于舌炎及口角炎,疗程一般为10日。另据报道用咪康唑凝胶涂口腔患处与义齿组织面,每天4次,治疗托牙性口炎(慢性红斑型口腔白色念珠菌病)疗效显著。咪康唑能直接破坏真菌细胞膜,使麦角固醇合成发生障碍,以达到抗真菌的目的。

此外,局部应用克霉唑霜、酮康唑溶液及中成药西瓜霜、冰硼散等均可治疗口腔白色念珠菌感染。

(二)全身抗真菌药物治疗

1. 酮康唑(ketoconazole)

为国外20世纪70年代后推荐使用的抗白色念珠菌新药,能抑制真菌细胞膜DNA和RNA,疗效快,口服吸收2小时后达到峰值,通过血循环达到病变区。成人剂量为每日1次口服200 mg,2～4周1个疗程。并可与其他局部用的抗真菌药合用,效果更好。对于皮肤、消化道等口腔外真菌病也有明显疗效,目前在国外已代替二性霉素。本药不可与制酸药或抗胆碱药同服,以免影响吸收。

酮康唑可引起肝损害,即化学性肝炎,严重时甚至造成死亡。这种非常罕见的情况与长期应用酮康唑有关,而剂量在3～5 mg/(kg · d)时是安全的。本品的一般副作用可耐受,如恶心、胃肠不适、头痛和无症状性转氨酶升高等。据认为,副作用的发生率为2%～20%不等。因此,对有肝病史者应慎用,1个疗程不宜超过7～10天。

2. 氟康唑(fluconazole)

为一种双三唑类衍生物,是新型抗真菌药。能抑制真菌细胞膜的主要成分——麦角固醇的合成,对人体不出现明显的肝毒性。该药极易溶于水,口服吸收完全,生物利用度高。此药在肾小管可重吸收,半衰期30小时,故每日口服1次即可。本品在组织内具有持久的抗真菌作用,所以疗效比其他抗真菌药物佳。据认为,服药后4小时,真皮内药物浓度仍达血浆浓度的5倍以上。所以氟康唑口服治疗浅部真菌病疗效好。对口腔念珠菌感染疗效优于酮康唑。剂量:首次一天200 mg,以后每天100 mg,连续7～14天。本品无严重副作用,以恶心(1%)较为常见,其次为皮疹,停药后症状消失。

3. 曲康唑(itraconazole)

是一种口服有效的三唑类抗真菌药。它可治愈80%以上的浅部皮肤黏膜真菌或酵母菌感染,其作用强于酮康唑。口服后在1.5～4小时达血浆峰浓度,在进餐时服用可改善吸收,给药14天以后达到血浆稳定浓度。剂量:每日口服100 mg。

4. 棘白球素类药物

最近有两种新的抗真菌抗生素上市,卡泊芬净(caspofungi)和米卡芬净(micafungi),属于棘白球素类药物,选择性的抑制β-1,3-葡聚糖合成酶,阻断真菌细胞壁合成。重要的是，由于哺乳动物细胞中不存在β-1,3-葡聚糖，故避免了药物可能对哺乳动物造成的毒性。其优点为具有优良的药物动力学性质，毒性小，并可每天一次给药，起效快。卡泊芬净是由 pnenumocandinB0 半合成制得的酯肽类抗生素，对念珠菌感染的疗效(90%)优于两性霉素 B(67%)，不良反应发生率(8%)明显低于两性霉素 B(25%)，静脉给药 50 mg/d。米卡芬净也为酯肽类半合成抗生素，由 pnenumocandinA0 制得，具有广泛抗真菌作用，对耐氟康唑和伊曲康唑的念珠菌也有作用，静脉给药 75mg/d。

5. 伏立康唑

伏立康唑(voriconazole)是一种新型的三唑类抗真菌药物，其作用机制也是抑制 14α-去甲基酶，药物动力学与氟康唑类似，体外抗菌谱与伊去康唑相似，可口服或静脉给药。目前已成功应用于临床念珠菌病的治疗。由于伏立康唑特殊的化学结构和作用机制，对耐氟康唑的克鲁斯念珠菌也非常有效。

6. 特比奈芬

特比奈芬(terbinafine)是在奈替芬基础上衍生出来的既可以口服又可以外用的丙烯胺类抗真菌药物。它通过高选择性抑制真菌角鲨烯环氧化酶而导致麦角固醇生物合成障碍及角鲨烯在膜内的聚集，最终产生杀真菌作用。其抗菌谱广，特别是口服效果好，毒副反应低，患者耐受性好。国内有报道，特比奈芬治疗平滑念珠菌所致口腔念珠菌病取得满意效果。

7. 几丁质酶抑制剂

尼可霉素 Z 和 X 为其代表药物，其结构与几丁质合成酶的底物 UDP-N-乙酰葡糖胺类似，因而可竞争性抑制几丁质合成酶，影响真菌细胞的分裂和成熟，破坏真菌细胞壁结构。由于哺乳动物细胞内不含几丁质合成酶，因而该类药物可选择性作用于真菌，降低毒副作用。尼可霉素 Z 和 X 对富含几丁质合成酶的真菌活性较高，但同时说明它们的抗菌谱相对较窄，目前又筛出一个新型的几丁质合成酶抑制剂 arthrichitin，克服了尼可霉素抗菌谱窄的缺点，对念珠菌有广谱活性。

8. 作用于甘露聚糖和甘露聚糖-蛋白质复合物的药物

普拉米星(pradimicin)和贝那米星(benamomicin)为代表药物，该类药物通过 Ca^{2+} 选择性地与真菌细胞壁上的甘露聚糖和甘露聚糖复合物桥连，使甘露聚糖的空间结构发生改变，从而引起细胞壁破裂、细胞膜通透性增加，导致细胞死亡。具有广谱的体内、体外活性，并对耐受氟胞嘧啶的菌株有活性。

9. 真菌延长因子抑制剂

延长因子(elongation factor EF)是真菌和哺乳动物细胞中蛋白质的生物合成所必需的。延长因子有 3 种，EF1 和 EF2 为真菌和哺乳动物所共有，但结构差异较大，EF3 为真菌所特有。粪壳菌素(sordarin)及其衍生物是 EF2 的选择性抑制剂，该类化合物对念珠菌和新型隐球菌效果较好，但抗菌谱相对较窄。EF3 抑制剂可能是一种很有潜力的广谱抗真菌药物。

(三)增强机体免疫力

对于身体衰弱、有免疫缺陷或与之有关的全身性疾病，长期使用免疫抑制剂的白色念珠菌感染患者，以及慢性念珠菌感染者，需辅以增强免疫力的治疗措施，如注射卡提素(肌注，0.5 mg/次，2～3 日 1 次)，胸腺肽(肌注，2 mg/次、2～3 次/周)，转移因子(腋窝皮下注射，2 ml/次，2～3 次/周)等。

(四)联合用药

对严重真菌感染的联合用药方面，公认两性霉素 B 和氟胞嘧啶具有协同作用，已通过动物实验和体外药敏实验获得证实。目前认为，治疗真菌感染性疾病最佳联合用药方案为：两性霉素 B(每日 0.5～1 mg/kg)和氟康唑(每日 400～600 mg)，持续 10～14 天。然而，Louie 和 Samaranayake 在体外实验中发现，对白色念珠菌两性霉素 B 和氟康唑表现为拮抗作用。特比奈芬和唑类药物(如氟康唑、伊曲康唑、伏立康唑等)联合使用，体外实验证实有协同作用。临床也有成功治疗耐氟康唑的的口腔念珠菌感染病例。体外实验还发现，尼可霉素 Z 和氟康唑、伊曲康唑等唑类药物对白色念珠菌、近平滑念珠菌等具有协同作用。卡泊芬净和伊曲康唑合用时有协同作用，而和伏立康唑联合使用未发现有协同作用。

(五)手术治疗

对于白色念珠菌白斑中的轻度、中度上皮异常增生,经以上药物治疗后(疗程可达3～6个月),可能逆转或消失。对于此种癌前损害,在治疗期间应严格观察白斑的变化,定期复查,若治疗效果不明显或患者不能耐受药物治疗,应考虑手术切除。

七、预防

(1)消除潜在诱因:例如,避免产房交叉感染,分娩时应注意会阴、产道、接生人员双手及所有接生用具的消毒。

经常用温开水拭洗婴儿口腔,哺乳用具煮沸消毒,并应保持干燥,产妇乳头在哺乳前,先用1/5 000盐酸氯己定溶液清洗,再用冷开水拭净。

儿童在冬季宜防护口唇干燥开裂,改正舔唇吮舌的不良习惯。

(2)对于患慢性消耗性疾病、长期使用抗生素和免疫抑制剂者应警惕念珠菌病的发生,特别要注意容易被忽略的深部(内脏)白色念珠菌并发症的发生。

(陈谦明　赵　曼)

参 考 文 献

1. 李秉琦,实用口腔黏膜病学. 第1版,成都:四川科学技术出版社,1987
2. 李秉琦. 口腔黏膜病学. 第1版. 北京:人民卫生出版社,2000
3. 周红梅,胡涛,高庆红. 口腔科常见病用药指南. 第1版. 成都:四川科学技术出版社,1998
4. 郑际烈. 口腔黏膜病诊断学. 第1版. 南京:江苏科学技术出版社,1999
5. 彭文伟. 现代感染性疾病与传染病学(上册). 第1版. 北京:科学技术出版社
6. 白天玺,张庆华. 现代念珠菌病学. 第1版. 北京:人民军医出版社,1995
7. Li L, Redding S, Dongari-Bagtzoglou A. Candida glabrata: an emerging oral opportunistic pathogen. J Dent Res, 2007, 86(3): 204～215
8. Gutiérrez J, Morales P, González MA, et al. Candida dubliniensis, a new fungal pathogen. J Basic Microbiol, 2002, 42(3): 207～227
9. Prill SK, Klinkert B, Timpel C, et al. PMT family of Candida albicans: five protein mannosyltransferase isoforms affect growth, morphogenesis and antifungal resistance. Mol Microbiol. 2005, 55(2): 546～560
10. Timpel C, Zink S, Strahl-Bolsinger S, et al. Morphogenesis, adhesive properties, and antifungal resistance depend on the Pmt6 protein mannosyltransferase in the fungal pathogen candida albicans. J Bacteriol, 2000, 182(11): 3063～3071
11. Spreghini E, Gismondi A, Piccoli M, et al. Evidence for alphavbeta3 and alphavbeta5 integrin-like vitronectin (VN) receptors in Candida albicans and their involvement in yeast cell adhesion to VN. J Infect Dis, 1999, 180(1): 156～166
12. Santoni G, Lucciarini R, Amantini C, et al. Candida albicans expresses a focal adhesion kinase-like protein that undergoes increased tyrosine phosphorylation upon yeast cell adhesion to vitronectin and the EA by 926 human endothelial cell line. InfectImmun, 2002, 70(7): 3804～3815
13. Brown AJ, Odds FC, Gow NA. Infection-related gene expression in Candida albicans. Curr Opin Microbiol. 2007, 10(4): 307～313
14. Fu Y, Ibrahim AS, Sheppard DC, et al. Candida albicans Als1p: an adhesin that is a downstream effector of the EFG1 filamentation pathway. Mol Microbiol, 2002, 44(1): 61～72
15. Gaur NK, Smith RL, Klotz SA. Candida albicans and Saccharomyces cerevisiae expressing ALA1/ALS5 adhere to accessible threonine, serine, or alanine patches. Cell Commun Adhes, 9(1): 45～57
16. Zhang N, Harrex AL, Holland BR, et al. Sixty alleles of the ALS7 open reading frame in Candida albicans: ALS7 is a hypermutable contingency locus. Genome Res, 2003, 13(9): 2005～2017
17. Gaur NK, Klotz SA. Expression, cloning, and characterization of a Candida albicans gene, ALA1, that confers adherence properties upon Saccharomyces cerevisiae for

extracellular matrix proteins. Infect Immun, 1997, 65 (12):5289～5294

18. Gaur NK, Klotz SA, Henderson RL. Overexpression of the Candida albicans ALA1 gene in Saccharomyces cerevisiae results in aggregation following attachment of yeast cells to extracellular matrix proteins, adherence properties similar to those of Candida albicans. Infect Immun, 1999, 67(11):6040～6047
19. Kinneberg KM, Bendel CM, Jechorek RP, et al. Effect of INT1 gene on Candida albicans murine intestinal colonization. J Surg Res, 1999, 87(2):245～251
20. Asleson CM, Bensen ES, Gale CA, et al. Candida albicans INT1-induced filamentation in Saccharomyces cerevisiae depends on Sla2p. Mol Cell Biol, 2001, 21(4): 1272～1284
21. Wiesner SM, Bendel CM, Hess DJ, et al. Adherence of yeast and filamentous forms of Candida albicans to cultured enterocytes. Crit Care Med, 2002, 30(3): 677～683
22. Naglik JR, Fostira F, Ruprai J, Staab JF, Challacombe SJ, Sundstrom P. Candida albicans HWP1 gene expression and host antibody responses in colonization and disease. J Med Microbiol. 2006 Oct, 55(Pt 10):1323～1327
23. Naglik J, Albrecht A, Bader O, et al. Candida albicans proteinases and host/pathogen interactions. Cell Microbiol. 2004 Oct, 6(10):915～926

第六章　性传播疾病的口腔表征

性病(venereal diseases)兹在强调性行为在疾病的传播过程中扮演的重要角色。我国传统上将淋病、梅毒、软下疳(chancroid)、腹股沟肉芽肿(donovanosis)、性病性淋巴肉芽肿(lymphogranuloma venereum,LGV)列入性病范畴,20 世纪 70 年代随性接触传播的疾病日益增多和性病的研究深入,性病的概念也就有所扩大,故 WHO 把性病统称为性传播疾病(sexually transmitted diseases, STDs)。STDs 习惯上是指通过性接触或类似性行为而发生初次感染的任何疾病,如淋病(gonorrhoea)、梅毒(syphilis)。目前 STDs 除传统性病外还包括尖锐湿疣(HPV-genital wart)、生殖器疱疹(genital herpes)、滴虫病(trichomoniasis)、丙型肝炎/乙型肝炎(hepatitis C/B)、念珠菌病(candidiasis)、巨细胞病毒感染(cytomegalovirus)等 20 多种(有些尚存争议)。其中,梅毒、淋病、生殖器疱疹、尖锐湿疣、软下疳、非淋菌性尿道炎、性病性淋巴肉芽肿和艾滋病 8 种疾病被列为我国重点防治的性传播疾病。引起性传播疾病的病原体有:病毒、衣原体、支原体、细菌、真菌、螺旋体、原虫(单细胞生物)、体表寄生虫。由病毒引起的性传播疾病有艾滋病、生殖器疣和生殖器疱疹等,由细菌引起的则有淋病和梅毒等。疥疮、滴虫病和阴虱由寄生虫引起。

在西方国家,STDs 多发生在 15～30 岁人群,一般男性多于女性。STDs 使患者增加患上其他疾病的危险性,一个人可以同时患上几种 STDs。20 世纪 80 年代以来,我国性传播疾病患病率迅速增长,全国 31 个省、市、自治区均有发生,保守估计每年实际新增病例是报告病例的 5～10 倍。性传播疾病的控制是一项艰巨而复杂的任务。STDs 是 HIV 传播的温床,HIV 发病率在 STDs 患者中增加 0.12%,STDs 的广泛传播势必导致 HIV 感染上升。

STDs 对人类的健康危害性大,对家庭、社会构成威胁,其临床处理计划应包括抗病原体治疗,防治宣教,追踪观察,性伴侣检测/治疗。患者可以发生潜伏感染和混合感染。我国 STD/HIV 防治计划要求到 2005 年底 STD/HIV 年增长率在 10%以下,输血感染控制在 1/10 万以内(高发区则调为 1/万～1/5 万),2010 年将 HIV 感染控制在 1/150 万以下。

STDs 的发生、传播与社会因素有很大关系,要树立预防第一的思想,应加强精神文明教育,普及性传播疾病防治知识,抓好监测工作,加强综合治理措施。

第一节　淋　病

淋病(gonorrhea)是由淋球菌引起的一种泌尿生殖器黏膜传染性炎症疾病,主要通过性接触直接传染,也可通过被患者分泌物污染的浴巾、衣服、被褥、便盆、医疗器械等而间接传染。由于妇女患者多数为无症状带菌者,加之产 β-内酰胺酶的抗药菌株和由染色体介导的对多种抗生素产生抗药性菌株的出现,使淋病的防治发生困难,是当今世界上患病最多的一种性传播疾病。

一、病因

淋球菌又称淋病奈瑟菌(neisseria gonorrhoeae),是一种革兰阴性双球菌,呈球形或肾形,成对排列,其接触面平坦或稍凹陷。直径约 0.6～0.8 μm,无芽孢,无鞭毛,有菌毛。培养菌落呈表面光滑、突起、半透明、高亮度、直径 0.5～1.0 mm 圆形菌落。在脓性标本中,此菌通常位于中性粒细胞内,在慢性淋病时常位于细胞外。本菌最适 pH 值为7.5，最适温度为35～37 ℃，营养要求高。目前国外常用的是Thayer-Martin（T-M）培养基，国内常用血液琼脂、巧克力琼脂、EPV琼脂等培养基。培养时须置5%～10%CO_2条件下才能生长发育。

本菌所含致病物质有菌毛、外膜蛋白、IgA_1蛋白水解酶、脂多糖和铁调节蛋白。人类是淋球菌的惟一天然宿主。本菌主要侵犯黏膜，尤其是对单层柱状上皮和移行上皮形成的黏膜有亲和力。淋球菌借助于菌毛所含的黏附因子黏附到上皮细胞的表面进行繁殖，通过上皮细胞的吞噬作用进入细胞内生长，导致细胞溶解破裂，淋球菌因而被排至细胞外黏膜下层。细菌的内毒素、脂多糖与补体结合产生的化学毒素诱导中性粒细胞聚集、吞噬引起局部急性炎症，导致充血、水肿、化脓引起疼痛。当细菌进入尿道腺体、隐窝后，即成为慢性淋病的主要病灶。人体患病后虽可产生相应的细胞免疫和体液免疫，但免疫力很弱，不足以抵御再感染。

淋球菌可发酵葡萄糖产酸，但不酵解麦芽糖、蔗糖和乳糖，氧化酶试验阳性。淋球菌对理化因子抵抗力弱，在完全干燥的环境中1～2小时即死亡，在不完全干燥的环境中可存活8～24小时。对一般消毒剂亦很敏感，在1∶4 000硝酸银溶液中存活2分钟，1%碳酸1～3分钟死亡，0.1%升汞溶液可使其迅速死亡。

二、临床表现

潜伏期一般为2～10天，平均3～5天，多发生于性活跃的中青年。在男性，主要累及尿道，女性除累及尿道外，尿道周围的腺体、子宫颈也可被累及。原发性皮肤淋病和淋病性口炎少见。5%～20%男性和60%的女性感染后可无明显症状。

（一）男性淋病

患者因性交而被感染，主要表现为尿道炎。根据病程又分为急性和慢性。发病初期，尿道口轻度潮红、肿胀，患处有轻度瘙痒、灼热、疼痛感。数日后，随着淋球菌的大量繁殖，尿道黏膜受累范围扩大，可见大量的黄白色或黄绿色脓液自尿道口溢出，尿道口肿胀外翻，排尿疼痛。感染可沿淋巴管上行，引起双侧腹股沟淋巴结肿大，称淋病性横痃。少数患者有发热、头痛、乏力等全身症状。双杯尿试验显示第一杯尿液因有脓细胞而呈薄雾状，第二杯尿清亮，表明仅有前尿道炎。如不经治疗，2周后多数患者淋球菌感染超出外括约肌，引起急性后尿道炎。表现为尿频、尿急、尿痛，甚至终末血尿，会阴部有钝痛、压迫感，双杯试验示两杯尿液均混浊。淋菌侵入周围器官可引起前列腺炎、附睾炎、精束腺炎、膀胱炎等合并症。

急性淋病性尿道炎未经治疗或治疗不当，尿道炎症状持续2个月以上或反复出现，就称为慢性淋病性尿道炎。患者自觉症状较轻，尿道仅有轻度刺痛、灼热感或痒感。挤压阴茎根部，可见少量稀薄分泌物溢出，清晨尿道口有黏着性分泌物附着，呈“糊口”现象，尿液较清，但仍可见淡薄丝状物。常合并有前列腺腺炎、精束索炎、附睾炎和膀胱炎。由于淋菌侵入腺体、隐窝，可长期存活，使药物难以达到，不易彻底治疗，给患者带来很大的精神负担。故早期彻底的治疗是淋病治愈的重要因素。慢性淋病可呈急性发作。长期的反复发作，尿道可因瘢痕收缩而产生尿道腔狭窄，表现为排尿不畅、上行性感染。

（二）女性淋病

女性患者一般症状轻微，无症状者可高达60%以上，故较少就医或易被漏诊。女性因阴道短，淋病易蔓延到邻近组织器官。女性淋病好发部位为子宫颈，其次为尿道、尿道旁腺、前庭大腺。临床表现为阴道脓性分泌物增多，宫颈明显充血、水肿糜烂，流出脓性分泌物。尿道炎症状一般较轻，表现为尿频、尿急、尿痛，挤压尿道口有脓性分泌物。尿道旁腺受染时表现为腺体肿大，开口红肿，挤压尿道旁腺有脓性分泌物。前庭大腺受染为淋病最常见并发症。此外，感染上行可引起盆腔炎、盆腔脓肿及腹膜炎。长期输卵管炎可引起输卵管狭窄、阻塞，导致不孕症或宫外孕。

（三）儿童淋病

（1）幼女淋菌性外阴阴道炎：多由于与患有淋病的人密切接触，共用浴巾、浴盆、便器，患者污染的手为小孩洗涤外阴等而间接感染，也有因性虐待而直接感染者。主要表现为急性外阴阴道炎和尿道炎，前者阴道口黏膜发红肿胀，周围皮肤发红，可有糜烂及渗液，阴道口有黄色脓液流出；后者尿道口有脓液，有尿频、尿急症状。

(2)新生儿淋菌性结膜炎：由患淋病的母亲产道感染，表现为结膜充血水肿，大量脓性分泌物，不经治疗可发展为角膜溃疡、虹膜睫状体炎，导致失明。成人淋菌性眼炎少见。

（四）口腔淋病

临床少见，患者多由与有性器官淋病的人口交而感染，可以处于隐性感染状态。

1. 淋球菌性咽喉炎

表现为咽柱、咽后壁广泛充血，扁桃体肿大，悬雍垂表面可有散在小溃疡，充血黏膜上覆盖黄白色假膜。

2. 淋球菌性口炎

在舌、颊、牙龈、口底出现黏膜的充血、红斑水肿，表面可有小溃疡，并有黄白色假膜。口腔淋病表现一般无特异性，口腔前份黏膜未受损伤状态下对淋球菌具有抵抗力，故此型淋病少见。

（五）播散性淋球菌感染

本型淋病少见，仅占淋病患者总数的1%以下。由于淋球菌侵入血液，在全身引起播散性淋球菌感染，患者有寒战、发热、全身不适、食欲不振等全身症状。典型表现常为淋菌性皮炎、关节炎。皮肤损害出现带有红晕的小水疱，不久变为血性脓疱或大疱，成群出现，散在分布于四肢，数天后可自愈，留下浅瘢痕。如患者手指出现灰色脓性疱疹，对淋病有很大的提示作用，若无系统症状及临床可见的尿道炎，也要对患者进行淋球菌的培养检查。淋病关节损害主要累及膝、腕、踝部，但常倾向局限于一个关节。此外亦可见淋菌性心内膜炎、淋菌性脑膜炎、淋菌性肝炎。诊断以血液、关节液、皮损等处淋球菌培养阳性为准。

三、诊断与鉴别诊断

（一）诊断

根据临床体征、接触史、细菌学检查确定诊断，对慢性病例可取晨尿沉渣多次进行细菌检查，对非性器官淋病（如口腔淋病）及并发症的诊断，必须从局部损害的分泌物、血液、关节液等处淋球菌培养阳性，才能确诊。对淋菌培养阴性，病史、体征怀疑淋菌感染者，可应用多聚酶链式反应（PCR）检测淋菌DNA以协助诊断。

（二）实验室检查

目前简便实用的是涂片和淋菌培养。

1. 直接涂片

急性淋病患者病损部位脓性分泌物直接涂片、革兰染色查到多形核白细胞内数对G^-双球菌。其阳性率男性可达95%，女性较低，仅50%～70%。女性生殖道杂菌较多，某些条件致病菌与淋球菌形态相似，可能出现假阳性，此类患者宜作细菌培养加以证实。

2. 细菌培养、鉴定

细菌培养是目前WHO推荐的筛选淋病患者的惟一方法。对无症状、症状很轻的女性、男性患者都很敏感。以无菌清水浸湿过的藻酸钙拭子在病损处刮取标本接种到适宜的培养基（如改良的Thayer-Martin培养基），在35～36 ℃温度，含有3%～10% CO_2的大气中（可用蜡烛缸）孵育48小时。24小时后已可见某些菌落；大多数在48小时出现。取可疑菌落进行涂片镜检，并作氧化酶试验、糖发酵试验予以鉴定。

3. 其他

可采用单克隆抗体标记的免疫荧光法、酶免疫法、基因探针和分子杂交技术，快速检测β-内酰胺酶等方法进行快速诊断，此类检测法尚不作为临床常规检测。

4. 药物敏感试验

由于产青霉素酶淋病奈瑟菌（PPNG）菌株出现，故检出的淋球菌应作药敏试验，常用的方法有纸片扩散法和试管稀释法。

（三）鉴别诊断

1. 膜性口炎

是由金黄色葡萄球菌、溶血性链球菌、肺炎双球菌等为主的球菌感染引起的急性炎症。临床上多见于口腔黏膜损伤后继发性感染而发生。膜性口炎可发生于口腔黏膜的任何部位，病损区充血水肿，覆盖黄白色或灰白色假膜，较易整块拭去。假膜厚实、表面光滑，有一定光泽。患者可有区域淋巴结肿大、压痛。涂片检查和细菌培养可明确诊断。

2. 急性假膜型念珠菌口炎

可发生于任何年龄，以新生儿、婴儿最为多见。病损可发生于口腔黏膜的任何部位，以颊舌、软腭、口底多见。病损特征是黏膜上出现白色凝乳状斑点，绒状、斑片状假膜，全身反应一般较轻，念珠菌培养可明确诊断，抗真菌治疗有效。

3. 急性坏死性龈口炎

目前由于人们生活质量、营养水平普遍提高，这种疾病临床已不多见。本病可在营养不良、免疫力明显下降的儿童或成年人中出现。其特征为多个龈乳头的坏死、溃疡，上覆灰白色假膜，疼痛、出血，口臭明显。病损进行性发展可造成牙周组织破坏，牙齿松动、脱落，邻近组织的坏死、缺损(坏死性溃疡性龈口炎)，坏死区涂片染色，可查见大量的螺旋体、梭形杆菌。

4. 白喉

由白喉棒状杆菌引起的急性呼吸道传染病。由于实施计划免疫，发病率明显下降。患者多见于儿童，发病以秋冬季多见，居住拥挤、卫生条件差易造成流行。感染后可获得较牢固的免疫力。临床特征为扁桃体充血、水肿、灰白色假膜、全身毒血症症状。重症病例伴发心肌炎和末梢神经麻痹。细菌学检查：G^+杆菌，菌体细长微弯，荚膜、芽孢、鞭毛、菌毛均无，排列呈散在 L、V、Y 字形及不规则栅栏状。菌体着色不均，两端或一端膨大，有异染颗粒。血清荧光抗体法检测有助于确定诊断。

四、治疗

淋病患者应早期诊断，早期治疗，避免转为慢性和出现并发症或后遗症。夫妻、性伴侣应同时进行治疗，并应做好消毒隔离，遵循及时、足量、规则用药的原则，同时注意患者有无其他性病、支原体、衣原体感染。淋病的治疗还需注意以下几个方面：①早期诊断和正规治疗是可以达到治愈的，因此，得病后不必过分担心和忧虑。为了尽快恢复健康，除药物治疗外，良好的情绪、营养与适当锻炼至关重要。②遵医嘱治疗十分必要，自行停药、增减药物，或找游医治疗会有不良后果。③约请配偶或性伴侣来医院检查和配合治疗是对自己和他人健康负责的行为。

(一)全身用药

(1)普鲁卡因青霉素 G 480 万单位，1 次肌注(分两侧臂部)；或羟氨苄青霉素 3 g 1 次口服，加用丙磺舒 1 g，1 次口服。

(2)氟哌酸 800 mg/d，或氟嗪酸 400 mg 顿服。

(3)有合并症淋病及产青霉素酶淋球菌感染

①头孢三嗪(菌必治)250 mg 1 次肌注，有合并症者连用 10 日。

②壮观霉素(淋必治)2 g 1 次肌注，有合并症者连用 10 日。

③氟哌酸 200 mg 口服，每日 3 次，共 7 日。

④氟嗪酸 200 mg，每日 2 次，口服，共 7 日。

⑤环丙沙星 500 mg，顿服，或氧氟沙星 400 mg，顿服。疗程为 1 周。

(二)口腔用药

口腔局部可选用洗必泰、聚维酮碘、含嗽剂和喷剂使用。对泌尿生殖系统有症状的患者到皮肤科性病诊室治疗。

(三)疗效标准

淋病治愈标准为：①症状、体征全部消失；②尿常规检查阴性；③治疗结束后第 4 天和第 8 天男性患者作前列腺按摩，女性从宫颈、阴道取材作涂片和培养，连续 2 次均为阴性。

对发生口腔损害的淋病患者，口腔医生除注意口腔病损的愈合外，还应注意患者生殖系统淋病治愈情况，叮嘱患者不要再与性病患者发生性行为。

第二节 梅 毒

梅毒(syphilis)是由苍白螺旋体引起的一种全身性慢性传染病,按传染方式分为后天(获得性)梅毒(acquired syphilis)和先天(胎传)梅毒(congenital syphilis)。前者主要通过性接触传染,后者由母体内的苍白螺旋体通过胎盘传染给胎儿。

一、病因学

(一)微生物学

苍白螺旋体(treponema pallidum,TP)又称梅素螺旋体,为密螺旋,菌体纤细,大小约 6 μm×15 μm×(0.1～0.25)μm,两端尖细。有 6～15 个呈锐角弯曲而规则的螺旋,螺旋体透明,普通显微镜不能看见,在暗视野显微镜下观察,运动活泼,方式有蜿蜒前进、沿纵轴旋转而前后移动和伸缩移动。为便于查见,常用 Fontana 镀银染色法,染成棕褐色或 Gliemsa 染色呈淡红色。电镜下观察有外膜、轴丝及鞭毛样结构。外膜主要由蛋白质、类脂和糖组成,具有抗原性。

梅毒螺旋体不易人工培养,属厌氧微生物,在适当条件下每 30～33 小时横断分裂繁殖一次,易在家兔睾丸、眼前房内繁殖并保持毒力,故一般多用家兔接种,制作梅毒血清反应抗原。

梅毒螺旋体对外界环境抵抗力很弱,对热、干燥敏感,体外干燥环境下不易生存。在潮湿器皿、毛巾上可生活数小时,100 ℃立即死亡,60 ℃ 2～5 分钟死亡,40 ℃ 3 小时死亡,39 ℃ 4 小时死亡。对寒冷抵抗力强,0 ℃ 1～2 天,－78 ℃经数年不丧失传染性。一般消毒剂如升尿(1∶1 000)、热肥皂水、苯酚、乙醇、砷剂均易将其杀灭。

梅毒螺旋体的致病物质一是位于表面的类似荚膜样黏多糖,具有抗吞噬作用;二是透明质酸酶,能作为受体与宿主细胞膜上的透明质酸相黏附,分解宿主组织、细胞的透明质酸,利于螺旋体扩散,破坏毛细血管、导致组织坏死、溃疡形成。自然情况下,梅毒只感染人类,梅毒的免疫属传染性免疫,但免疫力不完全,不能完全清除体内的螺旋体,临床上表现为硬下疳的自愈和潜伏状态。

(二)传染途径

1. 性接触传染

绝大多数(达 90%)的梅毒患者由性接触传染,未经治疗的患者在感染后 1 年内最具传染性。随时间延长,传染性逐渐减小。

2. 胎传

多发生在妊娠 4 个月以后,患病孕妇体内的梅毒螺旋体可通过胎盘传染胎儿,引起胎儿宫内感染,导致流产、早产甚至死亡。胎盘传染多发生在早期梅毒的孕妇。胎传梅毒(先天性梅毒)患者,妊娠时未经治疗,也可传染给子女。即所谓第三代梅毒,但是罕见。分娩时,胎儿经产道传染上梅毒,不属胎传梅毒。

3. 非性接触传染

少数人可因与梅毒患者的皮肤、黏膜发生非性接触的直接接触而传染,尤其皮肤黏膜有损伤情况下增大了被感染的可能性,如接吻、哺乳、妇科检查。

4. 间接接触传染

因接触带有梅毒螺旋体的内衣、毛巾、剃刀、餐具、烟嘴和医疗器械而被传染。

5. 输血传染

由于输入有传染性的梅毒患者血液而受到感染。

二、临床表现

梅毒根据传染途径分为后天(获得性)梅毒和先天(胎传)梅毒。根据病程分为早期梅毒和晚期梅毒。

(一)后天(获得性)梅毒

1. 一期梅毒(primary syphilis)

特征性病损为硬下疳(chancre)。在梅毒螺旋体侵入人体后 9～90 天,平均 3 周,在受侵部位出现硬下疳。病损初起为单个黯红色斑丘疹或丘疹,逐渐增大，很快表面形成红色糜烂面，并演变为浅溃疡，病损直径约 1～2 cm，圆形或类圆形，略高出于皮肤或黏膜表面，基底平坦或有细粒状，边界清楚，触之有软骨样硬度，无疼痛。硬下疳数目常为单个，偶有 2～3 个。损害部位常发生于生殖器，男性多发生于阴茎包皮、冠状沟、龟头，也可发生于尿道内、阴囊上；女性则多见于阴唇、尿道、子宫颈，会阴等处也可发生。口腔是仅次于生殖器的好发部位，有资料表明好发顺序依次为唇、扁桃体、舌、龈、腭，此外肛门、乳房也可发生下疳损害。唇部下疳是口腔硬下疳最多见的损害，以下唇多见，上下同时发生者少见。唇下疳常伴唇部肿胀、溃疡面不光滑或有黄薄痂，触之较硬，颌下淋巴结肿大。舌部下疳多位于舌前份，颏下、颌下淋巴结肿大。下疳溃烂处触之软骨样感，无痛，表面可有灰白色或黄色假膜和薄痂。周围水肿，伴有颌下淋巴结、颏下淋巴结肿大。在感染 1～2 周后，病损区相应淋巴结逐渐肿大、变硬、不融合、表面无红肿热痛，从硬下疳和受累淋巴结取材涂片、暗视野显微镜检查，可见大量梅毒螺旋体存在。硬下疳未经治疗，约 2～6 周可自行痊愈，遗留轻微萎缩性瘢痕或色素。淋巴结消退速度慢于下疳，下疳发生 3 周后，梅毒血清试验开始阳性。

2. 二期梅毒(secondary syphilis)

系一期梅毒未经治疗或治疗不规范，梅毒感染后 8～10 周左右螺旋体由淋巴系统进入血液循环大量繁殖播散而出现症状，可以侵犯皮肤、黏膜、内脏、心血管、神经系统。一般而言，患者常先有流感样症状，如低热、头痛、肌肉、关节痛、食欲减退及全身淋巴结肿大，继之出现皮肤、黏膜的损害，而其他系统的症状轻微或少见，本期感染力强。

(1)皮肤损害：形态多样，可有斑疹、斑丘疹、脓疱疹(少见)，常呈铜红色、褐红色，好发于掌跖，皮损常广泛对称，疏散不融合，发展、消退均缓慢，主观症状轻微。梅毒血清反应阳性。

1)斑疹性梅毒疹(梅毒性玫瑰疹)：为最早出现的二期梅毒疹，呈圆形或椭圆形，直径 0.5～2 cm，散在不融合，淡红至褐红色，对称分布于躯干两侧、肩、臂、四肢内侧。如掌跖部存在黯红色鳞屑斑、丘疹，具有特征性。自觉症状不明显，一般数周可自行消退。

2)丘疹性梅毒疹：较斑疹出现晚。常见为豆形丘疹梅毒疹，轻度高起，直径 2～5 cm 左右，呈铜红色，触之坚实，有浸润、压痛，表面光滑或有鳞屑，分布于颜面、躯干、四肢屈侧。尤其是掌跖部出现黯黄红色斑，触之有浸润感，具有特征性。如皮疹呈黯红色、扁平、融合成片，其上覆以厚鳞屑称银屑病样梅毒疹。当丘疹发生于毛囊口处称毛囊性梅毒疹(较少见)，常聚集形成斑块状，粟粒大(圆锥形)，微红或肤色，表面光滑或有鳞屑，好发于背部、四肢。在患者潮湿皱褶易受摩擦部位的皮肤、黏膜如肛门、生殖器、口角区，可发生蕈状、斑块状扁平湿疣，表面多有渗液，内含大量梅毒螺旋体。

3)脓疱性梅毒疹：少见，多发生于营养不良、身体抵抗力低下的患者。损害表现为红色浸润基底上出现深浅、大小不等的脓疱，表覆痂皮，有的有深在性溃疡，表覆痂皮厚实，形如牡蛎壳，愈后遗留瘢痕。

梅毒疹(syphilid)经 2～3 个月后，由于机体免疫力的作用，可以“自愈”，但可复发。复发性的损害，多发生于感染后 2 年内。晚期或复发性的梅毒疹常较局限，而不对称，有融合倾向，可排列成多层花状、片状、环状、匍行等形态。

(2)黏膜损害

1)梅毒性口炎：可在皮疹出现前、后或同时发生。黏膜呈弥漫性充血，主要见于口腔后分软腭、悬雍垂、舌腭弓、磨牙后区及牙龈，硬腭部分黏膜，可形成溃疡，表覆黄白色假膜，自觉症状不明显，可有口干、灼热感。

2)梅毒性咽炎：咽喉充血、潮红，扁桃体肿大，声嘶。

3)梅毒性舌炎：常在舌背中份处出现 1 个或多个充血、乳突剥脱区。

4)梅毒黏膜斑：为梅毒特征性的黏膜损害。可发生于口腔黏膜的任何部位，但好发于唇、舌、牙龈、软腭、扁桃体、咽前柱、颊部。损害为灰白色或黯白色的斑块，表面可有溃烂和白色假膜，高出于黏膜，周缘隆起，中央凹陷，边界清楚，无明显充血，表面不光滑但触诊无粗糙感，基底稍硬(图 6-1)。病损单个或多个，无疼痛，不予治疗可进行性发展。病损处含大量梅毒螺旋体。此外病损也可发生于小阴唇、阴道、宫颈部。

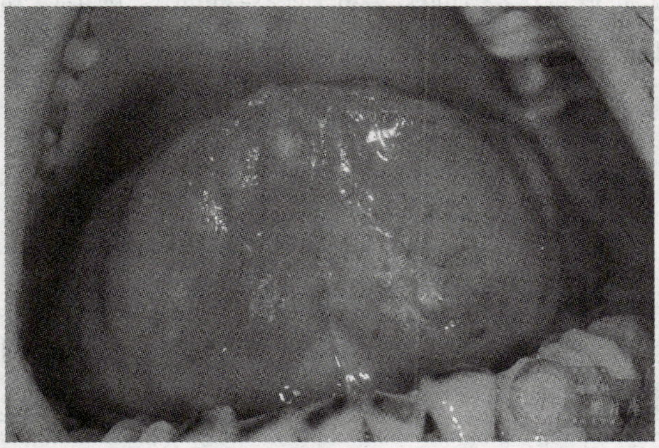

图 6-1　梅毒黏膜斑(舌腹)

3. 三期梅毒(晚期梅毒 tertiary or late syphilis)

早期梅毒未经治疗或治疗不充分,经一定潜伏期,约 1/3 患者发生三期梅毒,此时病期一般为 2 年以上。此期损害除皮肤、黏膜外,尚可侵犯内脏,特别是心血管及中枢系统等重要器官,危及生命。三期梅毒的共同特点为损害数目少,破坏性大,分布不对称,愈后遗留萎缩性瘢痕,损害内梅毒螺旋体很少,传染性小或无,梅毒血清反应阳性率渐低。

(1)晚期皮肤损害

1)结节性梅毒疹:形如黄豆或葡萄大,红褐色、铜红色结节,质硬,有浸润呈集聚状排列,好发于头、肩胛部、背及四肢伸侧,分布不对称,自觉症状轻微。

2)梅毒树胶肿(梅毒瘤 gumma):为破坏性最大的损害,多发生于皮肤和黏膜,也可发生于内脏器官。初为皮下深在性结节,渐扩大与皮肤粘连,为黯红色浸润斑块,中央渐软化破溃,流出黏稠树胶样脓液(故名树胶肿)。溃疡圆形或椭圆形,边缘清楚,呈紫红色。溃疡常一面愈合,一面继续发展,形成肾形、马蹄形外观,溃疡侧壁呈凿形状,数月后,溃疡结疤愈合。树胶肿可发生于身体各处皮肤,以小腿多见,常单发,自觉症状轻微。

(2)晚期黏膜梅毒

1)萎缩性梅毒性舌炎:由于螺旋体明显导致血管破坏,血循环障碍,舌面出现乳头消失区,发红、光滑,范围逐渐扩大,有时还伴分叶、沟裂表现。萎缩边缘易并发白角化、白斑损害,可导致癌变。

2)树胶肿:常侵犯口腔黏膜、鼻黏膜。口腔损害常发生于腭部和舌腭弓。初起黏膜出现小结节,渐扩大,中心软化、破溃,最终造成口、鼻腔相通的穿通性损害以及邻近组织的破坏、缺损,患者出现吞咽、发音功能的障碍。舌部的树胶肿多发生于舌背,扪之可发现在舌体深部或浅部的结节状物,多为单个。自然发展造成舌体的穿凿性溃疡,组织缺损影响舌体功能。鼻腔损害多发生于鼻中隔,树胶肿损伤骨膜、骨质,出现鼻中隔穿孔,形成鞍鼻。一般而言,树胶肿初期症状轻微,不为患者所注意。

此外,患者还可以出现骨梅毒(为骨膜炎,以长骨多见)、心血管梅毒、神经梅毒及眼梅毒。

(二)先天(胎传)梅毒

系由患梅毒母亲体内的梅毒螺旋体经胎盘及脐静脉进入胎儿体内所致。受染的胎儿易发生流产、死胎或分娩出先天梅毒儿。患儿不发生硬下疳,但生长发育受到影响。先天梅毒又分为早期(2 岁以内)和晚期(2 岁以上)两种。

1. 早期先天梅毒常见的症状

(1)营养障碍:发育、营养均差,消瘦,皮肤干皱,貌似老人,哭声低弱嘶哑,贫血。

(2)皮疹:深红或红铜色浸润斑块,外围丘疹。皮疹常发生于口腔外围、臂部和掌跖,重者可遍及全身。口周损害愈合后遗留放射状瘢痕,有一定诊断价值。

(3)黏膜损害:常见者为梅毒性鼻炎,可损及鼻软骨、鼻骨,引起中隔穿孔及鞍鼻。此外口腔亦可发生梅毒黏膜斑,喉头、声带受累导致声音嘶哑,失音。也可在皮肤、黏膜交接部位发生扁平湿疣。

(4)骨损害:常见为骨软骨炎,导致肢体假性麻痹,也可发生骨膜炎、骨髓炎。

(5)内脏损害:全身淋巴结、肝和脾均可肿大。也有报告并发肾病综合征及肾小球肾炎者。

2. 晚期先天梅毒

多在 2 岁以后发病,与晚期后天梅毒基本相似。其中以角膜、骨及神经系统损害最为重要,临床上可见活动性损害和标记性损害两种,后者为早期活动性梅毒损害遗留的永久性标记,可终身存在,具特征性,在活动损害早已消失后,有助于先天梅毒的诊断。

(1)皮肤黏膜损害:发病率较低,以树胶肿多见，好发于硬腭、鼻黏膜，破溃后形成上腭穿孔和鞍鼻。

(2)眼梅毒：常发生于8～15岁，以间质性角膜炎多见，特征性表现是弥漫性云雾状角膜，角膜逐渐部分或完全混浊，双目失明。

(3)骨梅毒：以骨膜炎多见，常累及胫骨，引起胫骨肥厚前弓，称军刀状胫。其次是长骨、颅骨发生树胶肿。

(4)神经梅毒：可发生在脑膜、脑膜血管、脑实质，表现为一个或多个肢体麻痹、神经性耳聋、视神经萎缩、癫痫、脊髓痨和麻痹性痴呆。

3. 标记性损害

(1)哈钦森牙(Hutchinson teeth)：切牙切缘中央呈半月状缺损、上宽下窄、牙体短厚、牙间隙增宽。

(2)实质性角膜炎：初为角膜炎，继之角膜混浊，失明，抗梅毒治疗常常无效。

(3)神经性耳聋：呈双侧性，发病急，多在10岁左右发病，与其他梅毒标记伴发，不单独出现。

以上三征称哈钦森三联征，其他标记包括额骨前凸、短颌、上腭弓狭窄、鞍鼻、桑椹牙、胸锁关节增厚、孔口周围放射状瘢痕、军刀胫等。

(三)潜伏梅毒(latent syphilis)

系指由于治疗或机体抵抗力增强，临床症状消失，但梅毒血清反应仍为阳性者(排除假阳性)。对潜伏梅毒的诊断要仔细询问病史，全面体检，实验室检查(包括脑脊液检查)方可确定。潜伏梅毒包括后天梅毒、先天梅毒，也分为早期潜伏梅毒(感染2年以内)和晚期潜伏梅毒(感染2年以上)。

三、组织病理学与免疫学

(一)组织病理学

基本病变为小动脉内皮细胞肿胀与增生，血管外围大量的淋巴细胞、浆细胞浸润。二、三期梅毒常见上皮样细胞和多核巨细胞的肉芽肿性浸润。

(二)免疫学

患者感染梅毒后，逐渐形成免疫力。患下疳后5～15天，血清中可以测出抗体，到二期抗体达高峰。此抗体分为非特异性和特异性两类，即IgG和IgM。经抗梅毒治疗治愈后可以再感染。

四、诊断与鉴别诊断

(一)诊断

梅毒的诊断必须结合病史、临床症状及体征、实验室检查结果综合分析诊断，必要时进行家属调查，追踪观察，试验治疗。

(二)实验室检查

1. 梅毒螺旋体检查

适用于早期梅毒皮肤、黏膜损害，如硬下疳、梅毒黏膜斑、扁平湿疣及湿丘疹。

(1)暗视野检查：临床常用。视野中无直接光线，光从四周透入，当有物体进入接物镜时，透入光射到物体上，物体将光折射到目镜方向，可在黑色背景下观察到发亮运动的螺旋体，根据其形态和运动特征加以判断。

(2)直接荧光抗体检查：取皮肤黏膜损害处血清渗出液，干燥后加兔抗人梅毒螺旋体荧光抗体，血清中梅毒螺旋体与兔抗人梅毒螺旋体抗体发生特异结合，在荧光显微镜下观察，梅毒螺旋体呈亮绿色荧光，其他种类螺旋体不发光。此法特异性高，但敏感性有待提高。

(3)涂片染色检查：镀银染色，螺旋体染成棕褐色，Giemsa染色呈淡红色。

2. 梅毒血清学试验

为诊断梅毒必需的检查方法，对潜伏梅毒，血清学的诊断尤为重要。梅毒螺旋体感染人体后，产生两种抗体，一种是非特异性抗心脂质抗体，用牛心脂质检测，对此种抗体的检测称非螺旋体抗原血清反应，属非特异性梅毒血清反应，且方法简便，敏感性高，可作为常规试验及筛选试验。定量试验可用于疗效观察、复发或再感染的判断。抗体滴度与病变活动性有关。一期梅毒阳性率70%，二期梅毒可达100%，此类试验特异性不高，可出现假阳性反应，例如麻风、结核、传染性单核细胞增多症、红斑狼疮、类风湿性关节炎、免疫接种、妊娠、吸毒等可能出现阳性反应，对反应阳性者，需作特异性试验加以证实。

常用的非螺旋体抗原试验有：

(1)性病研究实验室试验(veneral disease research laboratory,VDRL)；

(2)血清不加热反应素试验(unheated serum reagin test,USR)；

(3)快速血浆反应素环状卡片试验(rapid plasma reagin circle card test,RPR)。

常用的螺旋体抗原试验有：

(1)荧光密螺旋体抗体吸收试验(fluorescent treponemal antibody-absorption test, FTA-ABS test)；

(2)梅毒螺旋体血凝试验(treponema pallidum hemagglutination assay,TPHA)；

(3)酶联免疫吸附试验(ELISA)；

(4)多聚酶链反应(PCR)。

3. 脑脊液检查

以确定有无神经梅毒,检查项目包括：细胞计数、总蛋白测定、VDRL试验等。

4. 心肺X线检查

对诊断梅毒性主动脉炎、主动脉瘤、梅毒性心脏病有一定意义。

(三)鉴别诊断

1. 鳞癌

发生在唇、舌的鳞癌可能与硬下疳混淆,血清学检查、活检有助区分。

2. 白角化、白斑

需与二期梅毒黏膜斑鉴别,从病史、病程、表面性状触诊、血清学检查、抗生素治疗效果、活检等方面有助区别。

3. 恶性肉芽肿

发生在腭部,造成穿通性损害时需与腭部梅毒树胶肿区别。前者对放射治疗敏感,后者溃烂边缘较规则,性病史、梅毒血清学检查有助区别。

五、治疗

梅毒确诊后治疗原则是及时、足量、正规、定期追踪观察,对配偶、性伴侣同时检查和治疗。目前治疗梅毒的首选药物是青霉素,尚无耐药病例发生。对早期梅毒,实施正确治疗,完全可以治愈。

(一)早期梅毒方案(一、二期,病期在2年以内的潜伏梅毒)

普鲁卡因青霉素G 80万U/d,肌注,连续10日。或苄星青霉素G(长效西林)240万U分两侧臂部肌注,1次/周,共2次。对PNC过敏者改用红霉素或四环素500 mg,每日4次,口服,连续15日。治疗后3个月复查1次。

(二)晚期梅毒方案(包括三期梅毒,病期2年或不能确定病期的潜伏梅毒及二期复发梅毒患者)

普鲁卡因青霉素G 80万U/d,肌注,连续20日为1疗程,也可考虑第二疗程,疗程间休息2周。或苄星青霉素G 240万U,1次/周,肌注,共3次,对PNC过敏者用4环素,500 mg口服,每日4次,连续30日。

(三)妊娠梅毒

普鲁卡因青霉素G80万U/d,肌注,连续10日,妊娠初3个月内注射1疗程,末3个月注射1疗程,过敏者换用红霉素。所生婴儿还需补充治疗。

(四)先天梅毒

(1)早期先天梅毒：用普鲁卡因青霉素G5万U/(kg·d),肌注,连续10日,苄星青霉素5万U/kg,肌注1次。禁用四环素。

(2)晚期先天梅毒：普鲁卡因青霉素G5万U/(kg·d),肌注,10日为1疗程。

(五)治疗反应

梅毒治疗中可能出现吉海反应(Jarisch-Herxheimer reaction),即治疗后患者出现发热、寒战、头痛、乏力和病情加剧的现象,这可能是由于短期内大量螺旋体死亡释放大量的异性蛋白和毒素所致,这种情况一般出现在治疗初期(4～8小时内),严重者危及生命。为防止此类反应发生,尤其是心血管梅毒、神经梅毒患者在PNC使用前1天,给予强的松10 mg,每日2次,连续3日,并可采用小量渐增法注射普鲁卡因青霉素。青霉素过敏反应也是要注意的问题,由于改换药物影响抗梅治疗的效果,药物过敏的诊断要准确，必要时请专家会诊。

（六）疗效判定

1. 临床治愈

一期梅毒（硬下疳）、二期梅毒及三期梅毒（包括皮肤、黏膜、骨、眼、鼻等）损害愈合消退，症状消失。以下情况不影响临床治愈的判断：继发或遗留功能障碍（视力减退）；遗留瘢痕或组织缺损（鞍鼻、牙齿发育不良等）；梅毒损害愈合或消退，梅毒血清学反应仍阳性。

2. 血清治愈

抗梅毒治疗后2年内，梅毒血清学反应由阳性转变为阴性，脑脊液检查阴性。一期梅毒（硬下疳初期），血清反应为阴性时已接受充足抗梅毒治疗，可以不出现阳性反应，这种情况不存在血清治愈的问题。凡确诊为梅毒者，治疗前最好做定量试验。两次定量试验滴度变化相差2个稀释度以上时，才可判定滴度下降。梅毒患者在经过正规治疗以后，前3个月应当每月复查1次RPR（快速血浆反应素环状卡片试验）的滴度，以后可改为每3个月复查1次RPR，第二年每3个月或每半年复查1次RPR，以观察比较当次与前几次的RPR滴度变化的情况。如果每次检测的RPR滴度呈现不断下降的趋势，说明抗梅毒治疗是有效的。如果连续3～4次检测的结果都是阴性，则可以认为该患者的梅毒已经治愈。梅毒患者在抗梅治疗后，其血清反应一般有3种变化的可能：①血清学反应转阴；②血清滴度降低不转阴，或血清抵抗；③血清反应表明复发。

各期梅毒接受不同药物的治疗，血清反应转阴率可有差别。早期梅毒接受任何抗梅药物治疗，血清转阴率皆高，通常在1年内可达70%～95%，个别报告可达100%。当早期梅毒正规抗梅治疗后6个月，或晚期梅毒正规抗梅毒治疗后12个月，血清反应仍然维持阳性，在临床上称为血清抵抗或血清固定，发生原因可能与体内仍有潜在的活动性病变、患者免疫力持久、对抗梅毒治疗剂量不足或有耐药等因素有关。三期梅毒的实质性神经梅毒（如脊髓痨、麻痹性痴呆）即使经长期正规的抗梅治疗，仍然有50%～80%的患者会发生血清抵抗。早诊断、早治疗、足疗程是避免发生血清抵抗的重要因素。

如果梅毒患者接受不足量的抗梅毒治疗后，血清反应可以在暂时转阴后不久又转为阳性，或者滴度升高4倍（如由1∶2升至1∶8），此即谓“血清复发”。由此可见，抗梅毒治疗的正规足量与否和血清复发存在着密切关系。

六、预防

加强有关梅毒防治知识宣传，抵制不良性行为，抓好监测工作，加强综合治理措施，对供血者应作梅毒血清试验的检测。此外还应采取以下预防措施：①追踪患者的性伴侣（患者自报及医务人员访问），查找患者所有性接触者，进行预防检查，追踪观察并进行必要的治疗，未治愈前配偶绝对禁止有性生活。②对可疑人群均应进行预防检查，做梅毒血清试验，以便早期发现新感染者并及时治疗。③发现梅毒患者必须强迫进行隔离治疗。④对可疑患梅毒的孕妇，应及时给予预防性治疗，以防止将梅毒感染给胎儿；未婚男女患者，未经治愈前不能结婚。⑤对已接受治疗的患者，应给予定期追踪观察。

第三节　尖锐湿疣

尖锐湿疣（condyloma acuminatum）是一种性传播疾病，又称生殖器疣或性病疣，是由人类乳头状瘤病毒（human papilloma virus，HPV）感染所致，好发于皮肤、黏膜交界处。主要通过性接触而传播，少数可通过日常生活用品如内裤、浴巾、浴盆而间接感染。女性患者妊娠、分娩，与孩子的密切接触，都增加婴幼儿、儿童感染的可能性。卫生习惯差，细胞免疫功能低下，局部损伤可促进疾病发生或复发。本病与生殖器癌的发生有密切的关系。

一、病因学

HPV为无包膜的裸露型DNA病毒，直径50～55 nm，目前发现有20面体蛋白衣壳及含有7900个碱基对的双环状DNA。有很多种抗原型，与本病有关的主要有 HPV 6、11、16 及 18 型，尤其与 HPV-6 型有关。HPV 主要感染上皮细胞，人是惟一宿主，组织培养尚未成功。HPV 的类型与临床某些不同种类的疣相关。该病毒侵入细胞核，引起细胞迅速分裂，病毒颗粒也随之繁殖与播散，释放出的病毒颗粒成为自身接种与传播的来源。

二、临床表现

潜伏期长短不一，半个月至 20 个月，平均 3 个月。本病好发于生殖器(如男性的龟头、冠状沟、包皮内侧、系带、阴茎部，女性的大小阴唇、宫颈、阴道口等)，尿道，会阴，肛周，同性恋者好发于肛周及直肠。此外还可发生在乳房、腋窝、腹股沟、咽喉、口腔、鼻腔。损害初起时为淡红色微小丘疹，逐渐增大增多，表面凹凸不平，湿润、柔软呈乳头状、菜花状、鸡冠状、蕈状、斑块状、泡沫状。根部往往有蒂，有的可融合成大的团块，覆盖整个外阴部、肛门、较大范围的皮肤和黏膜面。本病一般无明显自觉症状，当有感染、糜烂时患者可出现疼痛瘙痒，局部带有恶臭。位于温度较低、干燥部位的疣常较小，多呈扁平疣状。

口腔损害多由口交感染引起，也存在血行播散、间接感染的可能性。病损部位可累及龈、颊、唇、腭、舌、口底黏膜及口周部位，病损初为细小、淡红小丘疹或颗粒，可逐渐扩大增多，表面凹凸不平，呈乳头状、菜花状、鸡冠状。有蒂或无蒂病损常为多发性，可发生糜烂，触之出血。口周皮肤胡须部位的疣状损害可因剃须发生扩散。部分患者可伴有外阴部相同损害的疣状病损。

三、组织病理学

可见角化不全，棘层高度肥厚，乳头瘤样增生，丁突增粗、延长，颗粒层、棘层上部细胞有明显空泡形成，空泡细胞大，胞浆色淡，细胞核大、色深，真皮水肿，毛细血管扩张，周围有较致密的慢性炎症细胞浸润。

四、诊断与鉴别诊断

(一)诊断

主要依据病史、发病部位、病损特征(如多发性的乳头状损害)结合病理诊断。醋酸白实验简便实用，即用 3%～5%醋酸溶液涂抹于可疑之处，5 分钟后观察，呈白色改变处即为被 HPV 感染的部位。该方法简便、经济、敏感性较高，对于临床非典型皮损、亚临床感染的诊断有较大帮助，但特异性不高，有些慢性炎症可出现假阳性结果。因此，对醋酸白阳性的患者，应结合临床综合分析。病毒培养系统的完善，组织免疫化学和 DNA 探针的发展有利于本病快速准确的诊断。

(二)鉴别诊断

1. 迷脂腺症

多发生于中年以上的男性，表现为黏膜上淡黄色的小粟粒状颗粒，数目较多，可融合成片，左右对称，好发于唇部、颊黏膜，此外牙龈、舌、腭部也可出现，无自觉症状，组织学检查为皮脂腺小体。

2. 乳头状瘤

为黏膜表层鳞状上皮发生的良性肿瘤。常见于舌、腭、唇、颊黏膜，高出黏膜表面，形如疣状、菜花状，边界清楚，有蒂。病理表现为棘细胞增生呈乳头状，表层过角化，每一乳头中心为血管分支状纤维结缔组织间质。

3. 乳头状增生

亦称炎性乳头状增生。多发生于腭部。患者常有不良修复体和口腔卫生不良，病损表现为红色，多发性乳头状突起，组织学表现为多个乳头状突起，乳头中心为结缔组织，表覆多层鳞状上皮，上皮有不全角化或全角化，一般不出现上皮非典型增生。

4. 鳞状细胞癌

病损可为菜花状溃疡、基底较宽、硬，活体组织检查可查见鳞癌细胞。

五、治疗

目前尚无根除 HPV 感染的方法，主要以去除外生疣来改善症状。

(一)局部化学疗法

25%足叶草酯酊，5%氟嘧啶霜，3%酞丁胺霜，每日 3 次，酌情外用。

80%～90%三氯醋酸液，涂于疣体上，涂后用滑石粉去除未发生反应的酸液(外用)。

(二)物理疗法

1. CO_2激光治疗

采用烧灼法治疗尖锐湿疣,本疗法最适用女阴、阴茎或肛周的湿疣。对单发或少量多发湿疣可行一次性治疗,对多发或面积大的湿疣可行2～3次治疗,间隔时间一般为1周。

2. 高频电刀电灼治疗

局部麻醉,然后电灼,本疗法适用于数量少、面积小的湿疣。

3. 液氮冷冻治疗

利用-196 ℃低温的液体氮,采用压冻法治疗尖锐湿疣,促进疣组织坏死脱落。本法适用于数量少、面积小的湿疣,可行1～2次治疗,间隔时间为1周。

4. 微波治疗

采用微波手术治疗机,利多卡因局麻,将杆状辐射探头尖端插入尖锐湿疣直达疣体基底,当看到疣体变小、颜色变暗、由软变硬时,则热辐射凝固完成,即可抽出探头。凝固的病灶可以用镊子夹除。为防止复发,可对残存的基底部重复凝固一次。

(三)手术切除

(四)全身治疗

可肌注干扰素,10^6～10^7U 1～2次,口服阿昔洛韦200 mg,每日5次,连服7～10日。口腔黏膜内局限的疣状损害,可采用物理疗法、手术切除或氟尿嘧啶注射液(250 mg/10 ml)涂擦,每日2～3次。干扰素10^6U局部涂擦或病损基底区注射。对病损区有溃烂的病例,可酌情给予抗感染、止痛的含漱剂。

(五)口腔黏膜的疣状损害

可采用物理疗法、手术切除或联合治疗。除疣的局部化学药物宜选择刺激性较小的药物,药物应在局部隔湿和医生监控下使用,不可咽下吞服;此外也可试用干扰素局部涂擦或病损基底区注射。对病损区有溃烂的病例,可酌情给予抗感染、止痛的含漱剂。

去除增生疣体后半年无复发可判断为临床治愈。治疗后反复复发的尖锐湿疣,应及时取活检排查恶变。

(林　梅　夏　娟)

参考文献

1. 张学军. 皮肤性病学. 第7版. 北京:人民卫生出版社,2008

2. 陈谦明. 口腔黏膜病学. 第3版. 北京:人民卫生出版社,2008

第七章 艾滋病的口腔表征

艾滋病是获得性免疫缺陷综合征(acquired immune deficiency syndrome，AIDS)的简称，是由人类免疫缺陷病毒(human immunodeficiency virus，HIV)所引起的致命性慢性传染病，迄今仍是一种不可治愈的主要致死性疾病(非洲排第一位，全球第四位)，我国已将其列入乙类法定传染病。本病主要通过性接触、血液和母婴传播。病毒主要侵犯、破坏辅助性T淋巴细胞(CD4＋T淋巴细胞)，使机体细胞免疫功能受损，最后并发各种严重的机会性感染和肿瘤导致死亡。

一、病因学

(一)微生物学

HIV属逆转录病毒科(retroviridae)慢病毒亚科(lentivirinae)，此类病毒借依赖于RNA的DNA聚合酶进行复制、繁殖。病毒体呈球形，直径约90～140 nm，圆柱状的核心为两条正极性的单链RNA借氢键在5′末端连接而成，携带有RNA逆转录酶、核衣壳蛋白p24。核衣壳外为脂蛋白包膜，其中嵌有两种特异性糖蛋白，一种为跨膜蛋白p41，另一种为gp120，为包膜表面的刺突，能识别多种细胞膜上的CD4受体，与病毒的特异性吸附、穿入及致病性有关。HIV有3个基因编码结构蛋白，即gag、pol、env，分别编码核心蛋白p24多聚酶、包膜蛋白gp120、gp41；3个调节基因，tat增加所有基因表达，rev增加gag、env基因表达，net为负调节子。此外，vif基因促进病毒的感染性，vpu基因与HIV的出芽脱出细胞有关。vpr基因功能未定。HIV分为两型，即HIV-1，HIV-2，二者43％的核苷酸序列相同，gag、pol抗原有交叉反应性，但包膜抗原(env抗原)无交叉反应。HIV-2无vpu基因，而有附加基因vpx。HIV既有嗜淋巴细胞性又有嗜神经性，尤其是感染CD4＋细胞，即Th细胞、单核细胞、巨噬细胞、B细胞、神经胶质细胞、骨髓干细胞等。由于Th细胞表面的CD4受体丰富，故Th细胞的损害最为突出。

HIV的抵抗力较低。56 ℃加热30分钟即可灭活，室温(20～22 ℃)存活7日。0.2％次氯酸钠、0.1％漂白粉、0.2％戊二醛、0.3％ H_2O_2、50％乙醇、0.5％来苏儿水、乙醚处理均可在5～10分钟灭活HIV，但对0.1％福尔马林、紫外线、γ射线有较强的抵抗力。

HIV侵入人体后虽能刺激机体产生抗体，但中和抗体少，作用弱。血液中抗体与病毒同存情况下，仍有传染性。HIV侵入个体后，在宿主体内易发生基因突变和抗原变异，给疫苗研制带来困难。

(二)传播途径

患者、无症状病毒携带者是本病的传染源，特别是后者。病毒可存在于患者的血液、精液、子宫和阴道分泌物、唾液、眼泪、乳汁、尿液、脑脊液、羊水中。

1. 性接触传染

为本病主要传染途径，约占75％～85％，与HIV感染者发生性关系，尤其是男性同性恋，感染危险性更大，此外异性恋亦可互相传染。现今艾滋病病毒传播正在或已经转为以异性间性传播为主。

2. 血液传播

主要发生在注射毒品者共用注射器而感染；使用含有HIV的血浆制品、血液，如血友病患者输血造成的感染；此外污染了HIV血液的医疗器械刺伤皮肤，破损的皮肤接触患者血液、体液，共用剃须刀划破皮肤出血等，均可造成感染。

3. 母婴传播

感染本病的孕妇可以通过胎盘，产程中、产后的血性分泌物，或哺乳等环节将病毒传给胎儿或婴儿。

4. 其他

应用病毒携带者的器官移植，人工受精等。日常生活的一般接触如握手、接吻、共餐，生活在同一房间，接触电话、便具，被蚊虫叮咬不造成传播。但口腔黏膜炎症、出血、破溃状态下的接吻不能认为是安全的行为。

(三)高危人群

人群对 HIV 普遍易感,但其感染与人类的行为密切相关。男同性恋者、静脉药瘾者、与 HIV 携带者经常有性接触者、血友病和多次输血者都属于高危群体。

(四)发病机制

主要是 CD4+T 淋巴细胞在 HIV 直接和间接作用下,细胞功能受损和大量破坏,导致细胞免疫缺陷。由于其他免疫细胞均不同程度受损,因而促使并发各种严重的机会性感染、肿瘤发生。

1. CD4+T 淋巴细胞的损伤

(1)HIV 在细胞内大量复制时,导致细胞溶解、破裂。

(2)受染的 CD4+T 淋巴细胞表面有 gp120 表达,它可与未感染的 CD4+T 细胞的 CD4 分子结合,形成融合细胞使细胞膜透性改变,细胞溶解破坏。

(3)HIV 感染骨髓干细胞,使 CD4+T 细胞产生减少。

(4)游离的 gp120 可以与未感染的 CD4+T 细胞结合,作为介导抗体依赖性细胞毒作用的抗原,使 CD4+T 淋巴细胞作为靶细胞,受到免疫攻击而损伤。

(5)CD4+T 淋巴细胞在绝对计数减少前就出现了功能损害,表现在对可溶性抗原识别上的缺陷。细胞因子产生减少,IL-2 受体表达减少,对 B 淋巴细胞提供辅助的能力降低,迟发性免疫反应丧失等。

2. 单核-巨噬细胞功能异常

处理抗原能力减弱。CD4+T 淋巴细胞功能缺陷也与此有关。

3. B 淋巴细胞的损伤

B 淋巴细胞能低水平表达 CD4 分子,在 HIV 感染早期,IgG、IgA 增高,循环免疫复合物、B 淋巴细胞数目增加,而中后期,对新抗原刺激反应降低。

4. NK 细胞的损伤

对靶细胞传递的触发机制出现障碍。

二、流行病学

自从 1981 年美国报道首例艾滋病以来,到目前全球已有 210 个国家和地区发现艾滋病疫情。据 2008 年 7 月联合国艾滋病规划署发表的《2008 年全球艾滋病疫情报告》指出,全球目前仍有 3 320 万名艾滋病病毒感染者,其中 2 250 万名感染者分布在撒哈拉沙漠以南的众多非洲国家。新增病例年龄呈现出向青少年发展的趋势。

我国大陆地区于 1985 年发现首例艾滋病感染病例。截至 2008 年 9 月 30 日,大陆地区累计报告艾滋病病例 264 302 例,其中艾滋病患者 77 753 例,报告死亡 34 864 例。疫情已覆盖大陆所有省、自治区、直辖市,流行范围广,以云南、河南、新疆和广西等地感染者人数最多。但专家估计现存艾滋病病毒感染者和患者约 70 万人,半数以上是经性传播感染的,感染者中艾滋病患者约 8.5 万人。

HIV 感染以 HIV-1 为主,HIV-2 感染主要限于西非。我国大陆地区感染者中仍以 HIV-1 为主要流行株,HIV-2 感染可见于个别病例。

三、临床表现与诊断

(一)全身表现

各年龄段均可患病,以 20~49 岁青壮年居多,小儿发病虽少,但病情常发展较快,死亡迅速。本病潜伏期较长,临床表现多种多样,多数学者认为感染 HIV 后 7~10 年可发展为艾滋病。美国疾病控制中心(CDC)将 HIV 侵入人体后划分为 4 期。

1. Ⅰ期

急性感染,原发 HIV 感染后,小部分患者出现发热,全身不适,头痛、厌食、恶心、肌痛、关节疼痛、淋巴结肿大,类血清病样症状。血液中可检出 HIV、p24 抗原。由于 CD8+T 细胞升高,导致 CD4/CD8 比例倒置,可有血小板减少,症状持续 3~14 天后自然消失。

2. Ⅱ期

无症状感染,本期可由Ⅰ期发展而来。无任何临床症状,但血清中能检出 HIV 及 HIV 核心和包膜蛋白抗体,具有传染性。此期可持续 2~10 年或更长。

3. Ⅲ期

持续性全身淋巴结肿大综合征(PGL)，表现为除腹股沟以外，全身其他部位两处或两处以上淋巴结肿大，直径在1 cm以上，质地柔韧，无压痛，无粘连，活检为淋巴结反应性增生。肿大持续3个月以上。部分患者淋巴结肿大1年后逐步消散，亦有再次肿大者。

4. Ⅳ期

艾滋病，本期可有5种表现。

(1)体质性疾病：即发热、乏力、不适、盗汗、厌食、体重下降、慢性腹泻、易感冒。除淋巴结肿大外，可有肝脾肿大，曾称为艾滋病相关综合征(ARS)。

(2)神经系统症状：除以上症状外，出现头痛、癫痫、进行性痴呆、下肢瘫痪等。

(3)严重的临床免疫缺陷，出现各种机会性病原体感染，病原体多系细胞免疫防御的微生物，如卡氏肺孢子虫、弓形体、隐孢子虫、隐球菌、组织胞浆菌、念珠菌、结核杆菌、鸟分枝杆菌、疱疹病毒(如EBV、CMV)等。

(4)因免疫缺陷而继发的肿瘤，如Kaposi's肉瘤，非霍奇金病等。

(5)免疫缺陷并发的其他疾病：如慢性淋巴性间质性肺炎。

CDC与WHO提出的HIV感染的临床分类为3大类，每类根据CD4＋T淋巴细胞计数和总淋巴数又分为3级。

A类：包括Ⅰ、Ⅱ、Ⅲ期。

B类：为HIV相关细胞缺陷所引起的临床表现。

C类：包括出现神经系统症状，各种机会性病原体感染。因免疫缺陷而继发肿瘤及并发其他疾病。

根据CD4＋T淋巴细胞和总淋巴细胞数的分级：

①CD4＋T cell＞0.5×10^9/L，总淋巴细胞数＞2.0×10^9/L

②CD4＋T cell$(0.2\sim0.49)\times10^9$/L，总淋巴细胞数$1.0\sim1.9\times10^9$/L

③CD4＋T cell＜0.2×10^9/L，总淋巴细胞数＜1.0×10^9/L

HIV感染导致机体的损害是一个长期、复杂的过程，目前我国使用的诊疗标准是2005年由卫生部和国家中医药管理局制定的《艾滋病诊疗指南》，该指南将HIV感染分为3个阶段，急性感染期、无症状感染期和症状感染期(包括AIDS在内)。

(二)HIV感染和艾滋病的口腔表征

大多数HIV感染者具有口腔表现，而且常在疾病早期出现，有的作为首发症状就诊于口腔门诊，因此口腔医生站在与艾滋病斗争的前沿，了解HIV感染的口腔表现有助于早期病例的发现和自我保护，避免交叉感染，有助于疾病控制，提高治疗效果。口腔表现在HIV感染早期诊断、病程预测和预后判断等方面的重要价值，使HIV相关口腔问题的研究受到国内外的高度关注，WHO关于21世纪全球优先研究课题中就包括了HIV/AIDS相关口腔损害的项目。

1. 艾滋病口腔表征的分类

对HIV感染和艾滋病口腔损害的分类和诊断，目前仍使用1992年世界卫生组织艾滋病感染口腔表征协作中心制定的艾滋病口腔表征的分类及诊断标准。该标准将口腔损害分为3类。

(1)第一类：与艾滋病感染密切相关的口腔表征

1)念珠菌病：①红斑型念珠菌病；②假膜型念珠菌病。

2)毛状白斑。

3)牙周病：①牙龈线形红斑；②坏死性溃疡性牙龈炎；③坏死性溃疡性牙周炎。

4)Kaposi's肉瘤。

5)非霍奇金淋巴瘤。

(2)第二类：与艾滋病感染有关的口腔表征

1)非特异性溃疡。

2)涎腺病：①因分泌减少引起的口干症；②单侧或双侧涎腺肿大。

3)血小板减少性紫癜。

4)病毒感染(除EB病毒外)：①单纯疱疹性口炎；②人类乳头状瘤病毒感染，如尖锐湿疣、灶性上皮增生、寻常疣；③带状疱疹。

5)坏死性溃疡性口炎。

(3)第三类：可见于艾滋病感染的口腔病变

1)细菌感染:①伊氏放线菌;②大肠杆菌;③肺炎杆菌。

2)上皮样血管瘤病。

3)猫抓病。

4)药物反应。

5)除念珠菌以外的霉菌感染:①隐球菌,赘生物;②地丝菌属;③组织胞浆菌荚膜病;④毛霉菌;⑤黄曲霉菌。

6)神经病变:①面瘫;②三叉神经痛。

7)复发性阿弗他口炎。

8)病毒感染:①巨细胞病毒;②上皮软疣。

2. 艾滋病的常见口腔表征及诊断

(1)毛状白斑:被认为是 HIV 感染的一种特殊口腔损害,对艾滋病发生有高度提示性。男性同性恋,CD4+T 淋巴细胞明显下降($<200/mm^3$)和吸烟因素与病损发生有相关性。病损多位于舌侧缘,常为双侧性,白斑呈现出垂直状皱褶和突起的外观,可延伸到舌背和舌腹,不能擦去,一般无自觉症状(图 7-1)。病损可伴发念珠菌的感染,但抗真菌治疗不能消除白斑,偶尔病损可发生于口腔其他部位,如颊、唇、口底、软腭和咽部。镜下观察,角质层突起,细如毛发状,伴有不同程度的不全角化和棘层肥厚。毛状白斑的诊断除临床表现外,还需检测证实病损内疱疹病毒的存在,例如,电镜观察证实存在疱疹病毒颗粒,或用分子生物学、免疫化学技术查到 EB 病毒(epstein-barrr virus,EBV)。毛状白斑偶尔可在无 HIV 感染的免疫抑制者发现。与 HIV 男性患者比较,女性患者很少罹患毛状白斑。

(2)真菌感染:局部真菌感染是 HIV 感染者最常见的机会性感染的口腔表现,其临床类型与治疗干预和免疫抑制程度有关。白色念珠菌是是普通人群口腔内的优势真菌。HIV 感染者由于病程进展和药物治疗,其他一些真菌可成为优势菌种。

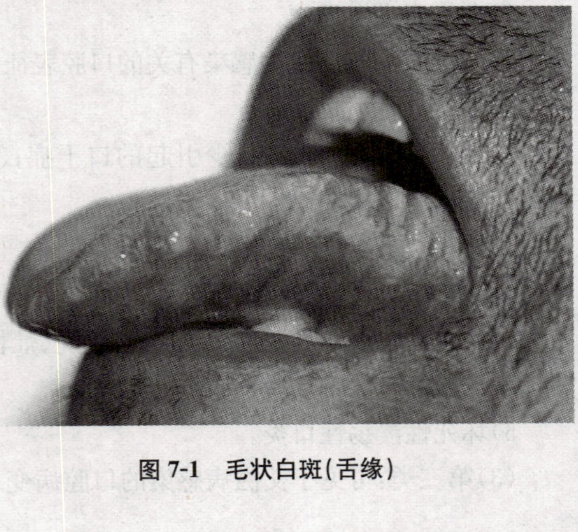

图 7-1　毛状白斑(舌缘)

1)口腔念珠菌病:在 HIV 感染人群中具有相当高的发生率,各国、各地区报告的数据差距较大(12%~96%),这与人群差异、病程、抽样方法、诊断标准的差异及免疫抑制程度有直接的关系。口腔念珠菌病在 HIV 感染者的口腔损害中最为常见,而且常在疾病早期就表现出来,是免疫抑制的早期征象。患者口腔常表现出严重、反复的念珠菌感染,已发展到 AIDS 的患者,发生尤为突出。病变可向食管、胃肠道发展。

与 HIV 感染有关的口腔念珠菌口炎包括以下 4 种类型:

①红斑型或萎缩型念珠菌病:黏膜上出现充血发红的斑片、斑点,好发于腭部、舌背和牙龈(图 7-2)。发生在舌背时伴有舌乳头的萎缩,可有局限的溃烂。有资料显示经输血感染的患者较易发生本型念珠菌病。通常无症状,但长期感染存在可有疼痛感。

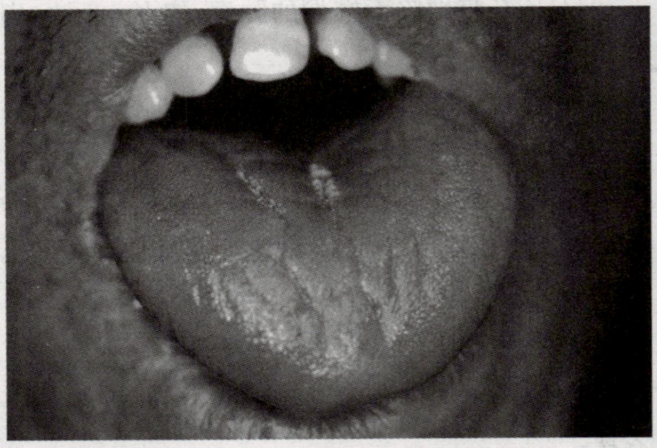

图 7-2　红斑型念珠菌病

②假膜型念珠菌病:在充血或颜色外观正常的黏膜上出现凝乳状黄白色假膜,假膜可擦去(图 7-3)。病变可发生于口腔的任何黏膜表面,但常见于舌、腭、颊黏膜。

可见于免疫抑制的早期,常有灼热、疼痛、味觉改变和咀嚼或吞咽困难。

③增殖型念珠菌病:特点是大片融合的白色或变色斑块,多位于两侧颊黏膜的后份,而 HIV 相关此类病损多见于双颊前份,后份十分罕见。常诉灼

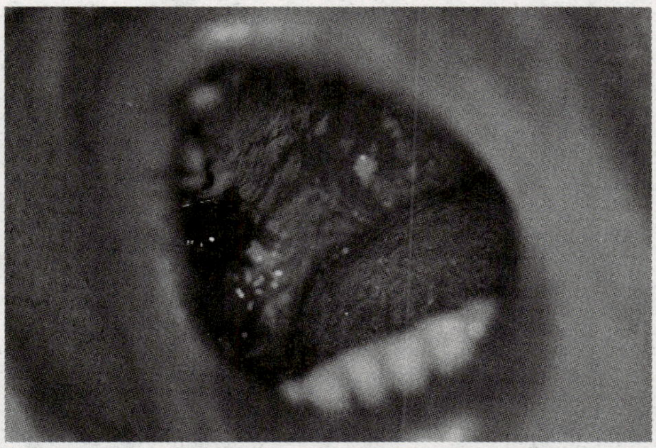

图 7-3　假膜型念珠菌病

痛。斑块不能被擦掉。还可表现为结节状增生，好发于腭和舌背后份。该型念珠菌病与严重的免疫抑制有关。诊断时应注意：损害部位检出真菌，对抗真菌药物有效，若对抗真菌药物无反应，应活检。

④念珠菌口角炎：双侧口角发白、潮湿，伴有皲裂或线状溃疡，结痂出血，有时可继发球菌的感染。常无症状，但大张口可有不适。

各型念珠菌病可同时出现在一个患者。以上类型的诊断，除相关的临床表现外，还需有形态学的证实，如 PAS 或革兰染色镜检，查到芽生孢子、假菌丝，必要时作沙保培养和鉴定试验。

2）组织胞浆菌病：由荚膜组织胞浆菌引起的一种真菌病，为艾滋病确诊的指征之一。该菌广泛存在于自然界，属外源性真菌。组织胞浆菌病常发生于舌、腭、颊部，表现为慢性肉芽肿，较大的溃疡、坏死等病变，质地较硬。病理切片为肉芽炎性增生。溃疡渗出液涂片、染色镜检，可查见单核细胞、多形核细胞内、外存在酵母型荚膜孢子（菌体周围不着色），沙保葡萄糖琼脂斜面培养，菌落镜检表现为分隔菌丝及圆形、厚壁、有棘突的齿轮状孢子。免疫荧光法也有助于本菌的检出和鉴定。患者常有 CD4＋T 淋巴细胞的明显下降。

（3）HIV 相关牙周病：在 HIV 患者的牙周病损中未检出特殊的病原菌，患者免疫功能的降低可能改变了宿主对牙周致病菌的反应。HIV 感染可加重原有的牙周病损。非 HIV 感染者易患的牙周损害类型均可见于本类患者。HIV 感染使下列牙周损害更为常见。

1）牙龈线形红斑：沿游离龈界限清楚、火红的带状红斑，可延伸至附着龈和牙槽黏膜（图 7-4）。基础牙周治疗，如去除菌斑、牙石，加强口腔卫生措施无效。

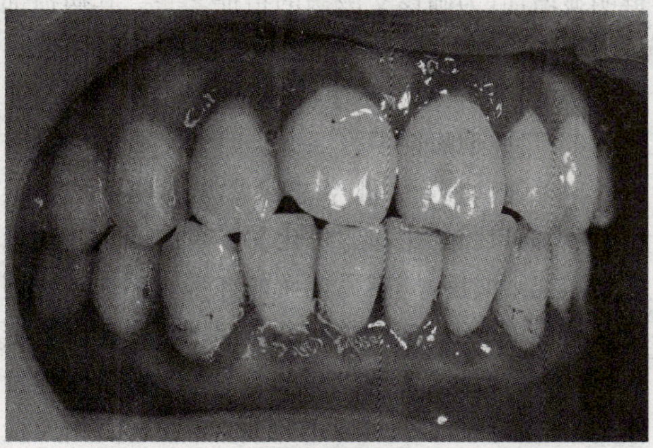

图 7-4　牙龈线形红斑

2）坏死性牙周炎：短期内（4 周内）出现严重的牙周软组织溃疡、坏死、缺失，牙周附着和牙槽骨丧失、破坏、牙齿松动，患者常有深在性刺痛和自发性出血，口臭。

（4）坏死性口炎：可由上者发展而来，口腔黏膜发生急性、疼痛坏死性溃疡，导致骨暴露，并可向深层组织发展，坏死边缘清楚或模糊。

（5）Kaposi's 肉瘤（Kaposi's sarcoma，KS）：可发生于口腔、面颈、肺部、消化道、脑、皮肤，是艾滋病最常见的口腔恶性肿瘤，可发生于口腔任何部位，最好发于腭部，其次为牙龈。舌、腮腺、嚼肌很少发生。表现为单个或多个褐色、红色、蓝色或紫色的斑块或结节，初期病变平伏，逐渐发展，高出于黏膜，可有分叶溃烂和出血。KS 在女性患者少见，组织病理学表现为交织在一起的梭形束及丛状的内皮细胞，血管增生，淋巴细胞、浆细胞浸润和出血。

（6）非霍奇金淋巴瘤（non-Hodgkin lymphoma）：在我国一般人群发病率很低（0.84/10 万以下），男性多于女性，常以无痛性颈、锁骨上淋巴结肿大为首要表现，肿大淋巴结可引起相应压迫症状。一般发展迅速，易发生远处扩散。咽淋巴环发生者大约占恶性淋巴瘤的 10%～15%，绝大多数为弥漫性原淋巴细胞型和组织细胞型淋巴瘤，口腔一般为单发，可发生于软腭、扁桃体、舌根、鼻咽部、牙龈、颊部、颌骨等。肿瘤生长迅速，表现为肿块、坏死，患者出现相应症状，如局部疼痛、咀嚼困难、吞咽受阻、鼻阻塞。晚期则出血、发热、消瘦、贫血、乏力、肝脾肿大。HIV 感染者本病的发生率比一般人群明显增加，为确诊艾滋病的指征之一。其病损部位扁桃体、牙龈、腮腺均有报道。本病的确诊依靠病理学、免疫组化、分子生物学的检查。

(7)口腔疱疹性损害

1)单纯疱疹：为 HIV 患者常见的疱疹病毒损害，表现为口腔角化和非角化黏膜单簇或多簇的疱疹和不规则溃疡，周围见充血的红晕。唇部和口周皮肤出现单个或多个成簇疱疹或溃烂，表面痂壳覆盖。HIV 患者常表现出病情重、病程长和反复发作，若病损持续 1 个月以上，应作艾滋病的相关检查。临床上以 HSV-1 感染多见，HSV-2 型感染除可引起口腔损害外，常引起生殖器疱疹，表现为外阴部出现成群丘疹，继之形成水疱。生殖器 HSV-2 的感染易导致多发性生殖器疱疹。本病的确诊对有典型损害病史的患者不难，对不典型损害可采用荧光标记的 HSV-1、HSV-2 单克隆抗体检测、疱疹病毒组织培养、电镜检查。

2)带状疱疹：表现为单侧，见于皮肤和口腔黏膜，沿神经分布区域成簇小水疱，伴剧烈神经痛，HIV 感染者多发生于 40 岁以内，病情严重，持续时间长，甚至为播散性带状疱疹，预后不良。

3)巨细胞病毒感染：因受染细胞肿胀很大，并有巨大核内包涵体而得名。本病毒在人群中感染普遍，但常为隐性感染，在 HIV 患者可引起口腔黏膜的慢性溃疡，其确诊可采取细胞学检查、核酸杂交技术检测病毒 DNA。

(8)阿弗他溃疡：口腔非角化黏膜出现单个或多个反复发作的圆形、疼痛溃疡。患者常无可确定的致病因素，其病损类型有轻型（直径 0.2～0.5 cm），重型（直径＞0.5 cm）（图 7-5），疱疹样型（＜0.2 cm，多发，有成团趋势）。一般人群以轻型阿弗他多见，HIV 患者疱疹样型、重型损害比例明显增加，经检测重型阿弗他患者的细胞免疫抑制比其他两型更为明显。

(9)口干症和涎腺疾病：唾液流量降低是 HIV 感染者常见的症状，该症状可继发于药物或唾液腺感染或其他相关因素。有几种抗病毒治疗药物与唾液流量降低有关，包括齐多夫定、去羟肌苷和一

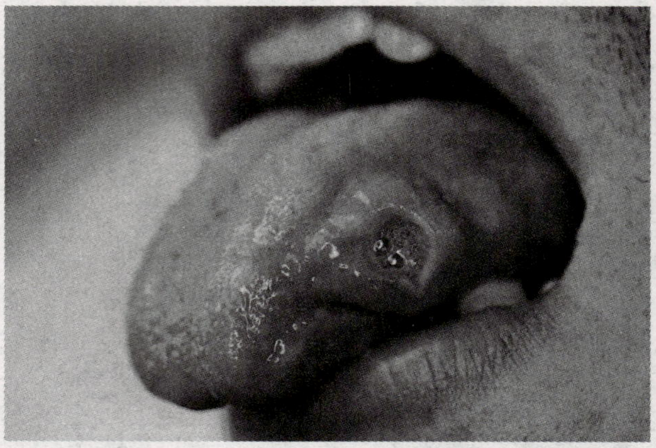

图 7-5　重型复发性阿弗他溃疡

些蛋白酶抑制剂。淋巴细胞浸润可致单侧或双侧大涎腺的弥漫性肿胀，质地柔软，常伴有口干症状。损害腺体多发生于腮腺，其次为颌下腺。患者无引起口干症的常见疾病和药物使用，血液检测抗核抗体、类风湿因子阴性，唇腺、大涎腺活检可见导管周围炎，明显的 CD8＋T 淋巴细胞浸润，CD4/CD8＜1，刺激性唾液流率降低。唾液腺还可感染病毒如巨细胞病毒引起口干。口干使患者口腔龋齿增加，使原有牙周病加重、念珠菌易生长，影响咀嚼和吞咽。

(10)乳头状瘤/局灶性上皮增生：属于口腔疣状损害，前者表现为口腔黏膜局部外生性菜花状、指状或乳头状生长，后者表现为多发性小丘疹呈现颗粒状外观，有成团趋势，边缘不规则，二者均需常规病理活检以确认，其发生与 HPV 感染有关。

(11)儿童 HIV 感染的口腔表现：感染 HIV 的儿童患者其口腔表现与成人不完全相同，通常以口腔念珠菌病、腮腺肿大、单纯疱疹和复发性阿弗他口腔溃疡多见，口腔 Kaposi's 肉瘤、非霍奇金淋巴瘤和舌毛状白斑罕见。

（三）抗病毒治疗后 HIV 感染和艾滋病的口腔表征特点

高效联合抗逆转录病毒治疗（HAART）不仅使 HIV 患者免疫功能获得重建，恢复至正常或接近正常水平，同时各种临床症状好转，如与艾滋病相关的各种机会性感染和肿瘤的发生率下降，及艾滋病患者的病死率和发病率减少。然而，部分 HIV 感染者在 HAART 使免疫功能得到部分恢复时，其机

会性感染症状反而加重，甚至死亡，这与出现的免疫重建炎症综合征(IRIS)有关。

四、诊断

(一)诊断

急性感染期，根据高危因素及类血清病表现，伴有严重的机会性感染，少见性肿瘤以及 CD4/CD8 比例倒置，均应考虑本病可能，并进一步作 HIV 抗体或抗原检测。高危人群存在下列情况两项或以上者，应考虑艾滋病可能：①体重下降 10%以上。②慢性腹泻或咳嗽 1 个月以上。③间歇或持续发热 1 个月以上。④全身淋巴结肿大。⑤反复出现带状疱疹或慢性、播散性单纯疱疹。⑥口咽部念珠菌感染。应作进一步实验室确诊。

(二)实验室诊断

(1) HIV 抗体检查：检查 p24、gp120 抗体，ELISA 连续两次阳性再作免疫印迹法或固相放射免疫沉淀试验证实(常规应用)。

(2)抗原检查：ELISA 法测定 p24 抗原。

(3)病毒检查：从血浆、脑脊液中分离病毒，应用 Northern blot 印染法检测 HIV RNA，PCR 检查 HIV 前病毒 DNA。

五、治疗

目前，HIV 感染和艾滋病仍是不治之症，对于患者的治疗包括两个方面：一是预防和治疗由于免疫抑制导致的各种并发症，二是最大限度地抑制病毒的复制，保存和恢复免疫功能，降低病死率和 HIV 相关性疾病的发病率，提高患者的生活质量，减少艾滋病病毒的传播。鸡尾酒疗法，即抗逆转录病毒疗法(HAART)，被认为是国际普遍采用的治疗艾滋病有效的方法之一。抗逆转录病毒疗法开始的时机和方案通常由专科医生根据患者的免疫抑制程度和全身情况制定。

(一)抗 HIV 药物的应用

目前国际上常用的抗逆转录病毒制剂有 4 类 24 种，包括核苷类逆转录酶抑制剂(NRTIs)、非核苷类逆转录酶抑制剂(NNRTIs)和蛋白酶抑制剂(PIs)及融合抑制剂(FIs)，而国内使用的有 12 种，包括核苷类逆转录酶抑制剂、非核苷类逆转录酶抑制剂和蛋白酶抑制剂。

1. 核苷类逆转录酶抑制剂

(1)齐多夫定(别名：叠氮胸苷，英文名：zidovudine)：是 FDA 最早批准的治疗 AIDS 的药物，也是目前治疗 AIDS 的一线药物。在细胞内被胸苷激酶催化为三磷酸化合物，竞争性地抑制逆转录酶而阻断病毒复制。本品在胃肠道吸收良好。成人每次口服 200～300 mg，每 4 小时 1 次，若血红蛋白或中性粒细胞减少则建议每 8 小时服用 1 次。除引起贫血、白细胞减少，本品还可导致恶心、头痛、食欲下降等不良反应。

(2)拉米夫定(别名：贺普丁，英文名：lamivudine)

本品在细胞内转化为三磷酸盐，掺入 HIV 的 DNA 内，抑制病毒复制。拉米夫定在临床上可用于对齐多夫定耐药的 AIDS 患者的治疗，口服每次 100 mg，每日 1 次。患者对本品耐受性好，常见不良反应有贫血、上呼吸道感染样症状、头痛、恶心、腹泻等，但症状较轻且可自行缓解，少见白细胞减少。

(3)地达诺新(别名：二脱氧肌苷，英文名：didanosine)

本品为嘌呤核苷类似物，可竞争性抑制 HIV 逆转录酶，用于对齐多夫丁耐药的患者。成人体重大于 75 kg 者，每次口服 300 mg，每日 2 次，50～74 kg者，每次 200 mg，每日 2 次，35～49 kg 者，每次 125 mg，每日 2 次；儿童每日 200 mg/m^2。本品可与齐多夫定联合使用，骨髓抑制作用轻于齐多夫定，但可产生严重的胰腺炎和末梢神经病变。

(4)司它夫定(英文名：stavudine)：本品与齐多夫定相似，为胸苷类似物。临床上用于齐多夫定无效或不能耐受的患者，常见不良反应为外周神经痛。目前正在研制中的司它夫定的 4-乙炔基替代物更易被胸苷激酶磷酸化，不易降解。抗 HIV 活性比司它夫定强 5 倍，且无慢性周围神经毒性，与多种抗 HIV 药物联合使用有协同作用。

(5)扎西他滨(别名：二脱氧胞苷，英文名：zalcitabine)：为嘧啶类核苷类似物，在细胞内迅速活化为三磷酸化合物，显著抑制 HIV 逆转录酶。用于齐多夫定治疗效果不佳者。可以单独使用，每次口服 0.75 mg，每 8 小时 1 次，也可 0.75 mg 扎西他滨与 200 mg 齐多夫定合用，每 8 小时 1 次。本品可引起周围神经病变、胰腺炎、肝肾损害。

2. 非核苷类逆转录酶抑制剂

此类药物选择性作用于逆转录酶的某个部位，使其活性降低，抑制 HIV 的复制。它们的抗病毒机制不涉及药物在细胞内的磷酸化，因此发挥作用迅速有效，但由于很容易诱导病毒产生耐药性，所以较少单独使用，多与核苷类逆转录酶抑制剂合用。可选用的药物有：

(1)来韦瑞平(英文名：neveripine)：1996 年批准上市，多与齐多夫定、地达诺新合用于 AIDS 治疗。在开始治疗的 14 天内每日 200 mg，之后每日 2 次，每次 200 mg。本品可引起皮疹、转氨酶升高，也有使用者发生过敏致死的表皮坏死松解症和暴发型肝炎。

(2)地拉韦定(英文名：delavirdine)：每次口服 400 mg，每日 2 次。不良反应有头痛、皮疹。

(3)依法韦伦(英文名：efavirenz)：每日口服 600 mg。不良反应有恶心、呕吐等。

3. 蛋白酶抑制剂

HIV 蛋白酶参与病毒 gag、pol 基因产物的水解过程，对形成成熟的有感染力的病毒颗粒至关重要。HIV 蛋白酶抑制剂降低蛋白酶活性，使其不能催化产生装配病毒颗粒必需的小分子蛋白质，从而阻止了病毒的复制。常用药物有：

(1)沙奎那韦(英文名：saquinavir)：本品为第一个上市的 HIV 蛋白酶抑制剂，选择性地对 HIV 蛋白酶发挥强效抑制作用。当它与逆转录酶抑制剂合用时，可在不增加细胞毒性的情况下，显示协同作用，并且与逆转录酶抑制剂无交叉耐药现象，但药物本身会引起病毒蛋白酶基因突变而产生耐药性。沙奎那韦每日口服 3 次，每次 600 mg。该药耐受性好，副作用多为胃肠道反应。

(2)印地那韦(英文名：indinavir)：本品可对抗 HIV 蛋白酶，抑制蛋白切割、病毒成熟，单独或与逆转录酶抑制剂联合用于 AIDS 治疗。每次口服 800 mg，每 8 小时 1 次。现有的印地那韦制剂口服吸收后淋巴结中的药物浓度仅为外周血的 25%～35%。目前正在研制新型的直径 50～80 nm 的印地那韦脂质复合体，每天皮下注射 20 mg/kg，可提高药物在淋巴结的浓度，有效降低病毒载荷，升高 CD4＋细胞的数目。

(3)利托那韦(英文名：ritonavir)：本品对 HIV 天冬氨酸酶有强大抑制作用。可单独或与逆转录病毒抑制剂联合使用。成人由每次 300 mg，每日 2 次开始服用本药，并以每次 100 mg 的增量调高剂量，直至达到每次服用 600 mg。儿童由每次 250 mg/m^2，每日 2 次开始服用，每隔 2～3 天每次增加 50 mg/m^2，直至达到建议剂量 400 mg/m^2，每日 2 次。

4. 其他

除上述 3 类药物外，尚有作用机制不同的其他抗 HIV 药物正在研制中。HIV 依靠蛋白 gp120 与靶细胞表面受体结合，细胞必须有 CCR5、CXCR4 受体才会受到病毒感染，以这些受体为靶点的抗病毒药物有望阻止病毒黏附于细胞表面。SCH-C 是一种研究中的 CCR5 的小分子拮抗剂，在体外试验中与常用抗 HIV 药物有协同作用，且无交叉耐药现象。T-20 是已经 FDA 批准的病毒融合抑制剂，该药封闭了病毒透膜蛋白 gp41，阻止了病毒进入胞内，对暴露后预防较为有效。

单一药物的作用靶点有限，且易诱导病毒产生耐药性，目前 AIDS 治疗主张联合用药，即鸡尾酒疗法。最典型的治疗方案是 1～2 种蛋白酶抑制剂或 1 种非核苷类逆转录酶抑制剂与 2 种核苷类逆转录酶抑制剂合用。

(二)增强免疫功能

应用干扰素、重组白细胞介素-2、丙种球蛋白，中药如丹参、黄芪、甘草甜素。

(三)针对机会性感染和卡波西肉瘤治疗

(四)支持、对症治疗

如输血、营养支持，补充维生素，尤其是维生素 B_{12}、叶酸、乙酸甲地孕酮以提高食欲。

(五)预防性治疗

如 CD4＋T 淋巴细胞少于 0.2×10^9/L，口服 TMP-SMZ，戊烷脒气雾剂 300 mg，每月喷雾吸收

1次,预防肺孢子虫肺炎。医务人员被艾滋病患者血液污染针头意外刺伤,实验室意外者,立即用齐多夫定治疗4~6周。

(六)HIV/AIDS患者一般口腔问题的处理

1. HIV/AIDS患者的口腔护理

HIV/AIDS患者口腔损害的发生较一般人群增加,为他们提供必须的口腔保健服务,对减轻疾病所致的痛苦和提高其生命质量有重要作用。其护理内容包括:

(1)教育患者认识到自我和专业口腔保健的重要性。

(2)教会患者正确的口腔清洁方法。

(3)口腔清洁剂的应用,如2%~4%的小苏打水或0.02%洗必泰液经常漱口。

(4)教育患者诚实告知医务人员真实病情的必要性。

(5)教育患者定期接受口腔卫生指导和治疗。

(6)为患者及家属提供社区和家庭护理知识及咨询服务。

2. HIV/AIDS患者一般口腔疾病处理应注意的问题

作为健康工作人员,口腔医务人员有责任对所有患者(包括HIV/AIDS患者)提供口腔需求服务。HIV/AIDS患者需要通常的口腔诊疗服务,如拔牙、义齿修复、牙体牙髓病治疗等。其诊疗过程与一般患者类似。但应注意以下问题:

(1)高度的责任心和耐心。

(2)严格的感染控制措施。

(3)了解患者全身状况、感染途径、CD4细胞水平。

(4)防止可能的并发症,如拔牙或牙周刮治术等术后出血、感染。

(5)应意识到口腔病变的早期诊断对AIDS诊断的重要性。

(6)与其他医务人员及社会共同合作。

(7)对整个公共社会的教育,说明口腔诊室对所有患者都是安全的。

确定HIV感染者治疗计划时,口腔医生首先应考虑到患者目前的身体状态和疾病进展及预后。治疗计划同普通患者,但应注意减轻疼痛、恢复功能和防止病变进一步发生,美观效果的重建有时不是必须的。

(七)HIV感染引起口腔损害的治疗

1. 口腔念珠菌病

该病的治疗选择取决于感染的严重性和患者的免疫状态。局部和全身使用抗真菌药物,如克霉唑含片10 mg,每日5次,碱性漱口液,口服酮康唑200~400 mg/d,口角炎可用咪康唑软膏涂擦。

萎缩型以克霉唑含片、伊曲康唑或两性霉素B悬液局部使用效果较好。制霉菌素悬液也可用,但效果不如前者好,应注意高浓度的制霉菌素蔗糖悬液长期使用可增加龋坏的发病率。

局部抗真菌药物对CD4计数在150~200/mm^3的假膜型念珠菌病还是有效的。严重免疫抑制者考虑全身使用抗真菌药物。最常用的抗真菌药物是氟康唑,氟康唑副作用较大,尤其是耐药的患者可选用伊曲康唑。酮康唑是另一种全身使用的抗真菌药物,但有潜在的肝毒性,需要经常检查肝功能。所有的全身抗真菌药物可用于增殖型念珠菌病,其中以静脉注射两性霉素B效果最好。

口角炎和义齿性口炎都可用制霉菌素和酮康唑软膏,曲安奈德加入制霉菌素对口角炎效果最好。

2. HIV相关牙周病

保持口腔日常清洁很重要。对有牙周炎者可通过清除菌斑和牙垢及根面平整来治疗。还可用0.1%洗必泰合漱,聚烯吡酮碘冲洗,或加服阿莫西林和甲哨唑。

3. 病毒损害

单纯疱疹损害明显者可用无环鸟苷200 mg,每日5次,伴有生殖器疱疹者,疗程延长至10日,或阿糖胞苷0.2~2 mg/kg,静滴5日,肌注干扰素。带状疱疹:无环鸟苷每日4 g,必要时静脉滴注15 mg~20 mg/(kg·d),疗程5~7日或更长。

4. 毛状白斑

局部可给予维甲酸涂擦和抗真菌的药物,严重者可应用无环鸟苷2~3 g/d,停止治疗有复发倾向。

5. 口腔疣状损害

可采用手术切除，电烙或激光治疗，有可能复发。

6. 阿弗他溃疡

局部使用抗菌含漱液如口泰、聚烯吡酮碘类漱口液，防止继发感染。皮质类固醇局部使用，如地塞米松糊剂、粘贴片，泼尼松龙混悬液涂擦，一般不全身使用皮质类固醇。

7. Kaposi's 肉瘤

激光、手术切除，预防感染，配合化疗、放疗。

8. 口干症

使用唾液刺激物，如无糖树胶、毛果芸香碱，改变引起或加重口干的药物（与内科医师协商）。对口干明显者，注意保持口腔清洁，使用含氟漱口液或凝胶以防止龋齿。

六、预后与预防

（一）预后

部分 HIV 感染者，无症状感染期可长达 10 年以上，一旦进展为艾滋病则预后不良，平均存活期 12～18 个月。

（二）预防

1. 控制传染源

注意隔离患者及无症状病毒携带者。对患者的血液、排泄物、分泌物进行消毒，加强国境检疫，防止艾滋病传入。

2. 切断传播途径

严禁贩毒、吸毒，取缔娼妓，禁止不良性行为，严格选择供血人员，检查血液制品，推广一次性用品使用和用后消毒、毁形。对患者使用过的物品、医疗器械严格消毒。

3. 保护易感人群

加强对高危人群监测，限制 HIV 感染者结婚。HIV 疫苗研制取得可喜进展，在将来会对 HIV 的预防起到积极的作用。

4. 口腔医护人员的防护

防止皮肤、黏膜与患者的血液、体液接触；避免被污染的锐利器械、针头刺伤；工作时应戴手套、眼罩、护面，穿白大衣、隔离衣，手套应一人一换，注意机头、器械、工作台、模具、工作间的清洗、消毒。皮肤有渗出性损伤或皮炎时，避免直接接触患者。

（林　梅　段开文）

参考文献

1. Chinese Medical Association and Chinese Center for Disease Control and Prevention. Guidelines for diagnosis and treatment of HIV/AIDS in China(2005). Chinese Medical Journal,2006,119(19):1589～1608
2. VSimon,DDHo,QAbdoolKarim. HIV/AID Sepidemiology,pathogenesis,prevention and treatment. Lancet,2006,368:489～504
3. Reznik DA. Oral Manifestations of HIV disease. Top HIV Med,2005,13(5):143～148
4. 张学军．皮肤性病学．第 7 版．北京:人民卫生出版社,2008
5. 陈谦明．口腔黏膜病学．第 3 版．北京:人民卫生出版社,2008
6. 魏克立．口腔黏膜病学．北京:科学出版社,2006

第八章 复发性阿弗他溃疡

复发性阿弗他溃疡(recurrent aphthous ulcers,RAU)是指具有周期复发特点的口腔黏膜自限性、溃疡性损害。RAU 溃疡具有周期性、复发性、自限性的特征,并以不同的复发间隔反复发作,溃疡灼痛明显,影响患者进食、言语、情绪,对患者的生活造成了较大的困扰。病名"阿弗他"来源于希腊文,即表示"灼痛"的意思。RAU 还具有其他同义异名词如复发性口腔溃疡(recurrent oral ulcers,ROU)、复发性阿弗他口炎(recurrent aphthous stomatitis,RAS)。

RAU 是最常见的口腔黏膜病,不论男女,任何年龄、任何人种均可发生。调查显示 RAU 在一般人群中的患病率可高达 20%,在特定人群中甚至可达 60%。Ship 对美国费城职业学校的学生调查发现:约 57%的女生有 RAU 患病史,约 52%的男生有患病史。女性的患病率一般高于男性,男女之比为 2∶3。RAU 发病以青壮年居多,初发年龄为 10～20 岁,20 岁后达发病高峰,40 岁后开始呈下降趋势,50 岁后常可自行停止。

一、发病因素

RAU 的确切病因尚不明确,其发病与多种因素密切相关,且具有个体差异性。目前比较一致的观点是:RAU 的发生是多种因素综合作用的结果。其中,免疫、遗传、系统性疾病及微生物因素等在 RAU 的发生发展中可能起重要作用,而环境的变化、精神心理因素以及局部创伤等可能是 RAU 的重要发病诱因。近年来,有人提出 RAU 发病的免疫、遗传和环境的"三联因素论",即具有一定遗传背景的个体,在特定的社会和自然环境中可能引发异常免疫反应而导致 RAU 特征性病损。也有人提出"二联"因素,即外源性因素(包括病毒、细菌)和内源性因素(激素水平变化、精神心理因素、营养缺乏、系统性疾病及多向性免疫功能紊乱等)相互作用所致。这两种观点实质上并不矛盾,而且都强调了社会心理因素在发病中的作用,这与"社会-心理-生物医学"模式相一致。

(一)免疫因素

从 1969 年 Lehner 首次提出 RAU 的免疫学机制后,许多学者致力于免疫学方面的研究,并已取得较大进展。RAU 患者外周血或唾液中常出现一种或多种免疫球蛋白异常,细胞免疫功能紊乱。病损局部组织有大量 T 淋巴细胞浸润,单核细胞内可见吞噬小体,免疫荧光显示上皮基底膜带常有免疫球蛋白和补体的沉积。同时,使用各种免疫制剂治疗 RAU 取得了较好疗效。所有这些证据都说明免疫因素在 RAU 的发病中有十分重要的作用。

1. 细胞免疫

细胞免疫主要是指 T 淋巴细胞介导的免疫反应。T 细胞是胸腺依赖性淋巴细胞的简称。依据 T 细胞表面标志及功能特征可将成熟 T 细胞分为 CD4+的辅助性 T 细胞(Th)或 CD8+的细胞毒性 T 细胞(Ts)不同亚群。在细胞免疫系统中,辅助性 T 细胞从正反馈方向、Ts 细胞从负反馈方向对免疫应答进行调节。RAU 患者损害局部及外周血中淋巴细胞亚群数量均发生异常变化。溃疡期CD8+淋巴细胞量增多,CD4+淋巴细胞量减少,CD4+/CD8+下降;愈合期 CD8+淋巴细胞量减少,CD4+淋巴细胞量增多,CD4+/CD8+恢复。RAU 患者外周血 T 细胞抑制,功能下降。RAU 病损区 γ/δ 型 T 细胞数目增多,淋巴因子(IL-2、TNF-α、IFN-γ 等)水平异常。提示 T 淋巴细胞在 RAU 发病中起重要作用。

2. 体液免疫与自身免疫

体液免疫是通过 B 淋巴细胞产生的特异性免疫球蛋白来实现的。自身免疫是抗体对来自自身抗原的一种免疫应答。RAU 患者外周血免疫球蛋白 IgG、IgA、IgM 以及补体 C3、C4 多属正常范围。但有学者报道 RAU 患者唾液分泌型免疫球蛋白 SIgA 低于正常,认为 RAU 的发病与口腔局部免疫功能下降有关。有人用间接免疫荧光法测定有

66%RAU患者血液循环中存在抗口腔黏膜抗体。血清中循环免疫复合物(CIC)有27%~40%的阳性率。陶学金等借此免疫发病原理,采用家兔口腔黏膜蛋白为抗原免疫家兔成功获得RAU动物模型,支持体液免疫在RAU发病中的作用,说明体液免疫和自身免疫反应是RAU发病的可能因素之一。

(二)遗传因素

RAU的发病具有遗传倾向。有人对6个家族4代人中318人的患病情况进行分析,发现RAU的发病率第一代为23.3%,第二代为39.9%,第三代为40%,第四代为39.4%,有明显的家族性。一项关于双亲患RAU对子女发病影响的研究发现:父母均患RAU时,子女发病率为54%~90%,双亲中一方患病时,子女发病率为33%~60%,双亲都不患病时,子女发病率为6.5%~23%。另一项关于同卵双生子与异卵双生子发病情况的调查表明:12对同卵双生子一致率为91.5%,7对异卵双生子一致率仅为57%。这些结果提示了RAU为多基因遗传。有学者对沈阳地区3 174人进行流行病学调查发现,RAU的遗传度为75%,与唇腭裂遗传度相近(76%),仅次于精神分裂症的遗传度(80%),而遗传度是评价多基因遗传病中遗传因素所起作用大小的综合指标。

人类白细胞抗原(HLA)存在于人体白细胞和各种有核细胞的胞膜上,同一机体的各种组织细胞具有相同的HLA,不同机体的HLA一般不同。HLA由人体细胞的第六对染色体基因编码,一个染色体上的位点控制一种特异性抗原。对RAU患者血液中HLA基因产物——HLA抗原的研究表明,患者携带HLA-A2、HLA-B12、HLA-B5、HLA-AW29的频率明显高于正常人。在以色列阿拉伯青年人中还发现HLA-B44、HLA-B52与RAU的相关性。另外,国外学者利用HLA-A、HLA-B、HLA-C和抗HLA-DR的单克隆抗体对RAU局部病损组织的上皮细胞进行HLA-Ⅰ、HLA-Ⅱ类抗原的研究,结果发现:在溃疡前期,HLA-Ⅰ、HLA-Ⅱ类抗原只存在于基底细胞层,在溃疡期则大量出现于整个上皮层,愈合期HLA又重新减少。其规律与T淋巴细胞亚群Tc/s(CD8+)的变化完全吻合。说明Tc/s对上皮的破坏与遗传标记物HLA基因产生的调控有极其密切的关系。

血清结合珠蛋白(haptoglobin,Hp)是一种重要的血清遗传标记物,是由α和β肽链构成的糖蛋白。它有3种常见表型Hp1-1、Hp2-1、Hp2-2,它们是由16号染色体上的两个等位基因Hp1和Hp2决定的,可见Hp具有遗传多态性。有人对108例RAU患者的Hp血清型进行鉴定,发现表型Hp2-1出现频率高于正常对照组。

微核是染色体断裂后的碎片。有研究表明RAU患者微核发生率及染色体结构畸变率均显著高于正常人,这也说明了遗传因素在RAU发病中所起的作用。

(三)精神心理因素

已有文献报道RAU的发生与患者的精神心理因素有关。临床上发现50%的女性患者和33%的男性患者在口腔溃疡初发或复发时有明显的精神因素,如工作劳累、情绪激动、生活环境改变等。随着生物-心理-社会医学模式的建立,越来越多的人认识到RAU是一种身心疾病,目前证据表明RAU的发病与患者本人的行为类型、抑郁和焦虑状态、相关社会生活事件和社会支持状况之间均有极大的联系。大量临床实验从不同方面证实,心理社会因素不仅与RAU的发病关系密切,而且似乎还与病情严重程度有关。

1. RAU患者的行为类型分析

人的行为类型与其个性特征是密切相关的,个性决定行为,行为类型反映了一些人个性特征与某些疾病的关系。所谓A型行为(type A behavior),就是指具有下列主要特征的一类人群,即:个性强、过分的自负、固执、好争辩、急躁、紧张、好冲动、大声说话、匆匆忙忙、富含敌意、具有攻击性等。A型行为具有两个核心成分,一个是“时间匆忙紧迫感”(time hurry,TH);另一个是“过分的竞争、争强好胜、有戒心和敌意”(competition and hostility,CH)。因此“A型问卷”包括TH和CH两分量表和一个测谎题分量表。李奉华等按病例配对方法,采用我国医学心理学专家张柏源、杨菊贤结合我国国情制定的“A型行为问卷”,对108例RAU患者进行调查及评定,积分计算,进行患者组和对照组的对比分析,结果发现RAU患者组的TH、CH评分和总分值均明显高于对照组。采用艾森克个性问卷(EPQ)研究个性特征与RAU复发的相关性，结果发现RAU患者N量表分值明显高于对照组，表明患者具有情绪不稳定的特征。SCL-90量表的调查结果提示患者有情绪障碍，如人际敏感、抑郁、焦虑、敌对，且患者主观支持与社会支持利用度都表现为下降。说明RAU患者具有精神质、神经质或呈现典型的情绪不稳定倾向，人际关系敏感，常常处于心理应激状态，而这些情绪和心理反应，同时也正是A型行为者面对个人竞争所特有的表现。揭示在相同条件下，A型行为的人更易患RAU。

2. RAU患者的抑郁和焦虑状态分析

有学者采用"焦虑自评量表(SAS)"和"抑郁自评量表(SDS)"分析RAU患者的抑郁和焦虑状态，结果证实RAU患者组1周内SAS、SDS标准总分值均明显高于对照组，证实患者组相比对照组"具有情绪不稳定特征"之人际敏感、抑郁、焦虑等明显情绪障碍。常丽云等还发现RAU患者从年龄段分析，16～30岁主要是强迫、抑郁的分值较高，这一年龄段多是学生或在职上学者，RAU多发生于精神紧张、睡眠不足的考试期间。31～40岁以强迫分值最高，而41～60岁各因子分值均较其他年龄段增高，这一年龄段患者工作压力较大、睡眠不足，易疲劳、好生气、苦闷多虑、记忆力及注意力减退等抑郁症状常是患者的初始及伴随表现，在此基础上局部或全身的不良刺激、负性生活事件、紧张、疲劳、烦躁等均可造成不同程度的精神症状，导致RAU的加重和反复发作。

3. RAU患者与其社会生活事件的联系

对职业人群的调查发现：更换工作岗位、工作环境变迁等易致口腔溃疡复发。此外，RAU患者回顾发病当年内几乎人人都有明显的重要生活事件存在，如对学生的调查发现考试前RAU复发率明显上升。采用生活事件量表(life event scale，LES)分析108个RAU患者1年来生活事件数目、生活事件紧张总值、正负事件紧张总值和LES值，结果显示：患者组1年内的生活事件数目、生活事件紧张总值、负性生活事件紧张总值均明显高于对照组，而正性生活紧张总值明显低于对照组。于琪等曾于1999年采用"心身疾病心理-社会因素调查表—艾森克个性问卷和社会生活变化事件调查表"对100例复发性口疮患者的心理社会因素进行研究，提示社会生活变化事件和复发性口疮密切相关。此项研究还发现RAU患者前10位重大社会生活事件按从高到低的次序依次为：睡眠变异、个人受伤或患病、家庭成员健康变化、生活在一起的家庭人数变化、饮食变异、迁居、结婚、业务上的再调整、家庭人员死亡、入学或毕业。李奉华于2004年发表的研究报告认为，RAU患者的前10位重大社会生活事件按从高到低的次序依次为：睡眠习惯改变、工作量显著增减、家人重病、子女学习困难、工作变动、收入显著增减、晋升、子女行为不端、家人纠纷、学习困难。由于李的研究时间靠后，其研究结果更能反映了当今快节奏社会生活事件对复发性口疮的影响。推测由于社会的快节奏、工作压力加大、从业者长期的高度紧张、学习任务过于繁重、感情和家庭的变故、生活贫困等急性生活事件、慢性进行性紧张和日常压力产生的应激状态通过"应激-疾病"模式影响免疫系统而增加了RAU的复发。多项调查显示：RAU患者情绪具有精神质和神经质倾向，性格呈内向，社会生活事件中正性或负性事件均可诱发RAU的发生，证实心理应激状态是RAU诱发的核心因素。

4. RAU患者的社会支持状况

唐柳云通过研究"心理社会因素对复发性口腔溃疡的影响"发现RAU患者获得主观支持和对社会支持利用度的程度明显低于对照组。李奉华等采用病例配对方法，要求患者组与对照组人员按照要求填写肖水源编制的"社会支持评定量表"，然后计算得分，进行患者组和对照组的对比分析。研究发现RAU患者除在主观支持和对社会支持利用度两方面评分均明显低于对照组外，在客观支持评分方面亦如此，两组在三方面的差异具有统计学意义。李同时还分析了RAU组在"客观支持、主观支持、社会支持利用度"的性别差异，结果表明RAU组中男女患者比较，除在"社会支持利用度"评分上，男性稍低于女性，但差异无统计学意义外，在其他两项评分上，男性明显低于女性，差异具有统计学意义。并进一步分析RAU组与对照组在"社会支持利用度"评分上的性别差异，发现两组女性之间差异无统计学意义，而男性之间的差异具有统计学意义，即RAU组男性的"社会支持利用度"明显低于对照组男性。可能是由于男性的工作地位、社会及家庭身份定位等，要求男性承担的责任和负担相对比女性更多和更重要。

李奉华等通过对108例复发性阿弗他溃疡患者致病相关因素的Logistic回归分析，研究RAU患者和对照组人员在吸烟、饮酒、口腔健康状况、全身性疾病、家族史、社会生活事件、焦虑、抑郁、A型行为和社会支持等方面的差异性。结果引入回归方程的4因素是社会生活事件、焦虑、抑郁、社会支持。提示在复发性阿弗他溃疡患者的发病过程中，社会生活事件、焦虑、抑郁、社会支持力度对其影响较大。

对于精神心理因素导致RAU的病因机制，有研究者提出RAU发病的“心理-社会因素论”。即精神、心理和社会因素诱发胃肠道疾病，引起小肠吸收不良，造成体内微量元素缺乏(例如缺锌)，导致口腔黏膜角化不良，机体免疫功能下降，水解酶活性增强，从而使口腔黏膜抵抗力降低，加速了组织及血管蛋白质结构分解，最终促使RAU发生。也有研究者认为精神、心理和社会因素主要通过促使神经血管改变，导致组织缺血、缺氧或充血水肿；内分泌变化及唾液分泌功能改变，以致唾液流量减少，pH值改变，口腔环境平衡失调，口腔组织局部抵抗力下降而出现溃疡。临床上有心理医生和临床医生对RAU患者实施综合心理治疗，使其发病频率、溃疡数量及疼痛程度明显降低。这些临床疗效的获得，也证实了精神心理因素在RAU病因学中的重要作用。

此外，自主神经功能的紊乱，尤其副交感神经功能障碍也与RAU有关。切断下齿槽神经(含有副交感纤维——鼓索支)的患者下唇反复发生溃疡，而给以乙酰胆碱则能促进溃疡的愈合。

(四)内分泌因素

部分女性患者口腔溃疡的复发规律与月经周期关系密切，即在月经前若干天发病，这又称为经前期阿弗他溃疡。月经周期紊乱者其口腔溃疡容易反复发作，妊娠期则不易发生口腔溃疡，很多妇女是在生育后开始出现口腔溃疡的，这都说明了体内性激素变化对口腔溃疡的发生有一定影响。其机制在于黄体酮含量增高和雌激素含量降低可以导致黏膜皮肤抗摩擦的能力下降，从而易发RAU。Bishop使用雌激素治疗经前期口腔溃疡的患者，有效率为91%，也支持了雌激素水平与经前期口腔溃疡的关系。

糖尿病患者存在微循环障碍，组织修复能力差，抗感染能力弱，也是RAU的好发人群。调查显示糖尿病患者中口腔溃疡的发生率可达45%。糖尿病患者口腔内唾液少而黏稠，口腔黏膜普遍干燥，唾液溶菌酶活力降低，口腔的自洁作用降低，黏膜对外界刺激防御力下降，使口腔更容易发生表浅溃疡。

(五)消化系统疾病

临床实践经验和流行病学调查发现：RAU与胃溃疡、十二指肠溃疡、溃疡性结肠炎、局限性肠炎、肝炎、肝硬化、胆道疾病有密切关系。有人对121例RAU患者进行胃镜检查或常规GI检查，发现在主诉有消化性疾病或伴有消化性疾病症状的30例RAU患者中，被确证有消化性疾病的有25例，其中消化性溃疡13例，胃窦炎9例，萎缩性胃炎3例；在否认有消化性疾病史及症状的91例RAU中仍有45例被确诊患消化性疾病，包括消化性溃疡23例，胃窦炎19例，萎缩性胃炎3例。陈发明对1 236例RAU的调查也发现，59.39%的患者有不同程度的上消化道症状，使用H受体阻滞剂治疗伴有消化系统疾病的此类RAU患者也取得了显著疗效。推测消化系统疾病与RAU之间这种紧密联系的机制可能是：一方面，消化系统疾病导致了维生素和微量元素的吸收障碍；另一方面，则可能是胃肠道黏膜与口腔黏膜存在共同抗原，它们间的交叉反应导致了消化系统疾病和RAU的伴发。有人采用间接免疫荧光法观察到：在伴有消化性疾病的RAU患者血清中，抗口腔黏膜抗体(AOMA)、抗胃壁细胞抗体(ASMA)同时存在的阳性率明显高于正常对照组。

(六)感染因素

有学者认为RAU的发生与病毒感染有关。据报道可从病损中分离出腺病毒，从患者循环免疫复合物中发现了单纯疱疹病毒(HSV)的DNA。采用PCR技术检测62例RAU患者口腔脱落上皮细胞中的人类巨细胞病毒（HCMV）DNA，阳性率达46.8%，与正常对照组相比有显著性差异（阳性率仅为3.6%）。但大多数学者未能成功分离、培养出病毒颗粒，电镜下也无病毒颗粒存在的证据。最近有国外学者对RAU患者感染HSV-1、HSV-2、人类乳头状瘤病毒（HPV-6、HPV-7）、水痘带状疱疹病毒、巨细胞病毒和EB病毒的情况进行了调查，其结果尚不支持病毒感染和RAU的发生有直接联系。但因病毒可以与宿主细胞基因整合，所以仍不能排除这种由细胞产生的病毒抗原引起自身免疫疾病的可能。

L型链球菌是溶血性链球菌在某些药物如青霉素作用下转变成的无细胞壁、滤过性、具有抗药性的原生质体，它可以在细胞内呈潜伏状态，在条件适宜时出现返祖现象，引起疾病的发生。有人从RAU病损部位分离培养出了L型链球菌，且发现其繁殖周期与口腔溃疡的复发周期一致，培养液注入实验动物黏膜下也可造成类似口腔溃疡的病变。分析L型链球菌致病机制可能有两方面：一是引起了机体的迟发性变态反应；二是L型链球菌可能与口腔黏膜上皮存在共同抗原决定簇，交叉反应引发了RAU。有人推测口腔黏膜定殖细菌的65 kD热休克蛋白（HSP-65）可与黏膜上皮的HSP-60产生交叉反应，引起口腔溃疡。

Leimola 1995年提出了幽门螺杆菌（Hp）在RAU形成过程中发挥作用的观点。此后，许多学者对二者的关系进行了研究。Porter 1997年通过测定RAU患者血清中Hp抗体水平，认为Hp与RAU没有必然联系。但采用PCR法检测72例RAU患者，发现Hp阳性率为56.94%，明显高于对照组的28.72%，且重型复发性阿弗他溃疡的Hp阳性率高于轻型复发性阿弗他溃疡。有学者对Hp感染者辅以针对Hp的治疗，较之传统的RAU治疗取得了更好的疗效。

（七）营养缺乏

Yunus等通过测试发现RAU患者唾液和血清中维生素A、维生素B_{12}、维生素C、维生素E及钙含量降低。维生素A、维生素C、维生素E都具有抗氧化作用，其中维生素A在清除组织中的氧自由基方面起重要作用；维生素C还参与一些重要的羟化，如前胶原分子中赖氨酸及脯氨酸残基的羟化作用是转变为正常胶原的前提，而胶原是结缔组织的重要组成成分，故维生素C缺乏，伤口愈合慢；维生素E可以消除体内产生的脂质过氧化产物对机体的伤害，可以防止不饱和脂肪酸受到过氧化作用的损伤，因细胞膜的磷脂含不饱和脂肪酸较多，故维生素E有保护细胞膜完整性的作用。

某些微量元素和维生素如锌、铜、铁、硒等微量元素或维生素B_1、维生素B_2、维生素B_6、叶酸等缺乏也和本病有一定的关系。Challocombe和Porter报道RAU患者血浆铁蛋白浓度明显降低，有人对65例RAU患者血清锌含量检测后发现73.8%的患者血清锌含量明显低于正常对照组。这是因为上述物质参与了体内各种重要的生化代谢反应，若缺乏则可导致口腔黏膜上皮对细菌的易感性增高、免疫力降低，从而影响口腔黏膜上皮的更新和修复。对此类患者进行相应物质的补充可以取得明显疗效，但并不是所有缺乏者都患RAU。

（八）其他因素

Koybasi S调查发现RAU患者中吸烟者占9%，而在对照组吸烟者占25%。Banoczy发现吸烟者较少患口腔溃疡。若每天吸烟5支能基本控制溃疡发作。McRobbie等对戒烟4周后的RAU进行评估，发现在戒烟后的几周RAU的发病率显著高于戒烟后第一天。推测可能与吸烟者的口腔黏膜角化程度较高有关，吸烟加强了口腔黏膜的角化，而角化层对于轻微局部创伤及微生物而言，是一道机械和化学屏障。此外，对部分吸烟者来说，吸烟可以缓解精神压力，避免焦虑、抑郁等不良情绪，对RAU的发生也有一定的抑制作用。但学者们并不提倡常用此方法来控制溃疡复发。

对RAU患者唾液腺分泌功能的研究发现，情绪变化所致的副交感神经抑制减少了唾液的分泌，使唾液中的多肽生长因子降到最低浓度。有报道RAU患者唾液中表皮细胞生长因子（EGF）水平下降，上皮细胞生长节奏变慢，导致了不定位的溃疡，当情绪调整，唾液分泌功能恢复时，溃疡即出现自愈。提示唾液腺的分泌功能状况对于RAU的发病也非常重要。

有报道RAU发生和食物有关。Muzeyyen等从 RAU 患者日常饮食入手，询问患者 1 周来进食当地普遍销售的 86 种食物，发现 RAU 患者有部分相对高频率摄入的食物，例如欧芹、橙子、羊乳酪、茶叶、柠檬、酸奶、莴苣。1984 年 Hay 等也做过类似研究，发现在避免进食某些食物后，RAU 的发生率有明显降低，例如无花果、番茄、番茄酱、奶酪、柠檬、菠萝、牛奶、面粉、醋等。RAU 患者中发现了抗牛奶和谷胶的抗体，限制牛奶和谷胶（主要含于小麦、大麦、燕麦和黑麦等当中）的摄入，可以改善超过 25% RAU 患者的病情。推测可能是食物中的化学物质被上皮蛋白质黏附，形成不可逆的共价键结合物，发生过敏反应而导致口腔黏膜上皮损伤。

不少学者认为溃疡的发生与部分药物有关。β阻滞剂与口腔溃疡的发生有关，被认为是一种药物的副作用，停药后溃疡消失。非甾体类抗炎药物会使溃疡增加，并伴随生殖器溃疡，溃疡形态类似阿弗他溃疡，但较少见。近年来国内有关药物引起口腔溃疡的报道包括抗微生物药物（诺氟沙星、头孢氨苄、甲硝唑），作用于消化系统的药物（奥美拉唑、西咪替丁等），作用于中枢神经系统的药物（奈福泮），化疗药物以及硝酸酯类和抗组胺药物（西替利嗪）等。此外，有临床医生发现使用含氟牙膏导致溃疡复发的病例，此类患者在更换牙膏后，症状明显改善。其机制不十分明确，怀疑与氟能穿透口腔黏膜，并引起过敏有关。

局部创伤一直都被认为是最有可能诱发 RAU 的因素之一，这种创伤可能来自于局部注射、尖锐的食物摩擦、刷牙以及牙科治疗等。非 RAU 患者在局部创伤后产生的溃疡外形不规则，类似局部炎症表现（红、肿、热、痛），愈合时间取决于局部软组织损伤的严重程度。RAU 患者则不同，外形不规则的创伤性溃疡会在 1～2 天后变为典型的阿弗他溃疡。这表明非 RAU 患者和 RAU 患者对同样的局部刺激所产生的炎症应答不同，非 RAU 患者弱化炎症应答，并在短时间内促进组织愈合，而局部创伤对 RAU 患者则是溃疡复发的扳机点。David 等对 RAU 患者颊黏膜造成人为创伤，也证明局部创伤诱发 RAU 溃疡发生。

此外，RAU 还被发现与一些严重的系统性疾病有关，包括白塞病、周期性粒细胞减少症、节段性回肠炎、HIV 感染、Sweet 综合征、PFAPA 综合征（以周期性发热、阿弗他溃疡、咽炎和淋巴结炎为主要特征的一种综合征，多发生于儿童）和溃疡性结肠炎等。

二、发病机制

（一）免疫学说

1. 自身免疫

Roitt 提出 RAU 属于自身免疫疾病的第Ⅲ型（抗原抗体复合物型）和第Ⅳ型（迟发型超敏反应）。自身免疫病是指机体自身抗体和（或）自身致敏淋巴细胞攻击自身靶抗原细胞和组织，从而导致机体的组织损伤和功能障碍。自身免疫病的基本特点是病因不明、与遗传有关、病程迁延、血清丙种球蛋白增高、有自身抗体生成、激素可缓解症状等。支持 RAU 为自身免疫疾病的证据包括：RAU 病程迁延，有明显遗传倾向；有人报道患者血清中免疫球蛋白增高，如 Lehner 对三型 RAU 患者血清 IgG、IgA 和唾液中 SIgA 进行检测，发现三型 RAU 血清 IgA 均升高，IgG 在轻型复发性阿弗他溃疡和疱疹样复发性阿弗他溃疡中有升高；患者血清中可查见抗口腔黏膜自身抗体，阳性率为 75%，且其增减与口疮的严重程度成正比；病变区单核细胞内有吞噬小体，即抗原被吞噬破坏所形成；直接免疫荧光法显示 45%患者上皮基底膜有免疫球蛋白和补体沉积；RAU 患者血清中循环免疫复合物（CIC）有 27%～40%的阳性率。皮质激素治疗 RAU 可缓解症状。推测，口腔黏膜上皮自身抗原或 L 型链球菌、病毒等交叉抗原的作用促使了致敏淋巴细胞及自身抗体的形成，致敏淋巴细胞释放的淋巴因子引起了上皮的初始损害，受损上皮释放出自身抗原与抗体结合，形成免疫复合物，激活补体系统，进一步加重局部的炎症。但是也有一些不支持 RAU 为自身免疫性疾病的证据，如：患者血清中查不到最常见的自身免疫性疾病的抗体，即抗核抗体；最常见的自身免疫疾病相关抗原 HLA-BW3、HLA-B8 也未被查见；很多学者未发现 RAU 患者血清免疫球蛋白较正常人显著增高，如 Bagg 发现 RAU 组较正常组循环免疫复合物、类风湿因子、抗体都没有显著性差异，但也有人认为在 RAU 中局部形成的免疫复合物沉积所造成的损伤更有意义。对于 RAU

是否是自身免疫性疾病仍然存在争议。

2. 免疫应答异常

近年来，免疫失衡作为RAU的发病机制已得到了较多认可。多数学者认为RAU的发病与细胞免疫功能紊乱有关。免疫应答异常被认为是引起RAU的重要原因之一，这种学说越来越受到有关学者的重视。Horton等认为RAU是由于机体免疫活性细胞亚群失衡所导致的疾病。机体中免疫功能的正常运行依赖于各免疫细胞系及各细胞亚群之间相互协调，维持免疫状态的平衡，一旦平衡被破坏则导致免疫调节紊乱而发生疾病。Lehner早在1969年就发现：在RAU前驱期，病损区即有大量T淋巴细胞浸润。其中，溃疡前期是T辅助细胞（CD4，Th/i）占多数，溃疡期则T毒性细胞（CD8，Ts/c）为主，愈合期又回复到CD4为主。提示T淋巴细胞在RAU的发病担当重要角色。其后，不断有人采用免疫组化法，运用抗淋巴细胞表面的单克隆抗体OKT系统对RAU病损区或患者外周血中的T淋巴细胞亚群进行研究，但是研究结果并不完全一致。总的来说，在溃疡前期、溃疡发作期和间歇期，CD3（总T淋巴细胞）、CD4、CD8以及CD4/CD8均有不同程度的异常变化，一般表现为CD4下降，CD8不变或增加，CD4/CD8下降。结果的不一致可能与选择的病例、样本量以及检测方法之间的差异有关。目前T淋巴细胞测定的主要方法有间接免疫荧光法、酸性α醋酸萘酯酶（ANAE）染色法和流式细胞学检测。有人证实RAU患者的淋巴细胞对植物血凝素（PHA）和刀豆蛋白（ConA）的反应在溃疡各个阶段都比正常人低下。用胸腺病毒作抗原刺激机体时，RAU患者的刺激反应亦属低下。有人类免疫缺陷病毒（HIV）感染的RAU患者其病情往往较重。对一些免疫功能抑制患者（如肝肾移植者）给予较少免疫药物剂量后，口腔溃疡减轻甚至消失，说明RAU可能与免疫功能低下或免疫缺陷有关。近年来研究还发现CD4＋T细胞中的Th1和Th2两个亚群之间的平衡状态可能在RAU的发病机制中起着一定作用。CD4＋T细胞可分为两个亚群：Th1细胞（CD4＋，2H4＋）和Th2细胞（CD4＋，2H4－）。Th1细胞的主要功能是诱导CD8＋T淋巴细胞抑制免疫球蛋白（IgG）的合成和特异性抗体的产生，其减少可导致患者对致病物敏感性提高以及自身免疫反应。而Th2细胞的增多可引起淋巴细胞的过量生长，进而引发非正常自身免疫反应。在口腔中表为口腔黏膜上皮破坏，浅表组织坏死。有学者对18例RAU患者外周血单个核细胞（PBMC）Th亚群及Th1/Th2比值进行测定，结果显示，RAU患者Th2增高，Th1/Th2比值明显偏离正常。提示细胞免疫功能低下与紊乱是RAU发病的关键因素之一。

在RAU免疫学发病机制的研究中，细胞因子网络的失衡也是研究的热点。细胞因子由免疫相关细胞分泌，可影响和调节细胞免疫和体液免疫应答。白介素-10（IL-10）和白介素-12（IL-12）是调节细胞因子网络平衡的重要因子。IL-10由Th2细胞亚群分泌，促进体液免疫，抑制细胞免疫；而IL-12由巨噬细胞和DC等非T细胞分泌，促进CD4＋T细胞分化为Th1细胞，后者释放IL-2、干扰素-γ等促进细胞免疫。有研究表明RAU患者血清中IL-10水平显著升高而IL-12水平明显减低，提示RAU患者细胞免疫功能缺陷。此外，在RAU患者的正常口腔黏膜或活动期RAU中，前驱炎症因子白介素-2（IL-2）、白介素-4（IL-4）、白介素-5（IL-5）等的mRNA水平明显升高。IL-2的mRNA水平上升符合细胞介导的免疫反应的特征。IL-4和IL-5基因表达的增强提示RAU中的免疫反应不但有Th1、Th2细胞参与，而且其他类型的淋巴细胞也在其中起重要作用。肿瘤坏死因子（tumor necrosis factor，TNF）是一种具有多种生物学活性的细胞因子，根据其基因结构和来源可分为TNF-α和TNF-β。TNF-α主要控制淋巴管网或组织内的炎症性事件，具有抗肿瘤、抗病毒、免疫调节、分化诱导等生物活性。作为炎症介质的TNF-α可能对这些病变中的淋巴细胞的激活和趋化起促进作用。患者血清中TNF-α水平明显升高，而且抑制内源性TNF-α可减轻RAU的发生，说明TNF-α作为一种重要的调节因子与RAU的发病有密切关系。TNF-β主要调节继发性免疫系统中的事件，其在口腔黏膜小淋巴器官的形态发生、发育和淋巴细胞的归巢方面发挥重要的作用。RAU病灶的口腔黏膜组织中TNF-β分泌增多，将使更多的淋巴细胞归巢到口腔黏膜。TNF-β显然可以增强TNF-α细胞毒活性对黏膜上皮的损害。由于TNF-β主要是淋巴细胞分泌，提示 RAU 主要是由局部免疫紊乱造成的口腔损害。表皮细胞生长因子（epidermal growth factor，EGF）具有诱导细胞生长迁移和促使分化基因表达的作用。口腔中的 EGF 主要由颌下腺分泌，并且主要存在于基底细胞层和棘细胞层。EGF 的分泌受肾上腺素、性激素以及药物等多种因素调节，并通过内分泌、自分泌、旁分泌途径作用于靶细胞。EGF 可以刺激口腔黏膜的生长和分化，参与控制和调节口腔上皮细胞的新陈代谢过程。涎液中的 EGF 在保持口腔黏膜完整性上也起重要作用。口腔出现炎症时口内唾液中的 EGF 分泌也会下降。EGF 在 RAU 中的表达降低具有协同性，这种改变使黏膜上皮增殖和分化受到抑制。这可能与 RAU 的发生有着密切的关系。黏附分子是一类介于细胞与细胞、细胞外基质间起黏附作用的膜表面糖蛋白。它们在正常组织结构的维持、炎症与免疫应答、伤口修复等多种生理、病理过程中均具有重要作用。目前研究较多的是可溶性血管内皮细胞黏附分子（sVAM-1）和可溶性细胞间黏附分子与 RAU 的关系。有报道 RAU 患者血清黏附分子 sVAM-1、CD44、CD54 等水平明显高于正常，提示可能由于损伤因素刺激组织中的巨噬细胞或肥大细胞等释放一些活性介质，从而激活内皮细胞产生上述黏附分子，促进炎症细胞的趋化浸润，导致上皮溶解破坏而形成溃疡。有学者提出 RAU 的发生是由各种细胞因子及黏附分子组成的炎性网络介导，各种因子间相互作用、相互影响，形成复杂的网络，最终导致炎症细胞渗出，产生炎症反应及上皮溶解破坏而形成溃疡。

口腔免疫状态受局部及全身免疫状态的影响。唾液免疫球蛋白是全身体液免疫球蛋白的组成部分。口腔免疫防御体系中，分泌型免疫球蛋白 SIgA 在口腔免疫防御中起重要作用，它参予机体的局部免疫，被认为是机体抗感染、抗过敏的重要免疫屏障。吴慧华等测定 RAU 患者唾液 SIgA、IgG、溶菌酶的活性以及血清免疫球蛋白及补体的含量，结果发现：RAU 患者唾液 SIgA 的含量较正常人明显下降，唾液溶菌酶的含量较正常人明显升高，唾液 IgG 的含量较正常人无显著性差异，血清免疫球蛋白及补体测定结果与正常人无明显变化。报告认为 RAU 的发病与口腔局部免疫功能下降有关。

郭锡久等应用非条件 Logistic 回归法分析了与 RAU 发病有关的 26 个因素如免疫、微量元素、唾液天然抗病成分等，结果发现稳定 E 花环和 T_8 为危险因素。稳定 E 花环每增加一个等级，RAU 发病危险性增加 14 倍，T_8 每增加一个等级，RAU 发病危险性增加 3 倍。这两个高危免疫指标的出现，为免疫细胞亚群失衡或免疫细胞功能缺陷导致 RAU 提供了理论依据。

（二）纤溶活性和微循环障碍学说

纤维蛋白溶解酶原受活化素或激酶的作用转变为纤维蛋白溶解酶，可溶解纤维蛋白、纤维蛋白原等。纤溶系统的存在使机体凝血机能保持动态平衡，防止血管栓塞。RAU 的病理特点是黏膜微小血管的栓塞。血液流变学研究显示：RAU 患者较健康者血液黏度增高，红细胞压积百分比增高，红细胞电泳时间延长，红细胞沉降率明显减慢。对 RAU 患者的甲皱、舌尖、唇黏膜等部位的微循环进行观察发现，RAU 患者存在微循环障碍，表现为毛细血管静脉端曲张、丛数变少，管袢形态异常，血流速度减慢，血流量减少，红细胞聚集及渗出，部分毛细血管闭塞等。这些改变都会影响口腔黏膜的血供及正常代谢，一旦口腔黏膜稍有轻微损伤都可造成溃疡，且愈合延迟。这也是临床上经常见到的复发性口腔溃疡患者溃疡此起彼伏，迁延不愈的原因。而正常人即使口腔黏膜损伤，2～3 天就愈合了。另外血液血浆黏度增高，血流速度减慢，毛细血管扩张，通透性增强，可能有利于 T 淋巴细胞的浸润和免疫活性物质如黏附分子、免疫球蛋白及细胞因子的渗出，使它们能够介导参与口腔黏膜发生特异性的免疫反应引起一系列自身免疫反应，最终导致口腔溃疡的发生。

目前认为，RAU 患者机体内出现的纤溶活性和微循环障碍改变可能是由于口腔黏膜下的小静脉内皮细胞缺乏纤维蛋白溶解活化素。研究表明纤溶活性障碍与免疫疾病发病因素有密切关系，可能的机制是：免疫复合物通过机体与血小板受体结合，使其发生凝集，而影响凝血和纤溶系统，造成局部微血栓形成及出血、缺血。其病理过程是：血管炎—血栓形成—周围淋巴细胞浸润—黏膜缺血性坏死—溃疡形成。

近年来，有报道运用中医辨证分型结合微循环检测发现患者有气虚型、血瘀型、血热型等不同的改变，均属微循环障碍范畴。临床上分别运用补气、活血、清热等不同中药后，RAU 症状随微循环状况好转而减轻。采用纤溶活性促进剂，如双链酶以及活血化瘀的中药治疗 RAU 取得了初步疗效，也印证了纤溶活性和微循环障碍在 RAU 发病中的作用。

（三）氧自由基损伤学说

自由基是指具有不配对电子的分子、原子或原子团，其中与生命活动最为关系密切的是各种氧自由基，它们直接或间接来自氧的转化。从 20 世纪 80 年代起氧自由基在人类健康和疾病方面的研究得到了生物学与医学界的广泛重视。正常机体内常产生氧自由基，但由于细胞内存在高效清除剂如超氧化物歧化酶（SOD）等，因此当氧自由基生成和清除保持平衡时，就不会发生疾病。而当氧自由基生成过多或清除发生障碍时，机体则会受到损伤。RAU 患者病损区沉积的免疫复合物和活化的补体能促进中性粒细胞等吞噬细胞产生氧自由基，直接或通过灭活 α-蛋白酶抑制剂间接地导致组织损伤；另一方面，氧自由基刺激花生四烯酸代谢成白三烯类趋化物质，放大炎性反应，共同引起组织病理损伤。RAU 患者存在的组织微循环障碍也可通过两大细胞系统和多套酶系统产生氧自由基，进而造成组织损伤，加重病变。细胞系统包括毛细血管内皮细胞和血液中的中性粒细胞，前者通过黄嘌呤氧化酶，后者通过髓过氧化物酶系统产生氧自由基。这些氧自由基可增加血管壁的通透性，导致不可逆的血管扩张反应、血管壁损伤、微血栓形成、血流变特性改变等，从而加重组织损伤。国外研究表明 RAU 患者 SOD 活性有下降趋势，而过氧化脂质（LPO）水平明显升高，说明体内氧自由基的生成和清除率不平衡与 RAU 发病有关。国内陈谦明等研究证实氧自由基在 RAU 的发生过程中起着重要作用。有学者采用比色法、硫代巴比妥酸法测定 52 例 RAU 患者的血浆总超氧化物歧化酶（T-SOD）、锰超氧化物歧化酶（Mn-SOD）、铜锌超氧化物歧化酶（CuZn-SOD）活性和丙二醛（MDA）含量，发现 RAU 组 T-SOD、CuZn-SOD 活性和 MDA 含量增加，而治疗后恢复正常。由于氧自由基不能被及时清除，细胞膜、蛋白质和各种酶遭到了破坏，血管通透性增加，局部组织炎性坏死，导致溃疡发生。通过自身交叉试验观察了 SOD 药膜对 40 名 RAU 患者的治疗效果，结果发现 SOD 药膜组有效率达 90%，明显优于安慰剂组，并认为其作用机制可能为有效地清除了病损区大量的氧自由基，加速了组织的愈合。近期研究还证实 SOD 对免疫功能有影响。Jadot 等证实 SOD 能抑制正常小鼠脾脏 T、B 淋巴细胞的增殖反应，对免疫功能有抑制作用。龚珊等研究发现在体外给 SOD 能抑制小鼠腹腔巨噬细胞产生 IL-1 的能力，也说明 SOD 对免疫功能有抑制作用。推测临床上应用 SOD 治疗 RAU，不仅可以消除自由基还可以纠正失衡的免疫功能，减少复发。但 SOD 影响 RAU 免疫功能机制尚未完全清楚，RAU 与氧自由基损伤状态之间的联系还有待于更深入的研究。

（四）中医病因机制

中医学早已对 RAU 有记载。按照中医的理论体系，RAU 有以下几种病因：一是外感六淫，主要是燥、火两邪，燥邪干涩，易伤津液；火为阳邪，其性炎上，津伤火灼，口疮乃发。故口疮多在秋季及气候突变时容易复发。二是饮食不节。由于过食辛辣肥厚之品或偏食，致火热内生，循经上攻，熏蒸口舌，并常耗伤心肺肾之阴津，致口疮发生。三是情志过极。患者素日思虑过度，心烦不寐，五志郁而化火，心火亢盛，上炎熏灼口舌，或心火下移于小肠，循经上攻于口，均可致口舌生疮；或平素多有郁怒，肝郁气滞，肝气不疏，郁而化火，暗耗阴血，致冲任经脉不调，经行之时，经气郁遏更甚，肝火旺盛，上灼口舌而致口疮。四是素体阴亏。患者素体阴液不足，或久病阴损，虚火内生，灼伤口舌，乃至口舌生疮。五是劳倦内伤，或久病伤脾，脾气虚损，水湿不运，上渍口舌，而致口疮；或郁久化热，湿热上蒸，亦可致口疮；更有甚者，脾气虚极，伤及脾阳，脾阳不足，寒湿生热，上渍于口，可发口疮。六是先天禀赋不足，或久用寒凉，伤及脾肾，脾肾阳虚，阴寒内盛，寒湿上渍于舌，寒凝血瘀，久致口舌生疮。总之外感六淫燥火，内伤脏腑热盛是致病主因，主病之脏在于心和脾胃。

总之，本病病机以“火”为主，与饮食劳倦、体质状况有关，与心脾两脏关系最为密切。

三、临床表现

RAU临床上表现为口腔黏膜上反复发作的孤立、圆形或椭圆形溃疡性损害。溃疡好发于口腔黏膜角化程度较差的部位，溃疡形状规则，一般呈圆形或椭圆形，具有“红、黄、凹、痛”的特点。红：溃疡周围的黏膜充血发红，称“红晕”。黄：溃疡底部呈黄色，为纤维素渗出形成的假膜。凹：溃疡中央凹陷，有一定的深度。痛：此类溃疡常具有明显灼痛感，也是溃疡形成后主要、突出的临床症状。RAU溃疡具有周期性复发的特点，并具有不治而愈的特征。溃疡发作轻者数月一次，重者连续发作，此起彼伏，无间隙期。由于RAU溃疡具有明显灼痛感，可妨碍饮食及语言，影响患者生活质量。

RAU的临床分型仍采用Lehner(1968)提出的分型方案，即轻型阿弗他溃疡(minor aphthous ulcers，MiRAU)，重型阿弗他溃疡(major aphthous ulcers，MaRAU)和疱疹样阿弗他溃疡(herpetiform ulcers，HU)。

(一)轻型复发性阿弗他溃疡(minor aphthous ulcers，MiRAU)

该型约占RAU的80%左右，多数患者初发病时均为此型。溃疡好发于唇内侧、舌尖、舌腹、颊部、前庭沟、软腭等上皮角化程度较差的部位，而附着龈、硬腭、舌背等部位相对较少见。每次发作1～5个溃疡，一般呈直径为2～4 mm的圆形或椭圆形，孤立散在，中央凹陷，基底柔软，表面覆盖黄色假膜，周围有约1 mm宽的红色充血晕圈，灼痛明显，影响说话、进食、吞咽，即具有所谓“红、黄、凹、痛”特点。其发作期可以分为4期：①先兆期：约持续24小时，黏膜局部出现灼热不适。②溃疡前期：约18～48小时，黏膜出现红色细小丘疹。③溃疡期：约持续1～16天，丘疹中心上皮坏死，形成典型的溃疡，2～3天时最痛，4～6天时最大。④愈合期：约持续7～12天，个别持续至1个月左右，溃疡逐渐缩小，直至完全愈合，一般不留瘢痕，且具有不治自愈的特点。此型RAU溃疡自然病程一般10～21天，愈合后又可不定期复发，复发间歇期可长可短，因人而异，有的可数月不发作，有的则呈此起彼伏。一般不伴有全身症状。见图8-1。

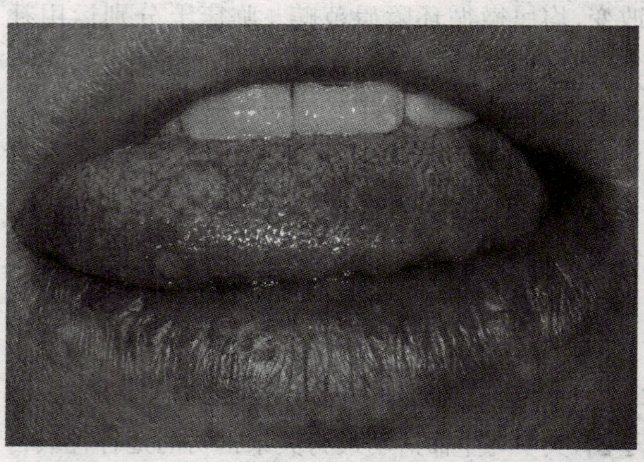

图8-1　轻型复发性阿弗他溃疡

(四川大学华西口腔医学院供图)

(二)重型复发性阿弗他溃疡(major aphthous ulcers，MaRAU)

该型溃疡约占RAU的8%～10%，好发于青春期。早期发病部位多见于口角区黏膜，尤其以下唇内侧接触上颌尖牙处最为常见。随着病情的发展，溃疡发生部位逐渐向口腔后份如舌腭弓、软腭、悬雍垂等部位移行。溃疡个数较少，多为单个损害，边缘整齐，但大而深，直径可达10～30 mm，损害深达黏膜下层直至肌层，溃疡周围充血水肿明显，表现为红肿微隆边缘，即呈现“弹坑状损害”，溃疡表面有灰黄色假膜或灰白色坏死组织，扪之基底稍硬。因其引起了黏膜腺的破坏，本型又称复发性坏死性黏膜腺周围炎(PMNR)或腺周口疮。该型溃疡愈合慢，常持续1～2个月或更长时间，疼痛剧烈。虽可自愈，但愈合后遗留瘢痕，故又称复发性瘢痕性口疮。溃疡可在先前愈合处再次复发。发生于舌尖、软腭及悬雍垂等处的重型阿弗他溃疡可造成舌尖、悬雍垂等组织缺损。本型溃疡发病时可伴有头痛、发热、局部淋巴结肿痛等全身症状。见图8-2。

(三)疱疹样复发性阿弗他溃疡(herpetiform ulcers，HU)

该型溃疡约占RAU的8%左右，好发于成年女性，又称“口炎型口疮”或“阿弗他口炎”。病程和发病规律与轻型阿弗他溃疡相似，好发于唇、颊、舌、口底、软腭、咽等部位。溃疡直径较小，约1～2 mm，数目较多，可达十几个或几十个之多。溃疡一般不融合，散在分布，呈“满天星”状。黏膜充血及疼痛明显，唾液分泌增加，并可有头痛、发热、淋巴结肿大等全身症状。溃疡持续7～14天后可自愈，愈后不留瘢痕。见图8-3。各型RAU的比较见表8-1。

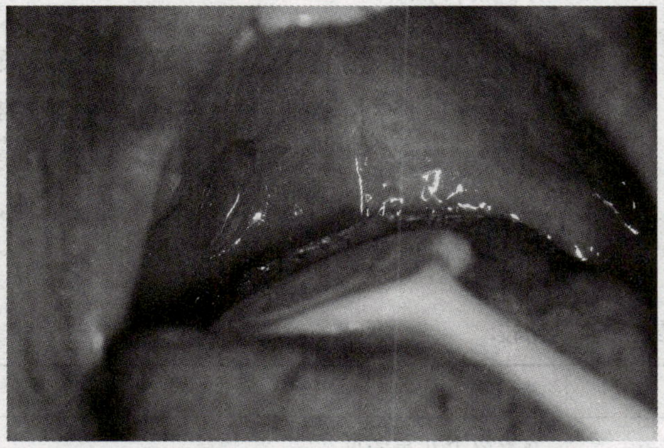

图8-2　重型复发性阿弗他溃疡

（四川大学华西口腔医学院供图）

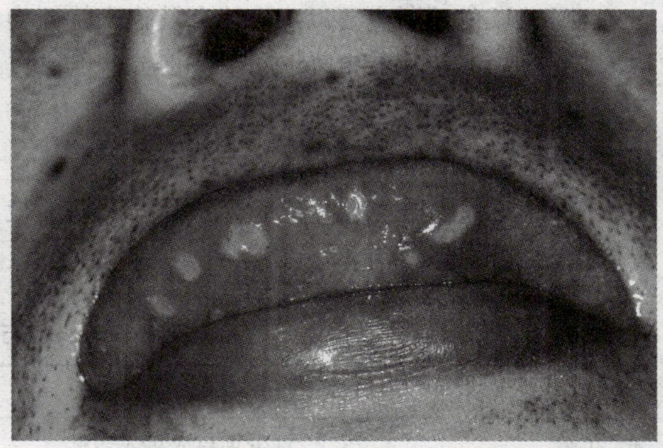

图8-3　疱疹样复发性阿弗他溃疡

（四川大学华西口腔医学院供图）

表8-1　各型阿弗他溃疡的比较

	MiRAU	MaRAU	HU
在RAU中的构成比	80%	8%～10%	8%～10%
初发年龄（岁）	10～19	10～19	20～29
性别（女：男）	1.3：1	0.8：1	2.6：1
部位	唇、颊、舌	唇、颊、舌、咽、腭	唇、颊、舌、咽、腭
溃疡数目	1～5个	1^+个	10至数十个
溃疡大小（直径）	<10 mm	10～30 mm	1～2 mm
病程	7～14天	1个月～数月	7～14天
愈合	不留瘢痕	遗留瘢痕	不留瘢痕
全身症状	无	可有	可有

四、组织病理学

RAU的组织病理特征为非特异性炎症。早期黏膜上皮水肿，细胞内和细胞间均可发生水肿，后期上皮溶解、破溃、脱落，形成非特异性溃疡。也有在上皮下方形成疱，然后上皮脱落而成溃疡。溃疡表面可有纤维素性渗出形成的假膜，有时候表面为坏死组织所覆盖。溃疡部位为密集的炎症细胞浸润，大多为淋巴细胞，其次为浆细胞、中性粒细胞和嗜酸性粒细胞。固有层内胶原纤维水肿、玻璃样变性。结缔组织纤维弯曲紊乱、断裂，严重时胶原纤维破坏消失。溃疡底部炎症密集且多在血管周围。毛细血管扩张、充血，血管内皮细胞肿胀，管壁增厚，管腔狭窄并有血栓形成，因此Faurer认为复发性口腔溃疡是血栓性微血管炎症。

MaRAU病损可深及黏膜下层，除炎症表现外，还有小唾液腺腺泡破坏、腺管扩张、腺管上皮增生，直至腺小叶结构消失，由密集的淋巴细胞替代，呈淋巴滤泡样结构。

电子显微镜下可见单核细胞中含有吞噬小体，系被吞噬破坏的口腔黏膜上皮细胞，但上皮细胞核内无包涵体。

五、诊断及鉴别诊断

(一)诊断

对RAU的诊断主要以病史特点及临床特征为依据。根据周期性、复发性、自限性的病史规律以及溃疡呈“红、黄、凹、痛”的损害特点,不难对RAU作出诊断。

RAU没有特异性的实验室诊断依据及病理检查依据,一般不需要活检。实验室检查包括血液、免疫、内分泌、微循环等,对诊断不是必需,但有助于了解病因及指导治疗。对于大而深且长期不愈的溃疡,应及时作活检以排除癌性病变的可能。

(二)鉴别诊断

疱疹样阿弗他溃疡(HU)应注意与口腔黏膜单纯疱疹(疱疹性口炎)相鉴别,见表8-2。重型阿弗他溃疡(MaRAU)应注意与结核性溃疡、口腔黏膜鳞癌、坏死性涎腺化生相鉴别,见表8-3。此外,RAU还需与创伤性溃疡鉴别,见表8-4。

表8-2　HU与疱疹性口炎的比较

	HU	疱疹性口炎
年龄	青少年与成年人多见	6岁以下儿童多见
性别	女性多见	性别差别不大
部位	较少累及咀嚼黏膜	常累及咀嚼黏膜
发疱	无发疱史	有发疱史
溃疡特点	散在分布,不融合	成簇分布,可融合为不规则糜烂面
症状	疼痛明显	疼痛稍轻,烧灼感
病程	较长,10～14天	较短,7～10天
复发史	周期性复发	复发无周期性,与诱因有关
皮肤损害	无	可有,复发时以唇红、口周皮肤损害为主
全身症状	轻	原发损害时较重

表8-3　MaRAU与结核性溃疡、口腔黏膜鳞癌、坏死性涎腺化生的比较

	MaRAU	结核性溃疡	口腔黏膜鳞癌	坏死性涎腺化生
年龄	中、青年	中、青年	老年	中、青年
性别	男∶女＝1∶0.8	无性别差异	男性多见	男性多见
部位	口腔后份如软腭、舌腭弓前后	唇、前庭沟、牙槽黏膜	舌腹口底、口角区颊黏膜、软腭复合体	硬腭、软硬腭交界处
溃疡特点	圆形或椭圆形,边缘整齐,周围炎症,较深,被覆黄白假膜,质轻度坚韧	边缘不齐呈鼠蚀状,周围正常或轻度炎症,较深,基底为桑椹样肉芽肿	边缘不齐,向周围浸润,可深可浅,底部菜花状,质坚韧	界限清楚,边缘充血,有时隆起可深及骨面,底部为肉芽组织
局部症状	疼痛明显	早期有痛感	早期无痛,后期疼痛	不明显
全身症状	情况较好	常有肺结核体征	体弱或恶病质	情况较好
病理活检	非特异性炎症	结核性肉芽肿	癌细胞	小涎腺坏死,导管腺泡鳞状化生
自限性	有	无	无	有
复发史	有	无	无	无

表 8-4　RAU 与创伤性溃疡的比较

	RAU	创伤性溃疡
诱因	无明确诱因	有局部创伤因素(咬伤、刺伤、牙尖锐利、残冠、义齿等)
溃疡形态	圆形或椭圆形,具有"红、黄、凹、痛"的特点	与创伤因素形态吻合,水肿明显,充血不明显
自限性	有	去除刺激后数天内愈合,若刺激长期存在则经久不愈
复发性	有	刺激去除则不再复发
预后	良好	有恶变的可能

六、治疗

RAU 的病因尚不明确,且具有较大的个体差异,目前还没有哪一种方法能达到完全治愈的目的。但只要根据患者的具体情况施行个体化的治疗方案,做到有的放矢,也可能取得较好的疗效。对 RAU 进行治疗,不仅要减轻患者发病时的痛苦,促进溃疡的愈合,缩短发作期,而且还要减少复发次数,延长间歇期。许多 RAU 患者情绪焦虑,对病情过分担忧,所以进行心理疏导是必要的。积极治疗相关的全身疾病对于 RAU 疗效的巩固也很重要。

(一)治疗原则和方案

RAU 的治疗计划依赖于临床症状、病程持续时间和病情的严重程度,同时还要根据患者的身体状态而定。由于 RAU 病因的复杂多样性和不确定性,迄今为止,尚没有针对 RAU 的特效治疗方案。临床上要根据患者的具体情况制定个体化的治疗方案。对 RAU 的治疗通常以对症治疗为主,并将减轻疼痛,促进溃疡愈合,延长复发间歇期作为治疗的基本原则。

RAU 的治疗方案目前国内尚未统一。美国口腔黏膜病学会和欧洲口腔黏膜病学会依据疼痛程度、病史、溃疡的复发频率以及患者对药物治疗的耐受情况,制定了一个共同的 RAU 治疗方案,该方案将 RAU 分为 A、B、C 3 型,并拟定了相应的治疗措施,见表 8-5。

表 8-5　RAU 的治疗方案

临床类型	临床表现	治疗方案
A 型	溃疡 1 年仅复发几次,每次复发仅持续数日,疼痛可耐受	寻找相关诱因并加以控制。帮助患者总结安全有效的治疗方式并继续使用
B 型	溃疡每月发作,每次持续 3～10 天,疼痛影响进食和日常口腔清洁	与患者讨论可能的诱发因素并加以控制。在溃疡的前驱期(刺痛、肿胀等)应用糖皮质激素终止其发展。可选用氯己定含漱液,含 0.05 mg/5 ml 的地塞米松含漱液(每日 3 次),或局部使用高效糖皮质激素,如含 0.05%的丙酸氯倍他索或醋酸氟轻松的口腔软膏(每日 3 次)。对患者进行正确的口腔卫生指导。对于较顽固的病例,可采用短期全身应用肾上腺糖皮质激素激素,不超过 50 mg/d(最好晨服),口服 5 天
C 型	溃疡疼痛,发作此起彼伏	局部用强效肾上腺糖皮质激素类药物如倍他米松、倍氯米松、丙酸氯倍他索、丙酸氟替卡松、醋酸氟轻松。全身用肾上腺糖皮质激素激素,硫唑嘌呤或其他免疫抑制剂如氨苯砜、己酮可可碱及沙利度胺。此外也可行皮质激素局部病损黏膜下注射,如倍他米松、地塞米松、曲安奈德以缩短全身用药的时间。对口腔卫生状况差的患者进行口腔卫生指导

(二)治疗方法

RAU的治疗方法种类繁多。治疗主张全身和局部、中医和西医、生理和心理相结合。

1. 局部治疗

以消炎、止痛、防止感染、促进愈合为原则。

局部治疗是治疗RAU常用的治疗方法,几乎所有RAU患者都需要采用。治疗的主要原则是抑制局部免疫反应,解除不适症状,预防继发感染并促进溃疡愈合。局部糖皮质激素是目前世界各国治疗RAU最常用的方法,有减轻症状、促进愈合的作用。此外,各种消毒防腐剂和抗生素制剂也被用于RAU的局部治疗,以防止继发感染。近年来一些新型生物制剂如重组人表皮生长因子(金因肽)、重组牛碱性成纤维细胞生长因子(贝复济)被用于RAU的局部治疗,具有加快上皮修复,促进溃疡愈合的作用。这些新型生物制剂的运用,取得了创面修复由被动等待到主动调控的突破性进展。

局部用药的剂型多种多样,最常见的剂型为含漱剂,另外,还包括软膏、糊剂、凝胶、散剂等,但由于口腔内唾液的冲刷和稀释作用,这些剂型中的药物往往不能在溃疡局部长时间保持有效浓度,因此影响了药效的发挥。近年来出现了含片、贴片、贴膜等具有黏性或缓释作用的新剂型,在口腔内遇唾液后即成胶膏状,紧密黏附于口腔黏膜,药物释放时间更为持久,释放速率更为稳定。又因用药更方便,从而能够增加患者的依从性。总之,局部治疗的药物及方法选择较多,都是以消炎、止痛、防止继发感染、促进溃疡愈合为目的。常用的药物和方法如下。

(1)糖皮质激素:糖皮质激素具有良好的抗炎作用,能减少淋巴细胞和血浆成分的渗出;保持细胞完整性,阻止细胞水肿;抑制粒细胞释放溶酶体酶;抑制吞噬作用;抑制纤维细胞增值,减少瘢痕形成等。

尽管缺乏精确对照研究,局部使用糖皮质激素治疗RAU的有效性是基于人们对其广泛的应用和认同。再有,外用糖皮质激素治疗RAU和其他口腔炎症性疾病引起副作用的观察结果报道甚少,说明它有一定的安全性。目前,局部用糖皮质激素类药物已成为治疗RAU的一线药物。但口腔内长期外用糖皮质激素有助于念珠菌的过度生长,应加以警惕。

数代糖皮质激素已作为治疗口腔溃疡的常用外用制剂,使用时须注意糖皮质激素的类别、种类和效能。在一项治疗RAU开放性的研究中证实,局部使用强效糖皮质激素制剂比弱效制剂更有效,且起效快。目前比较糖皮质激素在不同基质的效果研究仅限于皮肤,因此很难选择一种既有效而又适于口腔内的基质,同时还要考虑患者的喜好等。软膏不同于凝胶或霜剂,尽管对黏膜吸附力不强,当涂于黏膜表面时无烧灼或针刺感而易被患者接受。酏剂剂型的糖皮质激素如地塞米松漱洗液适用于多发性口腔溃疡。在溃疡发展的早期阶段,即应局部应用糖皮质激素制剂,每天3～5次。延长糖皮质激素药物与黏膜溃疡面接触时间有助于增加疗效,基于这种理论,将药物外用溃疡面后,用手指轻轻按摩30～60秒或用棉签头部点住溃疡不放达1分钟。用药后30分钟内禁饮食。

丙酸氯倍他索(clobetasol propionate)是一种高效糖皮质激素类药。有人用0.05%的丙酸氯倍他索水溶液漱口取得良好疗效,但使用4～6周后有发生轻度激素副作用的可能,减少药物使用频率后可很快恢复正常。对丙酸氯倍他索的0.05%软膏制剂与糊剂的研究同样效果良好。此外,有报道用0.3%的氢化可的松(hydrocortisone)水溶液漱口,观察两周后发现有78.8%的RAU患者溃疡严重程度和发作频率均有明显下降。

醋酸地塞米松(dexamethasone acetate)贴片含地塞米松0.3 mg/片,有报道其用于治疗RAU效果明显好于安慰剂组,且研究期间无明显副作用。微脂粒是一种人造小颗粒,以含水间隔的双分子脂质层构成,将其作为微囊制成醋酸钠地塞米松缓释剂治疗RAU也取得了很好的效果。

曲安奈德(triamcinolone)是一种长效糖皮质激素制剂,不仅参与人体的物质代谢过程,还有强而持久的抗炎及抗过敏作用。采用曲安奈德混悬液加等量2%利多卡因液,作溃疡基底黏膜下注射封闭,每次总量不超过20 mg,每1～2周局部封闭1次。对经久不愈或疼痛明显的MaRAU,有止痛和促进愈合作用。Friedman等学者采用在溃疡基底注射曲安奈德的方法治疗艾滋病患者的重型

RAU，发现能显著减轻溃疡疼痛，缩短疗程，且无明显副作用。醋酸泼尼松龙混悬液加等量2%利多卡因液，用作溃疡基底局部封闭，每周1～2次，也能取得较好疗效。

此外，以糖皮质激素为主要成分制成的各种散剂、糊剂、喷雾剂等，如皮质散、对二丙酸倍氯米松(beclomethasone dipropionate)喷雾剂、倍他米松(betamethasone)、0.05%氟轻松(fluocinonide)糊剂、0.025%的丙酮曲安奈德(triamcinolone acetonide)、0.1%曲安西龙(去炎松、醋酸氟羟泼尼松)软膏等治疗RAU的研究也表明取得了良好疗效。

(2)抗菌药物：虽然现在普遍认为RAU并不是一种感染性疾病，但有学者报道在溃疡局部可见链球菌，且RAU加重期患者的外周血单核细胞及T细胞对链球菌抗原的增殖反应加强。加上溃疡创面可能因细菌的继发感染而加重炎症、延缓愈合，故在RAU治疗上常局部运用一些抗菌药物。

1)抗生素：Kerr等对青霉素G钾(商品名cankercillin)进行了Ⅱ期随机、对照、双盲试验。治疗组、安慰剂组和空白对照组分别纳入患者31、33、36例，剂量为50 mg/次，每天3次。观察1周后发现相对于安慰剂组和空白对照组，青霉素G钾可显著缩短溃疡病程，缓解溃疡疼痛。研究中未发现有青霉素过敏的情况。

Graykowski等曾报道使用5%的四环素(tetracycline)漱口水，每日4次，每次含1分钟可以显著缩短溃疡时间，减轻疼痛，但对溃疡的复发无影响。0.5%和2.5%的金霉素(aureomycin，又称氯四环素，chlortetracycline)漱口水也有相同作用。但因其可引起口腔菌群失调和喉部烧灼感，故长期应用应谨慎。

此外，强力霉素(doxycycline)因具有防止组织破坏、抑制炎症反应的作用，可作为四环素的替代药物使用。有报道显示用强力霉素局部治疗RAU效果良好，但其用法较独特。需先将药物敷于溃疡面，再滴一滴Iso-dent(isobutyl cyanoacrylate，氰异丁基丙烯酸盐)，它是一种组织黏合剂，干燥后可黏附于口腔黏膜，具有保护创面、延长药物作用时间的功效。

2)氯己定(chlorhexidine gluconate，洗必泰)：Addy对0.2%的葡萄糖酸氯己定含漱剂、1%氯己定凝胶以及含片进行观察，认为上述制剂对L型链球菌可产生抑制作用。临床上常用加倍稀释的0.2%氯己定含漱剂含漱，每日3～4次，能促进RAU溃疡愈合及延长RAU发作间隔，但不能防止其复发。氯己定使用两周后可使牙和舌背染色，还可能导致口腔菌群的失调，因此限制了其在临床上的长期使用，并应尽量少合并饮用茶、咖啡等含有鞣酸、能加重染色的饮料。

3)碘制剂：碘制剂作为一种临床常用的消毒杀菌药物，对治疗口腔溃疡有一定效果。有学者发现，随着聚维酮碘漱口液(povidine iodine gargle solution，Isodine Gargle)浓度增加、使用频率增加，口腔溃疡发作严重程度和发作频率明显下降。此外，临床上使用西地碘片(华素片)含化片治疗RAU，对减轻溃疡疼痛、促进愈合方面也有一定效果。

(3)抗过敏药物：氨来呫诺(amlexanox)是治疗RAU的一种有效外用药物，1996年美国食品和药物管理局批准该药作为治疗有免疫活性的口腔溃疡疾病的首选药物。氨来呫诺是肥大细胞、中性粒细胞和单核细胞的炎症介质(组胺和白三烯)形成和(或)释放的有效抑制剂，能抑制白三烯生成，防止组胺游离从而起到抗过敏和消炎作用，抑制立即和延迟型过敏反应。至于氨来呫诺对治疗RAU的确切作用机制还不清楚。

Robert等采用5%氨来呫诺糊剂治疗32例复发性口腔溃疡患者并与安慰剂组做了比较。给药方法为每日2次，连续3天，第4天给药1次。研究结果表明，用药组患者的治疗效果优于安慰剂组，治疗期间未发现副作用。该作者认为，局部涂擦5%氨来呫诺糊剂对于减轻溃疡充血、疼痛和大小均有显著作用。Khandwala等对1 335例口腔溃疡患者进行随机、双盲、多中心、平行分组的临床疗效研究。将5%氨来呫诺糊剂(商品名aphthasol)直接涂抹于溃疡部位，每日4次，治疗4天后，患者的疼痛明显减轻，溃疡面基本愈合，溃疡平均治愈时间显著短于安慰剂组和未治疗组。另外在一个持续用药8天的疗程中，5%氨来呫诺对溃疡面积的减小、疼痛程度的减轻等疗效参数也明显优于安慰剂组。该药不良反应小，安全性高，不良反应报告中显示一过性疼痛、涂药处刺、灼感发生率小于

1%～2%,在临床研究中出现的接触性黏膜炎、恶心、腹泻的发生率小于1%。所有这些研究证据均显示:外用氨来呫诺能加快溃疡愈合、缩短疼痛持续时间。与外用糖皮质激素一样,氨来呫诺糊膏每天4次(饭后和睡前各1次),并嘱患者在溃疡形成初期即应使用,此方法能显著增加药物的疗效。该药在外用处可有烧灼和针刺感,但作用短暂。

氨来呫诺的其他剂型用于RAU的治疗也取得较好疗效。oradisc为氨来呫诺贴片制剂,较之糊剂,用药更方便,药物释放速率更为稳定。在贴片的黏附力和黏附时间适当的情况下,可使药物释放时间更为持久,避免了糊剂易为唾液稀释和易于脱落的缺点,从而能够增加患者的依从性。对oradisc进行的Ⅲ期临床试验已取得了良好的疗效,证明其可加速溃疡愈合,缓解疼痛。对212例轻型阿弗他溃疡采用随机、双盲、安慰剂对照的试验研究方案进行氨来呫诺口腔贴片的疗效观察,也发现氨来呫诺口腔贴片可明显加快溃疡愈合,减少渗出、充血,且具有一定止痛作用。该药不良反应轻,安全性好,值得在轻型复发性口腔溃疡的治疗中推广应用。

(4)解热镇痛药:解热镇痛药能通过抑制前列腺素及其他能使痛觉对机械性或化学性刺激敏感的物质(如缓激肽、组胺)的合成而起镇痛抗炎作用,此外这类药物还能抑制溶酶体酶的释放及白细胞趋化性。有研究显示使用阿司匹林(asprin)漱口水可减轻溃疡疼痛。5%的5-氨基水杨酸(5-aminosalicylic acid,5-ASA)膏治疗RAU能明显减轻溃疡疼痛、缩短溃疡时间。对氟比洛芬漱口液(collutory flurbiprofen)及3%双氯灭痛(diclofenac)透明质酸凝胶的研究也取得了良好的疗效。Edres等人曾报道苄达明(benzydamine hydrochloride)对减轻溃疡疼痛效果明显,而Matthews等人的研究结果却与之相反。

(5)麻醉药:由于RAU溃疡具有明显疼痛,局部镇痛是RAU对症治疗的重要措施之一。局部应用具有麻醉镇痛作用的药物可缓解患者疼痛症状。利多卡因作为一种麻醉用药具有止痛作用,但Saxen等人对3%的黏性利多卡因(viscous lidocaine)的研究却发现效果不理想。有学者发现双氯酚酸较利多卡因能更有效地减轻疼痛。此外,有学者认为苯佐卡因(benzocaine,商品名ziladent)、盐酸苄达明(喷雾剂、含漱液)等药物镇痛效果尚可。以羧丙基纤维素为载体的地布卡因膜起效迅速,作用时间长。国内对盐酸布比卡因的研究也表明其有不错的疗效。

(6)黏膜保护剂:硫糖铝(sucralfate)是一种黏膜保护剂,与溃疡组织有特殊亲和力,其中带正电的多聚阴离子可以同溃疡基底带正电的蛋白质结合而在溃疡表面形成一层膜,从而保护创面、减轻疼痛、促进愈合。Campisi等人研究发现20%硫糖铝悬浊液和1 g硫糖铝咀嚼片可分别减轻RAU患者症状71.4%和42.8%。Rattan及Alpsoy等人的研究也显示硫糖铝悬浊液能显著减轻溃疡疼痛、促进溃疡愈合。但也有研究认为其治疗RAU效果不理想。

辛基氰丙烯酸盐(2-octyl cyanoacrylate,2-OCA)是一种生物黏附剂,能黏附于溃疡表面,从而保护创面、减轻疼痛、促进愈合。Kutcher等对200名RAU患者进行的2-OCA临床试验表明其可显著缓解RAU症状,加快溃疡愈合。此外,氰异丁基丙烯酸盐(isobutyl cyanoacrylate)也常作为一种生物黏附剂与其他药物合用以增强疗效。

羟丙基纤维素(hydroxypropyl cellulose)是一种成膜剂,商品名为zilactin。可黏附于溃疡表面,保护创面,显著缓解溃疡疼痛。

(7)生物制剂:碱性成纤维细胞生长因子(basicfibroblast growth factor,bFGF)可促进平滑肌细胞、内皮细胞、成纤维细胞的增殖,其在正常表皮及口腔黏膜定位于基底细胞层。Partridge等认为bFGF参与上皮与结缔组织间的信号传导并影响表皮细胞的生长和分化。在炎症状态下bFGF的表达明显增加,表明bFGF可能参与组织的炎症修复和局部免疫调节。有研究表明用bFGF治疗RAU可促进溃疡愈合。叶萍等采用循证医学的方法对国内2000—2005年采用碱性成纤维细胞生长因子局部喷雾剂治疗RAU的疗效进行META分析,结果显示碱性成纤维细胞生长因子局部喷雾剂在缓解疼痛和促进愈合方面疗效确切,值得临床推广使用。

表皮细胞生长因子(epidermalgrowthfactor,EGF)可诱导口腔黏膜细胞生长、分化。研究表明,口腔内EGF浓度的下降可使口腔黏膜耐受创伤和创伤愈合的能力下降。用重组人表皮细胞生长因子(recombinent human epidermalgrowthfactor, rhEGF)治疗RAU效果良好。

前列腺素E_2(PGE_2)能保护溃疡面、促进创面愈合。Takaku等人研究PGE_2贴片及含片对于白血病化疗患者口腔溃疡的治疗作用发现其可显著促进溃疡愈合,且安全性高。而Taylor等人对PGE_2凝胶的研究却发现PGE_2可减少溃疡发作,但对缓解溃疡疼痛、促进溃疡愈合无效,因此该作者认为PGE_2凝胶仅适合作为RAU预防措施。

此外,国外有学者报道采用依那西普(etanercept),raptiva,英夫利普单抗(inflixmab)等治疗RAU也有一定疗效。

(8)中医中药:中药锡类散、珠黄散、青黛散、冰硼散、养阴生肌散、西瓜霜等散剂,少量局部涂布于溃疡病损区,每日3~4次;中药含漱剂如龙掌口含液、康复新液、西帕依固龈液等,都具有消炎、防腐、止痛、促进溃疡愈合的作用。

(9)其他局部用药

乙酰化甘露聚糖(acemannan)是一种天然芦荟植物提取物,能激活人体中用于修复遭破坏组织的纤维原细胞,从而促进创口愈合,还能作为一个免疫调节剂,促进免疫系统功能的T淋巴细胞的生长。Baylor College of Dentistry的一项研究表明乙酰化甘露聚糖水凝胶贴膜可以显著减轻RAU疼痛、促进溃疡愈合。

环孢菌素(cyclosporine)作为一种免疫抑制剂,能抑制淋巴细胞依赖的抗体反应,从而可减轻局部免疫反应、减轻症状。Eisen等人发现局部应用环孢菌素可减轻充血、缓解疼痛、促进愈合。

(10)理化疗法:除药物外,一些理化方法应用于RAU的治疗也有较好疗效。主要有手术切除、激光、低强度超声疗法、硝酸银腐蚀疗法、紫外线疗法、直流电颈交感神经节刺激疗法、空气离子疗法、微波治疗等。可减少渗出,促进愈合。

2. 全身治疗

以消除可能的病因因素、减少溃疡的复发、延长间歇期为原则。

全身治疗主要适用于复发频繁(如少或无间歇期)或症状突出(症状较重或长期不愈合)的RAU。就目前国际国内的技术水平,还不能达到完全防止复发的目的,但在长期的探索中,通过针对所存在的各种可能诱发因素进行治疗,某些病例的复发频率及溃疡数量均能明显减少,并能缩短疗程。这也是目前评价RAU疗效的指标。临床上根据患者情况,可以试用下列药物:

(1)免疫增强剂

1)A型链球菌甘露聚糖

【药理作用】本药是从α溶血性链球菌经发酵提取而得到的一种α-甘露聚糖肽类物质,其化学结构为α-甘露聚糖肽。有多种生理活性,可直接作用于免疫器官,对中枢和外周免疫器官产生影响,通过免疫器官的功能改变,使机体的免疫功能增强,除对细胞免疫有明显作用外,还能促进机体的体液免疫,可明显增强机体免疫功能。此外,多抗甲素还能激活吞噬细胞,升高白细胞,尤其适用于白细胞下降的患者;抑制肿瘤细胞DNA、RNA合成,提高外周血白细胞,激活网状内皮系统和巨噬细胞的吞噬功能,活化淋巴细胞。

【临床应用】每次5~10 mg,每日3次,1个月为1疗程。

【不良反应】本药副作用较少,偶有一过性发热现象,还可能引起皮疹。

【注意事项】风湿性心脏病患者、过敏体质患者禁用,以免引起过敏或交叉过敏反应。

2)左旋咪唑(levamisole):国内外对左旋咪唑治疗RAU都进行了大量的研究。研究结果表明左旋咪唑是治疗RAU的有效药物之一,它可以使CD4+/CD8+阳性细胞比值正常化,提高机体的免疫功能。Symoens报道47例RAU患者口服该药,每次50 mg,每日3次,每周服2天,连用2个月,64%显效。Gree用左旋咪唑每次50 mg,每日3次,每2周服3天,进行双盲随机试验,17例RAU中9例痊愈,103天未复发。有报道显示该药可以使43%的RAU患者复发频率减少一半。左旋咪唑治疗口腔溃疡时不良反应较少见,大部分患者未见任何不良反应出现,只有极少数患者在服药期间出现味觉障碍和恶心等不良反应。左旋咪唑的具体药理作用如下。

【药理作用】左旋咪唑为非特异性免疫增强剂,主要增强细胞免疫,并有双向免疫调节功能。本药具有胸腺素样作用，可促使前T细胞的分化，还可诱导白细胞介素-2的产生，增强免疫应答，其调节机制可能与该药激活环核苷酸磷酸二酯酶，从而降低淋巴细胞和巨噬细胞内的cAMP（环磷腺苷）含量有关。左旋咪唑的代谢产物2-氧-3-(2-巯基己基)-5-苯咪唑啉（OMPI）也具有增强免疫功能的作用，还有清除游离基的作用，通过清除氧化根或与巯基直接作用促进微管蛋白聚集，保护白细胞微管蛋白的完整性和功能，能增强人单核细胞或多形核白细胞的趋化反应，从而提高机体免疫功能。

【临床应用】目前临床上多采用间隙疗法，即每次50 mg，每日3次，每周服2日停5日，1个月为1疗程。采取这种特殊的服药方式，是因为连续服用不但副作用大，还会产生免疫抑制作用。

【不良反应】左旋咪唑的不良反应不严重，有食欲减退（5%）、睡眠欠佳（5%）、暂时性白细胞减少、轻度皮疹、鼻衄、牙龈出血以及肝功损害。

【注意事项】剂量超过每千克体重2.5 mg，长期应用（每日150 mg，用6个月）时，要定期检测血常规（2周）、肝功能（每个月），若白细胞数明显下降或肝功能异常应立即停药。此外，肝炎活动期者忌用。肝功能异常及肾功能减退的患者慎用。

3）干扰素（interferon）：干扰素由于具有广谱抗病毒、抗肿瘤、抑制细胞增殖和增强免疫功能的作用而被应用于溃疡的临床治疗中。研究发现，干扰素能减少溃疡的数目、减轻临床症状、缩短溃疡持续时间、延长溃疡的间歇期。在治疗BD中发现，当患者出现眼葡萄膜炎，而激素和环孢霉素A均不能控制病情进展时，干扰素的治疗是十分有效的。目前报道干扰素在治疗RAU时常出现的不良反应有体温升高、流感样症状、疲乏、肌肉疼痛和腹泻等，但症状一般轻微，多数患者均能耐受。如果上述症状严重，应立即停药，更换其他免疫增强剂治疗。干扰素的具体药理作用如下。

【药理作用】干扰素能增强巨噬细胞和自然杀伤细胞的活性，增强淋巴细胞对靶细胞的活性。在细胞表面与特殊的膜受体结合而发挥其细胞活性。此过程被认为是多种不同的细胞对干扰素的反应，包括阻止受病毒感染细胞中病毒的复制，对裂殖细胞的抗增殖活性，对某些细胞的直接溶解活性，免疫调节活性，增强巨噬细胞的吞噬，增强自然杀伤细胞的毒性，某些激素样活性。

【临床应用】皮下注射，3万～18万IU/次，每天1次，连用3天后停药4天。1个月1疗程。

【不良反应】常见发热和疲劳，停药后72小时内消失，此现象和用药的剂量有关。一般反应包括寒战、缺乏食欲、恶心、头痛及肌肉疼痛等流感症状；少见呕吐、口干、腹泻、味觉改变、背痛、精神混乱、低血压、乏力、头晕、关节痛及出汗增加；罕见抑郁、知觉减弱、体重减少、皮疹、脱发、用药部位病变、感觉异常、呼吸困难、单纯性疱疹、眼痛、心动过速、焦虑、瘙痒、鼻出血、咳嗽、高血压、腹痛及咽炎。粒性白细胞及血小板减少、血清肌酸酐增加、乳酸脱氢酶及碱性磷酸酶增加。尤其是当使用剂量超过10 miu/d时更为常见。解热镇痛药物能有效地缓解注射剂引起的发热及头痛症状，应在注射前30分钟使用，本药在晚间注射可减轻副反应。

【注意事项】妊娠、哺乳期妇女及儿童慎用。对干扰素类制剂过敏、严重心脏病患者禁用。中枢神经系统功能不全、严重肝功能不全者慎用。应避免用葡萄糖注射液稀释静滴。用药期间宜监测血象。对本注射剂任何成分有过敏史者禁用，严重的心脏疾病，严重的肝、肾功能障碍，癫痫和（或）中枢神经系统功能受累，慢性肝炎伴有严重的失代偿性肝硬化，正在接受或最近接受过免疫抑制治疗的慢性肝炎患者（短期用皮质激素者除外）禁用。

4）聚肌胞（polyinosinic-polytidylin acid）

【药理作用】本药能高效诱导干扰素的作用，通过诱生干扰素而发挥抗病毒的作用，并具有增强吞噬细胞的吞噬功能和增加抗体形成作用而改善机体免疫功能。

【临床应用】肌肉注射，每次1～2 mg，每2～3天一次。1个月1疗程。

【不良反应】少数患者有一过性低热，偶见乏力、口干、头晕、恶心等。

5）转移因子（transfer factor，TF）：转移因子是肽-核苷酸复合物，它是一种可通过透析膜的小分子物质，能将细胞免疫活性从供者转移给受者。研究显示TF能够提高淋巴细胞对于PHA刺激的转化率，增加自然玫瑰结细胞数，被致敏的淋巴细胞再次与相应抗原接触时可再发生淋巴细胞转化，形成更多的淋巴细胞群，发挥细胞免疫作用而释放转移因子等淋巴因子，释放的转移因子再致敏另一淋巴细胞个体，从而扩大生物效应。转移因子治疗RAU的疗效已经被临床证实，它对于RAU患者的T细胞亚群功能失衡具有快速显效的调节作用，其对RAU的治疗机制是使机体免疫功能增强。

【药理作用】增强细胞免疫，对机体免疫功能呈双向调节，纠正免疫紊乱。

【临床应用】转移因子无抗原性，故长期应用较安全。用法：在上臂内侧或大腿内侧皮下注射，每次2～4 U；亦可穴位注射或直接注射到淋巴结上；臂部皮下注射也可以，每周注射2～3次，1～2个月为1疗程。因本品作用属间接作用，故开始剂量可大些，一旦建立免疫，用药时间可适当延长。

【不良反应】副作用小，有时注射部位往往有酸、胀、痛感。个别患者使用本药出现皮疹、皮肤瘙痒等反应，少数患者可出现短暂发热，偶见肝功损害加重。

【注意事项】转移因子应在0 ℃以下贮存。慢性活动性肝炎患者慎用。

6）胸腺肽（thymopentin）

【药理作用】为胸腺产生的多肽蛋白质荷尔蒙，具有诱导T细胞成熟和调节成熟T细胞的功能。它能使白细胞转化为T淋巴细胞，以增多强化人体中减弱的T淋巴细胞，对于40岁以上胸腺开始出现退化的患者尤其适用。并能增强巨噬细胞吞噬功能，增强红细胞介导免疫功能，提高自然杀伤细胞活力，提高白介素-2的产生水平与受体表达水平，增强外周血单核细胞γ-干扰素的产生，增强血清中超氧化物歧化酶活性。胸腺肽无明显的种属特异性。有人报道用小牛胸腺素和低分子猪胸腺素注射剂治疗RAU共60例，治疗组总有效率在90%以上，而空白对照组无效。

【临床应用】传统的胸腺肽为小牛胸腺素和低分子猪胸腺素注射剂，2 mg/2 ml或5 mg/2 ml，肌内注射，每次2～10 mg，每日或隔日1次，1个月为1疗程。常见不良反应为发热，少数患者出现荨麻疹、皮疹、头晕等症，为防止过敏，注射前须作皮试。

人工合成的纯28氨基酸多肽Q胸腺肽（日达仙）注射液，可促进T细胞成熟，产生各种淋巴因子，调节免疫功能。日达仙用法：皮下注射每次1.6 mg，每周2次，半年为1疗程。临床试用可使少数慢性乙型肝炎患者的乙肝病毒e抗原和乙肝病毒脱氧核糖核酸转阴。

胸腺肽肠溶片，口服，每次3～6 mg，每日3次，1个月为1疗程。相比针剂用药更为方便，副作用较小。

【不良反应】耐受性良好，个别可见恶心、发热、头晕、胸闷、无力等不良反应，少数患者偶有嗜睡感。慢性乙型肝炎患者使用时可能ALT水平短暂上升，如无肝衰竭预兆出现，仍可继续使用本药。

【注意事项】对本药有过敏反应者、器官移植者、细胞免疫功能亢进者或胸腺功能亢进者禁用。由于本药通过增强患者的免疫功能而发挥作用，因此对正在接收免疫抑制治疗的患者（例如器官移植受者）不应使用本药，除非治疗带来的裨益明显大于危险性。患者治疗期间应定期检查肝功能。注射前或停药后再次注射须作皮试。幼儿及青少年慎用。

7）香菇菌多糖片（lentinan tablet）

【药理作用】本品为香菇子实提取的多糖，具有生物免疫调节作用，包括：激活T细胞活性；诱导B细胞合成IgG和IgM；提高巨噬细胞的吞噬功能；提高NK细胞的活性；增强抗体依赖性巨细胞的细胞毒作用（ADMC）；诱导干扰素的产生及白介素的分泌；抗菌抗病毒作用；与不同种类的药物并用可增强其抗肿瘤活性。

【临床应用】口服，成人20 mg/次，3次/d。维持用药10 mg/次，每日3次。1个月为1疗程。

【不良反应】无明显毒副反应。少数有恶心、呕吐、胸闷、皮疹等。

8）卡介菌多糖核酸（bCG-polysaccharide nucleic acid）

【药理作用】本品系用卡介菌经热酚法提取多糖、核酸，配以灭菌生理盐水的卡介菌多糖核酸注射液。本药的主要作用是调节机体免疫水平，增强机体的抗感染和抗过敏能力。本品作为一种新型免疫调节剂，可调节机体内的细胞免疫、体液免疫，刺激网状内皮系统，激活单核-巨噬细胞功能，增强自然杀伤细胞功能来增强机体抗病能力。还可通过稳定肥大细胞，封闭IgE功能，减少脱颗粒细胞释放活性物质，以及具有抗乙酰胆碱所致的支气管痉挛作用，达到抗过敏及平喘作用。

【临床应用】针剂：0.5 mg/支，肌内注射，每次0.5 mg，隔日1次，1个月为1疗程。

【不良反应】偶见红肿、结节，热敷后1周内自然消退。

【注意事项】患急性传染病（如麻疹、百日咳、肺炎等）、急性眼结膜炎、急性中耳炎及对本品过敏史者暂不宜使用。本品不应有摇晃不散的凝块及异物，安瓿有裂纹或有异物者不可使用。

(2)免疫抑制剂：由于部分RAU的发病与免疫功能亢进有关，因此，临床上在RAU的治疗中也使用糖皮质激素和其他免疫抑制剂，但使用时应严格掌握适应证和禁忌证，药物剂量及疗程应视临床类型、病情轻重程度、患者全身状况等因素而定。

1)糖皮质激素：为常用的免疫抑制剂，具有抗炎、抗过敏、降低毛细血管通透性、减少炎性渗出、抑制组胺释放等多种作用。用于治疗RAU能缩短病程或减轻病情，但不能防止复发。适用病情较严重（疼痛症状明显，几无间隙期，或重型阿弗他溃疡）而又无激素禁忌证者。常需要同时用抗生素以预防感染。

【临床应用】强的松（泼尼松片）5 mg/片，根据病情日剂量可用10～30 mg，晨起顿服，或两日总量隔日晨起顿服，疗程一般1～2周。待溃疡控制后逐渐减量或停药。长期使用激素者（超过4周），激素减量要逐步递减，不可骤停，以免引起撤药反应。一般每3～5天减量一次，每次按照20%左右递减，维持量为5～10 mg。当维持量已减至正常基础需要量（5～7.5 mg/d）以下，视病情稳定方可停药。

【不良反应】长期大剂量糖皮质激素可出现向心性肥胖、痤疮、多毛、闭经、乏力、低血钾、高血压、糖尿病、骨质疏松、胃肠道反应、失眠、血栓症等不良反应。有感染或胃溃疡者可能加重。

【注意事项】使用激素容易并发细菌或真菌感染，应视情况给予相应的预防措施。同时要注意激素使用禁忌证，有活动性胃溃疡、糖尿病、高血压、结核病、精神病等患者禁用。

2)具有类皮质激素作用的中成药：常用的有雷公藤总苷（tripterygium glucoside）、昆明山海棠（tripterygium hypoglaucum）、火把花根（colquhounia root）等。

【药理作用】具有糖皮质激素类药物的作用，对机体的细胞免疫和体液免疫均有较强的抑制作用，有抗血凝、促进纤溶、改善微循环作用。可抑制毛细血管通透性，减少炎性渗出，具有抑制病理性免疫反应、抗炎、镇痛的作用。该类药物副作用较少，无糖皮质激素的副作用，停药后无反跳现象。适用于需要长期治疗以及有激素使用禁忌证的患者。

【临床应用】成人口服雷公藤多苷片的剂量和疗程为（0.5～1）mg/（kg·d）。2个月为1疗程。可服用1～4疗程。昆明山海棠片的成人口服剂量为0.5 g/次，每天3次。火把花根片为0.18 g/片，成人口服剂量为每次3片，每天3次，疗程同雷公藤。此类药物副作用较皮质激素小，可骤停，停药后无反跳现象。

【不良反应】①抗生育（雷公藤），拟生育的男女青年慎用。②对造血系统毒性，需定期复查血象（1次/月）。③对肝肾有毒性，故年老患者减量，儿童及伴有中、重度肾功能不全者慎用。④胃肠道反应最常见，所以宜饭后服用，也可加服维生素B_6来减轻。⑤长期大量使用仍可出现皮质激素类副作用，连续用药最好不超过6个月。

3)氯喹（chloroquine）/羟氯喹：【药理作用】氯喹具有抑制免疫反应、抗炎及抗感染作用。①抑制免疫反应：氯喹结构上的喹啉环与DNA上的磷酸基团和碱基相结合，形成喹啉-DNA复合体，阻碍DNA酶对DNA的解聚，从而抑制DNA的复制和RNA的转录；氯喹可提高巨噬细胞胞浆内及胞浆小体内的pH值，而酸性环境可抑制抗原蛋白的消化及抗原肽-Ⅱ组织相容性抗原（MHC）复合物的形成，使该复合物不能刺激CD4+细胞，从而下调对自身抗原肽的免疫反应；氯喹可干扰单核细胞释放IL-1，抑制NK细胞的活性，降低淋巴细胞的增殖反应；抑制循环免疫复合物的形成。②抗炎作用：氯喹可稳定溶酶体膜，减少溶酶体酶释放，减弱抗体对抗原的吸附能力，还能抑制前列腺素合成，从而减轻细胞的死亡和局部组织坏死，消除炎症。③抗感染作用：氯喹通过喹啉环与DNA的结合，阻碍DNA的解聚和复制，抑制细菌和病毒的复制，还有抗原虫和真菌的作用。

【临床应用】成人口服氯喹的剂量为125 mg/次，每日2次。羟氯喹毒副作用较氯喹小，目前临床上应用羟氯喹较多，具体用法：成人口服100～

200 mg/次，每日 2 次。多用于顽固性溃疡的治疗。

【不良反应】①神经系统：可损害听力。妊娠期妇女大量服用可造成小儿先天性耳聋，智力迟钝等。偶有头痛、头晕、眼花、耳鸣、烦躁、失眠和神经紧张等，多不严重且可恢复，还可导致精神病。②心血管系统：对少数患者，可引起心律失常，严重者可致阿-斯综合征，甚至可能导致死亡，应予以重视并及时抢救。③皮肤：可引起苔藓样、斑丘疹样、麻疹样等各种皮疹。长期治疗或剂量大的患者，皮肤或头发可出现灰色低色素或蓝黑色高色素等色素改变。④眼部：可表现为眼球调节反射障碍，偶见复视，可能为眼肌麻痹所致。可引起氯喹在角膜沉积，出现虹视现象。最严重的眼部毒性是视网膜炎，在常规治疗剂量下虽较少见，但高剂量和长期使用时可能发生这种不良反应，导致视力减退甚至失明。有报道每日 400 mg 剂量时，视网膜病变发生最快的时间约为半年，每日 200 mg 时最快时间约 1 年。⑤其他：可引起白细胞减少、紫癜等。可引起食欲减退、恶心、呕吐、腹痛、腹泻等。

【注意事项】对本品过敏者禁用。孕妇(因本品可能引起胎儿耳聋、脑积水、四肢缺陷)禁用。肝肾功能不全者、心脏病患者、多型性红斑患者、血卟啉病患者、牛皮癣患者、精神病患者慎用。用药前后及用药时应当检查或监测的项目：本品对角膜和视网膜有损害，因此长期服用本品治疗以前，应先作眼部详细检查，排除原有病变，尤其是 60 岁以上患者应勤检查，以防视力损害。

4)细胞毒类药物：也称抗代谢类药物。该类药物有抑制细胞 DNA 合成、抑制细胞增殖的作用，由于能非特异性地杀伤抗原敏感性小淋巴细胞，抑制其转化为淋巴母细胞，因而具有抗炎作用。常用环磷酰胺片，口服，每次 25 mg，每日 2 次。甲氨蝶呤片，口服，每次 1.25 mg，每日 2 次。硫唑嘌呤片，口服，每次 25 mg，每日 2 次。连续服用此类药物不应超过 4～6 周，长期大量使用可产生骨髓抑制、粒细胞减少乃至全血降低、肾功能损伤等毒副作用，还可见恶心、呕吐、皮疹、皮炎、色素沉着、脱发、黄疸、腹水等不良反应，故使用前必须了解肝肾功能和血常规。由于毒副作用较严重，此类药物现在较少用。

(3)沙利度胺：又名酞胺哌啶酮、反应停。

该药于 1957 年在欧洲问世，4 年后因其明显的致畸作用被停用。1965 年 Sheskin 报道它对瘤型麻风有效，从此沙利度胺作为一种实验性药物被重新认识和研究。沙利度胺具有免疫调节和激素样作用，能稳定溶酶体膜，抑制中性多形粒细胞的趋向性。有人发现沙利度胺还可抑制 TNF-α，从而减少抗内皮细胞自身抗体的产生，减少抗原抗体复合物的沉积，减少微血管病变。1997 年美国食品和药物管理局宣布沙利度胺可以用于临床，这使得很多学者开始研究其对 RAU 的疗效。沙利度胺药理作用：对细胞和体液免疫均有抑制作用；能稳定溶酶体膜，具有很强的抗炎活性；并具有中枢神经镇静作用。

沙利度胺在各型 RAU 中均有应用，取得了良好效果，治愈了一些常规疗法没有治愈的病例。1985 年 Grinspan 报道沙利度胺治疗 MiRAU 17 例，剂量每日 100～300 mg，疗程 1～3 个月，快速控制了疼痛等症状，并减少了复发。1989 年 Grinspma 等再次报道了用沙利度胺治疗 HU，34%的病例治愈，其余的有明显改善。MaRAU 是最早采用沙利度胺治疗的 RAU 类型，早在 1979 年，Mascaro 等就应用沙利度胺治疗 MaRAU，4 年后他总结了治疗体会，认为沙利度胺对于复发性黏膜溃疡效果很好，疼痛很快消失，溃疡愈合，复发减少甚至不复发，多次用药者可以达到同样的效果。推荐剂量为 100 mg/d，疗程为 10 天。在治疗的病例中没有见到神经细胞毒作用，惟一的副作用是恶心。1990 年 Revuz 等报道采用多中心、随机、交叉研究沙利度胺及安慰剂对 MaRAU 的疗效，剂量为 100 mg/d，疗程 2 个月。结果沙利度胺有效者 48%，安慰剂有效者 9%。两者相比，溃疡平均数目、口腔功能的恢复、间隔时间均有显著性差异，说明沙利度胺在治疗 RAU 中确实有效。

沙利度胺用于 HIV 感染的 RAU 患者也取得了较好的疗效。1997 年 Jambson 等对用沙利度胺治疗与 HIV 感染相关的口腔溃疡进行了双盲、随机、安慰剂对照研究。每人每天口服沙利度胺或安慰剂 200 mg，疗程 4 周。结果服用沙利度胺者 55%愈合，而服用安慰剂者只有 7%愈合，说明沙利度胺对与 HIV 感染相关的口腔溃疡确实有效。

【临床应用】由于沙利度胺的副作用较多，在

MiRAU中的应用仍需十分慎重。主要用于发作频繁的阿弗他溃疡、重型阿弗他溃疡以及与艾滋病相关的阿弗他溃疡。多数RAU患者给予沙利度胺100～150 mg/d常能抑制溃疡形成。一旦控制，逐渐减量为隔天或隔2天给药，也可小剂量（25～50 mg）维持1～2个月。沙利度胺用于HIV感染的RAU患者治疗剂量可达200 mg/d，15～30日为1疗程。

【注意事项】沙利度胺最大的副作用是导致胎儿畸形，因此孕妇禁用，育龄期妇女若要使用必须采取有效的避孕措施。其他副作用如中枢神经系统症状（嗜睡、困倦、头晕、头痛）、消化道症状、皮疹等。多数患者在停药或减量后，上述副作用可以减轻或消失。此外，沙利度胺累积量超过50 g可致不可逆的多发性神经炎，故不宜长期服用，并在治疗期间加强电生理监护。因有中枢神经镇静作用，服药后常有嗜睡、头晕，驾驶员和高空作业者慎用。比较安全的人群是睡眠欠佳的老人或男性。

（4）内分泌制剂：对于与性激素紊乱有关的RAU患者可以采用内分泌制剂进行治疗，但应在专科医生的指导下用药。常用药物包括：①己烯雌酚：可调节性功能紊乱，主要用于更年期或青春期性激素失调所致的RAU。孕妇禁用，心、肝、肾功能严重减退者以及癌症患者忌用。②尼尔雌醇：少数人可有白带增多、乳房肿胀、恶心、头痛、腹胀等不良反应。注意：各种内分泌制剂皆不宜长期使用。

（5）维生素及微量元素制剂

1）复合维生素B：含维生素B_1、维生素B_2、维生素B_6、烟酰胺、右旋泛酸钙。口服，每次1～3片，每日2～3次，1个月为1疗程。

2）维酶素：含维生素B_2及其辅酶，适用于伴有胃炎的RAU患者。口服，每次4～6片，每日3次，1个月为1疗程。

3）维生素C：参与体内新陈代谢，可增强机体抵抗力，促进黏膜上皮愈合。口服，每次200 mg，每日3次，1个月为1疗程。

4）维生素E：具有抗氧化、增强黏膜上皮抵抗力等作用。口服，每次100 mg，每日1次，1个月为1疗程。

5）甘草锌：口服，每次250 mg，每日3次，可有轻微口干和胃肠不适，宜饭后服。

6）维生素和微量元素复合制剂：包括维生素A、维生素C、维生素D、维生素E、维生素B_1、维生素B_2、维生素B_6、维生素B_{12}、烟酰胺、碘、镁、铜、锌、锰、铁。口服，每日1片，1个月为1疗程。

各种维生素、微量元素临床应用见表8-6。

表8-6 各种维生素和微量元素临床应用一览表

药品名称	剂型	用法用量	疗程
维生素B_1	片剂，5 mg/片或10 mg/片	口服，5～10 mg/次，每天3次	1个月
维生素B_2	片剂，5 mg/片	口服，10 mg/次，每天3次	1个月
维酶素	片剂	口服，3片/次，每天3次	1个月
维生素B_6	片剂，10 mg/片	口服，20 mg/次，每天3次	1个月
维生素B_{12}	注射剂：1 ml：0.5 mg	肌肉注射，0.5 mg/次，每天1次	1个月
复合维生素B	片剂	口服，2片/次，每天3次	1个月
叶酸	片剂，5 mg/片	口服，10 mg/次，每天3次	1个月
维生素C	片剂，100 mg/片	口服，100 mg/次，每天3次	1个月
维生素E	胶丸剂，100 mg/丸	口服，100 mg/次，每天1次	1个月
甘草锌	颗粒剂，250 mg/粒	口服，250 mg/次，每天3次	1个月
葡萄糖酸锌	口服液，0.01%10 ml	口服，10 ml/次，每天1次	1个月
多维元素	片剂	口服，1片/次，每天1次	1个月

(6)纤溶活性促进剂和活血化瘀的中成药：RAU患者存在黏膜微小血管栓塞，双链酶能激活纤维蛋白溶解酶原，转变为纤溶酶以清除血栓，但因其副作用较大，较少用于临床。我国许多中药具有类似纤溶活性促进剂的功能，能扩张末梢微血管，增强血液流变性，改善血管通透性，而副作用相对较小，可长期服用。如用复方丹参片、通脉灵片治疗RAU均取得了一定疗效。

(7)中医辨证施治：根据四诊八纲进行辨证，分清虚实与寒热。脾胃伏火型宜清热泻火，凉血通便，方用凉膈散、清胃散、玉女煎等加减，主药及成人常用剂量为：生石膏15～20 g，知母12～15 g，黄芩12 g，黄连6～9 g，栀子9～12 g，竹叶12～15 g，生地15～18 g，升麻6～9 g，天花粉12 g，怀牛膝15 g，大黄3～6 g；心火上炎型宜清心降火，凉血利尿，方用导赤散、泻心汤、小蓟子饮等加减，主药及成人常用剂量为：生地12～15 g，竹叶12～15 g，蒲黄9～12 g，滑石9～15 g，木通9～15 g，栀子9～12 g，灯心草3～6 g，莲子心6～12 g，黄芩12～15 g，生甘草3～6 g，紫地丁15～18 g；肝郁蕴热型宜清肝泻火，理气凉血，方用龙胆泻肝汤、小柴胡汤等加减，主药及成人常用剂量为：柴胡6～9 g，龙胆草9～12 g，栀子9 g，香附3～6 g，枳壳6～9 g，芍药12～15 g，川芎9～12 g，当归12～15 g，菊花6～9 g，夏枯草15～18 g，车前子9 g，木通6～12 g，甘草6～9 g；阴虚火旺型宜滋阴清热，方用六味地黄汤、杞菊地黄汤、甘露饮等加减，主药及成人常用剂量为：生地12～15 g，枸杞子12～15 g，玄参12～15 g，山萸肉12～15 g，女贞子9～12 g，旱莲草9～15 g，龟板12～18 g，白芍12～18 g，天冬12～15 g，麦冬9～15 g，沙参12～15 g，黄精6～9 g；脾虚湿困型宜健脾化湿，方用健脾胜湿汤、五苓散、平胃散等加减，主药及成人常用剂量为：生黄芪18～30 g，茯苓15～20 g，白术9～15 g，苍术9～12 g，半夏6～9 g，苡仁9～15 g，厚朴9～15 g，泽泻12 g，藿香12 g，佩兰12 g；气血两虚型宜气血双补，方用补中益气汤、参苓白术散等加减，主药及成人常用剂量为：黄芪15～30 g，党参15～30 g，山药15～30 g，茯苓12～18 g，白术9～15 g，五味子9 g，莲子肉15～30 g，桔梗6～9 g，木香3～9 g，竹叶9～15 g，白芍12～15 g。

(8)心理治疗：临床上都有心理医生和临床医生对RAU患者实施综合心理治疗，使其发病频率、溃疡数量及疼痛程度明显降低。治疗包括：①心理支持与解释；②缓解负性情绪的松弛措施，包括放松训练及音乐治疗；③错误认识、不良行为模式及应付方式的指导与纠正；④抗焦虑及抗抑郁药物的使用。患者的情绪不仅是内外环境变化的一种反应，也可以通过主观的意念或者有意识地改变周围环境，从而达到改变情绪的目的。

长期RAU的患者有一定的恐癌心理，对于这部分患者需要进行心理安抚，以免造成心理压力，影响治疗效果。同时，由于RAU的复发特性，患者在治疗过程中容易失去信心，因此在治疗时不要对患者进行过分承诺，同时可以使用心理暗示的方法，坚定患者的信心。

(9)其他治疗：除了上述治疗外，还应针对RAU发病的诱发因素，采用适当的支持疗法。如寻找可能的诱因并注意避免，对患者进行口腔卫生指导，减少刺激性食物摄入，避免使用含十二烷硫酸钠(SLS)的牙膏，避免过硬的食物或刷牙造成黏膜创伤等。

总之，RAU患者应根据病情不同而选择适当的治疗方案。一过性、无疼痛的浅表溃疡可以不需任何治疗。疼痛性或影响日常生活的口腔溃疡须外用一些氨来呫诺糊膏或糖皮质激素等外用制剂，以减轻症状。对于反复发作、持续不退的疼痛性溃疡应给以沙利度胺、秋水仙碱、和氨苯砜等，同时密切注意可能发生的副作用。泼尼松治疗疼痛性溃疡疗效显著，但应严格选择适应证，避免长期用药。对于伴有免疫功能紊乱或低下的患者，应根据患者情况选择使用免疫调节剂或免疫增强剂如多抗甲素、斯奇康、转移因子等。因为RAU容易复发，且临床表现多样，所以其治疗过程长期而复杂，在此过程中，要合理利用各种治疗手段，以减轻患者痛苦、加速溃疡愈合和延长发病间隔为治疗目的，并运用随机对照原则对疗效进行评估，根据评估结果，及时调整治疗方案。

(三)复发性阿弗他溃疡疗效评价试行标准

为了使全国有一个衡量复发性阿弗他溃疡疗

效的客观标准，促进复发性阿弗他溃疡疗效的提高，有利于促进国内外学术交流。中华口腔医学会口腔黏膜病专业委员们从我国的实际出发，参照国外同行通行做法，对 RAU 的疗效分级及其评价标准作出了规定。2000 年 12 月中华口腔医学会口腔黏膜病专业委员会第一届第三次全体会议讨论并通过了复发性阿弗他溃疡疗效评价试行标准，并于 2001 年 8 月公布了这一试行标准。

1. 疗效评价对象的确定

(1)样本含量：治疗组和对照组样本含量符合统计学原理。

(2)人选标准

1)全身治疗：至少有 2 次 RAU 发病史，且病史 1 年以上；溃疡每月发作 1 次以上。

2)局部治疗：溃疡发生时间不到 48 小时。

(3)排除标准

1)局部治疗：重型 RAU、白塞病；全身性疾病背景：贫血、消化性溃疡、克罗恩病、急性感染性疾病、自身免疫性疾病等；24 小时内使用镇痛药，1 个月内使用抗生素、消炎药，3 个月内全身使用糖皮质激素、免疫抑制剂；3 个月内吸烟者，嗜酒者；肿瘤患者。

2)全身治疗：妊娠期妇女，其余同局部治疗。

2. 疗效评价时段

(1)全身治疗：治疗 6 个月以上。评价短期疗效(治疗期疗效)，或远期疗效(治疗后疗效)。远期疗效可表述为“治疗后半年疗效”、“治疗后 1 年疗效”或“治疗后更长时间疗效”。

(2)局部治疗：经本次治疗，溃疡愈合后即可评价疗效。

3. 全身治疗疗效评价试行标准——IN 分级法

(1)评价指标

1)总间歇时间(天)(intenval，I)：评价时段无溃疡时间总和。

2)总溃疡数(个)(number，N)：评价时段溃疡复发数目总和。

(2)评价指标分级

1)I_1——总间歇时间延长(t 检验，$P<0.05$)

2)I_0——总间歇时间无改变(t 检验，$P>0.05$)

3)N_1——总溃疡数减少(t 检验，$P<0.05$)

4)N_0——总溃疡数无改变(t 检验，$P>0.05$)

(3)评价标准

1)痊愈：口腔溃疡终止复发 1 年以上。

2)显效：I_1N_1。

3)有效：I_1N_0 或 I_0N_1。

4)无效：I_0N_0。

4. 局部治疗疗效评价试行标准——DP 分级法

(1)评价指标

1)平均溃疡期(天)(duration，D)：评价时段各溃疡持续时间总和除以溃疡总数。

2)疼痛指数(分)(pain，P)：采用视觉类比量表(visual analog scale，VAS)记录溃疡期每天的疼痛分值。VAS 的含义是采用 10 cm 的直线，直线的 0 端表示“无痛”，10 cm 端表示“最剧烈的疼痛”，患者根据疼痛的感觉程度不同，在直线的相应尺度作记录，每天 1 次。

(2)评价指标分级

1)D_1——平均溃疡期缩短(t 检验，$P<0.05$)。

2)D_0——平均溃疡期无改变(t 检验，$P>0.05$)。

3)P_1——疼痛指数减少(t 检验，$P<0.05$)。

4)P_0——疼痛指数无改变(t 检验，$P>0.05$)。

(3)评价标准

1)显效：D_1P_1。

2)有效：D_1P_0 或 D_0P_1。

3)无效：D_0P_0。

(周红梅　蔡　扬　林靖雯)

参 考 文 献

1. 陈谦明，周曾同．口腔黏膜病学，第 3 版，北京：人民卫生出版社，2008

2. 于世凤．口腔组织病理学，第 4 版，北京：人民卫生出版社，2000

3. Scully C, Gorsky M, Lozada-Nur F. The diagnosis and management of recurrent aphthous stomatitis: a consen-

sus approach. J Am Dent Assoc,2003,134(2):200～207

4. Koybasi S,Parlak AH,Serin E,et al. Recurrent aphthous stomatitis: investigation of possible etiologic factors. Am J Otolaryngol,2006,27:229～232
5. 余佳梦,唐国瑶. RAU的精神及行为因素研究进展. 临床口腔医学杂志,2008,24(10):635～637
6. Robert W,Barrons,Pharm D. Treatment strategies for recurrent oral aphthous ulcers. Am J Health-Syst Pharm, 2001,58(5):41～50
7. Natah SS, Konttinen YT, Enattah NS, et al. Recurrent aphthous ulcers today: A review of the growing knowledge. Int J OralMaxillofac Surg,2004,33(3):221～234
8. 胡靖宇,周刚. 复发性阿弗他溃疡的治疗. 中国实用口腔科杂志,2008,1(8):466～470
9. Femiano F,Lanza A,Buonaiuto C,et al. Guidelines for diagnosis and management of aphthous stomatitis. Pediatr Infect Dis J,2007,26:728～732
10. 徐勤业,何克新. 复发性口腔溃疡免疫学因素的研究进展. 广西医学,2007,29(2):224～225

第九章 白塞病

白塞病(Behcet's disease,BD)又称白塞综合征(Behcet's syndrome,BS)或口-眼-生殖器三联征,因土耳其眼科医生 Hulusi Behcet 首先报道而得名。该病是一种慢性进行性、系统性的细小血管炎,以反复发生的口腔溃疡、生殖器溃疡、皮肤损害和眼部病变为主要特征,并可累及关节、肺、中枢神经和胃肠道等系统。其中,口腔溃疡为最基本的病损,系统病变尽管发生率较低,但其预后较差,甚至危及生命。

本病有明显的地域分布特点,主要分布在我国的河西走廊至地中海的古"丝绸之路"沿途,在地中海沿岸、中东及远东地区(日本、朝鲜、中国)发病率较高,其中以土耳其的发病率最高,达 8～38/万,有人称之为"丝绸之路病"。患者以 20～40 岁男性多见,但在英美等国女性患者比例较高。据统计白塞病在我国的患病率为 1.4/万。

一、发病因素

白塞病的确切病因尚不明确,但有关研究表明,免疫因素、遗传因素、感染因素以及纤溶系统障碍、微循环系统障碍、微量元素缺乏等均可能与本病有关。

(一)免疫因素

从本病主要累及口、眼、生殖器及皮肤等外胚叶组织来看,这些部位可能存在着引发自身免疫反应的共同抗原。有研究证实自身抗体和免疫复合物参与了白塞病的发病过程:60%的白塞病患者血清中有循环免疫复合物(CIC)沉积于血管壁,引起局部补体激活、肥大细胞释放组胺、中性粒细胞积聚等连锁反应,造成血管炎症、栓塞、坏死和出血,这一过程与主要损害血管的Ⅲ型复合物介导的变态反应的病理变化基本相同。在 40%的白塞病患者中还发现抗口腔黏膜抗体,并在白塞病活动期增高。还有研究发现抗动脉壁抗体、组织损伤因子等其他抗体,其增减与白塞病的严重程度呈正相关。有学者用免疫荧光研究发现白塞病患者受累的血管壁有 IgM、IgA、IgG 沉积,有学者应用免疫印记技术发现 α-原肌球蛋白可能是白塞病的自身抗原,说明白塞病的发生与体液免疫异常相关。

有研究表明细胞免疫在白塞病发病中也起着重要作用。在病变活跃期 T 细胞和 B 细胞对热反应蛋白(HSP)反应性上升、嗜中性粒细胞的活性增强,IgM、IgA、IgG 轻微增高,C3、C4 浓度正常,但有高效价的 C9 和 C 反应性蛋白(CRP)。其中 C9 可能在细胞溶解中起作用,CRP 可能具有调节 T 细胞、激活补体和促进吞噬的作用。患者血清中 α_1、α_2、β、γ 球蛋白增加。患者的补体水平一般增高,某些淋巴因子也出现异常,如 TNF-α 和 E-selectin 增多,IL-2 减少等。在白塞病活跃期的患者中也可能出现 IL-10 上升,与此相关的 IL-12 和肿瘤坏死因子受体-75(TNFR-75)水平上升等现象都说明白塞病发病可能与细胞免疫异常有关。

(二)遗传因素

1. 家族聚集性

Berman 等研究发现白塞病家系中某些家族成员呈现不完全型白塞病的临床表现,推测白塞病可能是一种表型可变动的常染色体显性遗传病。Gul 等报道了白塞病同胞复发几率(λs)。λs 反映家族聚集程度,也反映患病相对危险度。据报道土耳其患者的 λs 值高于其他一些多基因病,包括Ⅰ型糖尿病和类风湿性关节炎。尽管共同的环境因素可能与家族聚集性有关,这些高 λs 值却明确地支持白塞病的遗传基础。Gurler 等分析 2 147 例白塞病患者后发现,7.3%的患者具有家族史。Paut 等分析 505 例白塞病患者发现,106 例患者在 16 岁前发病,其中有 13 例(12.3%)的亲属患有白塞病,而余下的 399 例患者中仅有 9 例(2.2%)的亲属患有白塞病,二者差异具有统计学意义。并且具有家族史的患者平均发病年龄(17.95 岁)明显低于散发的患者(27.28 岁)。上述情况表明,白塞病具有明显的遗传背景。

2. 白塞病与 HLA-B51

白塞病流行于中纬度的地中海沿岸和东亚，而美国和大洋洲则较少见。这自然使人想起丝绸之路。有学者认为其致病遗传因素可能由2000多年前的游牧民族传播而来，也有推测是由约几万年前横跨亚洲和白令海峡的人类迁徙运动从西部传到了东部。已有研究发现，在许多不同种族的人群中白塞病与 HLA-B51 密切相关。HLA 不仅参与免疫活性细胞对靶细胞的识别和杀伤，而且在正常免疫反应中起着中心作用。通过 HLA 抗原呈递的免疫反应可以将侵入人体的病原微生物清除。自1967年 Amell 进行 HLA 与霍奇金病关联性的研究以来，学者们已对数百种疾病进行了分析，研究主要集中在不明原因的具有自身免疫特征或具有遗传倾向的疾病，其中包括 HLA 与白塞病的相关性研究。

1973年，日本学者 Ohno 首先报道白塞病的发生与 HLA-B5 相关。日本白塞病患者的 HLA-B5 阳性率达61%～88%，有家族遗传倾向者其 HLA-B5 阳性率则可高达92%，后者由于具有更高的遗传易感性，多表现为完全型，其预后也往往更差。进一步研究显示，白塞病与 HLA-B5 的一个亚型 HLA-B51 具有较密切的关系。在日本、中东、希腊、西班牙等国家和地区，不同种族人群中约有45%～60%的白塞病患者为 HLA-B51 阳性。但流行病学研究表明，白塞病的临床表现和实验室检查存在许多地域性差异。不同人群中，HLA-B51 的相对危险率介于1.38～20.70。此外，HLA-B51 转基因小鼠及白塞病患者外周血均表现明显的中性粒细胞功能亢进。有人推测 B51 分子可能通过特殊的抗原呈递参与白塞病的发病。最近用分子生物学方法已确定 HLA-B51 有9种等位基因(HLA-B*5101—HLA-B*5109)，日本、希腊等国学者观察到白塞病与 HLA-B51 的其中一种等位基因 HLA-B*5101 的相关性最强，但尚不能排除其他等位基因在白塞病发病中的作用，而且临床上亦见到用 HLA-B51 关联难以解释的病例。因此，有学者认为与 HLA 抗原相关的白塞病是一个多因素疾病。Mizuki 等认为，HLA-B*5101 和 HLA-B*5102 都和该病有关，但是仅在肽结合凹槽处有两个氨基酸构成与 HLA-B51 不同的 HLA-B52 却和该病无关，提示 HLA-B51 和 HLA-B52 选择性结合提呈不同的抗原肽从而影响疾病的发生危险。

3. 白塞病与 MIC

近来，Mizuki 等提出白塞病的致病基因不是 HLA-B51，而是 HLB-B 和肿瘤坏死因子(tumor necrotic factor，TNF)基因之间与 B51 紧密连锁的基因，其中最引人瞩目的是一族尚未分类的 MHC 分子即 MHC Ⅰ类链相关蛋白的编码基因(MIC)。基于 MIC 基因的位置和 MIC 分子的结构和表达，目前已经认为 MIC 可能是白塞病的一个易感基因。目前已知 MIC 有5个成员，分别为 MICA、MICB、MICC、MICD 和 MICE。其中，有人推测 MICA 多态分子可能呈递相同的抗原给 γδTCR，与 MICA 分子结合的 γδT 细胞，可能是自身免疫性疾病发生的一个潜在因素。MICA 与 HLA-B 的紧密连锁关系以及 MICA 组织表达的独特模式，是将它作为白塞病候选基因的较充分理由。事实上，最近日本学者的研究也证实了这种设想，他们在 MICA 基因第5外显子上发现了微卫星多态性。对世界上9个不同民族白塞病患者的研究结果显示，MICA 微卫星位点与 HLA-B 存在较强的连锁不平衡。基因组测序分析显示，MIC-A 在跨膜区(TM)存在(GCTAGC)微卫星多态性，在白塞病中由6个重复单位 GCTAGC 组成的微卫星等位基因 MIC-A*A6 等位基因的频率明显高于对照组，而且大部分 HLA-B51 阴性的患者存在 MIC-A*A6 等位基因。研究提示白塞病主要与 MIC-A 相关，而不是 HLA-B。因此，MICA 可能是与该病关联的更重要的遗传因素。

4. 其他相关遗传因素

主要包括凝血因子Ⅴ、家族性地中海热相关基因(MEFV)、杀伤抑制受体、细胞间黏附分子(ICAM)。Ⅴ因子基因点突变在凝血系统最常见，Verity 等报道该突变和眼部疾病特别是眼血管栓塞有关，而复发性视网膜血管栓塞在白塞病患者眼部损害中的发病率可高达48%，这也是患者致盲的主要原因，提示Ⅴ因子点突变可能参与白塞病发病，但目前尚无直接证据。家族性地中海热呈常染色体隐性遗传，并和白塞病有许多相似的特征。MEFV 编码的 pyrin 蛋白可能参与炎症反应中对中性粒细胞的调控，研究发现，和家族性地中海热相比(0%～2.2%)，有4处突变在白塞病患者中更为常见(2.6%～10.5%)，提示MEFV基因突变也可能与白塞病发病相关。但是在Akpolat等对日本患者的研究中并没有显示中东患者MEFV基因突变。杀伤抑制受体主要分布在自然杀伤细胞和γδT细胞表面，抑制细胞介导的细胞毒作用。有报道白塞病患者体内自然杀伤细胞表面杀伤抑制受体表达缺陷，提示某些HLAⅠ类单倍型(如HLA-B51)个体可影响杀伤抑制受体的表达。包括白塞病在内的许多炎症性疾病均可在患者外周血中检测到可溶性ICAM-1分子。ICAM-1基因包括至少两个变异位点，它们会影响ICAM-1和白细胞上相关配体的结合。但由于这些基因在健康对照中也常见，故它们与白塞病的关联较小。

(三)微生物因素

1. 白塞病与微生物感染

1937年Behcet本人就认为微生物在白塞病的发病中有着重要的作用。研究者通过原位杂交及cDNA技术在白塞病患者的外周血淋巴细胞中发现有单纯疱疹病毒(HSV)基因。在白塞病患者的血清中可以检测到抗单纯疱疹病毒抗体以及针对该病毒的循环免疫复合物。链球菌抗原在皮肤测试中可以诱导白塞病。白塞病患者口腔溃疡中有较高的链球菌检出率。与链球菌抗原反应的抗体有同属链球菌属的KTH-1、KTH-2和KTH-3。除链球菌抗原外，大肠杆菌抗原、金黄色葡萄球菌属抗原也可激活白塞病患者的T淋巴细胞，增加白细胞介素(IL-6)、干扰素(IFN)-γ的释放，在低剂量的金黄色葡萄球菌超抗原SEB、SEC1(1～10pg/ml)的刺激下，白塞病患者的T细胞出现高活性状态。

2. 白塞病与HSP及γδTCR

最近，热休克蛋白(heat shock protein，HSP)在诱导自身免疫疾病发生中的作用逐渐受到重视。HSP是所有原核、真核细胞在高温或应激情况下产生的一组非常保守的蛋白质家族，其主要功能是结合其他蛋白质分子，起“分子伴娘”的作用，从而参与多种免疫反应。TCR是T淋巴细胞表面识别外来抗原与MHC分子复合物的受体，分为αβTCR和γδTCR两种类型。一些白塞病患者的γδT细胞增加，提示γδT细胞可能在白塞病的发病中起一定作用。Yamashita研究小组认为，白塞病的恶化与αβT细胞和γδT细胞的异常调节有关，而HSP可能是激活αβT细胞及γδT细胞的因素之一。一种新的多步骤分子模拟假说认为：病原微生物的抗原与人类HSP抗原分子结构相似，细菌抗原的呈递激活了已有一定量HSP抗原肽信息的T细胞，导致与细菌具有共同抗原的组织细胞的损伤。人类HSP-60的336-351位氨基酸序列与微生物细菌HSP-65的特异肽的序列相似，因此，反复暴露在细菌HSP下，可能打破自身HSP的耐受，激发T细胞对自身HSP的反应，产生类似TH_1的炎性细胞因子，经迟发型超敏反应，激活或补充中性粒细胞，活化巨噬细胞，导致组织损伤。有研究提出，多数白塞病患者血清中可查出循环免疫复合物(CIC)，它沉积于血管壁，导致局部补体激活、肥大细胞释放组胺、中性粒细胞积聚等，造成血管炎症、栓塞、坏死和出血，与主要损害血管的Ⅲ型复合物介导的变态反应的病理变化基本相同。一些微生物如分枝杆菌的肽结构与人的线粒体HSP显示有较高的同源性，成为特异性免疫反应的启动因素并产生交叉炎症反应。

研究证实：HSP60/65在白塞病患者的结节性红斑和口腔溃疡的表达丰富。抗HSP65抗体与白塞病患者的口腔黏膜可出现交叉反应。分枝杆菌HSP65的4个表位被认为是T细胞及B细胞的免疫反应主导区，针对分枝杆菌与人的HSP65同源性序列的T细胞在外周血与组织中不同种族人群T细胞的反应性不同，有CD4＋T及γδ＋T细胞。CD4＋T细胞在针对HSP65肽的反应中为主，而CD11b＋、CD4＋CD56＋细胞毒T细胞则针对整个细菌的粗提物。与T细胞的反应相似，交叉反应也表现在针对抗HSP60的抗体。白塞病合并色素膜炎的患者体内抗视网膜HSP60抗体明显增高，并且表现出显著的交叉抑制。增加的抗HSP60抗体同时也出现在脑实质受累患者的脑脊液中。

(四)性激素影响

男性白塞病患者的临床体征较女性患者重，肺栓塞、中枢及肠道损害的发病率均与男性高度相关。据报道，雌激素对由Lewis鼠内皮细胞诱导的色素膜炎具有保护作用，同时，炎细胞的浸润在雄鼠及卵巢切除术后的雌鼠体内有较明显的增加。另有研究显示，在体外经 fMLP 刺激的中性粒细胞与雌激素共同孵育则超氧化物产生减少，雌激素通过血管内皮细胞上的雌激素受体降低促炎症因子如 TNF-α 及 IL-6 的表达，进一步抑制血管内皮细胞和中性粒细胞的前炎症功能。

二、临床表现

（一）常见症状和体征

如前所述，白塞病将出现多系统、多脏器的损害，学者们根据某部位损害出现的概率将其分为常见症状和体征、少见症状和体征两大类。前者包括口腔、生殖器、皮肤、眼等部位的损害，后者包括关节、心血管、神经、消化、呼吸、泌尿等系统的损害。

1. 口腔损害

出现具有周期复发特点的口腔溃疡，溃疡的好发部位、数目、大小、损害特点、愈合特点以及复发周期均类似于复发性阿弗他溃疡。反复发作的口腔溃疡是白塞病的必发和首发症状，是诊断白塞病所需具备的基本条件。见图 9-1，图 9-2。

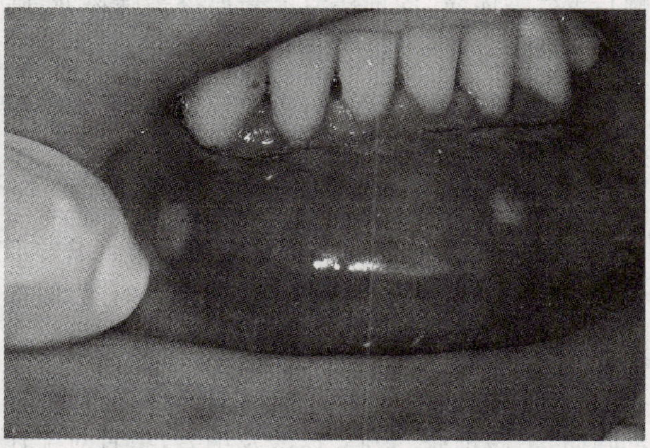

图 9-1　白塞病口腔损害——轻型复发性阿弗他溃疡

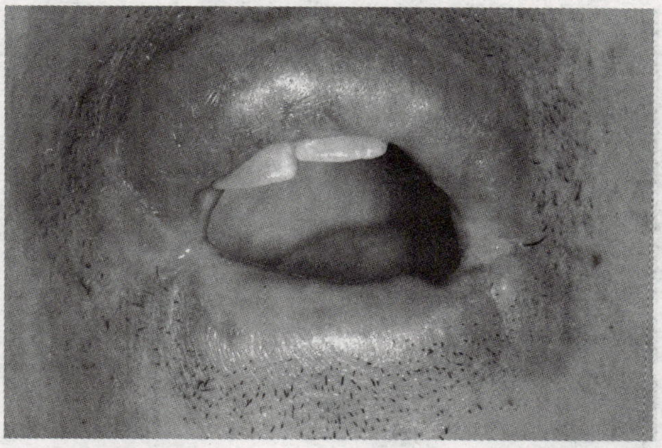

图 9-2　白塞病口腔损害——重型复发性阿弗他溃疡反复发作形成瘢痕致张口受限

2. 生殖器损害

出现反复发作的生殖器溃疡，好发于大小阴唇、阴茎、龟头、阴囊等部位，形态特征类似于重型阿弗他溃疡，疼痛剧烈，愈合缓慢，愈后往往遗留瘢痕。少数溃疡由于继发感染或受到摩擦，则经久不愈，常易误诊为癌性溃疡。生殖器溃疡损害的间歇期明显长于口腔溃疡。溃疡损害亦可发生于阴道、子宫颈，累及小动脉将致阴道出血，还可引起男性附睾炎。生殖器溃疡发生率较高，仅次于口腔溃疡。

3. 皮肤损害

皮肤损害的发生率亦较高，可出现不同类型的皮肤损害，如反复发作的结节性红斑、面部毛囊炎、痤疮样皮疹、皮下血栓性静脉炎和皮肤针刺反应阳性等。结节性红斑是最常见而典型的皮肤损害。红斑直径约 1～2 cm，触痛，1 周后自愈，愈后遗留色素沉着，7～14 天后可于其他部位如面部、颈部、臀部等再次出现类似损害。据国内文献报道，一些患者的皮肤结节周缘存在约 1～1.5 cm 宽的红晕，称为红斑晕现象，两周后红晕可逐渐消散。此现象在其他一些下肢结节性疾病中较少见。发生在面部的毛囊炎、痤疮样皮疹或结节样损害在临床上易混淆。爱尔兰学者将面部毛囊炎描述为圆形、隆起的红色水肿，直径约 1～2 mm，中心有一圆钝的脓疱形成。国内学者将毛囊炎样损害分为两型：①类似痤疮型；②呈红斑晕的丘疹样改变。皮下血栓性静脉炎表现为可触及的、有疼痛感的皮下结节或串状硬节，表面皮肤发红。血栓性静脉炎在 WHO1990 年的诊断标准中未被认定为主要特征，仅作为辅助性诊断条件。见图 9-3。

4. 眼部损害

眼部损害的发生率在常见症状和体征中最低，但由于眼部损害反复发作可造成视力逐渐减退，甚至导致失明，因此，预后严重。25%的男性可以眼部损害为首发症状。病变可分为眼球前段病变和

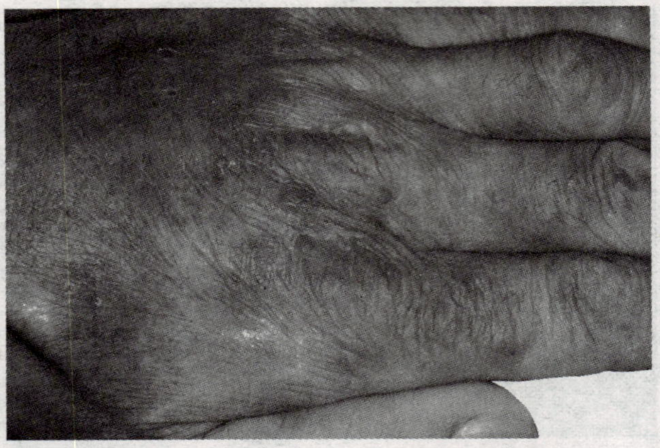

图 9-3　白塞病皮肤损害

后段病变，前段病变主要有虹膜睫状体炎、前房积脓、结膜炎和角膜炎，后段病变主要有脉络膜炎、视神经乳头炎、视神经萎缩和玻璃体病变、继发性白内障、青光眼、视网膜剥离、黄斑区变性、眼球萎缩等。其中，最典型的损害是慢性复发性虹膜睫状体炎伴前房积脓，被认为对白塞病具有确诊意义。开始往往是单眼和眼球前段发生病变，随后逐渐发展为双眼和眼球后段病变。近年来研究显示：白塞病的眼部病变与神经疾患密切相关，约 30%的眼部病变者同时具有神经病变。Whallett 等进行的回顾性研究显示：有中枢神经系统病变的患者均出现眼部受累，而其年龄、性别、生殖器溃疡、皮肤损害及脉管病变则与眼部病变无相关性。而日本、土耳其学者对年轻男性眼部病变进行的调查则呈相反结果，但同时认为中枢神经系统受累可预见眼部病变的发生。

(二)少见症状和体征

1. 关节损害

国外报道非侵袭性关节炎的发生率较高，为 40%～70%。北京协和医科大学风湿免疫科对 107 例白塞病进行的回顾性研究显示：关节病变罹患率为 33.6%，主要累及大关节，与风湿性关节炎的症状相似，膝、肘等大关节出现肿痛红热。一般 X 线检查无异常，RA 试验多为阴性。

2. 心血管系统损害

因为白塞病的基本病理改变为非特异性血管炎，因此血管病变应为本病的主要特征。但由于血管病变的表现较复杂，且在早期不易被察觉，所以，以往常被忽视，但目前临床报道有所增加。

(1)静脉病变：好发于男性，受累率可达 46%，但症状出现较晚，主要表现为静脉炎和静脉血栓、闭塞。多为下肢大隐静脉、前腹静脉、上肢静脉的浅层静脉炎。深层静脉炎常可引起下肢静脉阻塞，表现为小腿水肿。而深层静脉血栓（如上腔静脉或其他纵隔静脉血栓）可引起上消化道静脉曲张、脾静脉阻塞、门脉高压等而出现大咯血，也可引起突发性肝肿大、肝痛和腹水（所谓 Budd-Chiari 综合征，有出现危及生命的肝脏坏死的可能）。躯干体表静脉和肠道静脉作为侧支循环通道可防止阻塞大静脉，因此许多腔静脉患者可存活多年。当患者出现慢性头痛和视力下降时，应怀疑是否有颅内静脉窦闭塞的现象。如果发现脑压增高（常高达 400 mmHg）对诊断具有较大的意义。

(2)动脉病变：亦好发于男性，症状较静脉病变早出现，主要表现为动脉炎、动脉狭窄、动脉闭合和动脉瘤。常因动脉瘤破裂引起严重出血而导致死亡。动脉瘤易在动脉穿刺术的地方产生，因此对白塞病患者应尽可能避免血管造影术。上下肢的动脉受累，则可致肢端缺血性坏死或无脉症、间歇性跛行等。当患者出现咯血时，应考虑多发性肝动脉瘤与支气管连通，这种情况下常误诊为肺栓塞、肺梗死而使用抗凝剂造成严重后果。

(3)心脏病变：较罕见，可表现为心肌炎、心包病变、心肌梗塞、心瓣膜脱垂等。

3. 消化系统损害

白塞病的消化道病变称为肠白塞病。患者消化道症状反复出现在白塞病的病程中，常伴发眼部病变、皮疹、发作性蛋白尿，发病率约为 10%～20%。消化道早期表现隐匿，以功能障碍为主，腹部隐痛、上腹饱胀、恶心、返酸及纳差，患者对上述症状能耐受，往往不经意，而医生也易忽视其存在。随着病情进展，出现明显的腹痛、腹泻、右下腹包块及便血。此时，最常见的首发症状是阵发性腹痛，部位可以是右下腹、全腹、上腹、脐周，部分患者可有全腹痛并转移至右下腹而酷似阑尾炎，常常误诊为急性阑尾炎而行阑尾切除术。肠白塞病病变范围广泛，几乎累及整个消化道，病变最多见于回盲部，病变性质主要为溃疡形成，溃疡常多发、表浅，亦可致肠穿孔、大出血。肠白塞病与克罗恩病临床有交叉，鉴定有难度，要结合病史进行综合判断。肠白塞病的内镜形态绝大多数表现为溃疡，累及的部位以回盲部最多见，约占 90%，单独累及直肠的极为少见。累及回盲瓣的溃疡常常很大，形态不规则，半数以上可累及回盲瓣全周，溃疡基底部常常可见到增生病变而呈现高低不平的形状，有时溃疡呈深掘样并侵犯肌层血管，因而引发下消化道出血，部分患者出血量可以很大，从而以下消化道大出血来求诊。肠白塞病回盲部的溃疡在病程初期可呈多发的小溃疡，但随着病程进展，溃疡最终融合成不规则的大溃疡，由于溃疡底部有增生而高低不平，溃疡部肠壁增厚及僵硬，溃疡周边呈虫蚀样改变，因而内窥镜下容易误诊为恶性溃疡，尤其与回盲部的淋巴瘤极难鉴别。

4. 神经系统损害

白塞病当累及神经系统时便称为神经白塞病，约 5%～10%的患者有神经系统损害，绝大多数患者发病后数月至数年才有神经系统症状，约 9%的患者可首先表现为神经系统症状。神经白塞病的神经系统损害可以发生在各个部位，最易受累的部位为脑干，脑干又以脑桥多见；其次为基底节、内囊、皮质下深部白质、锥体束、锥体外系、脑神经、脊髓和小脑，硬膜窦也可受累。因此，神经白塞病的神经系统表现多种多样，主要表现为：因细小血管炎性闭塞导致的卒中和脑干综合征，脑膜炎以及颅高压综合征。其中，以脑干病变最为严重。神经白塞病的脑干病变有时不同于脑血管病所致的脑干损害，可表现为单神经或多个非相邻神经的损害，由于其炎性闭塞的血管较小，损害范围往往小于典型的脑干综合征，如单纯的核间性眼肌麻痹、假性球麻痹等。神经白塞病的常见神经系统症状为头痛，上运动神经元型无力，脑干和小脑异常，孤立的行为症状可见，外周神经病变少见。约半数患者在病程中有精神异常，包括焦虑、抑郁、幻觉、易激动及失眠等。这些症状与激素治疗有关，也可能与脑干及皮质（主要为额叶）受损有关。认知障碍是 NBD 的又一特殊表现，患者可表现为注意力下降、记忆丧失、人格改变，甚至是进行性痴呆。认知损害可能与第三脑室扩大、脑干上端萎缩有关。有学者提出神经白塞病可以作为痴呆的一种特殊类型。但神经白塞病目前还未见独立的诊断标准，一般将神经系统表现与白塞病诊断标准相结合来诊断。

5. 呼吸系统损害

肺部病变多见，发生率约为 5%，好发于青壮年男性。主要表现为咯血，可出现致命性大出血。还可出现呼吸困难、咳嗽、胸痛、胸腔积液及肺间质纤维化。可出现肺血管炎致肺内动静脉炎、肺动脉高压、血栓形成及动脉瘤等，甚至出现呼吸衰竭。此外，还可发生胸膜积液、肺门淋巴结病。

6. 泌尿系统损害

主要为肾炎，可出现蛋白尿、血尿。

三、诊断及鉴别诊断

（一）诊断

临床症状和体征是诊断白塞病的主要依据，因此，详细询问、收集病史并进行细致的临床检查对于白塞病的诊断具有十分重要的意义。其中，内科、外科、妇科等方面的病史能给发现白塞病少见症状和体征提供重要的线索。实验室检查因缺乏特异性而仅供参考。在白塞病诊断中应注意下列问题：①各种症状出现的时间不一，间隔期可能较长；②所出现的症状不一定都是十分典型的损害，常和该系统或器官的其他疾病相混淆；③大多数学者认为，不应过分强调所谓三联症状（口、眼、生殖器），其他系统的病变有时也是白塞病的重要特征；④专科医生由于业务范围的局限性，常常忽略其他专业的病变特点，因此，造成白塞病的误诊率较高。

（二）辅助诊断方法

1. 皮肤针刺试验

皮肤针刺试验阳性是白塞病惟一的特异性反应，即患者皮肤对皮下注射或针刺所产生的一种超敏反应，又称针刺反应。针刺反应历来被列为白塞病的诊断标准之一。皮肤针刺反应是指：患者接受肌内注射后，该处可出现红疹和小脓点，静脉注射后可出现血栓性静脉炎。这是末梢血管对非特异性刺激呈超敏反应所致，具有诊断意义。操作方法：75%乙醇消毒皮肤后，用无菌注射针头直接或加入生理盐水 0.1 ml 注入前臂皮内，24～48 小时后针眼处出现红疹并有化脓倾向即为针刺反应阳性。

针刺反应与白塞病其他症状间的关系各国报道不一。我国学者认为，针刺反应阳性常伴多形性的皮肤损害，且常提示疾病处于急性期。但针刺反应结果同其他症状一样，即使是同一患者也可出现变化，因此，需重复测定。另一方面，针刺反应的结果亦存在地区差异，中东和地中海地区阳性率高，远东地区阳性率相对较低，而西方国家则更低。Whallett 等(1999)对 50 例白塞病患者进行的回顾性研究显示：针刺反应阳性率以色列为 98%，土耳其接近 80%，但在欧洲则仅有 6%的患者在皮肤损伤或针刺后出现硬化性脓疱。同时，有学者认为针刺反应也非白塞病的特异性反应，先天性复发性阿弗他溃疡、疱疹病毒感染、类风湿性关节炎、慢性白血病等患者的皮肤也可出现类似反应。

综上所述，在不同地区针刺反应对白塞病的诊断意义可有差异。在地中海地区，针刺反应阳性的患者可确诊为白塞病；但在远东和西方国家，针刺反应阳性虽是提示诊断的重要因子但不能完全肯定诊断，同时，针刺反应若为阴性也不能完全排除患白塞病的可能。

2. 舌尖微循环观察

舌尖微循环观察的重点是舌尖背部的菌状乳头，其数目较多，毛细血管丛清晰可见，多数呈花丛状或树枝状。陈泽霖等观察了 50 例白塞病患者的舌尖微循环，方法是用放大镜观察 1 个视野内菌状乳头的形态和百分比(菌状乳头与整个视野内乳头总数之比)。同时与 50 例复发性阿弗他溃疡患者、50 例 SLE 患者、300 例其他系统疾病患者以及 100 例健康人作对照研究。结果发现：约 92%白塞病患者的菌状乳头减少，其中，完全消失者占 16%，显著减少者占 48%，仅有 4 例减少程度较轻微，而正常人无 1 例出现明显的菌状乳头减少。对 17 例乳头显著减少的白塞病患者进一步观察，发现其微血管丛总数比正常人减少 34.2%，毛细血管袢变细，袢数稀疏，血流缓慢，而其他各组患者则无此现象。值得注意的是，仅有少数复发性阿弗他溃疡患者出现菌状乳头明显减少。此外，一般慢性疾病的舌乳头萎缩都始于丝状乳头，而白塞病患者的丝状乳头却始终未出现明显变化，因此，舌尖菌状乳头萎缩可看做是白塞病的重要特征。究其原因可能是由于毛细血管丛微循环障碍和血栓形成所致。黄正吉也对 47 例白塞病患者的舌尖微循环状态进行了观察，结果发现其菌状乳头较正常人减少了 43.96%($P<0.001$)，半数受试白塞病患者的菌状乳头出现萎缩，微血管丛消失或变模糊，1/4 病例可见血流缓慢和渗血。Davis 等也观察到类似的现象，13 例白塞病患者中有 5 例的菌状乳头完全消失，6 例显著减少，而 40 例正常人中无 1 例出现此现象。

3. 实验室检查

据黄正吉报道，白塞病患者血沉超过 10 mm 者占 79.2%，黏蛋白大于 90 mg 者占 77.8%，除红细胞压积降低外，其他指标如全血还原黏度、血浆黏度、纤维蛋白原、红细胞电泳等均明显增高($P<0.001$)。免疫学检测结果尚不一致，有研究发现血中存在白细胞游走因子、趋化因子、血管通透因子等，可能与本病的炎症性病变有关。在黄正吉报道的 310 例白塞病患者中，有 100 例有结核病史，58%的患者 OT 实验呈强阳性反应，此结果近年来获得了一些学者的支持。

4. 黏膜、皮肤活体组织检查

本病的病理改变为慢性炎症，可见组织坏死或肉芽肿、脓肿形成，无特殊诊断意义。

(三)诊断标准与分型

对白塞病进行确诊的最大难点在于尚未发现一个特定的症状或体征，因此，诊断需基于多变的、漫长的临床表现，而由此所得的临床诊断缺乏客观性。为了提高白塞病诊断的客观性，1969 年 Mason 和 Barnes 建立了初步的诊断标准。随后，不同的诊断标准和分型得到进一步完善和发展，但至今仍没有一个标准能完全满足临床的要求。1990 年白塞病国际研究小组(ISG)综合了不同国家的 5 种诊断标准，制定了一套国际通用的诊断标准，该标准已较广泛地应用于临床。其主要内容包括：①复发性阿弗他溃疡。常为首发症状，多为轻型，也可出现疱疹样或重型，口腔溃疡反复发作，1～2 周自愈，通常不留瘢痕。②复发性生殖器溃疡。常于发病后数月或数年出现，有复发倾向，生殖器溃疡较深大，常遗留瘢痕。③典型局限性眼损害。眼损害以慢性复发性双侧葡萄膜炎为特征，分为前葡萄膜炎(虹膜睫状体炎)及后葡萄膜炎(视网膜脉络膜炎)。

④典型局限性皮肤损害。常见损害包括结节性红斑或假毛囊炎、丘疹脓疱损害，未经皮质类固醇治疗的患者出现非青春期样皮疹。⑤皮肤针刺反应阳性。除具有复发性阿弗他溃疡外，再加上第②～⑤条中的任何两条即可做出白塞病的诊断。

上述标准强调复发性阿弗他溃疡是诊断白塞病的必要条件，而汉城大学白塞病研究小组认为该说法有偏颇，他们承认复发性阿弗他溃疡是白塞病最常见、最重要的临床表现，但认为不一定是必要条件。该小组对40例童年始发的白塞病患者进行分析，结果发现100%的受试者均患有复发性阿弗他溃疡，但对410名成年白塞病患者进行的分析却显示，有19.5%左右的患者并非以复发性阿弗他溃疡为始发症状。而Gharibdoost对2 176例白塞病患者的分析则显示，有约27%的患者不是以复发性阿弗他溃疡为始发症状，甚至有5%的患者未显示任何口腔损害。据此，如果单纯依靠ISG的白塞病诊断标准，则可能导致误诊，从而导致相反的治疗结果。

既然单一的标准不能满足临床需求，有学者提出将ISG的白塞病诊断标准与另一广为接受的日本标准相结合。日本白塞病专业委员会标准如下：主要症状：①口腔复发性阿弗他溃疡；②皮肤损害（结节性红斑、皮下血栓性静脉炎、毛囊炎、痤疮样病损、皮肤超敏）；③眼的损害（虹膜睫状体炎、脉络视网膜炎、葡萄膜炎或曾有确切上述病史者）；④生殖器溃疡。次要症状：①未伴畸形或强直的关节炎；②胃肠道病变（回盲部溃疡）；③心血管系统病变（动脉病变）；④中枢神经系统病变。诊断标准：①完全型白塞病需满足以上4个主要症状；②不完全型白塞病需具备3个主要症状，或两个主要症状＋两个次要症状，或典型的眼部病变＋1个主要症状（或两个次要症状）。这一标准习惯将白塞病分为两类，即完全型与不完全型。前者指患者同时或先后出现白塞病的4个主要症状；后者指仅具有2～3个主要症状，或同时伴有其他系统或部位的损害，如关节炎、消化系统及中枢神经系统的症状等。

1996年在意大利召开的第八届国际白塞病会议上重新确立了白塞病的诊断标准：复发性口腔溃疡、小溃疡或疱疹样溃疡，1年中至少复发3次；合并以下两项即可确诊：①复发性生殖器溃疡，包括医师或患者发现的溃疡瘢痕；②眼损害，前后色素膜炎，裂隙灯下玻璃体有出血，视网膜血管炎；③皮肤损害，结节性红斑，假性毛囊炎或丘疹、脓疱性损害或青春期后的痤疮样结节，而且患者未用过糖皮质激素治疗；④皮肤针刺反应，在针刺后24～48小时呈阳性，且不能用其他临床情况解释。如患者有神经系统症状，又符合上述诊断标准，结合长期反复发作的慢性病程，可确诊为NBD。若能同时测得HLA-B51阳性，结合系统检查对本病的诊断更有帮助。

（四）检查计划

1. 全身性检查

包括：①一般症状；②血常规；③血沉；④尿常规；⑤体液免疫和细胞免疫；⑥皮肤针刺反应；⑦舌尖微循环观察。

2. 基本检查

进行口腔科、眼科、皮肤科、妇科等专科检查。

3. 特殊检查

包括：①关节X线片、抗O检测等；②消化道造影、内窥镜检查、活检等；③血压、心电图、血管造影、FDP（纤维蛋白降解物）测定等；④脑脊液、脑电图、CT检查等。

4. 在治疗过程中检查

包括：①血常规、血沉（1次/1～4周）；②皮肤针刺反应；③免疫球蛋白（1次/1～3个月）；④肝功能、肾功能。

（五）鉴别诊断

1. 口腔溃疡的鉴别诊断

白塞病、复发性阿弗他溃疡均以反复发作的口腔溃疡为基本特征，其病损形态相似，但前者累及多脏器多系统，有先后出现的除口腔以外其他部位损害的特征。

2. 多系统损害的鉴别

白塞病与克罗恩病、斯-约综合征、Reiter综合征等均有多脏器多系统损害，且均有口腔表现，其主要鉴别点见表9-1。

表 9-1　白塞病与克罗恩病、斯-约综合征、Reiter 综合征的鉴别要点

	白塞病	斯-约综合征	Reiter 综合征	克罗恩病
年龄	20～40 岁多见	各年龄段	青年	青壮年
性别	男性多见	男女相等	男性多见	男性多见
发热	偶有	微热,偶在病初有高热	常以高热发病	午后低热伴乏力,体重下降
口腔	反复发作的单个或多个溃疡,界清,不融合	大疱和广泛糜烂面,渗出多	偶发溃疡	颊:溃疡较深;唇颊:小结节;龈:肉芽肿样颗粒状增生
生殖器	阴茎、阴囊、阴唇溃疡多见	阴茎、包皮、龟头溃疡多见	明显尿道炎	无
眼	虹膜睫状体炎、虹膜炎、视网膜脉络膜炎多见	虹膜炎少见,结膜炎、角膜炎多见	结膜炎多见	无
皮肤	下肢结节性红斑,面部痤疮样皮疹、毛囊炎、脓疱疹、针刺反应(＋)	面部多形性红斑、丘疹、水疱、糜烂、典型虹膜样损害,针刺反应(－)	无	无
关节	轻度红肿痛	轻度肿痛	显著多发性关节炎	无
其他	偶见消化、心血管、泌尿、神经系统等症状	少见	少见	腹痛、腹泻、便血
预后	眼部病变可致失明,有神经症状者预后不良	一般好,重型者预后较严重	良好	严重者伴发肠梗阻、肠穿孔,引起休克

四、治疗

白塞病的治疗方法虽然繁多,但大多数的疗效不确定。由于白塞病本身可周期性缓解,甚至永久性缓解,因此评价疗效的标准也存在差异。目前认为,凡能缓解症状、延长间歇期、缩短发病期、减少严重并发症的疗法即可认为有效。

(一)局部治疗

治疗原则:对症治疗,减轻炎症及疼痛,防止继发感染,促进愈合。根据病损累及的部位给予联合治疗。

(1)口腔溃疡的治疗参见复发性阿弗他溃疡。对经久难愈的口腔溃疡可行糖皮质激素病灶基底封闭。

(2)外阴溃疡可用 1/5 000 高锰酸钾坐浴,每晚 1 次,再用四环素可的松眼膏涂于溃疡面。或用苦参汤、蛇床子汤熏洗。

(3)眼部轻型炎症可用 0.5%醋酸氢化可的松液滴眼。

(4)0.1%醋酸氟氢可的松软膏局部涂布皮肤损害。

(5)中药局部治疗:口腔或阴部溃疡可涂敷冰硼散、西瓜霜、锡类散、黄连膏等。皮肤的红斑结节未破者可涂敷紫色消肿膏。

(6)针灸治疗:应辨证选穴,多用补法,或平补平泻法,常用穴位为合谷、肺俞、内关、少冲、风池、足三里等。

(二)全身治疗

治疗原则:根据受累脏器不同而选用相应的治疗药物,且多个脏器同时受累时,应以病情最重、预后最差的脏器为主要治疗目的,联合用药常较单独用药更为有效。

1. 具有免疫抑制作用的药物

(1)糖皮质激素:为常用药物,可用于:①严重的口腔及生殖器溃疡,可联合应用硫唑嘌呤。②急性发作的眼部病变,联合服用环孢素 A。该类药物可明显改善眼的急性症状，但远期疗效欠佳，难以阻止眼部病变复发，对眼部病变的自然病程也不会产生明显的影响。③神经系统受累，可联合应用硫唑嘌呤。④严重的血管炎，可联合应用硫唑嘌呤。⑤严重的关节病变，可于关节腔内注射该类药物。

给药途径及剂量应按病情轻重而定，分为短期疗法和长期疗法，前者适用于急性发病或较严重的病例，后者适用于反复迁延的顽固病例。以泼尼松为例，短期疗法的开始剂量为每日 30～60 mg，6～7 日后，减为每日 20～30 mg，然后每隔 3～4 日减少 5 mg 至维持量或停药。长期疗法需同时配合其他药物，初始剂量为一日 30～40 mg，待病情控制后，每 7 日减少 5～10 mg 至维持量 5～10 mg。根据糖皮质激素昼夜分泌的节律性，有人主张采用隔日服法，即将两日的总剂量于晨间 6～8 时分泌高峰时 1 次顿服，隔天 1 次。

(2)细胞毒类药物：用于增强糖皮质激素的疗效，降低其副作用，减少使用剂量。如环磷酰胺和硫唑嘌呤。对于治疗口腔溃疡和预防生殖器溃疡的复发均有效果，但很少单独用于治疗皮肤黏膜的症状，且对丘疹脓疱样皮疹无效。一项双盲、安慰剂对照的试验中证实了硫唑嘌呤对男性患者保存视觉的敏感性有效，但不能恢复丧失的视力。另一项患者根据临床症状接受硫唑嘌呤治疗的研究中，平均在 94±10 个月后对治疗结果再次评价，发现硫唑嘌呤能明显地改善长期预后，早期使用效果较好。

(3)环孢素 A：具有抑制白细胞介素-2 及 Th 淋巴细胞转录的功能。可用于治疗严重的眼部受累以及神经细胞毒药物、糖皮质激素治疗失败的患者。一般剂量为口服 5～6 mg/(kg·d)，可增大至 10 mg/(kg·d)，持续治疗 3 个月，可有效缓解急性眼部病变，并能预防或减少眼部病变复发。待病情缓解后，维持量为 3 mg/(kg·d)，若骤然停药可致疾病复发。由于该品的毒副作用较大，一般血浆浓度应控制在 50～150 ng/ml。与糖皮质激素合用可减少该品的用量及毒副作用。环孢素(10 mg/kg·d)在减少眼部疾病的发病频率和严重程度方面优于秋水仙碱(1 mg/d)，其维持剂量为(3～5)mg/(kg·d)。小剂量环孢素联合糖皮质激素治疗白塞病较单用环孢素效果更好，而且肾脏毒性更小。单用环孢素或联合糖皮质激素治疗的患者视力可以保持原状或进一步改善达 4 年以上。但环孢素因耐药发生而使疗效降低，停药后症状反跳。

(4)非甾体类抗炎药：如布洛芬、吲哚美辛等，如与泼尼松合用，可能效果更好。

(5)中成药：如雷公藤多苷片、昆明山海棠片等。该类药物具有类似免疫抑制剂的作用，特点是用量较小，副作用较少，且具有活血化瘀、抗炎、抗肿瘤等作用。服用后可骤然停药，而无反跳现象，但若长期大量服用仍可出现糖皮质激素类的毒副作用。雷公藤多苷片，口服，每次 20 mg，每日 3 次。昆明山海棠片，口服，每次 0.5 g，每日 3 次。待病情控制后可减量或间歇疗法，1～2 个月为 1 疗程。也可与糖皮质激素如泼尼松合用。

在使用上述免疫抑制剂时，应特别注意其毒副作用，如胃肠道症状、白细胞和(或)血小板减少、头晕、乏力、月经紊乱、皮疹、胸闷等，一旦出现应立即停药。需长期大量服用糖皮质激素的患者，应定期进行实验室相关检查。

2. 免疫增强剂

Roobert 等认为对出现眼部及神经系统严重损害的患者，可首先试用转移因子等免疫调节剂，以尽量避免糖皮质激素等副作用较大的药物。

(1)干扰素-α(IFN-α)：在开放性研究中发现 IFN-α 治疗皮肤黏膜损害和脓疱性病变有效，但无统计学证据。剂量为 300 万～1 800 万单位/次，3 次/周。在另一项开放实验中证实 IFN-α 可减少关节炎症状发生的频率。Kotter 等评价了 IFN-α 治疗白塞病的疗效和安全性。他们调查了 338 例白塞病患者，其中 182 例患有急性眼睛病变接受 IFN-α 治疗，264 例接受 IFN-α_{2a}治疗，74 例接受 IFN-α_{2b}治疗。其中 86%有皮肤黏膜症状、96%有关节炎症状、94%有葡萄膜炎症状的患者治疗后均有部分或完全缓解。IFN 大剂量的疗效优于小剂量，而且停药后有 56%患者病情可长期缓解。IFN-α_{2a}的疗效明显优于 IFN-α_{2b}，但是可能是因为接受 IFN-α_{2a}治疗的患者较多造成偏差。不良反应具有剂量依赖性，与治疗丙型肝炎时出现的症状类似。IFN-α 治疗白塞病有效，对难治的后葡萄膜炎可以长期保存视力，但对皮肤黏膜症状多数只能部分缓解。

(2)左旋咪唑：具有使免疫缺陷或免疫抑制的

宿主恢复其免疫功能的作用。剂量为 150～250 mg/d，分 3 次口服，连服 2 日，停药 5 日，1～2 个月为 1 疗程。副作用有头晕、恶心等，少数有患者可出现白细胞下降。

(3)转移因子：将细胞免疫活性转移给受体以提高受体的细胞免疫功能，无抗原性。在上臂或腋窝皮下注射该品，每次 1 支，每周 2～3 次。

(4)卡介菌多糖核酸：具有增强体液免疫的作用。肌内注射，每次 0.5 mg，每周 3 次，12～18 次为 1 疗程。

(5)胸腺素：具有增强细胞免疫的作用。注射液，肌内注射，每次 2 mg，每日或隔日 1 次，5～10 次为 1 疗程，注射前需做皮试。肠溶片，口服，每次 5～30 mg，每日 1～3 次，1～2 个月为 1 疗程。

3. 其他

(1)沙利度胺：又名酞胺哌啶酮，俗称反应停。为谷氨酸衍生物，主要经过非酶的水解作用代谢，少部分以原型经肾排泄。不经肝脏代谢，清除半衰期 5～7 天。具有中枢镇静、免疫调节、激素样作用，能够稳定溶酶体膜，减弱中性多形核粒细胞的趋向性。近年来研究发现，沙利度胺在治疗多发性难治性骨髓瘤、白血病、红斑狼疮、白塞病、硬皮病、强直性脊柱炎及成人斯蒂尔病等方面取得较好临床疗效。其作用机制可能与沙利度胺能够调节人体自身免疫系统，抑制肿瘤坏死因子(TNF)和调节白细胞介素(IL)的作用有关。虽然沙利度胺最初作为镇静药面世，但经二次批准上市后，FDA 将其归属于免疫调节剂。沙利度胺的免疫调节作用主要表现在对一些细胞因子和黏附分子的表达，以及对免疫细胞活性的调节等方面。建议剂量为 100～200 mg/d，10～15 日为 1 疗程，病情好转后可用 25～50 mg/d 剂量维持一段时间以巩固疗效。沙利度胺的严重副作用为致畸性，因此，孕妇禁用，而育龄期妇女应慎用。累计剂量达 40～50 g 后有可能导致不可逆的多发性神经炎，因而不宜长期服用。患者服药后常有困倦、头晕，驾驶员及高空作业者慎用。

(2)秋水仙碱：治疗皮肤黏膜症状有效，可能的作用机制是抑制多形核嗜中性粒细胞的趋化活性。在一项 2 年的双盲、安慰剂对照的研究中证实秋水仙碱(1～2 mg/d)可以减少女性而非男性患者的口腔和生殖器溃疡的复发，对于预防红斑结节男女均有效。另一项双盲、安慰剂对照的研究发现该药对关节炎症状也有效。Calguneri 等发现使用秋水仙碱联合苄星青霉素治疗口腔和生殖器溃疡以及红斑结节症状在减少复发的频率方面比单用秋水仙碱疗效好。但这项研究未采用盲法，而且没有对潜在的感染进行评估，故苄星青霉素的疗效还不肯定。剂量为 0.5 mg/d，分 2 次口服，2 个月为 1 疗程，可使口腔溃疡、生殖器溃疡、结节性红斑的发生频率显著下降，愈合时间明显缩短。但长期使用可发生生殖系统及造血器官的损害。

(3)新的生物制剂：在白塞病患者中，肿瘤坏死因子的血清浓集物和可溶性的肿瘤坏死因子受体增多。目前认为肿瘤坏死因子在类风湿性关节炎和克隆病中起到关键作用，肿瘤坏死因子 α 单克隆抗体的治疗效果是显著的，已有应用肿瘤坏死因子 α 单克隆抗体成功治疗白塞病的多个报道。主要面市药物包括两类：英利昔单抗(infliximab)和依那昔普((etanercept)。英利昔单抗对胃肠道溃疡和复发性眼葡萄膜炎有较好的效果。到目前为止，尽管应用英利昔单抗治疗白塞病的报道多是基于开放试验治疗的结果，但大部分接受该治疗的患者都得到持续的缓解，并且可以减少或停止应用免疫抑制剂。Sfikakis 等第一次报道了英利昔单抗治疗 5 例合并眼葡萄膜炎的白塞病患者病情得到缓解。其后陆续又有多篇类似的病例报道。后 Sfikakis 等又报道了 24 例白塞病患者，在接受英利昔单抗治疗 1 天后其急性眼炎得到快速控制。Ohno 等报道了应用英利昔单抗(5 mg/kg)治疗白塞病后，每 14 周眼炎发作的次数显著下降，从 3.96 次降到 0.98 次。最近一项开放试验应用英利昔单抗(5 mg/kg，在 0、2、6、14 周)治疗 13 例白塞病患者，所有患者均是经其他免疫抑制剂和激素治疗无效并在入选的 6 个月内均至少 2 次眼炎发作，包括后葡萄膜炎、全葡萄膜炎或视网膜血管炎，其中第 0～22 周定义为英利昔单抗治疗期，第 23～54 周定义为观察期。在应用英利昔单抗治疗期间，4 个患者眼炎未再发作，9 个患者有 13 次眼炎发作。患者的平均眼炎发作次数和每日的激素用量比治疗前期或观察期显著减少；而且患者的视力在英利昔单抗治疗期间也得到改善，整个治疗及观察期间所有患者均未出现严重副反应。另外 Sarwar 等报道应用英利昔单抗治疗白塞病合并中枢神经系统病变，第一次英利昔单抗(3 mg/kg)注射后 2 周患者的中枢神经系统症状和口腔溃疡明显缓解。依那昔普亦属于抗 TNF-α 的单抗家族。一项双盲、安慰剂对照试验显示依那昔普对白塞病的皮肤症状有效。40 例男性患者，主要表现为皮肤黏膜症状病变，在停止使用其他药物 4 周后，随机接受依那昔普或安慰剂 25 mg 皮下注射，2 次/周。使用该药后，很多患者的口腔溃疡、结节和脓疱样皮肤损害及关节炎均有明显改善，并且多在 1 周后起效。治疗组中有 40% 患者口腔溃疡不再复发，而对照组仅有 5%。依那昔普治疗可以导致血沉和血清 C 反应蛋白降低。而抗肿瘤坏死因子的副作用是不可忽视的，包括严重的感染、结核，呼吸系统、消化系统及皮肤的症状。

4. 中医辨证施治

中医著作对白塞病类似症状的描述始见于后汉张仲景《伤寒杂病论》，后集于《金匮要略》中。因病症繁多、变化莫测，尤如“狐疑惑乱”而名为“狐惑病”，有“蚀于喉为惑，蚀于阴为狐”之说。

中医的证候分类：①湿热结毒，多见于急性发作期。下肢红斑结节，证见高热，心烦出汗，口舌生疮，灼热疼痛，关节酸痛，胸肋闷胀，口苦咽干，妇女带下黄稠，舌红苔黄，脉弦滑数。②肝肾阴虚，口眼外阴溃疡时轻时重，反复发作，低热缠绵，手足心热，头晕目眩，口干咽燥，遗精盗汗，月经不调，腰膝酸软，舌红少津或见裂纹舌、光面舌，脉细数。③脾肾阳虚，反复出现的口腔、外阴溃疡，遇冷加重，病程长，全身乏力，少气懒言，手足不温，食欲不振，畏寒肢冷，下肢浮肿，大便稀溏，遗精阳痿，月经不调。舌淡，苔白，脉沉细。

辨证施治：①阴虚内热，虚火上炎证，以口腔溃疡反复发作为主，脉细数，舌绛苔黄。治宜滋阴清热，引火归元，方用清热护阴汤(金银花、槐花、金莲花、生地、元参、麦冬、丹皮、当归、甘草)。②阴虚湿热、湿毒下注证，以阴疮久治不愈为主，脉弦滑或缓，舌胖苔白。宜治健脾除湿，解毒护阴，方用滋阴利湿汤(生地、熟地、茯苓、车前子、白鲜皮、当归、甘草)。③毒盛血瘀证，以红斑结节等血管损害为主，脉弦滑或湿而微数，舌有瘀斑苔黄。治宜活血解毒，方用活血解毒汤(金银花、黄柏、生地、丹皮、赤芍、桃仁、红花、当归、甘草)。

治疗小结：回顾性研究显示糖皮质激素是治疗的首选，可用泼尼松口服或地塞米松静脉滴注，对重症者可一开始就采用甲基泼尼松龙冲击治疗；对合并重要器官损害者，联合皮质激素和免疫抑制剂治疗；环孢菌素和硫唑嘌呤联合应用对严重的葡萄膜炎效果好且快；苯丁酸氮芥对葡萄膜炎及脑膜脑炎效果较好；糖皮质激素联合环磷酰胺冲击治疗可改善严重的全身性脉管炎；甾体消炎药对关节炎无效；抗凝治疗意义不大。秋水仙素是一种多形核粒细胞趋药性很强的抑制剂，每日静脉注射可减少复发。此外，免疫调节剂如转移因子、干扰素对神经系统损害有一定效果。

(周红梅　王　智)

参 考 文 献

1. Niedzielska A, Chelminska K, Jaremin B. Behcet's disease—diagnostic difficulties. Pol Arch Med Wewn, 2007, 117(9): 427～429
2. Amoura Z, Guillaume M, Caillat-Zueman S, et al. Pathophysiology of Behcet's disease. Rev Med Interne, 2006, 27(11): 843～853
3. Takamoto M, Kaburaki T, Numaga J, et al. Long-term infliximab treatment for Behcet's disease[J]. Jpn J Ophthalmol, 2007, 51(3): 239～240
4. 王培光，张学军．白塞病的遗传学与免疫学研究进展．国外医学·遗传学分册，2003，26(2)：116～118
5. Gul A, Inanc M, Ocal L, et al. Familial aggregation of Behcet's disease in Turkey. Ann Rheum Dis, 2000, 59: 622～625
6. Adnan Al-Araji, Desmond P Kidd Neuro-Behcet's disease: epidemiology, clinical characteristics, and management. Lancet Neurol 2009, 8: 192～204
7. Wallace GR, Verity DH, Delamaine LJ, et al. MIC-A allele profiles and HLA class I associations in Behcet's disease. Immunogenetics, 1999, 49: 613～617

8. 刘思德，姜泊，周殿元．肠白塞病的内镜表现。现代消化及介入诊疗，2004，9(3)：188～189
9. 陈小云，张莉芸，刘雅妮，霍月红．生物制剂治疗白塞病的研究新进展．中华风湿病学杂志，2009，13(1)：57～59
10. Franks ME，Maepherson GR，Figg WD．Thalidomide. Lancet，2004，363：1802～1811

第十章 口腔黏膜疱性疾病

第一节 天疱疮

一、概述

天疱疮(pemphigus)是一种累及皮肤及黏膜的严重的慢性自身免疫性大疱性疾病。之所以谓之严重,是因为它是一种潜在的可威胁生命的疾病。而谓之慢性则是由于其病损具有反复、迁延、不易治愈的特点。流行病学的研究显示,天疱疮是一种罕见的疾病,每年的发病率大约为0.1～0.2/100 000人口,本病可发生于任何年龄(包括婴儿至老人)、种族和民族。但在犹太人群中,其发病率明显升高。该病的发病年龄分布在25～60岁,高峰为40～60岁,且无明显的性别差异或女性较男性稍多。绝大多数病例发展较慢,从发生到诊断一般历时7个月。近56%的患者仅表现为口腔损害;32%口腔损害伴皮肤损害;12%仅有皮肤损害。60%的病例口腔损害早于皮肤损害6个月～1年。在皮质类固醇使用以前,本病确诊后1年内死亡率为50%,如今10年生存率达到95%以上。在临床上,根据病损的特点,天疱疮分为寻常型、增殖型、落叶型和红斑型。

二、病因

天疱疮的病因至今不明,但根据临床实践和基础研究,医学上公认天疱疮是一种自身免疫性疾病,其可能的病因如下:

1. 药物

含有巯基的药物,如青霉胺及巯甲丙脯酸可能与此病有一定相关性,另外含有活化的酰胺基团的药物,如酚类药物、利福平等也偶尔与此病相关。

2. 病毒

肝炎病毒的DNA已可通过酶联免疫实验在天疱疮患者的外周血单核细胞内以及皮肤病损区检测到,因此有观点认为天疱疮的发生与肝炎病毒有关。

3. 其他因素

除上述因素外,细菌感染,微量元素的缺乏,代谢的障碍以及内分泌的变化等都被认为与天疱疮的发生有一定的关系。

三、发病学说

虽然天疱疮病因不明,但其自身免疫学说的确立确是基于以下几方面的原因:

(1)采用免疫荧光等研究在患者的皮肤和黏膜的损害部位发现了抗棘细胞层间黏合物质的自身抗体。

(2)发现抗棘细胞层间黏合物质沉积的部位是相应的病理变化的主要部位。

(3)电镜下可见到细胞间黏合物质的溶解和桥粒的破坏。

(4)采用皮质类固醇和细胞毒类药物治疗天疱疮患者取得了显著疗效。

(5)天疱疮抗原经过多年的研究,已基本认为是糖蛋白,而且很有可能是位于棘细胞层的黏合物质。

(6)天疱疮是首先被证实存在抗上皮成分循环抗体的皮肤黏膜疾病。循环抗体中,约有80%～90%属IgG类抗体,所有4个IgG亚类抗体均可出现,但以IgG4亚类的出现更具有病原学意义。

(7)在天疱疮疱液中存在补体成分含量减少,以及在其损害的局部存在补体成分,但补体的消耗并非系棘层松解的始动环节,而仅是在某些条件下,补体成分通过它们的细胞毒作用或免疫趋化作用扩大由天疱疮抗体所引起的病理损害。近年来,天疱疮具有家族性趋向的报道逐渐增多,使研究者们注意到了该疾病的发生与基因表型间的关系。较早期对Ⅰ类人类组织相容性抗原的研究发现，有人类白细胞抗原(HLA)-A10的表达频率增高，在犹太人群中的报告更多。对Ⅱ类人类组织相容性抗原的研究表明，90%的寻常型天疱疮患者显示了HLA-DR4频率表达的增加；进一步研究发现，DR4的易感性与Dw10DR1等位基因高度相关。鉴于几乎每个患者都具有较特异的HLA表型，有学者认为天疱疮应属于HLA相关性自身免疫性疾病。近年的一些动物实验结果显示T、B淋巴细胞免疫耐受(immunologic tolerance)丧失可能是天疱疮自身抗体产生的重要因素，据此选择性地免疫抑制，诱导正常免疫耐受的建立可能成为将来治疗天疱疮的一条新途径。

从临床观察，天疱疮发病可能与一些病毒感染、紫外线照射、含有巯基结构的药物(如青霉胺等)使用、微量元素、雌激素变化有关。

四、发病机制

天疱疮发病机制的核心在于各种病因导致的棘层松解的出现，以及由此而致的上皮内疱的形成(图10-1)。

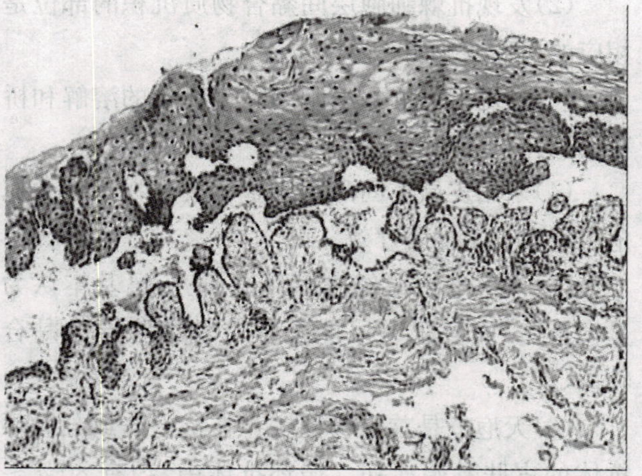

图 10-1　棘层松解(天疱疮)

虽然目前在基础研究领域关于棘层松解的确切机制尚未明确，但根据临床分析、组织病理证据，以及分子生物学的研究，临床学家们认为天疱疮的发病机制如图10-2所示：

在图示的三条途径中，人们认为途径①是原发性途径，而其他两条途径属于继发性途径。

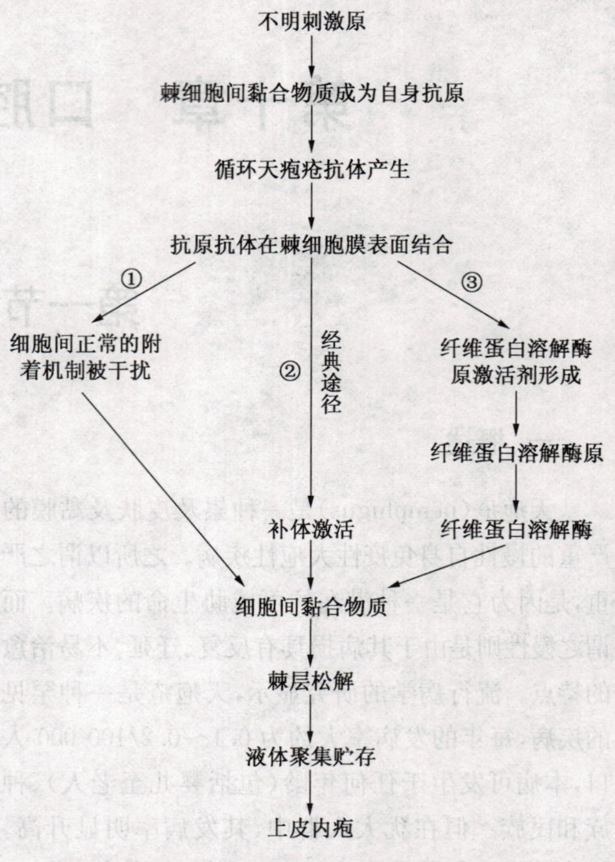

图 10-2　天疱疮发病机制

五、病理

各型天疱疮组织病理学改变的共同特征为棘层松解和上皮内疱的形成。病损的早期，在棘细胞层深部上皮细胞间水肿，细胞间桥消失，从而形成裂隙或水疱，裂隙扁平，并横向分开。寻常型与增殖型的水疱形成于上皮基底层以上。落叶型与红斑型的水疱形成于上皮颗粒层中。镜下可见松解的棘细胞，没有细胞间桥，细胞肿胀呈圆形，核染色深，常有胞浆晕环绕着核周围，这种游离为单个或数个成团的细胞，称为天疱疮细胞(tzanck cell)。病损晚期如疱顶破裂脱落，依然可见到上皮的基底细胞附着于结缔组织的上方，在疱底往往可见不规则的乳头向上突起呈绒毛状，这些乳头表面均排列着单层的基底细胞。在上皮下的黏膜固有层中可见中等程度的炎性细胞浸润，主要为淋巴细胞及少量嗜酸性粒细胞。

若采用直接免疫荧光技术染色，可见病变部位及其相邻部位的上皮棘细胞层呈翠绿色的网状荧光图形，主要为IgG或IgA以及IgM免疫球蛋白在棘细胞间的沉积。松解的棘细胞膜的周围亦可见翠绿色的荧光环(图 10-3)。

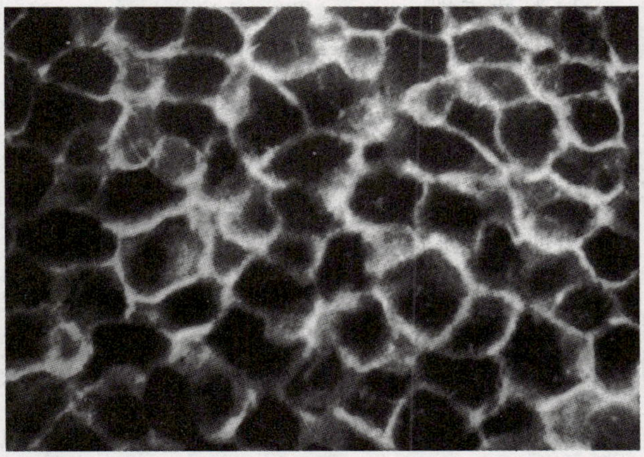

图 10-3　棘细胞间荧光抗体沉积(天疱疮)

六、临床表现

临床上天疱疮分为 4 型,其基本特点如下:

1. 寻常型天疱疮(pemphigus vulgaris)

寻常型天疱疮好发于中老年患者,是天疱疮中最常见,也是最严重的一型。该型与口腔黏膜关系密切。据统计,约有 70%的患者其初发损害区位于口腔;约有 90%的患者,在病程过程中出现口腔损害;而有 50%的患者病损终身只累及口腔。因此,在临床上大多数患者的病损首先发生在口腔黏膜。早期病损局限并有缓解期,糜烂面可愈合。晚期病损蔓延,反复难愈,病程迁延,口腔与皮肤同时受累,急性发作后可转为慢性发作,也有开始即呈慢性发作过程。

(1)口腔表现:口腔是早期出现病损的部位,常早于皮肤损害。唇、舌、腭、颊和牙龈为病损的好发部位,且在咽旁、翼颌韧带等易受摩擦处也较易发生损害。起疱前,患者常有口干、咽干或吞咽时的刺痛感。发疱常由局部创伤引起,表现为 1～2 个或是广泛发生的直径从几毫米到 1 cm 以上的大小不等的水疱。疱壁薄而透明,松弛易破。疱破后留下不规则的糜烂面以及残留的疱壁。疱壁向周缘退缩,使溃疡面扩大,这种现象称为“周缘扩展”。此时,若在糜烂面的边缘处将探针轻轻置入黏膜下方,可见探针无痛性地伸入,这是棘层松解之故。若进一步将疱壁撕去或提取时,常连同邻近外观正常的黏膜一并无痛性地撕去一大片,留下鲜红的创面,在临床上这种现象被称为揭皮试验阳性。在口内,若让患者用舌舔及黏膜,可使外观正常的黏膜表层脱落或撕去,这种对外观正常的黏膜(或皮肤)加压刺激或摩擦后,易形成疱或脱皮,轻压疱顶可使疱向四周扩展的现象称为 Nikolsky 征,即尼氏征。疱破后遗留新鲜的糜烂面无炎症,假膜少,不出血或少许出血。创面可因继发感染而发生疼痛并影响吞咽。糜烂面不易愈合,长期存在可影响患者的咀嚼、吞咽甚至说话,且伴有非特异性的口臭,淋巴结肿大,唾液增多并带有血迹。值得注意的是,口内各病损可同时处于发生、消退和愈合的不同阶段,使病损呈现多样性,表现出疾病的更迭性(图 10-4)。

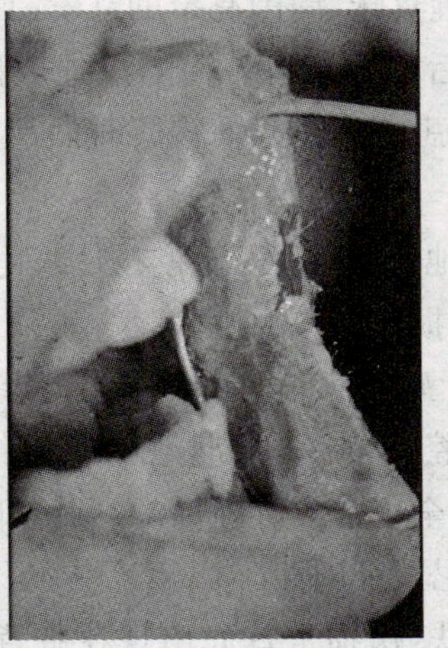

图 10-4　寻常型天疱疮

(2)皮肤:开始即出现皮肤损害者较少。部位多见于躯干以及头皮、颈、腋窝、腹股沟等易受摩擦处。发病早期,全身症状不明显,仅在前胸或躯干处有 1～2 个水疱。随着病程的进展,在外观正常的皮肤上出现大小不等的水疱,疱不融合,疱壁薄而松弛,内为透明淡黄色稍黏稠液体(血清)。若在疱顶加力,疱液可向四周扩散。疱易破,破后遗留红湿的糜烂面,继发感染后形成脓血痂,有臭味。病损愈合后皮肤上可留下褐色的色素沉着。若疱不破,则疱液逐渐变浑浊后干瘪。

皮肤损害的自觉症状为轻度的瘙痒,有糜烂面时则伴有疼痛,亦可出现发热、无力、食欲不振等全身症状。随着病情的发展,不断有新的水疱出现。由于大量的水、电解质以及蛋白质随着疱液的丧失,患者可出现衰弱,甚至恶病质,最终可因反复感染而导致死亡。

(3)其他部位黏膜：除口腔外鼻腔、眼、外生殖器、肛门等处的黏膜均可发生与口腔黏膜相同的病损，且往往不易恢复正常。

2. 增殖型天疱疮(pemphigus vegetans)

(1)口腔：增殖型天疱疮的口腔表现与寻常型基本相同，只是剥落面呈乳头状或疣状增生性病损。在唇红缘常有显著的增殖。

(2)皮肤：皮肤病损可在口腔黏膜损害之前或之后发生，可发生于任何部位，以腋窝、脐部、肛门、眼角、眼睑、口角、会阴以及腹股沟等皮肤皱褶部位和黏膜皮肤交界处最为明显。病损为大疱，尼氏征阳性，疱破后基底部发生乳头状增殖，其上覆黄痂及渗出物，腥臭味，周围有窄的红晕，自觉疼痛。病程缓慢，预后一般较好。而当皮损成群出现时，病损可融合。患者病情时而缓解时而加重，常死于继发感染。

(3)其他部位黏膜：鼻腔、阴唇、龟头等处也可发生同样的损害。

3. 落叶型天疱疮(pemphigus foliaceous)

(1)口腔：落叶型天疱疮的黏膜损害少且轻。口腔黏膜完全正常或有轻微的红肿，即使发生糜烂也较表浅，尼氏征阳性。

(2)皮肤：病损常首先出现在胸背的上方，头、颜面等部，继而扩展至全身。表现为松弛的大疱。大疱干瘪成鳞屑状的痂皮，其下渗出黏稠的黄色液体，有臭味；或疱破后有黄褐色的鳞屑痂，这些痂皮易剥落如落叶，故称为剥脱性天疱疮。

(3)其他部位：眼结膜及外阴黏膜也常受累。

该型的全身症状轻，病程缓慢，预后较寻常型天疱疮为好。

4. 红斑型天疱疮(pemphigus erythematosus)

(1)口腔：口腔黏膜损害较少见。

(2)皮肤：在躯干、四肢、头、面、颧、鼻等处可见对称性红斑，红斑基础上可形成小疱，尼氏征阳性。疱破结痂呈鳞屑状，似脂溢性皮炎，而在鼻部的损害则似红斑狼疮。

患者全身症状轻，病程缓慢，可自然缓解，预后好。

本型可能是落叶型天疱疮的一种局限型，可转变为落叶型天疱疮，是4型天疱疮中的良性型。

七、诊断

1. 临床表现

天疱疮患者的临床表现是诊断天疱疮的重要依据。在临床应用中，尚需注意如下问题：首先，早期单独发生在口内的糜烂性损害常常难以诊断。临床上往往仅见一红色创面或糜烂面，若能用探针无阻力地伸入到上皮下方或邻近的黏膜表层下方，或揭皮试验阳性则有助于诊断。需要注意的是不要轻易或是大范围地采用揭皮试验，以免增加患者的痛苦。而尼氏征阳性多出现在病程活动期，若为阴性也不能完全排除天疱疮的诊断。其次，患者的全身情况可表现为体质日益下降，瘦弱，甚至恶病质，也有助于诊断，不应忽视。

2. 细胞学检查

局部消毒后，将早期的新鲜大疱剪去疱顶，用钝刀片或白金耳轻刮疱底组织，将刮取物涂于玻片上，干燥后用吉姆萨或赤苏木精-伊红染色，可见典型的棘层松解的解体细胞，即前述天疱疮细胞，该类细胞的多少与病情轻重相关。

3. 活体组织检查

在病损附近，用口镜柄按揉起疱，然后切取该部位组织用作病检。在施术过程中应注意手术刀应锋利，以免在切取组织时上皮与其下方组织分离而难以诊断。

4. 免疫学检查

(1)免疫组织化学：当临床表现、病理以及细胞学诊断均有困难时，免疫组织化学具有重要的诊断价值。经典的方法是直接免疫荧光法。其目的是显示棘细胞层内的抗细胞间黏合物质的抗体。

(2)血清抗体物质的检测：其目标是检测患者血清中存在的抗基底细胞细胞浆内的、棘细胞层细胞间质的以及棘细胞内的循环抗体，经典的方法是间接免疫荧光法。一般抗体效价为1∶50即有意义。

(3)免疫学检查的意义

1)组织抗体早期阳性率高：一般来说在损害的早期即可检测到沉积于上皮细胞间的抗体，称为天疱疮抗体，主要是IgG。亦有报道称在患者皮肤的任何“正常”部位而不一定在皮损的边缘作IgG的直接法检测均可出现阳性结果，其效价在皮损的边缘较其他部位明显增高。

2)血清抗体与病情相关:抗体效价与病情的严重性相平行。但在疾病的早期,体内尚不能提供足够的抗体,往往结果呈阴性。因此,间接法不适合用于早期诊断。而当临床和(或)病理学检查均不典型时,抗体效价在1∶40以上时,则有确诊意义;若低于1∶40则意义不大。

3)血清抗体与复发相关:在病情复发前抗体效价多已明显升高,故抗体效价也能监测患者的病情活动情况。

4)血清抗体与底物相关:不同的底物其阳性率亦不同,以人的口腔黏膜作底物的阳性率较高。

八、鉴别诊断

在临床上,天疱疮应注意与良性类天疱疮、多形性红斑、大疱性表皮松解症、剥脱性龈炎等症的区别。

1. 家族性良性类天疱疮

本病是常染色体显性遗传性疾病。发病率低,病程缓慢,病情较轻。患者口腔病损少,损害轻;皮肤易受摩擦的部位可反复出现红斑水疱和皮疹,剧痒。组织病理可见棘层松解,免疫荧光呈阳性。本病好发于青壮年,预后良好。

2. 多形性红斑

多形性红斑又名多形渗出性红斑,是一种急性炎症性疾病。该病起病急,口内黏膜呈大小不等的红斑、糜烂,其上覆以黄色假膜,但在糜烂面的边缘,用探针不能伸入表皮下方,尼氏征阴性。皮肤表现为红斑,其上或有水疱,而天疱疮则是在正常皮肤上起疱。

3. 大疱性表皮松解症

本病较少见,多为先天性家族遗传性皮肤病,亦可无遗传史。该病是由于先天性弹性纤维不全而导致皮肤脆弱引起的。外伤等原因易造成水疱,疱大小不等,数目不多,一般数日后可愈合,尼氏征阴性。口腔黏膜尤其是软腭黏膜,在进食时可因摩擦而发生大疱。疱大而丰满,内为浆液或血液,破溃后可痊愈。皮肤则在关节的伸侧如膝、肘、腕等易受摩擦处因刺激而发生大疱,愈合后遗留色素沉着。

4. 剥脱性龈炎

该病是一种牙龈非特异性炎症。牙龈缘及附着龈呈弥散性红斑,鲜红色,剥脱状。在扁平苔藓、类天疱疮也均可出现,应注意鉴别。严重者全口牙龈疼痛,脱皮,表面覆以坏死的假膜,易出血。

九、治疗

基于现代医学对天疱疮的认识——天疱疮是一种由于自身免疫异常所产生的针对上皮细胞间黏接物质的自身抗体所介导的自身免疫反应,临床上采用以糖皮质激素为主,辅以免疫抑制剂、血浆置换法、IVIG以及体外光除去法等综合治疗方法,其机制均在于抑制自身抗体的产生、清除循环抗体以及阻断抗体对靶细胞的作用,从而起到防止新病损发生,减轻症状,加快旧病损愈合的作用。

1. 支持疗法

大疱和大面积的糜烂可使血清蛋白及其他营养物质大量丢失,故应给予高蛋白、高维生素饮食,进食困难的可由静脉补充,全身衰竭者须少量多次输血。要保证充足的睡眠和精神情绪的愉快,防止受凉和继发感染。

2. 糖皮质激素

糖皮质激素被用于天疱疮治疗后,天疱疮的死亡率从75%下降至10%以下。作为治疗天疱疮的首选药物,其作用的主要机制在于抗炎和抑制免疫。根据用药途径的不同,糖皮质激素的应用方法可分为全身应用和局部应用两种。

(1)全身应用:糖皮质激素的全身应用强调严格的用药原则,即起始控制阶段——量大从速,减量维持阶段——递减忌躁。临床上常用于治疗天疱疮的口服糖皮质激素主要包括泼尼松(强的松,prednisone),泼尼松龙(强的松龙,prednisolone)和地塞米松(dexamethasone)。目前,关于天疱疮治疗的激素用量(初始剂量,控制剂量,维持剂量),由于不同学者观察的人群不同,其剂量尚存在一定差异。国外学者Gabor建议采用泼尼松80 mg/d作为初始剂量。如果1周后没有达到首次控制,则根据Lever规则将每周日剂量加倍。即对于一个严重的天疱疮患者,为了防止新发水疱(vesicle),可在随后两周内将剂量增至240 mg/d。达到首次控制后,泼尼松的剂量每周减半并逐渐减至40 mg/d。在接下来的4个月中逐渐减量,直至为零。而国内皮肤病学家则认为，首先根据患者的皮损范围将其病情分为轻、中、重症，即皮损面积＜体表面积的10%为轻症，30%左右为中症，＞50%为重症。并提出轻症、中症分别以泼尼松 40 mg/d 和 60 mg/d 为初始剂量的治疗模式，且建议口服泼尼松的用量一般不超过 120 mg/d。笔者对单纯性仅累及口腔黏膜的损害患者，采用初始剂量 60～80 mg/d，亦能在较短的时间内控制损害。如果采用此剂量在 1 周内没有积极反应，则应根据 lever 原则剂量加倍控制新发损害的出现。除口服外，大剂量糖皮质激素冲击疗法(high-dose glucocorticoid pulse therapy)也是一种有效的疗法。通常选用 500～1 000 mg 甲泼尼龙(methylprednisolone)或 100～200 mg 地塞米松每日 1～3 小时，连续 3 日静脉输注。

(2)局部使用：对于患轻型天疱疮的患者，可考虑局部使用强效类固醇。可用 0.05%的丙酸氯倍他索软膏涂于患处，每日两次。也可采用病损内注射(得宝松)的方法。

虽然糖皮质激素的应用为天疱疮的有效治疗奠定了良好的基础，但它长期使用的副作用将导致严重的并发症，甚至因并发症而导致患者死亡。在临床上，糖皮质激素的副作用包括：糖尿病、类固醇性高血压、库欣症、感染(肺、皮肤)、消化道溃疡、泌尿道感染、增加的凝血趋势、骨质疏松症、口腔白色念珠菌感染、痤疮及伤口的愈合延迟。长期全身使用皮质激素还可能导致垂体-肾上腺轴抑制，以及无血管性骨坏死。因此，欲降低糖皮质激素所致副作用的发生率及其严重程度需要慎重地减量、正确运用免疫抑制剂和抗感染药物等辅助用药以及采用全身预防措施。

3. 非糖皮质激素治疗

(1)免疫抑制剂

1)硫唑嘌呤：硫唑嘌呤是一种嘌呤拮抗剂，主要抑制 DNA、RNA 和蛋白质的合成，对两类免疫母细胞均有抑制作用。在天疱疮的治疗中硫唑嘌呤常被用作首选的辅助免疫抑制剂。

目前，硫唑嘌呤作为皮质激素的减量制剂已成功应用于临床。Gabor 等认为硫唑嘌呤使用之初应以试验剂量(50 mg/3 d)为宜。若患者出现胃肠道症状，早期即可停药；若患者无不良反应，剂量应增至 1.5～3 mg/(kg·d)(该剂量要求患者 TPMT 酶的活性水平在 15 U/ml 左右)。作为激素的辅助用药，在激素停药后，硫唑嘌呤还将持续使用 3～12 个月，且用药期间无须逐渐减量。若患者出现的粒细胞减少并少于 4×10^9/L 或肝酶升高，则硫唑嘌呤的日剂量应减半。当白细胞减少并少于 2×10^9/L 时，应停用硫唑嘌呤。

硫唑嘌呤的副作用是其对造血细胞的急性或慢性毒性作用，主要表现为：大红细胞症，贫血，各类血细胞减少和急性骨髓衰竭。

2)环磷酰胺：环磷酰胺系细胞周期非特异免疫抑制剂，能阻断体液免疫和细胞免疫反应。在临床上，环磷酰胺的口服剂量为 1～3 mg/(kg·d)(晨服)，且用药期间需大量饮水，以避免中毒浓度的代谢产物在膀胱中蓄积。

与口服疗法相比，环磷酰胺冲击疗法的优势在于：用药累计剂量少，副作用小。经典的环磷酰胺冲击疗法为 1～15 g/m²，每月 1 次。Kanwar 等对地塞米松-环磷酰胺联合冲击疗法治疗天疱疮的远期效果进行研究发现，采用以下剂量和疗程可获得良好的远期效果。即：每月 1 次持续 3 天的地塞米松(136 mg)静脉输注，在疗程的第二天加入环磷酰胺(500 mg)，并在每次冲击的间歇期给予环磷酰胺(50 mg)和低剂量皮质类固醇口服，直到获得部分缓解；在接下来的 6 个月中，继续使用冲击疗法，并在冲击疗法结束后的 1 年中，持续每日口服环磷酰胺 50 mg，直到达到完全缓解。

在临床应用中，环磷酰胺最常见的不良反应是外周血白细胞下降和膀胱出血，前者可以通过每周定时查血监测及时发现，后者通过冲击前饮水或输液来减轻或避免。

3)苯丁酸氮芥：苯丁酸氮芥属于烷基化物，对 B 淋巴细胞的抑制作用较强。与硫唑嘌呤相比它具有更宽的作用谱和更强的免疫抑制作用。与环磷酰胺相比二者作用相似，但它无膀胱毒性。因此，当临床不能选用硫唑嘌呤和环磷酰胺时，苯丁酸氮芥是一种很有潜力的辅助治疗方法。

苯丁酸氮芥的初始剂量可用 4 mg/d，根据治疗反应和患者的耐受性可逐渐增加剂量，一般小于 10 mg/d(此为白血病的治疗量)。在临床应用中，Shahm 等有关于苯丁酸氮芥和泼尼松联合治疗天疱疮患者有效的报道。

该药最常见的急性副作用是骨髓抑制(可逆),也可诱发恶性肿瘤,主要是急性髓性白血病,其发病的危险性随疗程和剂量的增加而增大。其他副反应有精子缺乏、排卵停止(可复性)、胃肠道毒性、药物热、癫痫、肺纤维化,间质性肺炎等。

在临床应用中,除上述几种药物外,常用的免疫抑制剂还包括环孢素A、甲氨蝶呤和麦考酚酯等。

4)免疫抑制性中药:因临床及实验研究证实雷公藤对PHA或PWM丝裂原诱导的正常人及天疱疮患者T、B淋巴细胞的转化率以及外周血B细胞产生天疱疮抗体有明显的抑制作用,雷公藤作为天疱疮治疗的辅助用药能部分替代或减少皮质激素的用量。在临床上,激素中加用雷公藤治疗的合适对象主要为以下3种:①对于激素量≤40 mg/d的轻、中症患者,若病损出现轻度波动,提示激素量相对不足,加用雷公藤后病情稳定。②对于激素量已超过80 mg/d的重症患者,若病损仍轻微波动,而激素副作用已较明显,加用雷公藤后可获得一定疗效。③在激素减量过程中出现病损小幅度波动或为预防病损"反跳"可加用雷公藤。

雷公藤的主要毒副反应为胃肠道刺激以及对造血系统和生殖系统的影响。

中药制剂中,昆明山海棠与雷公藤同属,二者所含成分及作用机理均较相似。与雷公藤相比昆明山海棠有明显的抗炎作用,对炎症早期血管通透性增高渗出水肿有明显的抑制作用。在临床上昆明山海棠一般通过口服给药,亦有文献报道其配合"疣克"湿敷治疗也获得较满意的效果。

(2)其他药物

1)四环素和尼克酰胺:四环素对嗜中性及嗜酸性粒细胞的趋化性有抑制作用,除此以外,四环素可能对增加皮-表皮层的承受力有一定作用。尼克酰胺可能通过增加3,5-环磷酸腺苷的方式对白细胞和巨细胞起稳定作用。

Fimiani等用起始量1.5 g/d的四环素和尼克酰胺治疗老年天疱疮患者,根据病情缓解程度每4周减量250 mg/d,并以250~750 mg/d作为维持量,其临床效果良好,且未见明显副作用。提示:四环素和尼克酰胺联合治疗有效而安全,可长期控制病情,并可作为老年患者的首选疗法。对于轻度口腔受累的患者,Bauco等推荐使用四环素悬液5% FNA(矫味剂)漱口,每天4次。

尼克酰胺和四环素与皮质类固醇(以及其他免疫抑制剂)比较最主要的优点是它有更宽的安全范围,其最常见的副作用是胃肠紊乱。

2)金制剂:在轻度或中度天疱疮病例中,有时将金化合物用作单一药物治疗同样有效。其作用机制不明。由于该药起效迟缓,患者常需口服糖皮质激素以获得最初的疾病控制。通常选用10 mg硫代葡萄糖肌肉注射作为试验剂量,而后用50 mg肌肉注射每周1次,在硫代葡萄糖的累积剂量达到1 g以后,给药的频率减至每月注射1次。

国内有学者认为在使用金制剂时应注意:金制剂应与皮质类固醇联用以确保其疗效;金制剂治疗期间应监测血常规及尿液分析以防毒性作用;慎将金制剂与其他免疫抑制剂联用,以免发生严重的副作用。

3)氨苯砜:临床经验显示氨苯砜(dapsone, DDS)对以免疫复合物沉积和多形核白细胞浸润为主要组织学特征的一组疾病有较好的疗效。这可能与DDS稳定溶酶体膜、抑制溶酶体酶的活性有关。在临床上,DDS的剂量一般为100 mg/d(不超过100~150 mg/d)。

DDS的主要副作用是高铁血红蛋白血症和溶血性贫血,此外还包括粒细胞缺乏症、周围神经炎、偶发精神障碍和DDS综合征等。因此在开始用药后的头几个月内应监测血液学变化。用药时加用维生素E(800 U/d)可预防高铁血红蛋白血症,加用西咪替丁可减少DDS的副作用。除此以外,尚需注意的是6-磷酸葡萄糖脱氢酶缺乏者易致溶血性贫血,应禁用。

其他药物治疗天疱疮近年来也时有报道。如利妥昔单抗(rituximab)是一种抗CD-20抗体的单克隆抗体,在机体内可引起B淋巴细胞的损耗,有试用于顽固而且严重的天疱疮患者的临床报道。除此之外,羟基氯喹以及蛋白酶抑制剂止血芳酸也被用于天疱疮的辅助治疗,但到目前为止,关于其临床应用的研究文献尚缺乏。

4. 大剂量免疫球蛋白静脉滴注

大剂量免疫球蛋白静脉滴注(high-dose intravenous immunoglobulins, hdIVIG)由于有类似于

皮质类固醇的作用已被用于天疱疮的治疗。以往的研究认为hdIVIG的作用机制可能和丙种球蛋白中的抗个体基因型抗体与某些免疫中间产物相互作用形成二聚体，从而中和自身抗体以及丙种球蛋白加速网状内皮系统对自身抗体的消除有关。近期研究发现hdIVIG可增加免疫球蛋白的分解，从而实现细胞间抗体血浆浓度的下降。

该疗法可作为辅助治疗，每月连续3～5天的400 mg/(kg·d)的免疫球蛋白静脉滴注并与维持剂量的泼尼松龙和硫唑嘌呤联合用药。Bystryn等以hdIVIG(400 mg/kg·d，共5天)辅以环磷酰胺(100～150 mg/d)治疗6例对传统皮质类固醇治疗反应差且疾病活跃的寻常性天疱疮患者，结果发现病损愈合进展比以前用相同剂量的皮质激素和细胞毒药物治疗要快得多，而且hdIVIG的临床疗效与天疱疮抗体水平的下降有关(在该研究中用hdIVIG治疗1周内抗体水平下降达72%)。Jolles S认为：总体来讲hdIVIG对81%的大疱性疾病的患者有效，且用作辅助疗法(有效率91%)比其单独应用(有效率56%)显示出更高的有效率。在临床应用中，hdIVIG的另一个优点为治疗频率低，初期每3～4周1次，且随病情变化，可延长间隔期。

hdIVIG人静脉免疫球蛋白疗法的作用是短暂的，建议用作对重症病例的迅速作用。

近期一项hdIVIG多中心、随机、对照、双盲研究结果显示：对糖皮质激素全身应用疗法相对抵制的患者在用以IVIG(400 mg/kg·d，连续5天)后，可以收到较好的治疗效果。因此认为对糖皮质激素全身应用疗法抵制的患者，IVIG是安全有效的替代疗法。

5. 血浆置换法

血浆置换法(plasmapheresis)或血浆交换(plasma exchange)是直接清除引起天疱疮的循环自身抗体，血浆被置换成等渗白蛋白溶液的疗法。其有效性取决于抗体产生和清除之间的平衡，而这种平衡又取决于清除血浆自身抗体的频率和容量，以及抑制新抗体形成的措施。因此通常建议在临床进行血浆置换法时联合使用一种免疫抑制剂以达到抑制IgG回弹的目的。在临床上，血浆置换法的用法为每月1～2次，每次换血浆1.5～3.0 L，代之以5%人血浆白蛋白、等渗枸橼酸盐和NaCl，并口服补钙。Turner等人对常规治疗抵抗以及需要大剂量类固醇或免疫抑制剂的患者施用血浆置换法，取得良好疗效。

血浆置换法的临床副作用罕见，现有的文献报道中仅见一过性恶心、眩晕、发热和腿肌痉挛。

6. 免疫置换法

免疫置换法(immunoapheresis)是一种新型的、更独特的治疗方法。在这种疗法中自身抗体IgG被吸附在抗人IgG亲和力琼脂糖柱上而被清除，而后患者自身抗体IgG的再合成则被置换后静脉内的免疫球蛋白所抑制。目前，关于免疫置换法的临床报道尚少。

7. 体外光除去法

体外光除去法(extracorporeal photochemotherapy)是用紫外线A(UVA)联合补骨脂素对白细胞进行体外放射，以抑制白细胞中产生IgG自身抗体的B细胞克隆，从而治疗自身免疫疾病的方法。

近年来有将体外光除去法用于重症落叶型天疱疮的治疗获得成功的报道。其方法为患者首先口服0.6 mg/(kg·d)8-MOP，2小时后将含丰富淋巴细胞的血液240 ml，在治疗仪内形成1 mm的薄膜通过无菌性暗盒，接受UVA 180分钟的照射，平均每个淋巴细胞的照射量为2 J/ cm^2，照射后30～60分钟内再将血液输回给患者，每月2次。对于该疗法需要说明的是：经UVA活化的8-MOP的半衰期仅在微秒范围内，回输处理过的细胞不会产生光毒性作用。

体外光除去法的副作用少，偶见头晕、高血压、恶心以及血小板减少。

8. 表皮生长因子

近期一项关于表皮生长因子用于寻常型天疱疮皮肤病损局部治疗的随机对照双盲研究提示：将表皮生长因子以10μg/g的浓度加入0.1%的磺胺嘧啶银凝胶中用于天疱疮皮肤病损的局部治疗可以起到显著加快局部病损愈合的作用。

9. 中医中药

中医学中天疱疮属火赤疮范畴。《医宗金鉴·外科心法》云："此证由心火妄动，或感酷暑时邪，火邪入肺，伏结而成。"后世多以此为依据分毒热、湿热、阴伤3型论治。国内有学者认为，寻常型天疱疮多发生于老年人，疱壁松弛易破，疱周红晕多不明显。此乃患者脾气虚弱，水湿内生，外溢肌肤而发病，属本虚标实证，而以本虚为主。本虚即指脾气虚，标实即指湿盛。治宜健脾化湿，使脾气实，湿邪无以生。且用党参、白术、黄芪、茯苓等大量补气健脾之品治疗天疱疮 1 例，取得较好疗效。

综上所述，关于天疱疮的治疗目前还没有找到最佳的治疗方案。虽然糖皮质激素全身应用的最佳剂量范围尚未确定，但目前该疗法仍是该病最主要的治疗方法。关于该病其他辅助治疗措施的研究目前已有多种，但最佳辅助疗法尚未确定。循证医学关于现有的天疱疮辅助疗法的研究结果显示在众多辅助疗法中，虽然麦考酚脂和硫唑嘌呤在缓解患者症状上并无明显差别，但麦考酚脂对病情及症状的控制能力比硫唑嘌呤更强。在服用糖皮质激素治疗天疱疮的同时合用硫唑嘌呤和环磷酰胺能降低糖皮质激素的需要量。表皮生长因子的局部应用可以缩短局部病损愈合的时间，但这一疗法长期使用的安全性尚不可知。在天疱疮的其他辅助疗法中，关于环孢素，氨苯砜，血浆置换法以及传统的中医中药治疗的研究由于各研究采用的剂量、方法和标准不一致，其临床效果尚未得到循证医学的支持。

第二节　瘢痕性类天疱疮

一、概述

瘢痕性类天疱疮（cicatrical pemphigoid）是一种比较少见的、主要累及黏膜的，以 IgG、IgA 或 C3 线性沉积于上皮基底膜带区（basement membrane zone，BMZ）为特征的自身免疫性、慢性炎性、上皮下疱性疾病。该病以水疱为主要表现，好发于口腔黏膜、眼结膜等体窍黏膜，病损愈合后常发生的瘢痕形成以及由此而导致的功能丧失是这组疾病主要的后遗症。因此，该疾病又曾被称为良性黏膜类天疱疮（benign mucous pemphigoid）。

由于良性这一术语当被用于描述发生瘢痕病变（例如：危及视力的眼部疾病，危及生命的喉部或食管的狭窄）的患者时并不合适；而瘢痕这一术语则将没有瘢痕的患者排除在外；以及使用单一的特殊部位的术语如口腔、眼、牙龈，则与许多患者有不止一处的多部位受累的事实相矛盾的情况，在 1999 年芝加哥召开的国际会议上，学者们一致通过将这组多形性疾病命名为黏膜类天疱疮（mucous membrane pemphigus）。

该病病程缓慢，平均 3～5 年，有的可迁延一生。该病女性是男性的 2 倍，中年或以上者较多见，死亡者少见。有报道该病与脏器的恶性疾病如直肠癌、子宫癌等有关。与寻常型天疱疮不同的是，该病无种族差异性。早期的研究显示，瘢痕性类天疱疮可能与 HLA-B12 相关，但新近的分子流行病学研究提示，尚无证据充分证明瘢痕性类天疱疮与任何 HLA 位点相关。

二、病因

现代医学认为该病属自身免疫性发疱性疾病。因采用直接免疫荧光技术检测，发现约有 20%～40%的病例可查见抗基底膜区的抗体，主要是 IgG。但用间接免疫荧光法常测不到血清中的抗基底膜的循环抗体，即使出现阳性反应，其效价也较低。虽然关于瘢痕性类天疱疮的靶抗原尚无定论，但研究显示它与大疱性类天疱疮的靶抗原相似，因而认为瘢痕性类天疱疮的形成机制与大疱性类天疱疮的形成机制相似。

三、病理

镜下可见病损区上皮形成基底层下疱，基底细胞变性，病损部位的上皮全层剥脱，结缔组织表面光滑，胶原纤维水肿，其中有大量的淋巴细胞浸润。病变晚期黏膜固有层纤维（fiber）结缔组织增生。直接免疫荧光技术可见病损组织的上皮基底膜区域有免疫球蛋白及补体沉积，主要是 IgG 和 C3，呈翠绿色的荧光带。此种现象即为抗基底膜抗体阳性，是本病的特异性诊断依据。而用间接免疫荧光技术检测，仅有 20%～40%的患者血清中出现抗基底膜带的自身循环抗体，且滴度较低。

四、临床表现

1. 口腔

在发病过程中，口腔黏膜多先受累，且可发生于口腔黏膜的任何部位。牙龈是最先出现、也是最常出现损害的部位。其典型表现是剥脱性龈炎样损害。损害的早期，在龈缘及附着龈处局部充血发红，其上形成直径为 2～6 mm 的水疱。与寻常型天疱疮不同的是，其疱壁较厚，色灰白，触之有韧性，不易破裂。疱液清亮或呈血疱，破溃后可见白色或灰白色的疱膜，无周缘扩展现象，疱壁不易被揭起，尼氏征阴性。疱膜去除后可见一光滑的红色溃疡面，若继发感染则形成溃疡基底有黄色假膜的化脓性炎症（图 10-5）。

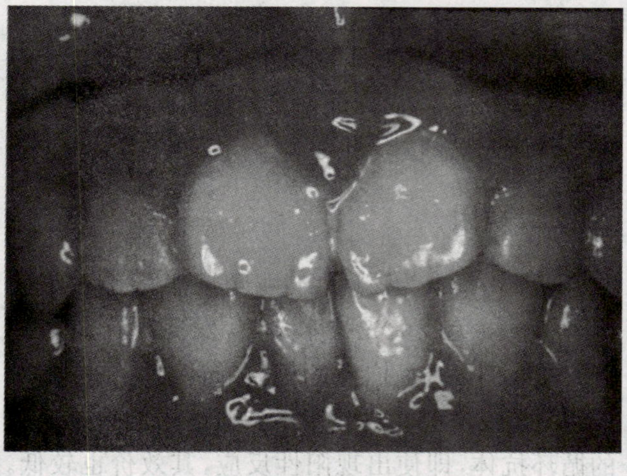

图 10-5　瘢痕性类天疱疮（牙龈）

除牙龈外，硬腭和颊部的咀嚼黏膜也常受累（图 10-6）。而出现于口腔非咀嚼黏膜的损害也可表现为因进食等原因出现水疱，且反复出现于同一部位，疱破溃后形成一溃疡面。无牙区也常受累。若戴有义齿，则基托的边缘为好发区，基托的下方牙龈则不易出现损害。唇红较少受累。若损害发生在悬雍垂、软腭、扁桃体、腭舌弓以及腭咽弓等处，患者常出现咽喉疼痛、咽下困难等症状。病损愈合后常出现瘢痕，易与邻近组织粘连，导致畸形。若发生在口角区则可因瘢痕粘连而导致张口受限或小口畸形。

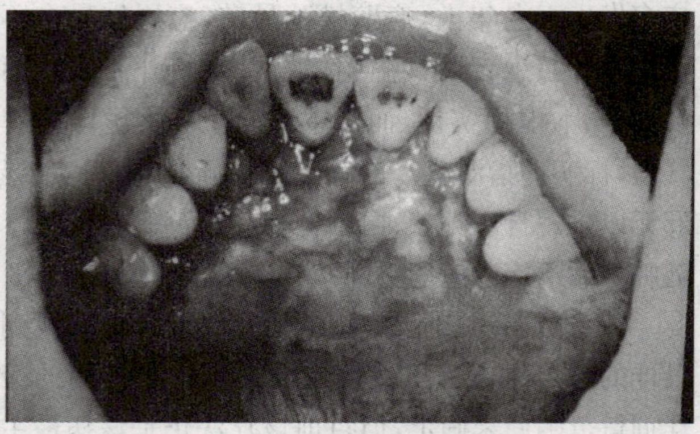

图 10-6　瘢痕性类天疱疮（腭部）

2. 眼

眼部病变可与口腔黏膜损害一同出现。约有 50%～85% 的瘢痕性类天疱疮患者可伴发眼部损害。单纯性的眼部损害称为眼天疱疮。起病初期在出现损害以前患者已有眼部症状。早期损害呈持续性的单纯性结合膜炎，而后可有水疱发生，局部痒感、剧痛。反复发作后睑球结膜间出现纤维粘连，即睑球粘连（图 10-7）。也可出现眼睑边缘间的相互粘连，以致睑裂狭窄或消失，继而导致睑内翻、倒睫以及角膜受损、角膜翳斑而影响视力，甚而造成失明。除此以外，也可并发泪腺分泌减少或泪管阻塞。

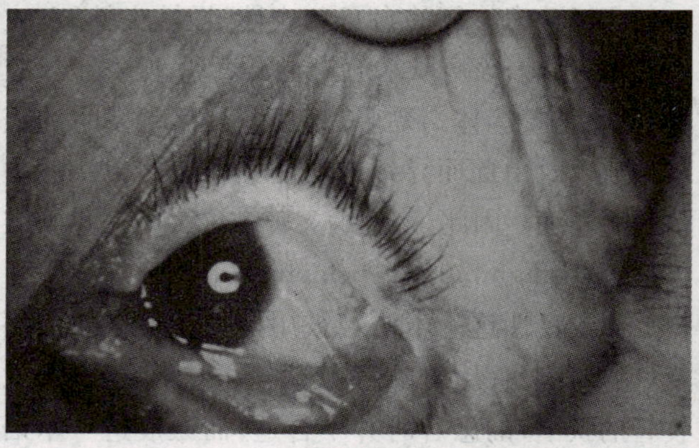

图 10-7　瘢痕性类天疱疮（睑球粘连）

3. 其他部位黏膜

其他部位如咽、气管、尿道、阴部以及肛门等处黏膜偶有受累，形成局部的纤维粘连。发生在食管和气管的损害可导致食管和呼吸道的狭窄，造成吞咽困难，呼吸不畅。

4. 皮肤

约有 20%～50% 的患者会出现皮肤损害。好发于面部和头皮，亦可见于胸、腹、腋下以及四肢屈侧。皮肤上可见红斑，或是在正常的皮肤上出现张力性水疱，疱壁厚而不易破裂，尼氏征阴性。疱破后呈溃疡面，结痂愈合后可遗留瘢痕和色素沉着。

该病病程缓慢，但预后较好。

五、诊断

对于瘢痕性类天疱疮的诊断，临床表现和直接免疫病理标准非常重要，并且应在治疗之前得到确诊。

根据临床诊断标准，瘢痕性类天疱疮是一组主要累及黏膜的，伴或不伴有临床可见瘢痕的慢性炎性大疱性疾病。口腔几乎是受累频率最高的部位，按受累频率依此往下，接着是眼、鼻、鼻咽、肛门及生殖器、喉，最后是食管。口腔病损的典型表现是红斑、发疱、糜烂、以及假膜覆盖的糜烂面，最常累及的部位是附着龈、腭黏膜，较少累及唇、舌及颊黏膜。眼部病损的典型表现是结膜的炎症与糜烂，穹窿缩短，睑球粘连，睑缘粘连，睑内翻，倒睫，角膜血管翳以及瘢痕。水疱很少见于眼部病损。肛门及生殖器的病损可表现为发疱、糜烂和瘢痕，伴或不伴唇组织的融合。如果出现皮肤的病损，则通常累及上肢及头部。

在临床上尚需注意的是：当仅发现牙龈呈剥脱状或红斑时尤其要考虑是否有本病的可能；发现口内其他部位的水疱或溃疡面时，应详细询问病史，并检查是否有尼氏征的表现；若在软腭、悬雍垂、腭舌弓和腭咽弓等处发现瘢痕粘连，以及出现口内的畸形，眼部病损，尤其是睑球粘连均有助于诊断。除临床表现外，组织病理以及免疫学检查均可提供参考。

六、鉴别诊断

1. 寻常型天疱疮

早期常在口腔黏膜出现疱性损害，病损广泛，疱壁薄而易破，疱液清亮，疱破后遗留红色糜烂面，有周缘扩展现象，揭皮试验阳性，尼氏征阳性。亦可见皮损发生于皮肤易受摩擦处，表现为正常的皮肤上发生松弛性的大疱。组织病理检查可见棘层松解和上皮内疱。DIF 可见抗棘细胞间黏合物质的抗体（IgG）在上皮细胞间沉积，呈鱼网状翠绿色的荧光带。IIF 血清中可查见抗棘细胞层抗体。

2. 大疱性类天疱疮

该病是一种少见的慢性皮肤黏膜疱性疾病，以皮肤损害为主，多见于易受摩擦的部位。临床表现为在外观正常或红斑的皮肤上发生的张力性大疱，不易破溃，尼氏征阴性。口内发疱少，症状轻，多不影响进食。组织病理学检查可见上皮下疱，无棘层松解。DIF 可见 IgG 和 C3 沿基底膜呈线状沉积。本病预后良好，可自行缓解。

与寻常型天疱疮及大疱性类天疱疮的鉴别要点可归纳如表 10-1。

表 10-1　瘢痕性类天疱疮、寻常型天疱疮及大疱性类天疱疮的鉴别要点

鉴别要点	天疱疮	大疱性类天疱疮	瘢痕性类天疱疮
患病年龄	40～70 岁（青壮年、中年人）	60～70 岁（老年人多见）	60～70（老年人多见）
性别	无明显倾向或女性稍多	女性多	女性多
患病部位	皮损可见于皮肤的任何部位，但先躯干后四肢；口腔黏膜任何部位均可累及	皮肤损害多见于易受摩擦的部位，口腔黏膜少见	皮肤少见，多见于眼、鼻、咽、外生殖器等处，口腔内多为剥脱性龈炎
皮肤损害	正常皮肤上发生的松弛性大疱，壁薄，尼氏征阳性	外观正常或红斑皮肤上发生的张力性大疱，尼氏征阴性	同左
组织病理	棘层松解及上皮内疱	无棘层松解，上皮下疱形成	无棘层松解，上皮下疱形成
免疫病理	DIF 抗棘细胞间黏合物质抗体（IgG）在上皮细胞间沉积；IIF 血清中可查见抗棘细胞层抗体	DIF 可见 IgG 和 C3 沿基底膜呈线状沉；IIF 约有 70％查见抗基底细胞膜带的抗体	DIF30％可见 IgG 和 C3 沿基底细胞膜带呈线状沉积，IIF 有抗基底膜带抗体
病程预后	经疗程足够的有效治疗可能控制缓解，否则可能致死	良好，虽可复发，但能自我缓解，病程不超过 5 年	慢性迁延，缓解不明显，眼部形成瘢痕可致失明

3. 多形渗出性红斑

本病为急性炎症性病损，也可发疱，疱破后糜烂，以唇部最为突出。皮肤多表现为虹膜状红斑，多见于四肢、手掌、足底及躯干。重症者（又称 Stevens-Johnson 综合征）可发生多腔孔黏膜发红糜烂，如口、眼、鼻、生殖器等，病程 4～6 周，因本病有自限性，一般预后良好。

4. 扁平苔藓

伴有疱性损害，尤其是糜烂型扁平苔藓发生于牙龈者易与瘢痕性类天疱疮发生混淆。糜烂型扁平苔藓主要表现为牙龈的剥脱性损害，颜色鲜红，触之出血，其邻近的黏膜或口腔其他部位的黏膜可见白色的珠光条纹，而瘢痕性类天疱疮无白色条纹，且皮肤往往有疱发生。除此以外，组织病理检查也有助于鉴别。

5. 白塞病

白塞病(Behcet's disease)又称口-眼-生殖器三联征。主要表现为同时或先后发生的口腔黏膜反复溃疡；眼部的前房积脓，虹膜睫状体炎；外生殖器溃疡；皮肤反复发作的结节性红斑以及发生在关节、心血管、神经、消化、呼吸、泌尿等多系统的病变。

七、治疗

目前临床上对本病尚缺乏特效疗法，主要采用以支持治疗和免疫调节为主并辅以局部清洁防腐，防止继发感染和并发症的综合疗法。在临床上，医生所采用的药物治疗方法需要考虑患者疾病的一些基本因素，这些因素包括：部位、严重性以及进展速度。

1. 局部用药

对于口腔和眼等部位应注意保持清洁，防止继发感染、瘢痕粘连以及并发症的发生。用皮质激素滴眼可防止纤维粘连。口腔因剧痛而妨碍进食时，可用具有消炎止痛功效的含漱剂漱口。该病宜局部用药，或病变区用皮质激素如强的松龙、去炎舒松、倍他米松等局部注射，一般每周 1 次为宜。因该病病程迁延，反复长期的注射易引起组织萎缩。

2. 全身用药

(1)“高危”患者的药物治疗：临床上将病损发生在以下任何部位：眼，生殖器，鼻咽，食管，以及喉黏膜的患者定义为“高危”患者，其首选的治疗方法是泼尼松（1～1.5 mg/kg·d）和环磷酰胺（1～2 mg/kg·d）。对于症状较轻的患者，应首选氨苯砜（50～200 mg/d）进行为期 12 周的治疗。

(2)“低危”患者的药物治疗：临床上将疾病仅累及口腔黏膜或累及口腔黏膜和皮肤的患者定义为“低危”患者。由于仅累及口腔黏膜的瘢痕性类天疱疮患者其瘢痕形成的趋向性很小，专家们建议采取更保守的治疗。中到大剂量的皮质类固醇可用作最初治疗。其他研究也显示出盐酸四环素（1～2 g/d）和烟碱（2～2.5 g/d）的有效作用。另外，泼尼松低每日晨起顿服剂量（0.5 mg/kg·d）伴或不伴低剂量硫唑嘌呤（100～150 mg/d）也是一种治疗选择。

八、预后

瘢痕性类天疱疮的预后主要与以下因素有关。

1. 部位

潜在的预后较差的受累部位包括眼，生殖器，鼻咽，食管和喉。累及这些部位的病变有较高的瘢痕形成，功能丧失以及药物抵抗的可能性。危及生命的气道阻塞是最为严重的并发症。眼部瘢痕形成如睑球粘连以及睑缘粘连是不可逆转且呈进行性的病变，它们能导致显著的功能障碍。不仅如此，如果不能得到及时适当的治疗将可能致盲。对于一些眼部受累的患者，尽管使用了适当的泼尼松和免疫抑制剂进行治疗，但瘢痕仍继续形成。预后较好的受累部位包括仅累及口腔或同时累及口腔和皮肤。累及口腔的病损形成瘢痕的可能性较小，且对药物治疗有较高的敏感性。皮肤所形成的瘢痕并不会导致严重的功能障碍。

2. 双重同种型抗-BMZ 自身抗体和自身抗体浓度测定

有现象表明，在 BMZ 出现 IgG 和 IgA 自身抗体的瘢痕性类天疱疮患者其疾病程度更重，持续时间也更长。也有迹象表明，在最初表达时抗-BMZ 自身抗体 IgG 的浓度和疾病的活跃程度以及对疾病严重程度的预测均有一定程度的相关性。

第三节　大疱性类天疱疮

一、概述

大疱性类天疱疮(bullous pemphigus)是一种慢性、自身免疫性、自限性大疱性皮肤病，它是类天疱疮中的另一种类型。该病多见于60岁以上的老年人，无性别、种族因素。临床特点是皮肤上的张力性水疱，不累及周围的皮肤，疱破后形成大面积的创面；病程虽长，但预后良好。大约有10%～20%的患者出现黏膜损害，位于口腔黏膜的水疱较小。

二、病因

目前认为大疱性类天疱疮是侵犯基底膜带的一种自身免疫性疾病。直接免疫荧光显示：基底膜带是免疫球蛋白及补体沉着的部位，其中抗基底膜带的自身抗体主要是IgG；亦有报道称约有25%的患者IgM与IgA共同出现或单独出现。间接免疫荧光显示基底膜带有抗基底膜抗体，约70%呈IgG阳性。由于嗜酸性粒细胞在病损的早期即已出现，有观点认为嗜酸性粒细胞在基底膜区的损伤、局部水疱(vesicle)的形成，以及在上皮-结缔组织界面的分离中发挥着重要的作用。

早期的研究发现，大疱性类天疱疮可能与HLA-DR5相关。但新近的分子流行病学研究提示，尚无证据充分证明大疱性类天疱疮与任何HLA位点相关。但免疫印迹及免疫沉淀技术已证实大疱性类天疱疮抗原(BPAg)的两个成分：主要抗原230～240 kD BPAg(BPAgl)，80%～90%的患者血清中存在有循环抗BPAgl抗体；次要抗原160～180 kD BPAg2，50%的大疱性类天疱疮患者血清中有抗BPAg2的抗体。有关这两个抗原成分均已分子克隆并已明确其染色体定位。免疫电镜和分子克隆的技术证实，两个抗原成分均是跨膜蛋白质，由鳞状上皮的基底细胞分泌，已分化的角朊细胞则不合成这两种抗原成分。功能研究证实，这两个抗原成分作为表皮基底膜带的独立成分，中介上皮与其下方的结缔组织的联系，同时又是自身免疫性疾病的靶抗原，在大疱性类天疱疮的发病中起关键作用。对细胞因子的研究发现，γ-干扰素可以在蛋白质及mRNA水平对230 kD的类天疱疮抗原进行转录前调控，而这种调控对γ-干扰素有时间及剂量依赖性。IL-1β、IL-5、IL-6的血液浓度、疱液浓度与病情严重性具有相关性，可作为监控疾病的参考指标。

抗基底膜带自身抗体主要为IgG，并且主要为IgG_4或IgA亚类，约有25%的病例IgM与IgA共同出现或单独出现。

三、病理

组织病理学镜下观察可见上皮完整，上皮与结缔组织之间存在裂隙或水疱，即上皮下疱。无棘层松解现象。上皮下方结缔组织表面平滑，有大量的嗜酸性粒细胞、淋巴细胞和浆细胞浸润，亦可见血管扩张。

直接免疫荧光(DIF)检查可见基底膜处有免疫荧光抗体沉积，主要是IgG。间接法也可以测出抗基底膜区抗体，并且有70%～80%患者血清中抗体效价升高(见表10-2)。

表10-2　三种大疱性疾病自身抗原与自身抗体免疫荧光法检测特点

疾病	直接法	荧光定位	荧光特点	间接法	抗体
天疱疮	+(100%)	上皮棘细胞间	细胞间荧光	+，超过95%	IgG
瘢痕性类天疱疮	+(40%～80%)	基底膜区	连续的细而窄的荧光带	多数血清抗体为(−)	IgG
大疱性类天疱疮	+(100%)	基底膜区	连续的细而窄的荧光带	+(80%)	IgG

四、临床表现

本病发病缓慢，病程较长，主要累及皮肤，其次为口腔，其他体窍黏膜少有受累。一般全身症状不明显，严重时可出现发热、乏力及食欲不振等症状。

1. 口腔损害

据报道，约有不足20%的患者会发生口腔黏膜的损害，表现为口腔的粟粒样小疱。疱小，数量少，疱壁坚实不易破裂。疱破后无周缘扩展现象，尼氏征阴性。溃疡面易愈合。除水疱和糜烂外，牙龈也常受累，表现为非特异性剥脱性龈炎，牙龈缘及附着龈充血，表皮剥脱，严重时可并发出血。口腔内的病损疼痛较轻，病程迁延达数月甚至数年之久，缓解后再次复发则病情较轻。

2. 皮肤损害

皮损常发生在腋窝、腹股沟、前臂内侧等易受摩擦处。损害开始时可有瘙痒，继而在外观正常或有红斑的皮肤上发生张力性大疱，疱大小不等，大的直径可达1～2 cm。疱液饱满，疱壁较厚，不易破裂，因此糜烂面少，疼痛轻微，易于愈合，愈合后可遗留色素沉着。尼氏征阴性。

五、诊断

本病根据临床表现及病理特征不难作出诊断。在临床上，皮肤以大疱为主，而口腔以小疱为主，且数量较少。直接免疫荧光法(DIF)对诊断有重要价值，当临床表现和普通病检均不典型时尤其如此。间接法(IIF)检查约有70%～80%的患者血清中抗基底膜抗体阳性，可帮助明确诊断，但抗体的效价与病情活动度的相关性却并不显著。

六、鉴别诊断

1. 与寻常型天疱疮和瘢痕性类天疱疮的鉴别(见表10-3)

表10-3　三种大疱性疾病的鉴别要点

鉴别要点	寻常型天疱疮	大疱性类天疱疮	瘢痕性类天疱疮
患病年龄	40～70岁(青壮年中年人)	60～70岁(老年人多见)	60～70岁(老年人多见)
性别	无明显倾向或女性较多	女性多	女性多
患病部位	皮损可见于皮肤的任何部位，但先躯干后四肢；口腔黏膜任何部位均可累及	皮肤损害多见于易受摩擦的部位，口腔黏膜少见	皮肤少见，多见于眼、鼻、咽、外生殖器等处，口腔内多为剥脱性龈炎
皮肤损害	正常皮肤上发生的松弛性大疱，壁薄，尼氏征阳性	外观正常或红斑皮肤上发生的张力性大疱，尼氏征阴性	同左
组织病理	棘层松解及上皮内疱	无棘层松解，上皮下疱形成	无棘层松解，上皮下疱形成
免疫病理	DIF抗棘细胞间黏合物质抗体(IgG)在上皮细胞间沉积；IIF血清中可查见抗棘细胞层抗体	DIF可见IgG和C3沿基底膜呈线性沉积；IIF约有70%查见抗基底细胞膜带的抗体	DIF30%可见IgG和C3沿基底细胞膜带呈线状沉积，IIF有抗基底膜带抗体
病程预后	经疗程足够的有效治疗可能痊愈，否则可能致死	良好，虽可复发，但能自我缓解，疗程不超过5年	慢性迁延，缓解不明显，眼部形成瘢痕可致失明

2. 大疱性表皮松解症

该病为先天性遗传性疾病，水疱多发生于皮肤、黏膜等易受摩擦的部位。一些学者认为本病是类天疱疮的一种特殊类型。现已明确该病是一种独立的疾病，创伤是引发该病的主要因素。有研究确认大疱性类天疱疮的自身抗原与大疱性表皮松解症的抗原不同。且免疫电镜亦显示大疱性类天疱疮的免疫沉积物位于基底膜的上方，而大疱性表皮松解症的IgG沉积物位于基底膜的下方。

3. 多形性类天疱疮

本病属于大疱性类天疱疮的一种变型。通常以小疱开始，有些患者甚至在严重时也仅有小疱而无大疱。患者常被诊断为非典型性疱疹样皮炎，但病理学改变具有大疱性类天疱疮的特点。治疗上以皮质激素辅以磺胺吡啶或氨苯砜能控制该病。

4. 多形性红斑

本病主要累及口腔黏膜及皮肤，多呈急性发作，以中青年患者为多。主要表现为水疱或大疱。唇部较常受累，但牙龈病损较少。组织病理可见上皮表层多有变性改变，棘层可见细胞液化、坏死，但无棘层松解发生。

七、治疗

除病情严重者外，应尽量减少或避免使用皮质激素，尤其是仅有口腔病损者。因类天疱疮不似天疱疮危及生命，若需用泼尼松(prednisone)，每日3次，每次10 mg，即可控制病情，3～4天后开始减量，视病情需要，也可持续用药2～4周。病损局部可用2.5%泼尼松龙混悬液加1%普鲁卡因局部注射。含漱剂则以消炎、防腐、止痛为主。

也有用氨苯砜、四环素、四环素与烟酰胺联合应用治疗本病有效的报道。

第四节 其他疱性疾病

一、类天疱疮样扁平苔藓

(一)概述

类天疱疮样扁平苔藓(lichen planus pemphigoides，LPP)是指一种虽然在临床表现、组织病理、免疫荧光等检查中呈现典型的扁平苔藓(lichen planus，LP)和大疱性类天疱疮(bullous pemphigoid，BP)共存的特征，但其循环抗体却是针对一种独特抗原分子的，一种独立的自身免疫性大疱性皮肤黏膜疾病。

(二)发病机制

类天疱疮样扁平苔藓的发病机制目前尚不完全清楚。临床学家们推测其免疫反应物的沉积可能是继发于淋巴细胞介导的上皮细胞损伤。自身抗体的产生，多认为是由基底细胞的严重损伤，使原来隐蔽的抗原暴露或产生新的抗原引起的。对临床病例的研究发现，其发生多与PUVA疗法(psoralen ultraviolet A therapy，治疗严重银屑病)和多种药物(如周围血管扩张药、降血脂药以及抗结核药物)的应用诱发有关。

目前关于LPP发病机制争论的关键在于类天疱疮样扁平苔藓(LPP)是真正的大疱性类天疱疮(BP)还是大疱性类天疱疮样损害。有学者认为这里存在一个疾病的演变过程，也有学者认为类天疱疮样扁平苔藓(LPP)是一个单独的疾病，水疱的出现是继发现象，而不是LP与BP的偶然重叠。虽然LLP与BP在临床、组织病理、免疫病理等表现上具有重叠性，但二者又各有特点，主要表现在：①LPP患者的血清不能与移行上皮(猪膀胱)反应，而BP患者的血清可与其发生反应；②BP的基底膜带抗原分子量多是230 kD，少数是180 kD，而LPP除了分子量为180 kD的抗原(antigen)分子外，尚有一种分子量为200 kD抗原，有学者认为分子量为200 kD的抗原可能是LPP的独特抗原；③LPP血清循环抗体与BP抗原混合不发生免疫沉淀反应，提示该抗体不是针对BP基底膜带抗原而产生的；④BPAG2(180 kD)抗原决定簇在LPP和BP是有差异的。LPP患者血清的自身抗体可与BPAG2的NC16A抗原决定簇的N端和C端结合，而BP患者血清的自身抗体却只与其N端结合。

(三)病理

LPP的丘疹、斑块损害区组织病理特点为典型的扁平苔藓样损害，即上皮角化过度，颗粒层增厚，棘细胞层不规则增厚或萎缩，基底细胞空泡变性或液化变性，结缔组织浅层淋巴细胞带状浸润，可见胶样小体。LPP的水疱损害区组织病理显示：上皮下疱，疱内可见单核及嗜酸细胞，结缔组织浅层血管周围可见中度致密淋巴细胞、组织细胞和嗜酸细胞浸润，其上方基底细胞因无液化变性而多完整无损。若用直接免疫荧光法检查疱性与非疱性损害区，均可发现基底膜带有IgG、C3呈线状沉积。不仅如此,在外观正常的黏膜皮肤的基底膜带也可见IgG和C3呈线状沉积。间接免疫荧光法检查发现,约50%患者血清中可测到循环自身抗体。

（四）临床表现

1. 皮肤

以水疱为主要损害。可为小疱,也可有大疱;可发生在扁平苔藓的损害之上,也可发生在正常皮肤上;可先于典型的扁平苔藓皮损之前发生,也可在其后发生,但多在急性泛发性扁平苔藓之后突然出现。水疱透明,疱壁紧张,尼氏征常呈阴性。全身任何部位均可受累,但以四肢最为显著,常伴有瘙痒。

2. 口腔

可出现黏膜损害,表现为紧张性大疱的同时伴有网状细小白色条纹损害。水疱散在分布,破溃形成溃疡面。常见的损害是紧张性小水疱围绕于扁平苔藓(LP)样白色条纹和斑块周围。有些损害表现为色素沉着。

（五）诊断

关于类天疱疮样扁平苔藓的诊断,目前尚无公认的诊断标准,但从以下几方面可以提示LPP的诊断:①原诊断为LP的患者出现水疱或大疱,尤其水疱发生在远离苔藓样损害的正常黏膜皮肤上;②非疱性损害区具有典型的LP组织学特征,水疱损害区为上皮下疱且不伴有LP的组织学特征;③基底膜带有IgG、C3线状沉积,IIF血清与基底膜带抗原结合发生沉淀反应。除此以外,免疫电镜、免疫印迹技术均可协助诊断。

（六）鉴别诊断

1. 大疱性扁平苔藓

大疱性扁平苔藓(bullous lichen planus)有典型的条纹损害特征,并在此基础上出现水疱或大疱,一般水疱多发生于原有损害区之内。无抗基底膜带的自身抗体。组织病理显示:水疱是由于基底细胞严重液化变性引起的上皮与结缔组织分离产生的裂隙,而LPP因无液化变性,疱腔顶部基底细胞完整,此为重要的鉴别要点。

2. 大疱性类天疱疮

大疱性类天疱疮(bullous pemphigoid)多见于老年人,儿童少见。水疱发生在正常皮肤或红斑基础上,无扁平苔藓样损害。组织病理显示上皮下水疱,无扁平苔藓样组织学特征。免疫电镜检查其免疫球蛋白沉积的部位,基底膜带抗原分子量,免疫沉淀反应等均显示与LPP有不同。

此外尚须与LPP鉴别的有大疱性表皮松解症(epidermolysis bullosa acquisita, EBA)、大疱性红斑狼疮(bullous lupus erythematosus, BLE)等。

（七）治疗与预后

在临床上,肾上腺皮质激素对LPP的治疗效果明显,采用中等剂量的强的松或强的松龙即可获显著疗效。一般剂量为40 mg～80 mg/d。亦有以强的松与硫唑嘌呤联合用药治疗LPP获得成功的报道。还有用灰黄霉素500 mg/d治疗,损害于4周内开始消退,治疗痊愈的报道。

该病全身症状相对较轻,预后较好。

二、副肿瘤性天疱疮

（一）概述

由于体内肿瘤的循环体液因子或其代谢性产物的作用而诱发的皮肤黏膜疾病,称为副肿瘤性皮肤黏膜病。当肿瘤患者出现天疱疮样损害时,即称之为副肿瘤性天疱疮(paraneoplastic pemphigus, PNP)。但副肿瘤性天疱疮(PNP)并不是天疱疮和肿瘤的单纯合并存在,而是一类血清中有一组特殊自身抗体的自身免疫性疾病。该病种首先由Anhalt等人于1990年报道。该病的发生无种族和性别倾向,发病年龄范围为7～76岁,平均60岁。

（二）发病机制

虽然副肿瘤性天疱疮的发病机制目前尚不清楚,但临床学家们认为该病是机体对肿瘤的免疫反应所致。机体产生的抗肿瘤组织抗体与体内正常组织中的某些抗原成分有交叉反应,结合后干扰破坏了靶组织的正常功能而导致疾病的发生。这一假说部分已得到证实。①试验表明,PNP血清中的免疫球蛋白在发病过程中起重要作用,发病机制中存在自身免疫基础。②用免疫沉淀法检查,发现PNP患者血清中的自身抗体为一组能与多种上皮发生反应，其抗原成分的分子量分别为 250 kD、230 kD、210 kD、190 kD 的抗体。其中 250 kD 和 210 kD 蛋白，分别是桥粒致密斑的主要成分桥粒蛋白Ⅰ和Ⅱ（DPⅠ、DPⅡ）。而 DPⅠ、DPⅡ被认为是某些肿瘤细胞的标记物。如 DPⅠ、DPⅡ抗体可用于上皮源性肿瘤和颅内肿瘤的鉴别诊断。③观察发现 DPⅠ、DPⅡ抗体在 PNP 中确实存在，是 PNP 的血清学特征。

从目前报告的病例来看，伴发于 PNP 的肿瘤可以为良性肿瘤，也可为恶性肿瘤，但以淋巴细胞系统的恶性肿瘤最为多见，如非霍奇金淋巴瘤、慢性淋巴细胞白血病、胸腺瘤和肉瘤，其他还有甲状腺肿瘤等。天疱疮皮损可出现于肿瘤发生之前或之后。皮肤黏膜损害的变化与肿瘤的性质和治疗效果也有一定关系，良性肿瘤患者的肿瘤经切除后病情好转，而恶性肿瘤患者多数病情呈进行性发展。

（三）病理

对副肿瘤性天疱疮患者的口腔黏膜标本观察发现，其病理特点主要有：

(1)上皮内发生棘层松解（口腔黏膜明显），裂隙或水疱均在紧靠基底细胞层的上方，疱底绒毛形成。

(2)上皮各层次和皮肤附件均可出现坏死的角质形成细胞，尤其在棘层松解区出现者是对 PNP 的重要提示。

(3)界面皮炎是 PNP 的常见表现，界面空泡改变及真皮浅层血管周围有不同程度淋巴细胞浸润。伴有或不伴有棘层松解，不同程度的炎症细胞移入上皮层（与角质细胞坏死有关）。可出现坏死的卫星细胞（位于一个坏死角化细胞旁边的淋巴细胞）。上皮乳头有明显的空疱样变。

(4)出现基底细胞层液化变性（口腔黏膜易见），可和棘层松解并存或单独发生。

(5)固有层血管周围淋巴细胞浸润，有时呈苔藓样改变，早期水肿，晚期可能表现轻微的纤维化。

直接免疫荧光的标本应选自损害周围完整的黏膜或皮肤。DIF 可见 IgG 伴有或不伴有有补体 C3 在棘细胞间沉积，部分患者出现基底膜区域的 IgG、C3、IgM 沉积。标本同时存在棘细胞间和上皮下免疫沉积反应是对 PNP 的重要提示。

间接免疫荧光检查，可查见针对复层鳞状上皮和移行上皮的循环抗体。和寻常型天疱疮不同的是，PNP 的 IgG 类自身抗体还能和其他移行上皮组织中的桥粒结合，尤其是小鼠膀胱上皮，阳性率为 76%。而寻常型天疱疮患者血清中的自身抗体却不能和膀胱、小肠等移行上皮中的桥粒结合。单纯肿瘤者的血清结合也为阴性。

（四）临床表现

1. 伴发肿瘤

副肿瘤性天疱疮患者多伴随潜在的良性或恶性肿瘤，约有 2/3 的患者皮损发生时肿瘤已存在，1/3 的患者皮损发生后肿瘤才被检测到。因此，对怀疑副肿瘤性天疱疮的患者检测其是否存在潜伏肿瘤至关重要，特别是对胸腹部、骨盆部位的检查。临床资料显示，伴随副肿瘤性天疱疮的各种肿瘤的发生频率从高到低依次为：非霍奇金淋巴瘤、慢性淋巴细胞白血病、Castleman 瘤、胸腺瘤、低分化肉瘤、Waldenstrom's 巨球蛋白血症、炎性纤维肉瘤、支气管源性鳞状细胞癌、圆形细胞脂肉瘤、霍奇金淋巴瘤和 T 细胞淋巴瘤。

2. 黏膜

副肿瘤性天疱疮患者最常见的临床表现是口腔持续性水疱、大疱和糜烂性皮损，有时为惟一的临床表现。45%的患者最早表现为单独的口腔糜烂，且对治疗抵抗。疼痛性糜烂性皮损不仅出现在口腔（口唇、颊、齿龈），其他如鼻咽、口咽、食管和生殖道黏膜亦可受累。临床表现类似天疱疮样改变，如大面积糜烂，揭皮试验阳性，探针试验阳性，尼氏征阳性等。

3. 皮肤

PNP 患者皮肤受累面积较广，表现为红斑、水疱、血疱、糜烂、结痂、表皮剥脱，并伴有明显疼痛或瘙痒。患者皮肤上可见多处炎症性丘疹、斑疹和斑块，这些红斑性皮损形态多样，且不同患者间差异较大，形态上很像多形性红斑或类天疱疮样扁平苔藓样的皮损。水疱和大疱相对较少见，且出现在红斑皮损之上，而非正常或炎性皮肤上。

4. 系统侵犯

经典天疱疮从未累及支气管和肺泡。但在 PNP 几乎所有患者都会出现肺部受累，且病情较重时多导致患者死亡。有报道表明网蛋白基因家族的自身抗体可能导致呼吸道上皮棘层松解，因细支气管和肺泡瘢痕形成，从而导致不可逆的致命性呼吸衰竭。不仅如此，近期研究发现自身抗体不仅沉积于呼吸道上皮而且沉积于其他器官上皮如平滑肌、横纹肌、膀胱和肾小球，而腺上皮和消化道上皮未见自身抗体沉积。

PNP 患者吞咽困难，疲倦无力，肌痛，全身情况差。颈、锁骨上、腋窝、腹股沟等处的表浅淋巴结肿大。有时容易与重症多形性红斑或中毒性表皮坏死松解症相混淆。

(五)诊断

1990 年，Anhalt 提出 PNP 的诊断标准如下：①有广泛发生于躯干、四肢、掌跖的红斑、丘疹、水疱、糜烂等多形性皮肤损害，特别是严重的黏膜糜烂。并发现隐性或已查见的肿瘤。②病理改变为上皮内疱、棘层松解和角质细胞坏死。③直接免疫荧光(DIF)检查为表皮细胞间 IgG、补体沉积和(或)补体颗粒状或线状沉积于基底膜带区。④血清中自身抗体不仅能和皮肤黏膜复层鳞状上皮的细胞表面成分结合，还能与单一、柱状和移行上皮的细胞表面结合。⑤免疫沉淀法检测时，血清中的抗体能和角质细胞提取物中分子量分别为 250 kD、230 kD、210 kD、190 kD 的蛋白抗原结合。在以前的临床实践中，学者们发现以下 3 项特点在 PNP 的诊断上具有高特异性和高敏感性：①伴发淋巴增生性疾病；②IIF 示血清中有以鼠膀胱上皮为底物的自身抗体；③免疫印迹检测有抗 periplakin(PER)、envoplakin(ENV)的自身抗体(autoantibody)。

总之，对天疱疮及其他免疫性疾病并发者，或有高滴度棘细胞间抗体者，或对皮质类固醇治疗效果差者，应作详细检查以排除可能并发的肿瘤。

(六)鉴别诊断

单从临床表现和组织病理学特征来看，PNP 不易和天疱疮、多形性红斑等疾病区别，但 PNP 结缔组织浅层无明显的嗜酸细胞、中性粒细胞浸润，而有明显的角化不良细胞，却是其区别于以上疾病的特点。而 PNP 与多形性红斑、中毒性表皮坏死松解症则可通过直接免疫荧光(DIF)和间接免疫荧光(IIF)来鉴别。

(七)治疗和预后

皮肤黏膜病损的治疗效果和预后与肿瘤的性质有一定关系。良性肿瘤者经切除后，皮肤黏膜病损可得到缓解、改善甚至完全消退。而恶性肿瘤患者多数病情呈进行性发展，预后不良。对于并发恶性肿瘤的 PNP 患者，原发灶的治疗对病情好转不一定有效。有时虽然采取了积极的治疗，患者的预后仍较差。死亡原因多为并发细菌或真菌感染。目前能长期缓解并存活者仅见于个别报道。

在控制和治疗肿瘤的同时，可使用肾上腺皮质激素及细胞毒类药物治疗。一般而言皮肤损害治疗效果优于黏膜损害。由于药物可能导致多种不良反应，患者应定期做相关指标的检测和专科会诊。常用药物有泼尼松(1～2 mg/kg · d)、环磷酰胺[50 mg/(kg · d)，静脉滴注，连续应用 4 天]、硫唑嘌呤(1～3 mg/kg · d)，也可采用血浆置换疗法和静脉内免疫球蛋白疗法[400 mg/(kg · d)，静脉滴注，每月连续 3～5 天]。外用药物类似于天疱疮的治疗。患者若出现脓毒血症、重度营养不良、呼吸衰竭等严重并发症应积极进行对症治疗。

三、线状 IgA 大疱性皮肤病

线状 IgA 大疱性皮肤病(linear IgA bullous dermatitis，LABD)是一种以真皮与表皮间基底膜带线状 IgA 沉积为特点的自身免疫性大疱性疾病。1979 年由 Chozelski 首先提出。按发病年龄分为成人型和儿童型。成人型多发生于 40～50 岁人群，无性别倾向，病情反复呈慢性经过。

(一)病因

LABD 是一种自身免疫性疾病，可自发或由药物诱导发生。LABD 抗原出现在人、猪、兔、鼠等哺乳动物的复层鳞状上皮和羊膜组织中。抗原的沉积激活了补体和中性粒细胞的化学毒性作用，导致表-真皮连接处细胞坏死、附着丧失和水疱形成。免疫印迹显示 IgA 型 BMZ-Ab 可识别真表皮中多种抗原，如 230 kD，200 kD，180 kD，97 kD，120 kD，285 kD，290 kD，250 kD 的抗原。由于多数情况下 LABD 血清结合真表皮中 97 kD 和 120 kD 抗原，因而上述抗原被作为 LABD 靶抗原的分子标准。对抗原的超微定位及其自身抗体沉积位点研究显示靶抗原可位于透明层、半桥粒基底面、致密层、锚状纤维。近年研究发现 97 kD 和 120 kD 抗原蛋白可能是 BP180 的分解片段。但能识别 97 kD 或 120 kD 抗原的抗体不能识别 180 kD 抗原，说明前者具有独特的抗原构象。此外 LABD 也拥有获得性大疱性表皮松解症的抗原表位，故 LABD 与这些疾病的关系还需深入探讨。

（二）组织病理

表皮下水疱，基底膜区域的破坏，疱液内及真皮乳头部位可见嗜中性粒细胞的破坏和微脓肿形成。

DIF 发现病损周围皮肤或黏膜基底膜区域出现均匀 IgA 线状沉积，部分患者同时伴有 IgG、C3 的沉积。

IIF 检测多数 LABD 病例 BMZ 循环 IgA 抗体阴性，即使阳性抗体滴度也低。但 75%以上的儿童病例抗体检测阳性。50%～80%的 LABD 循环 BMZ-Ab 沉积于裂皮肤的表皮侧，10%～15%沉积于真皮侧，极少数真表皮两侧均有。

（三）临床表现

1. 成人型 LABD 特点

多在中青年发病，初期皮损好发于躯干和四肢伸侧。皮损似疱疹性皮炎，呈多形性，如水肿性红斑、丘疹、张力性小疱/大水疱，尼氏征阴性，可伴有不同程度的瘙痒。伴有或不伴有黏膜损害（口、鼻、生殖器、眼），口腔损害常表现为颊、舌部的水疱、糜烂、溃疡。

2. 儿童型 LABD 特点

多在学龄前发病，起病急，疾病周期性发作和缓解，病程有自限性，青春期后完全缓解。皮损分布广泛，对称。损害多见于口周、四肢伸侧皮肤、腹股沟及外阴部。在正常皮肤或红斑上出现张力性水疱，尼氏征阴性，伴不同程度瘙痒，常无口腔损害。

（四）诊断

根据临床表现、组织病理、直接免疫荧光检查确诊。

（五）治疗及预后

氨苯砜治疗有效，不能耐受者可改用磺胺嘧啶。黏膜损害常比皮肤损害顽固，因此伴有黏膜损害的患者常采用中等剂量的氨苯砜和小剂量泼尼松治疗。对药物诱发 LABD 者，多数病例停止过敏药物使用后 5 周内逐渐恢复。52%以上的 LABD 患者经治疗可达到缓解，预后良好。

（林　梅　江　潞）

参 考 文 献

1. Sklavounou A, Laskaris G. Paraneoplastic pemphigus: a review. Oral Oncology. 1998, 35: 437～440
2. Amagai M. Autoimmunity against desmosomal cadherins in pemphigus. Journal of Dermatological Science. 1999, 20: 92～102
3. Chan LS, Ahmed AR, Anhalt GJ, et. The first international consensus on mucous membrane pemphigoid. Arch dermatol. 2002, 138: 370～381
4. Gabor G, Toth, Marcel F. Jonkman. Therapy of pemphigus. Clinics in Dermatology. 2001, 19: 761～767
5. Martin LK, Werth V, Villanueva E, Segall J, Murrell DF. Interventions for pemphigus vulgaris and pemphigus foliaceus. Cochrane Database Syst Rev. 2009, 21: CD006263. Review
6. 陈谦明，李秉琦．类天疱疮样扁平苔藓及副肿瘤性天疱疮．中华口腔医学杂志，1999，34(5)：317～319
7. 李秉琦．口腔黏膜病学．北京：人民卫生出版社，1999
8. 陈谦明，江潞，李秉琦．口腔黏膜上皮的结构蛋白及相关疾病．上海口腔医学，2004，13：564～568
9. 江潞，陈谦明．天疱疮的非激素治疗．中华口腔医学杂志，2004，39：437～439
10. 江潞，陈谦明．天疱疮的糖皮质激素治疗．国外医学·口腔医学分册，2004，31：478～480

第十一章　口腔黏膜变态反应性疾病

第一节　概　述

一、基本概念与分型

变态反应(allergy)是指机体对某些抗原初次应答后,再次接受相同抗原刺激时,发生的一种以机体生理功能紊乱或组织细胞损伤为主的特异性的免疫应答,又称超敏反应(hypersensitivity)或过敏反应(anaphylaxis)。

进入机体引起变态反应的抗原物质称为变应原(allergens)。天然变应原大多是相对分子量较小(10～20 kD)的可溶性蛋白质。变应原可以是完全抗原,具有免疫原性及反应性,进入机体后即可引起变态反应。而某些药物或化学物质可为抗原表位,其本身没有免疫原性,进入体内后,有可能与组织蛋白结合而获得免疫原性,成为变应原。临床上常见的变应原主要有花粉颗粒、尘螨或其排泄物、真菌或其孢子、昆虫或其毒液、动物皮屑或羽毛,以及鱼虾、蟹贝等食物和磺胺类、抗生素类(包括青霉素、链霉素、四环素、土霉素等)、解热镇痛类(如水杨酸、非那西丁等)及镇静剂类等药物。最近还发现,有些变应原为酶类物质,如尘螨中的半胱氨酸蛋白酶等。

变态反应的发生有两方面原因:一为抗原物质的刺激,另一主要原因是特应性素质,即个体对变应原易产生异常的免疫应答。由变态反应引起的疾病称为变态反应性疾病。

变态反应性疾病根据其发病机制不同,可出现各种不同的临床表现。Holbrow 与 Reeves(1977)依据发病机制的不同,将变态反应分为 6 型,即Ⅰ～Ⅵ型变态反应。其中Ⅰ、Ⅱ、Ⅲ和Ⅴ型变态反应依赖于抗体和(或)补体,并且通常在接触变应原后数小时内发生,因此被称为即刻型变态反应;而Ⅳ型变态反应由 T 细胞及其产生的细胞因子介导,通常在接触变应原后 24 小时以上才会发生,故被称为迟发型变态反应。值得注意的是,对某个个体而言,发生变态反应性疾病往往不是单一出现某一型,而可能是两种以上的变态反应类型先后或同时出现在同一个体。

Ⅰ型变态反应主要由特异性 IgE 抗体介导产生,其主要特征是:①再次接触变应原后反应发生快,消退亦快;②通常使机体出现功能紊乱性疾病,而不发生严重组织细胞损伤;③具有明显个体差异和遗传易感性。变应原进入机体后,可选择诱导变应原特异性 B 细胞产生 IgE 抗体应答。IL-4 在 B 细胞产生特异性 IgE 过程中起着重要作用。IgE 类抗体为亲细胞抗体,与 IgG 类抗体不同,它们在不结合抗原情况下,以其 Fc 段与肥大细胞和嗜碱性粒细胞表面相应的 IgE Fc 受体结合,使机体处于对该变应原的致敏状态。当相同的变应原再次进入机体时,通过与致敏的肥大细胞和嗜碱性粒细胞表面 IgE 抗体特异性结合,使之脱颗粒,释放生物活性介质(图 11-1)。研究表明,多价变应原与致敏靶细胞表面两个或两个以上相邻 IgE 抗体结合,使膜表面 FcεRI 交联是触发致敏靶细胞脱颗粒的关键。生物活性物质包括颗粒内预先储备的介质如组胺、激肽原酶等,主要引起在接触变应原后数秒钟内发生的即刻/早期相反应,可持续数小时;此外,还包括细胞内新合成的介质如白三烯(LTs)、前列腺素 D_2(PGD_2)、血小板活化因子(PAF)及细胞因子等,主要引起晚期相反应,通常发生在变应原刺激后 6～12 小时,可持续数天。由多形核白细胞、巨噬细胞及肥大细胞释放的过氧化物、NO、酸性水解酶等也可造成组织损伤。生物活性介质作用于效应组织和器官,导致平滑肌收缩,毛细血管扩张、通透性增强及腺体分泌增多等,引起各种临床症状。口腔黏膜病中的血管神经性水肿等疾病的发病机制即属此型。

Ⅱ型变态反应是由 IgG 或 IgM 类抗体与靶细胞表面相应抗原结合后，在补体、吞噬细胞、NK 细胞等效应细胞参与作用下，引起的以细胞溶解或组织损伤为主的病理性免疫反应（图 11-2）。正常组织细胞、改变的自身组织细胞和被抗原或抗原表位结合修饰的自身组织细胞均可成为Ⅱ型变态反应中被攻击的靶细胞。靶细胞表面的抗原主要包括正常存在于血细胞表面的同种异型抗原如 ABO 血型抗原，外源性抗原与正常组织之间具有的共同抗原，如链球菌胞壁多糖抗原与心脏瓣膜组织糖蛋白之间的共同抗原，感染和理化因素所致改变的自身抗原及结合在自身组织细胞表面的药物抗原表位或抗原-抗体复合物。部分药物过敏性口炎的发病机制即属于此型。

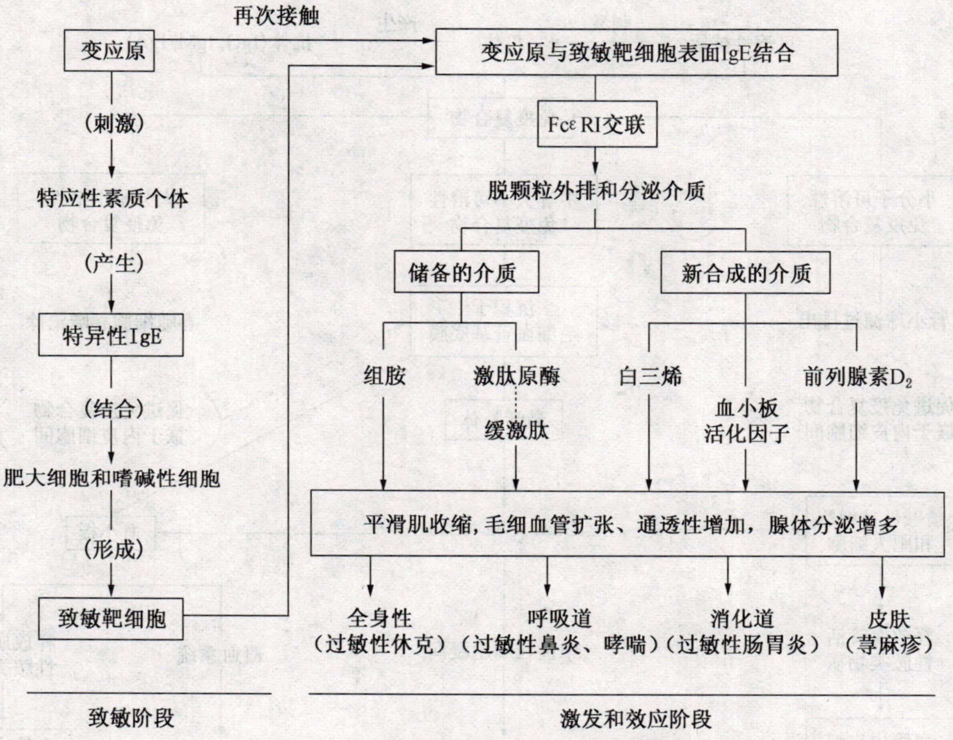

图 11-1　Ⅰ型变态反应发生机制示意图

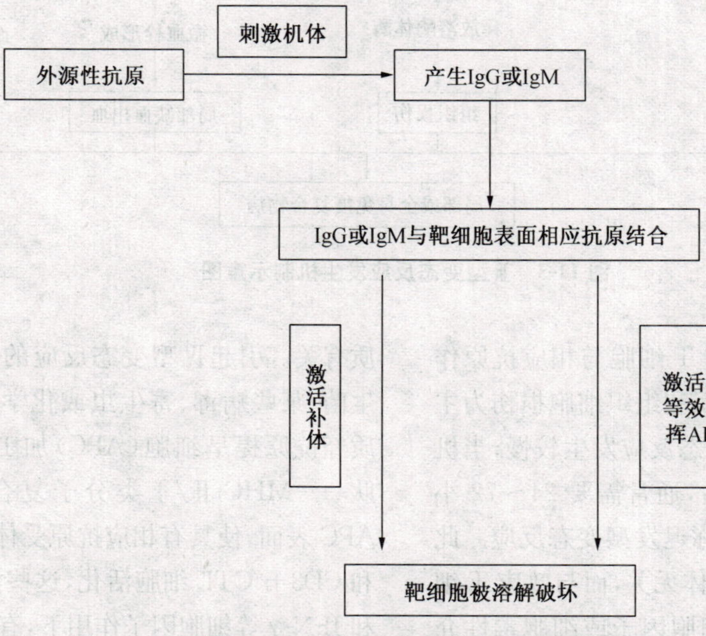

图 11-2　Ⅱ型变态反应发生机制示意图

Ⅲ型变态反应是由中等大小可溶性免疫复合物沉积于局部或全身毛细血管基底膜后，通过激活补体及在血小板、嗜碱性粒细胞、嗜中性粒细胞参与作用下，引起的以充血水肿、局部坏死和中性粒细胞浸润为主要特征的炎症反应和组织损伤（图11-3）。通常大分子免疫复合物可被体内单核-巨噬细胞及时吞噬清除；小分子免疫复合物在循环中难以沉积，通过肾时易被滤过排出体外；而只有当中等大小的免疫复合物形成并长期存在于循环中时，易于沉积到血压较低的毛细血管迂回处，如肾小球基底膜、关节滑膜等处，引起变态反应。Ⅲ型变态反应的发病机制比较复杂，造成的病变往往迁延难治，某些口腔黏膜病如一些目前病因尚不明确的胶原疾病、肉芽肿性疾病及复发性阿弗它溃疡等均可能与该型变态反应有关。

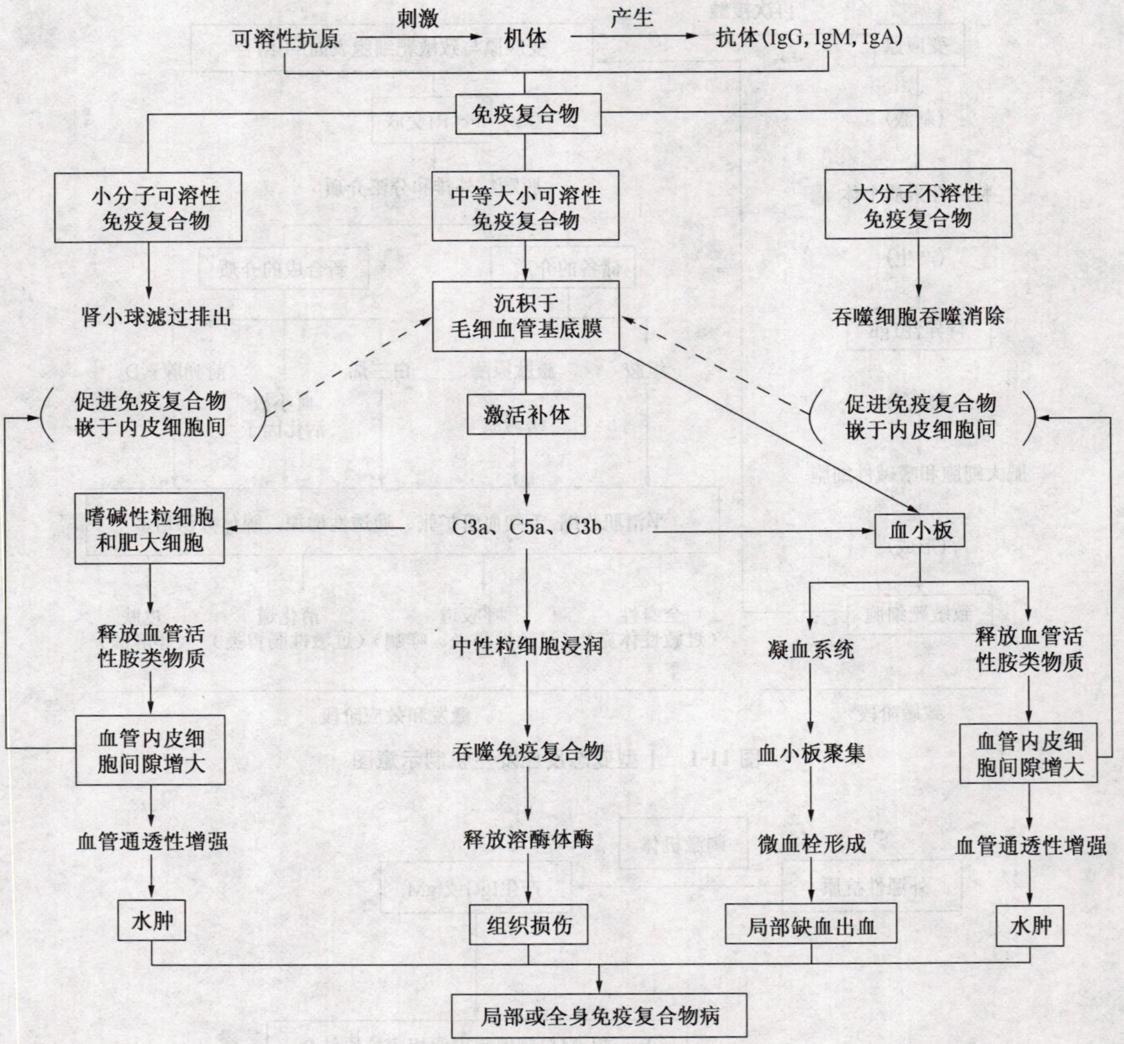

图11-3　Ⅲ型变态反应发生机制示意图

Ⅳ型变态反应是由效应T细胞与相应抗原作用后，引起的以单核细胞浸润和组织细胞损伤为主要特征的炎症反应。此型变态反应发生较慢，当机体再次接受相同抗原刺激后，通常需要24～72小时方可出现炎症反应，故又称迟发型变态反应。此型变态反应发生与抗体和补体无关，而与效应T细胞和吞噬细胞及其产生的细胞因子或细胞毒性介质有关。引起Ⅳ型变态反应的抗原主要有胞内寄生菌、某些病毒、寄生虫或化学物质。这些抗原物质经抗原提呈细胞（APC）加工处理后，能以抗原肽——MHC-Ⅱ/Ⅰ类分子复合物的形式表达于APC表面，使具有相应抗原受体的CD4＋ Th细胞和CD8＋ CTL细胞活化，这些活化T细胞在IL-2和IFN-γ等细胞因子作用下，有些增殖分化为效应

T 细胞，有些成为静止的记忆 T 细胞，这一阶段为初次反应阶段（诱导期）。当致敏后的机体再次与相应抗原接触时，即进入二次反应阶段（激发期），此时抗原特异性记忆 T 细胞可迅速增殖分化为效应 T 细胞，与 APC 或靶细胞表面相应抗原作用后，引发炎症反应（见图 11-4）。常见的疾病有过敏性接触性口炎、移植排斥反应等。

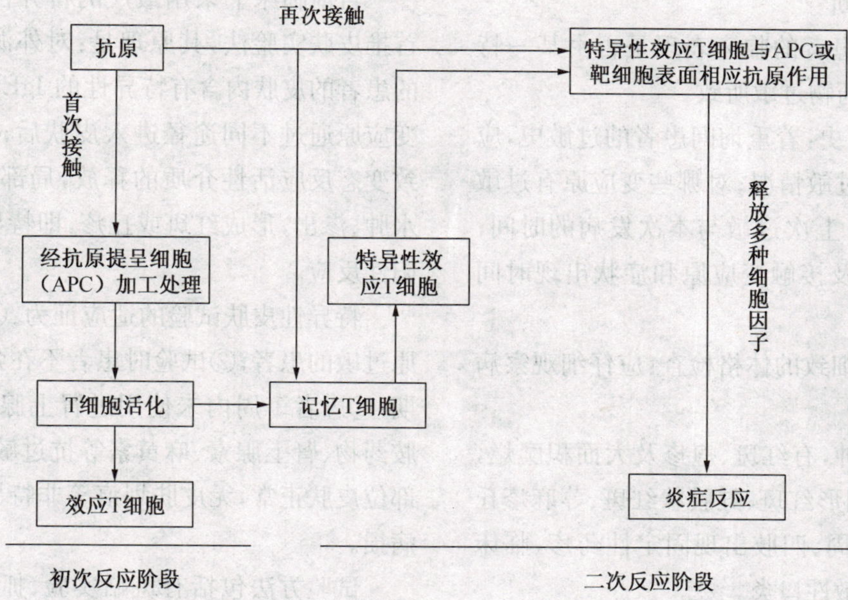

图 11-4　Ⅳ型变态反应发生机制示意图

Ⅴ型变态反应又称为长效甲状腺刺激素（LATS）型。在患者血清中有一种能刺激甲状腺分泌功能的物质，为一种免疫球蛋白 IgG，由甲亢患者淋巴细胞所产生。此种抗体对靶细胞无破坏作用，而有兴奋作用，表现为使甲状腺功能亢进。

Ⅵ型变态反应又称为依赖抗体细胞毒（ADCC）型，其特点是有一种依赖抗体的 K 细胞参与反应。当靶细胞与相应的 IgG 抗体结合后，K 细胞表面的 Fc 段受体则与 IgG 结合，从而激活 K 细胞释放细胞毒性物质破坏靶细胞。亦可通过抗原-抗体复合物而触发产生细胞毒作用破坏靶细胞，导致机体细胞发生损伤（见图 11-5）。在口腔黏膜病中，一些自身免疫性疾病和感染性疾病与此型有关。

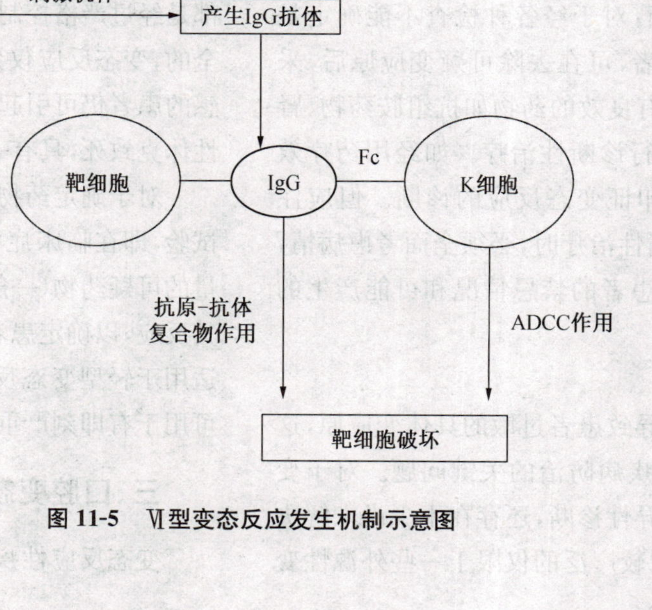

图 11-5　Ⅵ型变态反应发生机制示意图

二、口腔变态反应性疾病的诊断

口腔变态反应性疾病的诊断一般从两方面进行，即非特异性诊断和特异性诊断。

1. 非特异性诊断

目的在于明确患者的临床表现是否由某一特定的过敏原如某一药物过敏所致。

(1)详细询问病史：着重询问患者的过敏史，应了解患者过去有无过敏情况；对哪些变应原有过敏症状或怀疑有过敏；上次过敏与本次发病的时间；变应原接触情况以及接触变应原和症状出现时间之间的关系。

(2)进行全面、细致的体格检查：应仔细观察病损的特点、部位。

如口腔黏膜红肿，有红斑、疱疹及大面积糜烂，且渗出多，皮肤有圆形红斑、虹膜状红斑、荨麻疹丘疹、紫癜等，或在口周、四肢出现固定性药疹，临床上则考虑为药物过敏性口炎。

如病损有较明确的局部接触药物、特殊食物或修复材料等的病史，损害的范围与接触物范围相近或略向四周扩张，脱离接触物后，病损可自行消退，临床上可考虑为过敏性接触性口炎。

如病变为突然而急速地发生，为皮下结缔组织疏松部位，如唇及眼睑等部位的局限性水肿，界限不清，按之韧而有弹性，并且病变消退迅速，不留痕迹，并常有复发史，则考虑为血管神经性水肿。

(3)实验室非特异性诊断：如血清或分泌物中组胺、IgE等含量测定。

(4)治疗性诊断：对于经各种检查不能确定是否为过敏反应的患者，可在去除可疑变应原后，采用一些对变态反应有良效的药物如抗组胺药物、肾上腺皮质激素等进行诊断性治疗。如经用药疗效显著，则可从侧面印证变态反应的诊断。但应注意，在进行这种诊断性治疗时，必须全面考虑病情，排除所试用药物对患者的禁忌情况和可能产生的副作用。

2. 特异性诊断

目的在于明确导致患者过敏的具体变应原，这是口腔变态反应性疾病防治的关键问题。对于变态反应性疾病的特异性诊断，还存在不少尚未解决的问题，目前做得比较广泛的仅限于一些外源性变应原的检查，但准确率均不高；对于内源性和自身性变应原的检查，尚处于探索阶段。近年来，还有探索采用更加精确、安全的体外测定代替体内测定的趋势。

目前临床上采用最广的特异性体内诊断方法首推皮肤实验法，其原理是：对外源性变应原过敏的患者的皮肤内含有特异性的IgE抗体，当相应的变应原通过不同途径进入皮肤后，与IgE结合，导致变态反应活性介质的释放，局部皮肤出现充血、水肿、渗出，形成红斑或丘疹，即特异性皮肤试验的阳性反应。

特异性皮肤试验的适应证为：①对外源性变应原过敏的患者；②试验时患者不在强烈的过敏发作期；③患者1周内未使用过肾上腺皮质激素、抗组胺药物、肾上腺素、麻黄素等抗过敏类药物；④受试部位皮肤正常，无皮肤划痕等非特异性激惹及皮肤病损。

试验方法包括有斑贴实验、抓伤试验、皮内试验、点刺试验等。其中斑贴试验最适用于过敏性接触性口炎的诊断，对于托牙性口炎或银汞合金性口炎，除了采用去除修复体和充填物的方法加以印证外，多数可用斑贴试验加以证实。

而皮内试验是结果最可靠、临床应用最广的一种试验方法。通常将容易引起过敏反应的药物、生物制品或其他可疑变应原稀释后，取0.1 ml在受试者前臂内侧作皮内注射，15～20分钟后观察反应结果。若患者皮肤丘疹直径大于5 mm，周围有红斑出现，即为阳性。由于进入皮肤的抗原用量和浓度都是经过严格控制的，因此这一试验方法通常是安全的，变态反应仅发生在局部，但对极少数高度敏感的患者仍可引起严重的全身反应，甚至引发过敏性休克致死，具有一定危险性。

对于确定药物过敏性变态反应，还可采用激发试验，即在临床症状消退一段时间后，内服试验剂量的可疑药物(一般为治疗量的1/8或更小)，观察其反应，以确定患者是否对该药物过敏。该试验仅适用于轻型变态反应、又必须使用该药的患者，不可用于有即刻严重反应的患者。

三、口腔变态反应性疾病的治疗

变态反应性疾病的治疗主要是针对变态反应

发生、发展过程中的某些环节，采取干扰、切断的方法，以终止变态反应的继续发展，以及控制变态反应组织的病理反应，从而改善临床症状。比较常用的途径有用药物抑制各种活性介质的产生及阻止其释放；改善效应器官的反应性；对抗、中和被释放的各种活性介质以及抑制白细胞的吞噬步骤和组织溶酶体的释放。这些措施通常起效迅速而明显，方法简便，但往往随着药物降解而于短期内失效，故需要反复用药以维持疗效。

（一）局部治疗

局部治疗以对症治疗、预防继发感染为主。

口腔病损可用0.1%利凡诺、0.05%氯己定等作唇部湿敷或含漱；疼痛明显者可用利多卡因稀释液含漱或涂擦于局部；局部病损处涂抹消炎、防腐、止痛药剂，如抗生素及氟轻松软膏、溃疡糊剂、中药养阴生肌散等。

皮肤病损，对红斑、丘疹病损可用2%硼酸钠或生理盐水洗涤后扑以消毒粉剂、炉甘石洗剂或皮质类固醇霜剂；对水疱有渗出者可用2%硼酸水或黄柏地榆煎液（黄柏、地榆各30 g，水2 000 ml）湿敷。对大疱可用消毒注射器抽出疱液。眼部受累时，应加强眼部护理，冲洗眼部，外用抗菌或皮质类固醇软膏，必要时应请眼科医生会诊，以防止眼部并发症。

（二）全身治疗

变态反应性疾病在选用药物时，应考虑患者身体正处于过敏阶段，过敏性往往增高，因此用药应慎重，凡不急需之药可暂时不用，以防接触新的过敏原加重过敏反应。常用药物如下。

1. 抗组胺药物

该类药物为临床上应用最广的非特异性防治药物之一，其作用机制在于可抑制药理活性介质的释放，降低机体对组胺的反应，减少各种过敏症状。可选用氯苯那敏（扑尔敏）、阿司咪唑（息斯敏）、氯马斯汀（吡咯醇胺）、赛庚啶、仙特敏等。

2. 肾上腺皮质激素

肾上腺皮质激素除有较强的抗炎作用外，也是一种免疫抑制剂，具有减少5-羟色胺及其他活性物质的形成和释放作用，从而能减轻过敏反应所引起的充血、水肿、渗出等各种反应；此外还能改变淋巴细胞的功能，减轻结缔组织的病理增生，提高中枢神经系统的兴奋性，对各型变态反应性疾病都有不同程度的疗效。

视病情轻重，轻者可给强的松每日15～30 mg分3次口服，控制病情后逐渐减量。最大剂量可达每日60～80 mg。重症者可给氢化可地松100～200 mg，维生素C 1～2 g加入5%～10%的葡萄糖1 000～2 000 ml中静脉点滴，每日1次。用药3～5日病情改善后停用滴注，以适量强的松口服代替。但该类药物具有多种副作用，如诱发消化道溃疡，引起水钠潴留、蛋白质分解、骨质疏松等，长期用药后，常导致激素依赖，临床使用时应予以注意。

3. 色甘酸二钠

该类药物可稳定肥大细胞和嗜碱性粒细胞的细胞膜，抑制致敏活性介质的释放。用法用量：干粉吸入：每次20 mg，每日4～6次，可与0.1 mg异丙肾上腺素合用。口服：每次100～600 mg，每日3次，用于胃肠道变态反应性疾病。外用：3%～10%软膏，涂患处，每日2次。滴眼：2%滴眼液，每日数次。

4. 钙剂

钙剂具有增加血管的致密性，减少渗出，减轻炎症反应的作用。可使用10%葡萄糖酸钙或5%氯化钙加维生素C作静脉注射。

5. 交感神经兴奋剂

病情特别严重时，可给予肾上腺素0.25～0.5 mg皮下注射；或异丙基肾上腺素0.2～0.4 mg加入5%葡萄糖液500 ml滴注；或麻黄素口服，每次20～50 mg，每天2～3次。其机制在于激活腺苷酸环化酶，促进环磷酸腺苷（cAmP）增加。可抑制由IgE引起的药理活性物质的释放，从而减轻过敏反应引起的充血、水肿及渗出等病理反应，并且可以缓解平滑肌痉挛。但有心血管系统疾病、甲亢及糖尿病的患者禁用。

6. 抗生素

为了预防继发感染，必要时可谨慎选用1种抗生素，但必须注意所选药物与致敏药物在结构上应不相似，以免引起交叉过敏反应。

7. 中医中药

中药方“过敏煎”对变态反应性疾病有一定疗

效。方剂为柴胡、防风、五味子、乌梅、甘草各 9 g，用水煎服。

8. 支持治疗

症状严重的患者，尤其是中毒性表皮坏死松解症患者，可有体内蛋白质、水分及其他营养物质的大量丢失，故应给予补充大量蛋白及维生素，注意保持水、电解质平衡，进食困难时应给予静脉补充。鼓励患者多饮水，以加速致敏物质的排泄。此外，还应注意保持精神愉快和充分的睡眠，防止受凉和继发感染。

需要特别注意的是，在变态反应性疾病的诊治过程中，应注意某些情况的应急处理，如发生喉头水肿时，可在口内含化冰块，以减轻水肿，防止窒息。如呼吸困难，应立即皮下注射肾上腺素或其他抗组胺类药物，必要时需做插管或气管切开，以免窒息死亡。心跳呼吸骤停时，可在左心室内注射 0.1%肾上腺素 1 ml，并进行人工呼吸及吸氧。

四、口腔变态反应性疾病的预防

变态反应的发生必须具备 3 个要素，即①机体已被特异性变应原致敏；②有特异性变应原存在；③上述二者密切接触。可见，避免与特异性变应原接触是预防变态反应性疾病最根本、最有效的方法。有学者提出，避免变应原的方法可归纳为四个字"避、忌、替、移"，即避免与一切致敏性吸入、食入或接触物发生接触；忌用一切致敏性食物或药物；对由于种种原因不能不用的致敏性食物或药物，应尽量寻找作用相似而患者对之无过敏的食物或药物代替；患者应与有变应原的环境移离。此外，对于有感染因素的患者，应去除病灶，控制感染。

对于灰尘、花粉、尘螨等难以避免的变应原，则可通过特异性脱敏治疗进行预防。特异性脱敏治疗是在确定患者发生变态反应的变应原后，将变应原配制成各种不同浓度的提取液，给患者反复注射，或通过其他途径与患者反复接触，剂量由小到大，浓度由低到高，使患者对该类变应原的耐受力提高，再次接触此类变应原时，不再产生过敏症状或过敏症状得以减轻。特异性脱敏的机制至今尚未完全阐明，多数学者认为，通过反复给患者接触特异性变应原，可诱导机体产生大量封闭性抗体(blocking antibody)，主要为 IgG，这些过量的 IgG 抗体在变应原诱导 B 细胞产生 IgE 以及变应原与肥大细胞等脱颗粒细胞上的 IgE 抗体结合之前，先与变应原结合，使之清除，从而不再发生变态反应。但是一般对于药物过敏，除非特殊原因，通常不采用特异性脱敏。该疗法有其局限性，如临床上常有部分患者尽管经多方面检查，终难以明确特异性变应原；有些患者具有多种致敏因素，脱敏治疗无法包罗所有的变应原；有些变应原虽然明确，但为有毒或有害物质如敌敌畏、紫外光等；并且脱敏治疗所需的时间较长。

第二节　常见的口腔变态反应性疾病

变态反应性疾病是人类特有的一类疾病，其发病率两性基本相似，可发生于任何年龄，该类疾病具有一些共同的临床特征，即病损可反复发作，并与过敏体质有关。变应原的接触途径、抗原质量、效应细胞释放的活性介质所产生的病理反应以及遗传体质因素是决定变态反应临床表现的主要因素。在口腔颌面部，常见的变态反应性疾病有：药物过敏性口炎，过敏性接触性口炎，血管神经性水肿，以及多形性红斑等；此外，部分常见的口腔黏膜病的发病机制也可能与变态反应有关，如肉芽肿性疾病、复发性阿弗他溃疡及部分斑纹性疾病等。

一、药物过敏性口炎

药物过敏性口炎(allergic medicamentosus stomatitis)是药物通过口服、注射、局部涂搽或含漱等不同途径进入机体内，使过敏体质者发生变态反应而引起的黏膜及皮肤的功能紊乱与器质性损害，严重者可累及机体的其他系统。

(一)病因与发病机制

一般以抗原性较强的化学药物较易诱发病损，常见的引起过敏的药物有：

1. 抗生素类药物

通常认为该类药物为最常见的致敏药物，主要引起Ⅰ型变态反应，常为危重反应。以青霉素、头孢菌素类药物最常见。此外，各种类型的磺胺药物均可引起变态反应，特别是长效磺胺类药物，但由于目前临床使用减少，故由该类药物引起的药物过敏性口炎的发生减少。而喹诺酮类药物目前在临床上的使用增多，该类药物引起的变态反应渐渐增加。

2. 解热镇痛类药物

如阿司匹林、氨基吡啉、非那西丁等。此类药物品种繁多，商品名复杂，很多是同药异名或同名异药。

3. 别嘌呤醇与卡马西平

前者为抗痛风药物，后者为治疗三叉神经痛急性发作及各种癫痫症的药物。据最新统计，这两种药物引起的变态反应呈上升趋势。有学者认为这两种药物分占目前常见的致敏药物中第三和第四位，并且发生重症的机会多，因此在临床使用时应严密观察。

4. 催眠药、镇静药与抗癫痫药

如苯巴比妥、甲丙氨脂（眠尔通）、苯妥英钠等，以苯巴比妥最易引起过敏反应。

5. 异种血清及生物制剂、蛋白制品

如破伤风抗毒素、蛇毒免疫血清、狂犬病疫苗等。

6. 中药

通常中药引起变态反应的机会远低于西药，但随着中药的临床应用增加，中药引起变态反应的报道也有增加。并且中药多为复方药物，往往难于确定其致敏成分。文献中报道可引起过敏的单味中药有葛根、天花粉、板蓝根、丹参等，成药有六神丸、云南白药等。

药物过敏多为Ⅰ型变态反应，也可为Ⅱ、Ⅲ、Ⅳ型变态反应，或兼有两型反应。有些药物本身是完全抗原如血清及生物制剂、蛋白制品等，但大多数药是半抗原，必须与体内的抗原成分相结合，一般多与血清蛋白结合成为完全抗原，刺激机体产生变态反应，引起毛细血管扩张，渗透性增加及平滑肌收缩为特点的病理变化。临床上则表现为水肿、充血、红斑、糜烂、大量渗出物等。

某些药物如阿司匹林、鸦片类药物、多黏菌素B及放射造影剂等为组胺释放剂，可使肥大细胞及嗜碱性粒细胞脱颗粒，释放组胺等活性介质，引起各种临床症状。这一途径为效应途径的非免疫活化，而与免疫反应无关。

（二）病理

组织病理变化表现为急性炎症，上皮细胞内及细胞间水肿，或有水疱形成，结缔组织水肿，有炎症细胞浸润，早期嗜酸性粒细胞多，随后中性粒细胞增多，血管扩张明显。

（三）临床表现

药物过敏性口炎通常只发生于少数对药物过敏的患者，过敏体质与遗传有关，但有趣的是药物过敏绝大多数是由后天获得，而不是直接由亲体遗传。药物过敏一般发生于多次药物接触后，其临床表现与药物的性质有关，而与数量无关，即微量的药物便可导致严重的变态反应。由于不少药物结构上相似，故这些药物之间易发生交叉的变态反应，如磺胺类药物、普鲁卡因和对氨基水杨酸3种药物的分子结构中均含有苯胺核心，因此使用过磺胺的人，可能在首次接触普鲁卡因时发生过敏反应。值得注意的是，患者甚至部分医生对药物间交叉过敏反应不熟悉，往往在停用某致敏药物后又使用了与其结构相似的药物，这一点须引起重视。

根据以上变态反应的机制，药物过敏为速发型变态反应，其发病的特点是初次用药一般需经4～20日，平均为7～8天的潜伏期后，才发生过敏反应。如过去用药已产生过敏，再次用该药时可在数分钟至24小时，一般在10小时左右发生药物过敏反应。同一种药物对不同的患者可引起不同的临床表现，而相同的临床表现也可由不同的药物诱发。

药物过敏性口炎的病变可单发于口腔黏膜，但也可伴有皮肤的病损。轻型的患者可仅表现为口腔黏膜红斑或水肿，可以无全身症状，或仅在病损出现前有轻度全身不适、头痛咽痛及低热等前驱症状。严重者则可出现黏膜皮肤糜烂、溃疡，甚至造成严重的全身性疾病。

口腔病变常常先于皮肤发生，多见于口腔前

部，如唇及颊、舌的前 2/3 部分，上腭亦常发生病变。初起时口腔黏膜有烧灼感，继之黏膜充血、肿胀、渗出，出现红斑或单个或多个大小不等的水疱。由于疱壁薄，水疱很快破溃形成糜烂或溃疡。有时在舌背及软腭可见疱破溃后残留的疱壁。病变面积较大，外形不规则，表面有较多渗出物，形成灰黄或灰白色的假膜(图 11-6)，舌运动受限，软腭受累时常出现吞咽困难。病变易出血，在唇部因出血常形成黑紫色血痂，使张口受限，疼痛剧烈。口腔中唾液增多，唾液中常见混有血液。局部淋巴结可肿大，压痛。

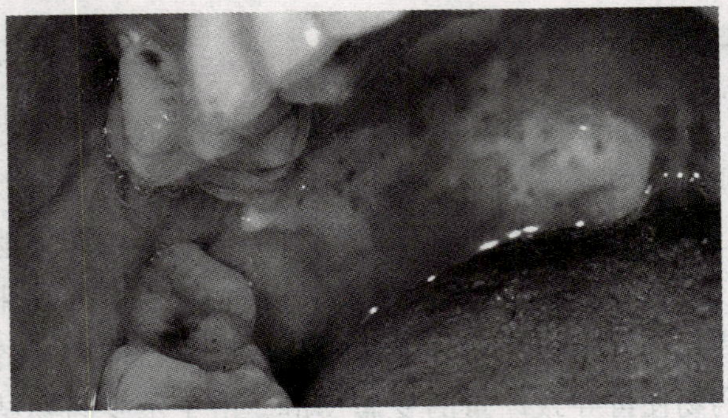

图 11-6　药物过敏性口炎

皮肤病损好发于口唇周围，四肢下部，手、足的掌背两面以及躯干等部位。临床表现多样，根据其临床表现可分为固定型、荨麻疹型、多形红斑型、紫癜型、麻疹或猩红热样、大疱性表皮松解型等。病损可表现为红斑、丘疹、水疱、紫癜等。就自觉症状来说，一般皮肤主要有瘙痒不适感，疼痛不明显。

固定型药疹，即在同一部位反复以同一形式发生病损，多见于口周、龟头、肛门等皮肤黏膜交界处以及肘、膝关节屈面，多为对称分布。皮疹初起为类圆形或椭圆形的水肿性紫红色斑，直径约 1～3 mm，常为 1 个，边界清楚，重者可发生水疱。停药后约 1 周余，红斑消退，遗留灰黑色色素沉着斑，经久不退。如再次服药，常于数分钟或数小时后，在原药疹处发痒，继而出现同样的皮疹。对于这种具有固定位置的损害，若又能获得可靠的药物应用史，是具有价值的诊断和预防依据。

重型的药物过敏可发生全身广泛的大疱，波及周身体窍黏膜和内脏，称为中毒性表皮坏死松解症(toxic epidermal necrolysis，TEN)，又称莱氏综合征。常为急性发病，有较重的全身症状。发病初患者先觉疲倦，可有咽痛、头痛、呕吐、腹痛或腹泻、肌肉痛、关节痛等症状，继而出现高热(39～40 ℃)，严重时患者可昏迷。皮肤可出现全身性广泛的红斑性水疱及大疱，类似浅表的二度烫伤，尼氏征可为阳性。疱可融合成为大片损害，破溃后呈糜烂面。皮肤红肿，疼痛剧烈。除口腔及皮肤外，身体其他腔孔的黏膜，如眼睛、鼻腔、阴道、尿道、肛门等均可出现病损，发生大疱、糜烂，易出血。有些严重患者气管、食管黏膜均可糜烂脱落，甚至内脏器官亦可受累，严重者常因继发感染、肝肾功能障碍、电解质紊乱或内脏出血等而死亡。组织病理表现为表皮细胞肿胀变性，细胞核凝缩，表皮与真皮之间有空隙，棘层松解可出现于表皮浅层甚至颗粒层。真皮水肿，血管扩张，血管周围有炎性细胞浸润。中毒性表皮坏死松解症病情凶险，患者的年龄、从发病到采取正规治疗的时间以及是否伴有内脏损害是影响该病预后的 3 大因素。

(四)诊断与鉴别诊断

诊断主要依据：①发病前有较明确的用药史，且用药时间和发病时间的潜伏期吻合；②为突然发生的急性炎症，口腔损害常先发生；③反复发作的病例有较固定的屡发部位。

药物过敏性口炎须注意与急性疱疹性龈口炎进行鉴别(见表 11-1)。

表 11-1　药物过敏性口炎与急性疱疹性龈口炎的鉴别

	药物过敏性口炎	急性疱疹性龈口炎
发病机制	变态反应	单纯疱疹病毒感染
病史	用药史	感冒发热史
口腔病损特点	表现为充血、水疱、糜烂，较少累及牙龈	成簇的小水疱，破溃后形成溃疡，可融合，多有牙龈红肿

续表

	药物过敏性口炎	急性疱疹性龈口炎
皮肤损害特点	表现为荨麻疹、固定药疹等多种病损，可累及四肢、躯干等部位	口周皮肤可出现成簇小水疱，除口周皮肤外，不累及其他部位
复发诱因	与再次用药有关	与机体抵抗力下降有关

二、过敏性接触性口炎

过敏性接触性口炎(allergic contact stomatitis)是过敏体质者于局部接触一般无毒害物后，发生变态反应而引发的一种炎症性疾病。它不包括由外来物质直接刺激、损伤所造成的口腔黏膜损害，如某些强酸、强碱、酚类药物的直接灼伤，某些物理因素所致的烫伤以及机械因素所致的外伤。

(一)病因与发病机制

过敏性接触性口炎多为Ⅳ型变态反应，或是以Ⅳ型为主的混合型变态反应。接触物如充填材料中的银汞合金、义齿修复材料、抗生素软膏或其他药物等，本身不具刺激性，并且多为半抗原。对于过敏体质患者，这些半抗原物质可以与上皮细胞膜的载体蛋白及上皮内的抗原提呈细胞，即朗汉斯(LC)细胞表面的免疫反应性 HLA-DR 抗原结合，形成完全抗原，作用于机体后，可使 T 细胞致敏，并大量增殖。当再次接触相应抗原(过敏原)，致敏 T 细胞就分化增殖，并直接杀伤靶细胞，或释放淋巴因子，引起以单核细胞浸润和细胞变性坏死为主的局部变态反应性炎症。反应发生较迟缓，一般经 48～72 小时才发生反应，故称迟发型变态反应。

对各种托牙材料的分析证实，在热凝托牙材料中，粉剂的主要成分聚甲基丙烯酸甲酯极少致敏，致敏物多为某些添加剂如引发剂过氧化苯甲酰，增塑剂苯二甲酸二丁酯和磷酸三苯酯等。在自凝塑料中，致敏物大多为单体，这些游离的单体不仅有致敏作用，同时还有刺激作用和毒性作用。而在化妆品或纹唇剂中，颜料中的某些成分可能是过敏原。

(二)病理

组织病理表现为急性炎症变化，可见组织水肿，血管扩张，有炎症细胞浸润，苔藓样病变时可见部分上皮粒层增生，表层轻度过角化。

(三)临床表现

过敏性接触性口炎的临床特点是机体接触过敏原后，一般经 2～3 天才出现病理反应。首先在接触部位发生病变，轻者黏膜肿胀发红，或形成红斑，患者仅有轻度灼痛；重者发生水疱、糜烂或溃疡，甚至组织坏死。当糜烂或溃疡形成后，疼痛加剧。病变除在接触部位外，也可向邻近部位扩展。并且当把接触物质除去后，在一段时间内，症状可能继续存在和发展。

在过敏性接触性口炎中，较为常见和典型的是由修复材料引起的过敏性托牙性口炎。一般在戴义齿 2～3 日后，与义齿基托相接触部位出现症状，若及时除去过敏因素，不戴义齿，病变可于 1～2 周内好转。口腔黏膜局部用抗生素软膏、止痛剂、含漱剂等药物亦有发生过敏反应者。

另一较常见情况为银汞合金或金属冠引发的过敏反应。临床可见银汞充填或金属冠的牙齿在相应部位的唇颊黏膜或牙龈充血发红，或有白色条纹状病变，患者有不适烧灼感或刺痛感，很少见糜烂或溃疡，称为苔藓样反应(lickenoid reaction)。

近年来，由化妆品或纹唇所致的接触性唇炎的发病率逐渐升高，其临床表现为首先唇红区有瘙痒、灼热感，继而出现唇水肿，有分泌物流出，唇黏膜糜烂，出血明显，疼痛剧烈，以致唇运动受限，如继发感染，则有脓性分泌物及痂壳。

(四)诊断与鉴别诊断

诊断主要根据有较明确的局部接触过敏原史，且损害范围与异物涉及范围相近或略向四周扩张；一旦脱离过敏原，过敏反应可自行消失。

该疾病主要应同以下疾病鉴别：

1. 过敏性托牙性口炎须与托牙性口炎鉴别(见表 11-2)。

表 11-2　过敏性托牙性口炎与托牙性口炎的鉴别

	过敏性托牙性口炎	托牙性口炎
发病机制	变态反应	白色念珠菌感染
病程	急性发作，病程短	慢性疾病，病程长
病损部位	与义齿接触部位黏膜均可累及	多发于上腭
病损特点	黏膜发生充血、水疱、糜烂	多为黏膜萎缩，可有白色假膜

2. 银汞合金性口炎与口腔扁平苔藓的鉴别

银汞合金性口炎发生于与银汞合金充填物直接接触的口腔黏膜上，其发病机制与变态反应有关，在去除银汞合金充填物后可逐渐消退。而口腔扁平苔藓是一种与免疫功能失调等多种因素有关的慢性皮肤黏膜疾病，好发于双颊、舌背等部位，多对称分布，可同时发生于皮肤，病程迁延，需进行综合治疗。

三、血管神经性水肿

血管神经性水肿(angioneurotic edema)亦称奎英克水肿(Quincke edema)，为一种急性局部反应型的黏膜皮肤水肿。该病属于第Ⅰ型变态反应性疾病中的局部反应型，临床特点为疏松结缔组织部位突然发作的局限性水肿，但消退亦较迅速。某些病例除水肿外，还可伴有荨麻疹发生，这是同病异型的皮肤变态反应，因此血管神经性水肿又称巨型荨麻疹(urticaria giant)。

(一)病因与发病机制

引起血管神经性水肿的病因复杂，常见的发病原因如下。

1. 食物

以鱼、虾、蟹、蛋类最常见，国外的一些调查报告认为，某些食物添加剂如色素、保存剂等也是血管神经性水肿的重要病因。

2. 药物

如青霉素、血清制品、各种疫苗、磺胺奎宁等，其中以青霉素最为常见。近年来，有血管紧张素转化酶抑制导致血管神经性水肿的报道。

3. 感染

有些血管神经性水肿的发生和细菌引起各种病灶感染、上呼吸道病毒感染、病毒性肝炎、皮肤真菌感染、肠道寄生虫等有关，但感染与血管神经性水肿发病的关系，常不易确定，需要经过仔细的观察以及治疗试验才能证实。

4. 物理因素

如寒冷刺激、外伤、压迫及日照等多种因素。

5. 精神因素

如情绪激动等。

6. 遗传因素

有些血管神经性水肿的患者具有家族性遗传因素，被认为是常染色体显性遗传疾病。

需要指出的是，在临床上部分患者可能不易找到确切的病因。

血管神经性水肿的发病机制多属Ⅰ型变态反应，由 IgE 介导，抗原与 IgE 相互作用导致肥大细胞释放组胺、缓激肽、5-羟色胺、慢反应物质等生物活性物质，引起小血管及毛细血管扩张及通透性增加。由于大量血清突然从血管渗透到疏松的组织中，使组织迅速肿胀。

此外，某些药物为组胺释放剂，如阿司匹林、鸦片类药物、多黏菌素 B 及放射造影剂等，可引起效应途径的非免疫活化，导致血管神经性水肿。

关于遗传性血管神经性水肿的发病机制，有学者认为，该病是由于常染色体显性遗传所致的肽酶或组胺酶缺乏导致的；也有学者提出，可能是因为呼吸道、消化道缺少分泌型的 IgA、补体(C2、C4)或者是血清中缺少脂酶的抑制物所致。

(二)病理

病理变化为深层结缔组织内可见毛细血管扩张充血，有少量淋巴细胞、单核细胞、巨噬细胞等炎症细胞浸润，中性粒细胞少见。

(三)临床表现

血管神经型水肿多为突然急速发病，好发于头面部疏松结缔组织处，如唇、舌、颊、眼睑、耳垂、咽喉等，外阴部、胃肠道黏膜也能被侵犯，有时也发生于手、足部的背、侧面。多为单发，偶发于两处以上。本病通常于再次接触变应原后数分钟到数十分钟内迅速发病。起病时病区有发热、微痒感，随后即有肿胀，患者能自觉病区渐渐肿起，一般无全身反应，少数病例偶有头昏、轻度发热等前驱症状。血管神经性水肿通常分为急性和慢性两种类型。

1. 急性血管神经性水肿

发病急速，症状突然出现并延续数小时或几天。水肿好发于唇部，尤以上唇多见，但也有发生于下唇或上下唇同时发生。发病初期多为唇部突然出现肿胀、发红，肿胀区无明显的周界，组织韧而有弹性，但无压痛及波动感。由于浅层毛细血管扩张，水肿区呈光亮潮红状，深部组织水肿则无明显的色泽改变。由于神经末梢受水肿压迫，局部可有灼热、瘙痒感。肿胀如发生在上唇，可见上唇肥厚、翘突，有瓦楞状沟，在部分患者肿胀可波及眼睑、耳垂，呈现唇部、眼睑、耳垂广泛肿胀。有的患者口腔黏膜亦可发生肿胀，舌可因肿胀变为巨舌，运动受限，引起口腔功能障碍。当咽部、胃肠道、呼吸道受累时，可出现相应的消化道、呼吸道症状。如肿胀发生在会厌处则影响呼吸而可窒息，如不立即施行气管切开，可致死亡。

当变应原作用消失后，症状一般可在数小时或1～2 日内消退，不留痕迹，但能复发。

2. 慢性血管神经性水肿

一般在接触变应原十几个小时后发病，常表现为同一部位、反复发作的水肿，临床症状与急性血管神经性水肿相似，但症状持续时间长。慢性血管神经性水肿常见于某些有肠道寄生虫或感染性病灶的患者。家族性血管神经性水肿在儿童时期发病多轻微，青春期后渐加重，到老年后发作次数又趋减少。多数患者的水肿发作与轻微外伤有关，尤其在月经期或服避孕药时更为明显。该病发病急，可波及皮肤、呼吸道、消化道的多个器官组织。发生在皮肤黏膜的水肿具有发作性、局限性、自限性等特点，水肿不痛、不痒、不伴荨麻疹，抗组胺或皮质激素治疗无效。

(四)诊断与鉴别诊断

诊断主要根据：①发病突然而急速；②病变为局限性水肿，最好发于上唇，伴明显的灼热、瘙痒感，按之韧而有弹性，无压痛；③消退迅速，常有复发史；④部分患者可追溯到过敏因素，更能明确诊断。

主要应同以下疾病鉴别：

1. 颌面部蜂窝织炎

病因多为牙源性细菌感染。病变区红肿、发热、压痛明显，如脓性分泌物形成，则还可触及有波动感，并且在病变区一般可找出病源牙。通常肿胀发生缓慢，病损的变化与炎症的程度呈正相关，随着炎症的减轻，症状亦有好转或消失。用抗生素治疗有效。往往有明显的全身症状，发热可达 38 ℃以上。根据上述特点可与血管神经性水肿鉴别。

2. 丹毒

系溶血性链球菌引起的急性炎症，病菌的毒素引起身体中毒形成局部红肿。发病前患者有全身不适、高热、寒战，体温可达 39 ℃以上。肿胀表面紧张发亮，呈鲜红色，有时病损处可出现水疱。肿胀界限较明显，并且不会自行消退。相应部位淋巴结肿大，压痛。用抗生素治疗有效。根据以上特点，与血管神经性水肿不难鉴别。

四、多形性红斑

多形性红斑(erythema multiforme)是黏膜皮肤的一种自限性、急性炎症性疾病。黏膜和皮肤可以同时发病或先后发病，亦可单发于皮肤或黏膜。病损表现为多种形式，如红斑、丘疹、水疱、糜烂及结节等，常对称分布，主要位于四肢，有复发倾向。又因糜烂表面往往有大量的纤维素性渗出物，故又称多形渗出性红斑(erythema exudativum multiforme)。

1922 年 Stevens 和 Johnson 描述了两个男孩患急性热病伴有多种形态的红斑皮损、口炎和严重的化脓性结膜炎。到 20 世纪 40 年代，人们将这样的疾病命名为 Stevens-Johnson 综合征，并归类于多形性红斑的严重型。

(一)病因与发病机制

多形性红斑的发病原因目前尚不清楚，但可以肯定的是该病是一种多因素疾病，其发病机制至今尚无定论。有学者通过直接免疫荧光检查发现皮损真皮上部血管周围有免疫球蛋白及补体沉积，故推测多形性红斑属于某些致敏物质导致的皮肤-黏膜小血管的过敏反应，其发病机制可能与抗原-抗体变态反应有关。另有学者提出，多形性红斑的发病不仅是传染因子直接侵入机体所致，还可能是体内原有的传染性病原体作用于机体，使机体逐渐发病。与多形性红斑密切相关的发病因素有：

1. 感染因素

多位学者的研究表明，多形性红斑可能和病毒感染有关，尤其是单纯疱疹病毒感染。1956 年 Newman 首次通过电镜，在多形性红斑的病变中找到了直径为 150 nm 的病毒，从而证实多形性红斑的发病与病毒有关。此后，又有学者报告在单纯疱疹病毒感染的病例中，有 15% 发生了多形性红斑。近年来，有学者应用聚合酶链反应（PCR）方法检测到多形性红斑的病损中有 HSV 的 DNA，并且使用抗单纯疱疹病毒的药物阿昔洛韦、泛昔洛韦治疗多形性红斑有效。细菌如链球菌、伤寒杆菌、鼠疫杆菌、肺炎球菌、结核杆菌以及梅毒螺旋体、肺炎支原体或组织胞浆菌等真菌也可能与该病有关。

2. 药物因素

如磺胺、青霉素、奎宁、异烟肼、血清制品如破伤风抗毒素等可引起多形性红斑样药疹。

3. 食物因素

如虾、蟹等。

4. 系统疾病因素

肿瘤如白血病、淋巴瘤等，结缔组织病如红斑狼疮、结节病以及体内慢性病灶等可能与多形性红斑有关。

5. 精神因素

如精神紧张的应激反应。

6. 物理因素

如寒冷刺激、日光、X 线照射等。由寒冷刺激而诱发的多形性红斑的报道较多。寒冷性多形性红斑是我国黄河至长江流域不具备冬季取暖设备地区的常见皮肤病。对患者进行免疫学检查，发现 60% 的患者冷凝球蛋白试验阳性。因此推测寒冷性多形性红斑的发病机制可能是由于寒冷刺激，使一些对冷敏感者产生异常的冷凝球蛋白，并在血管内发生凝聚而沉淀，使血管所在部位出现不同程度的循环障碍，造成局部栓塞、淤血、皮疹等症状和体征。

7. 其他因素

如妊娠、月经、接触花粉等。

因为多形性红斑的发病因素众多，所以临床上部分病例未能找出明确的发病诱因或过敏原。

（二）病理

多形性红斑的组织病理学表现为非特异性炎症。根据临床表现为疱、斑或丘疹等，在镜下表现有所不同。一般可见上皮及结缔组织均有细胞间及细胞内水肿，表皮损害最常见的类型是基底细胞液化变性和个别角朊细胞坏死，产生致密的嗜酸性小体，产生上皮下疱，疱顶有坏死的角朊细胞。上皮内水肿，也可导致上皮内多房性水疱形成。上皮下可见多数炎症细胞浸润。早期嗜酸性粒细胞增多，以后中性粒细胞及淋巴细胞增多。血管明显扩张，周围有以淋巴细胞为主的炎症细胞浸润，内皮细胞肿胀变性，有时可见渗出的红细胞。

（三）临床表现

任何年龄均可发病，但以青壮年多见，发病年龄多见于 20～40 岁，男性略多。起病急骤，常在春、秋季节发病和复发。临床表现多样。通常根据临床表现，可将多形性红斑分为轻型和重型。

轻型多形性红斑一般无全身症状，或仅有轻微全身不适，病损只限于黏膜和皮肤，无身体其他器官和系统的病变。而重型多形性红斑常有严重的全身症状及口腔黏膜与皮肤大面积糜烂以及眼、鼻腔、生殖器、肛门等全身多腔孔受累。重型多形性红斑又称为斯-约综合征（Stevens-Johnson syndrome），又由于损害涉及众多的外胚层组织，故也称为多腔孔糜烂性外胚叶病（ectodermosis erosive pluriorificialis）。

多形性红斑有自限性。轻型者一般 2～3 周可以痊愈。但重型者或有继发感染时，病期可延长至 4～6 周。重型多形性红斑若治疗处理得当，一般预后良好，但痊愈后可复发；而未经治疗的患者可出现严重的合并症，甚至导致死亡。

1. 前驱症状

多形性红斑常见的前驱症状有发热、头痛、乏力、咽喉痛、咳嗽及关节痛等。约有 1/3 的病例有前驱症状，重型多形性红斑的前驱症状更为明显。

2. 皮肤损害

多形性红斑在皮肤上的损害形态是多种多样的。早期多为大小、多少不一，形态各异的圆形或椭圆形红斑，并迅速发展成红色、水肿性丘疹，有时周围有苍白区。在此阶段可类似蚊虫叮咬或丘疹性荨麻疹。这些水肿性丘疹可增大成为小斑块，也可在形态和颜色上发生离心性变化，形成靶状（虹膜状）红斑（图 11-7，图 11-8），即病损中央可呈陈旧性暗红色，或为水疱，水疱中可含有出血点，或是略为凹陷的白色、黄色或灰色的上皮坏死区，周围是颜色呈同心圆性改变的红斑。皮损可融合，形成地图状或多环状。消退时可有鳞屑。此外，临床上有的多形性红斑损害，不是在红斑的中央发生水疱，而是在红斑的边缘形成环状水疱，称为环状红斑。靶状红斑或环状红斑是多形性红斑具有特征性的典型损害，因此，在临床上如发现上述两种特征性病损，一般可确诊为多形性红斑。还有一些严重的多形性红斑常在红斑的基础上形成大疱，大疱透明、丰满，疱壁较厚，有张力，不易破溃，疱液为浆液性，有时呈血性而为血疱。可造成皮肤大片溃烂、剥脱，这样的多形性红斑称为大疱性多形性红斑。

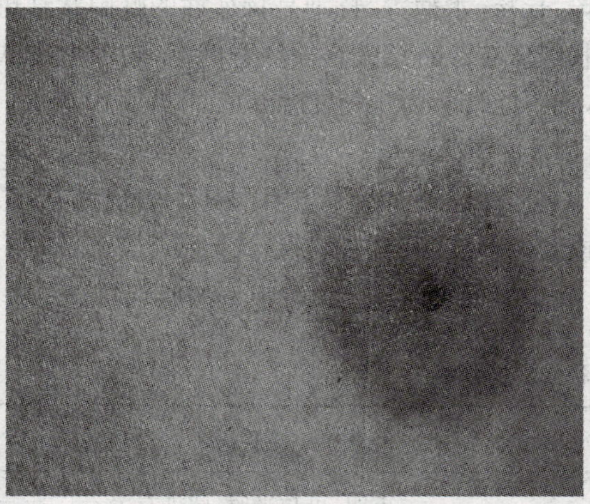

图 11-7　靶形红斑

轻型多形性红斑皮损多为对称性分布于颜面、手背、手掌、足背、足底，而四肢与躯干较少见。患者的自觉症状一般只有瘙痒、灼热和不适感。重型多形性红斑发疹常不规则，分布亦较多变，可见泛发性皮疹，躯干皮肤明显受累。如果皮肤的损害以表皮坏死松解症的形式出现，患者可因皮肤的严重感染或水、电解质失调而死亡。

3. 口腔损害

多形性红斑的口腔黏膜损害，远较皮肤损害严重和突出。起病初，可见口腔黏膜局部出现红斑和水疱，继而发生糜烂，糜烂表面有大量渗出物形成

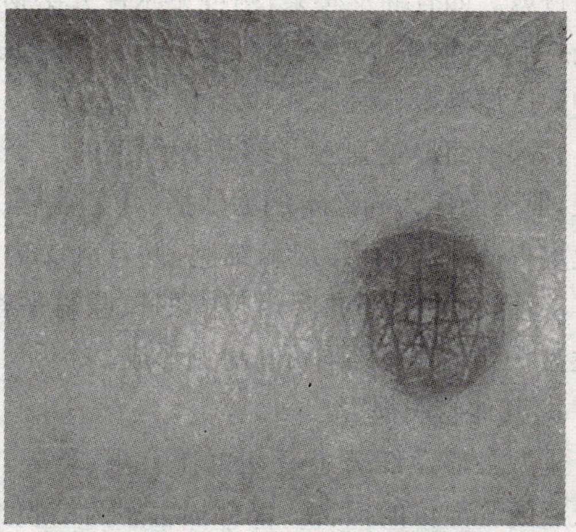

图 11-8　靶形红斑

厚的假膜。口腔黏膜病损常分布广泛，可发生于唇、颊、舌、腭等部位，疼痛剧烈，影响说话、饮食及吞咽等，有时渗出物过多，甚至形成胶冻状团块而影响闭口。积聚的唾液黏稠而沿口角外溢，其中可混有少量血液。口臭明显，但无特异性。颌下淋巴结肿大、压痛，细菌培养以金黄色葡萄球菌与溶血性链球菌多见（图 11-9）。

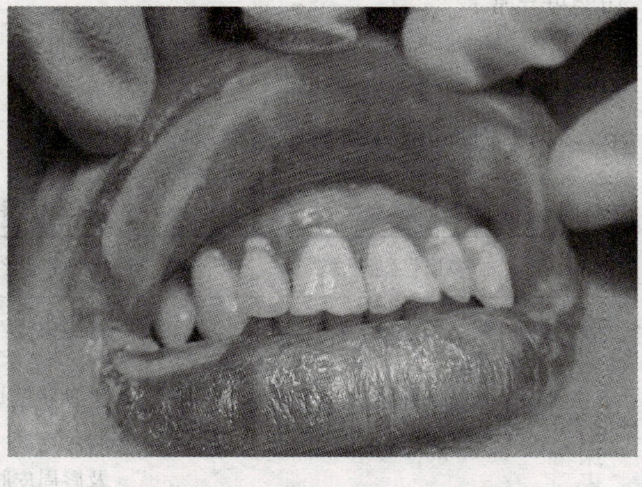

图 11-9　多型性红斑（上唇内侧黏膜）

唇红是多形性红斑的好发部位。由于病损易出血，故在唇部糜烂面上常有血痂覆盖。由于口唇干燥和经常受张口动作的牵引，血痂又可发生裂隙而造成痂下组织出血，以致血痂层层堆积，有时只见紫黑色的血痂而看不到红唇。若上下唇均罹患，晨起时上下唇为紫黑色血痂所覆盖而粘连，不能张口，影响进食和语言。多形性红斑的唇部损害一般在 1 周左右发展到最高峰，如无继发感染多在 2～3

周内自愈。如有继发感染，则可见脓性分泌物的黄褐色脓痂，此时多伴有发热(38 ℃左右)、颏下淋巴结肿大压痛等全身症状。

唇部多而厚的血痂是多形性红斑的一个突出表征，但不能作为确诊本病的依据。因为唇红部组织上皮很薄，仅覆有几层棘细胞，并且乳头内血管极丰富，因此唇红部的糜烂损害如口腔扁平苔藓、慢性盘状红斑狼疮等均可有血痂形成。

4. 其他组织损害

重型多形性红斑患者还可伴有眼、鼻腔、生殖器及肛门等部位的损害。眼部损害多为结膜炎、角膜炎，可见患者眼部毛细血管广泛充血发红、糜烂、分泌物增多，患者自觉眼部胀痛、畏光，部分患者还可出现虹膜睫状体炎与脉络膜炎，甚至可发生全眼球炎及眼球穿孔。个别病例处理不当可致失明。生殖器损害可为非特异性尿道炎、龟头炎或阴道溃疡。偶有报告胃肠道并发症，如食管炎和食管狭窄。部分患者可有上呼吸道受累和肺炎，严重者的死亡常与肺炎有关。偶尔可见气胸和纵隔气肿。如肾脏受累，可出现蛋白尿、血尿等症状。患者肝功能可异常。

此外，有一类多形性红斑是由寒冷刺激而诱发，称为寒冷性多形性红斑。该病好发于冬春季节，多见于面部、双耳及四肢远端暴露部。皮疹主要呈多形性红斑、丘疹、水疱或瘀点等，典型者呈靶状红斑，除伴发冻疮外，甚少溃烂，多伴瘙痒感，气温升高后可自行缓解。

(四)诊断与鉴别诊断

1. 诊断要点

可依据病史和临床病损特点做出诊断，要点如下：

(1)起病急骤，为突然发生的急性炎症，病程短暂，一般为1～4周，有自限性，可复发。

(2)发病与季节有关，春、秋季常见。有些患者能询问出发病前的用药史，或进食某些食物，接触某些环境而诱发疾病。

(3)口腔黏膜广泛充血、发红、水肿，并有大面积糜烂，表面渗出多，形成厚的假膜，疼痛剧烈，易出血，唇部常可见厚血痂覆盖。重症患者常伴有多腔孔受累，全身反应明显。皮肤可见多种病损，如红斑、丘疹、水疱等，特别是特征性的虹膜状红斑与环状红斑有诊断意义。须注意的是，若没有皮肤损害，则不能诊断为“多形性红斑”。

2. 鉴别诊断

多形性红斑在临床上需与其他表现为充血、发疱或糜烂的疾病鉴别。

(1)好发于唇部的3种疾病的鉴别(见表11-3)

表11-3　好发于唇部的3种疾病的鉴别

		多形性红斑	慢性盘状红斑狼疮	慢性糜烂性唇炎
病因		不明，可能与过敏有关	自身免疫性疾病	不明，可与光照、感染有关
临床表现	唇部	唇红肿糜烂，有厚血痂	呈盘状糜烂面，内侧有白色放射状条纹，外侧有黑色素沉着，可累及唇周皮肤	唇部糜烂，可有白色条纹，但不呈放射状，病损不超过唇红缘
	皮肤	皮肤损害形态多样，典型损害为靶样红斑或环状红斑	典型损害为面部蝶形红斑	无皮肤损害
病理		非特异性炎症，可见上皮下疱及上皮内疱	上皮过角化或不全角化，棘层萎缩，基底层液化变性，可见角质栓，深层及血管周围可见炎细胞浸润。免疫荧光检查可见基底层有粗细不匀的IgG荧光带	非特异性炎症

(2)多形性红斑与药物过敏性口炎、过敏性接触性口炎的鉴别(见表 11-4)

表 11-4　多形性红斑与药物过敏性口炎、过敏性接触性口炎的鉴别

		多形性红斑	药物过敏性口炎	过敏性接触性口炎
临床表现	口内	可发生在口内任何部位,表现为充血、水疱、糜烂、渗血,唾液可带血丝	可发生在口内任何部位,表现为充血、水疱、糜烂	在致敏物接触部位发生充血、水疱、糜烂
	皮肤	皮肤损害形态多样,典型损害为靶样红斑或环状红斑	荨麻疹或固定药疹	斑贴试验阳性
	眼部	可有眼部损害,表现为眼部充血、糜烂、畏光	可有眼部损害,表现为眼部充血、糜烂、畏光	非接触部位无异常
	阴部	可有阴部损害,表现为阴部充血、糜烂	可有阴部损害,表现为阴部充血、糜烂	非接触部位无异常

(3)4 种发疱性疾病的鉴别(见表 11-5)

表 11-5　4 种发疱性疾病的鉴别

		多形性红斑	天疱疮	类天疱疮	疱疹性龈口炎
年龄		青壮年多见	中年多见	中老年多见	儿童多见
病因		不明,可能与过敏有关	自身免疫性疾病	自身免疫性疾病	单纯疱疹病毒感染
病程		短,一般 1～4 周	慢性迁延	慢性迁延	短,一般 7～10 天
临床表现	唇	充血糜烂,有厚血痂	一般无损害	一般无损害	可有成簇的小水疱,破溃后形成溃疡,可融合
	黏膜	充血、水疱、糜烂、渗血,糜烂面上覆假膜,唾液可带血丝	松弛性大疱,壁薄易破,糜烂面上假膜少或无,边界清晰,尼氏征阳性	张力性大疱,壁厚,糜烂面上假膜少或无,边界清晰,可形成斑痕,尼氏征阴性	成簇分布的小水疱,破溃后形成溃疡,可融合
	牙龈	少有损害	可有,表现为剥脱性龈炎	多见,表现为剥脱性龈炎	牙龈红肿
	皮肤	皮肤损害形态多样,典型损害为靶样红斑或环状红斑	松弛性大疱,壁薄,尼氏征阳性	张力性大疱,尼氏征阴性	口周皮肤可出现成簇小水疱,除口周皮肤外,不累及其他部位
	眼	可有眼部损害,表现为眼部充血、糜烂、畏光	无损害	可累及,反复发作可形成睑球粘连	无损害
	阴部	可有阴部损害,表现为阴部充血、糜烂	少有	可累及,表现为阴部溃疡,反复发作可形成瘢痕	无损害
病理		非特异性炎症,可见上皮下疱及上皮内疱	棘层松解,上皮内疱形成,可查见天疱疮细胞,免疫荧光可查见棘细胞周围有荧光带	基底细胞破坏,上皮下疱形成,免疫荧光可查见基底膜带有线性荧光沉积	棘细胞层气球样变与网状变性,形成上皮内疱或上皮下疱,细胞核内可见嗜酸性包涵体,Giemsa 染色可见多核巨细胞

(4)Stevens-Johnson 综合征与 Behcet 综合征的鉴别(见表 11-6)

表 11-6　Stevens-Johnson 综合征与 Behcet 综合征的鉴别

		Stevens-Johnson 综合征	Behcet 综合征
病因		不明,可能与过敏有关	不明,可能与免疫异常有关
临床表现	口腔	充血、水疱、糜烂、渗血	为复发性口腔溃疡
	皮肤	皮肤损害形态多样,典型损害为靶样红斑或环状红斑	结节性红斑,毛囊炎,针刺反应阳性等
	眼部	可有眼部损害,多为结膜炎	可累及眼部各层次
	阴部	充血、糜烂	溃疡
各部位病损出现间隔期		间隔短,常在短时间内并发或略有先后出现各部位病损	间隔长,可在数月～数年或更长时间内才先后出现各部位病损

五、与变态反应有关的其他口腔黏膜病

(一)肉芽肿性疾病

口腔黏膜某些肉芽肿性疾病,如肉芽肿性唇炎、口面部肉芽肿病、结节病、克罗恩病、韦格纳肉芽肿等,其临床表现的共同特点是组织增大形成结节或深溃疡。病理变化表现为肉芽肿性炎症病变或形成血管炎。病变往往迁延难治。有些预后较差。目前这些疾病病因尚不完全明确。曾认为发病可能和遗传因素、血管神经功能紊乱有关。近来亦认为与慢性病灶诱发的变态反应有关。发病机制主要是第Ⅲ和第Ⅳ型变态反应。

当某些外源性物质,主要是病原微生物,如口腔中有慢性根尖炎、牙周炎、牙龈炎、扁桃体炎及身体其他部位的慢性病灶时,微生物可通过血液进入机体。使本不具有抗原性的机体本身组织或细胞与外源性微生物结合而改变了性质,而具有抗原性,可刺激机体产生抗体。当抗原抗体作用后,可形成免疫复合物并沉积于毛细血管壁的基底膜上。这些抗原-抗体复合物能激活补体释放趋化因子,引起多形核白细胞聚集,释放溶酶体酶,引起血管壁及周围间质的损伤。这些发病机制为Ⅲ型变态反应。在口腔黏膜肉芽肿性疾病患者的病变组织及血循环中,往往可发现抗原-抗体复合物的存在。

此外,侵袭机体的感染因子或其代谢产物作为抗原,亦可与致敏淋巴细胞发生反应,释放淋巴因子,引起包括有巨噬细胞在内的单核细胞的聚集。中性粒细胞及单核细胞均能释放溶酶体酶而使血管壁及周围间质发生损伤。但更显著的病变是巨噬细胞及上皮样细胞的浸润而形成肉芽肿性炎症反应。细小血管可被含有白细胞和血小板的血栓阻塞,或血管受损、血液外渗等,最终导致组织坏死。此等变化符合Ⅳ型变态反应发病机制。这些病理变化在肉芽肿性唇炎、结节病、韦格纳肉芽肿等疾病的口腔黏膜病变中均有表现。

对口腔黏膜肉芽肿性疾病的治疗,目前尚无特效疗法。但治疗原则应考虑除去过敏的诱因,这具有病因治疗的性质。例如治疗口腔中及全身的慢性疾病,以除去病灶,消除抗原(过敏原)。还应考虑控制抗原抗体反应。抑制过敏反应以及抗炎症,对症治疗,控制继发感染等。具体治疗方法及其临床特点及诊断,可参看口腔黏膜肉芽肿性疾病章。

(二)溃疡及斑纹性疾病

病变表现为反复发作的溃疡,或斑纹伴糜烂的口腔黏膜病如复发性阿弗它溃疡、贝切赫特病(白塞病)、扁平苔藓等,目前病因尚不很明确。除其与精神神经因素、免疫功能失调、代谢、内分泌紊乱、遗传因素等有关外,仍不能排除变态反应在发病中的作用。主要为Ⅲ型变态反应,亦可能有其他型变态反应起作用。因一些外源性物质如微生物、药物等进入机体后可成为抗原,刺激机体产生抗体,抗原抗体作用后形成免疫复合物,激活补体产生炎症反应,造成血管炎和组织坏死,以及由此而引起的一系列继发病变。如多数复发性口腔溃疡及白塞

病患者病变组织中存在抗口腔黏膜自身抗体，主要是 IgM 及 IgG，血清中 IgG 及 IgA 亦轻度增多。半数患者血清中存在免疫复合物。由此说明这些疾病的发生可能与变态反应有关。临床上经常发现患者口腔中在银汞充填体或其他金属修复体邻近的黏膜上出现具有扁平苔藓特征的白纹样病变，说明这些修复材料亦可能作为过敏原，引起变态反应而促使发生病变。

对于此类疾病的治疗原则是除去病灶。根据情况调整免疫功能，抑制变态反应，抗炎症及对症治疗。具体治疗方法，临床特征及诊断可参见本书各相关章节。

（程　斌　何　园）

参 考 文 献

1. Auquier-Dunant A, Mockenhaupt M, Naldi L, ect. Correlations between clinical patterns and causes of erythema multiforme majus, Stevens-Johnson syndrome, and toxic epidermal necrolysis: results of an international prospective study. Arch Dermatol. 2002, 138(8): 1019～1024
2. Greaves MW, Hussein SH. Drug-induced urticaria and angioedema: pathomechanisms and frequencies in a developing country and in developed countries. Int Arch Allergy Immunol 2002, 128(1): 1～7
3. P. M. Lydyard, A. Whelan, M. W. Fanger. Instant Notes in Immunology. UK: BIOS Scientific Publishers Limited, 2000
4. 叶世泰．变态反应学．第 1 版．北京：科学技术出版社，1998 年
5. 李秉琦．口腔黏膜病学．第 2 版．北京：人民卫生出版社，2003 年
6. 陈慰峰．医学免疫学．第 3 版．北京：人民卫生出版社，2000 年
7. 张学军．皮肤性病学．第 7 版．北京：人民卫生出版社，2008 年
8. Playfair, J. H. L. and Lydyard. P. M. Medical Immunology for students. Edinburgh: Churchil Livingstone. 2000, 2nd edition

第十二章　口腔扁平苔藓

一、概述

扁平苔藓(lichen planus,LP)是一种原因不明的皮肤黏膜慢性炎症性疾病,病损可同时或分别发生在皮肤或黏膜,一般认为在口腔黏膜病中,除复发性口疮外,以口腔扁平苔藓(Oral LP,OLP)最常见。在祖国医学中病名为“口蕈”、“口破”、“紫癜风”等。

Erasmus Wilson 于 1869 年首次报道了两例女性患者的口腔黏膜扁平苔藓表现,1885 年 Thibierge 对口腔黏膜症状作过详细的描述。当时认为,口腔黏膜损害只是皮肤损害的伴发症状。1894 年 Audry 指出,扁平苔藓可以单独在口腔黏膜出现而无皮肤损害。1906 年 Dubreuilh 观察到除大部分扁平苔藓是同时发生于皮肤与口腔黏膜外,单独发生在口腔黏膜比单独发生在皮肤的要多。1907 年 Lieberthal 首先在美国医学杂志(JAMA)发表论文,阐述舌及颊黏膜的病损形状不同,并进一步明确了病理组织学的改变作为临床诊断的依据,关于 OLP 的比较全面的认识公认应该从 1907 年算起。

口腔扁平苔藓的发病率因研究人员、对象人群、国别和种族的不同而有一定差别。国外报告该病发病率约 0.45%~0.7%,国内“口腔白斑、扁平苔藓两病防治协作组”对北京、西安、武汉、成都、上海、山西等地的调查中显示,在 134 492 人中口腔扁平苔藓的患病率为 0.51%。2005 年我国第三次流行病学调查抽查了 35~44 岁年龄段的 23 538 人中 OLP 患病率为 0.26%,在 23 415 例 65~74 岁人群中 OLP 患病率为 0.66%,与国外报道的临床患病率大致相似。

口腔扁平苔藓男女都可发病,但根据国内外众多学者多数资料报道女性多于男性。发病年龄从十几岁儿童到 80 岁老人均可患此病,但多发于中年,以 30~50 岁年龄段最多。如 Gawsen 798 例中仅 24%为男性,华西医科大学 500 例男女之比为 1∶2.2,31~50 岁组占 59.8%,21~60 岁占 94%。OLP 是一种典型的慢性疾病,时发时愈,反复波动,病史长短不一,长者几十年,短者几个月。

有文献报道口腔扁平苔藓好发于脑力劳动者,但原因不明,还需作更深一步的探讨。有资料表明 OLP 与嚼槟榔有一定关系,嚼槟榔的人群发病率为 6.2%,明显高于吸烟者的发病率(2.2%)。而吸烟者与不吸烟者发病未见明显差异。

OLP 的好发部位依次为为颊、舌、唇、腭、龈。大量临床病例的观察发现:口腔病损的部位不是恒定不变的,例如这次就诊仅有颊黏膜病变,下次复诊可能又发生舌和牙龈的病变;部分患者颊舌病损并发。华西医科大学的资料就表明在病程进展中有多个部位先后罹患者占全部病例的 88.4%。所以,记录病变部位的主要意义在于了解口腔扁平苔藓的发病过程。

二、发病因素

本病病因尚不明确,目前无一致的结论。提出一些有关因素综合如下:

1. 感染因素

有学者在口腔扁平苔藓的病损处查到病毒和细菌,所以认为细菌和病毒的感染是扁平苔藓发病的一个因素,但是由于细菌仅仅发现于糜烂区域,在非溃疡和糜烂区的上皮下并未发现,同时用超微技术检查也未发现有病原微生物存在,故细菌和病毒感染学说尚欠缺有力的证据,也未得到一致承认。国内有学者提出扁平苔藓发病与幽门螺杆菌(Hp)感染有关,并有抗 Hp 治疗后有效的报道。但因 Hp 在人群中感染较广泛,亚型也较多,尚需进一步观察。

关于肝炎与扁平苔藓的关系,1991 年首次报道丙肝病毒(HCV)与扁平苔藓共存,此后许多流行病学调查研究证实了这种关系。南欧及日本的研究显示 HCV 是一些扁平苔藓伴随肝病者的主要病原,口腔扁平苔藓的 HCV 感染率(日本 60%,意大利 34.8%,西班牙 23%)高于普通正常人群(意大利3.2%，西班牙5%），尤其是糜烂型更明显，认为OLP可能是HCV肝外表现之一。但由于HCV存在地区感染率的差别，二者的关系尚未完全建立，例如英国、法国、荷兰、巴西的研究则不支持此种联系。HCV相关性OLP的具体发病机制尚不清楚。一些研究结果表明HCV相关性OLP与一般HCV感染者相比，血清HCV-RNA水平及HCV基因型无显著性差别，也未发现异常增高的自身免疫疾病血清标志物，但却有循环抗上皮细胞抗体及血清免疫球蛋白的增高。由此推测HCV感染引起的宿主因素比病毒因素更重要，可能是由于HCV改变了上皮细胞抗原性或HCV与上皮细胞抗原决定簇的交叉反应导致的免疫损伤。

2. 糖尿病

1983年Lunstorm曾报道40名OLP患者中有11名患者有糖尿病（28%）。一些研究表明在LP患者中，糖耐量实验异常者为12.5%～85%。国内陈海琼对609例OLP患者经检查仅7例患者有糖尿病（1.15%）。中国医科大学于静涛等报告（1992年）50例OLP患者中，10例血糖偏高，仅两例尿糖阳性。经内科确诊至少有2例患者有糖尿病，占50例OLP患者的4%。此结果明显高于我国一般人群45岁以上糖尿病的患病率（0.609%）。作者对两例糖尿病追踪观察，其中1例糖尿病治愈后，扁平苔藓明显好转，糜烂消失，白色病损明显减少。作者主张OLP与糖尿病有一定关系。国外学者Petrou-Amerikanou等人1998年报道139例Ⅰ型糖尿病患者中5.76%有OLP病损，353例Ⅱ型糖尿病患者中2.83%有OLP病损，而274名正常人对照组中OLP发生率为1.82%。Ⅰ型糖尿患者的OLP发生率与对照组有显著性差异。

3. 微循环障碍因素

上海第二医学院口腔系1981年对159名正常人的唇、舌黏膜微循环进行了观察，发现口腔扁平苔藓患者唇及舌尖微血管形态改变，其扩张、淤血者明显高于正常人组，微血管血流的流态亦较正常人明显减慢。华西医科大学口腔医学院1990年报道，55例扁平苔藓患者与50例正常人，以血液流变学15项可变量进行统计处理。服用活血化瘀中药——复方扁平苔藓片后，改善血液黏滞性，通过多元逐步回归分析，血清CIC、红细胞电泳时间、全血比黏度、红细胞压积，血清IgG、血浆黏度与OLP相关。第四军医大学口腔医学院1996年报道35例OLP患者血液流变异常者占57.14%，显著高于天津中医学院2 251例健康中老年人中血瘀症所占的27.81%～30.35%。这都说明高黏血症及微循环障碍与扁平苔藓发病者有关。

4. 精神心理因素

临床观察到OLP发病与精神因素有关，多数学者也承认心身因素如过分忧虑、精神紧张、失眠等是OLP的致病因素之一。这些因素去除后，病情即可缓解。Mc Carton 1995年报道50例OLP测试结果，忧虑及焦躁约提高50%，而抑郁症较轻。作者认为焦躁比抑郁对OLP发病更重要。Ivanovski(2005)研究表明部分OLP是由于长期精神压力人群躯体化而导致的临床体征。田茂能等对30名OLP患者进行了明尼苏达多相个性测验，提示的个性特征表明，患者个性为情绪不稳定，敏感多疑，固执犹豫等抑郁内倾性特征。这些结果都提示精神因素在OLP发病及复发过程中的作用。Koray(2003)对40例OLP和健康对照者情境与特质焦虑量表和唾液皮质激素水平进行研究，发现OLP组唾液皮质激素水平显著增加，患者焦虑等特征明显。

5. 内分泌因素

临床上可见到有的女性OLP患者在妊娠期间病情缓解，哺乳后月经恢复时，病损又复出现。国内学者研究表明，扁平苔藓患者男性血浆雌二醇（E_2）下降，行经女性及绝经期女性血浆E_2及睾酮（T）含量皆低于对照组。这与妊娠期E_2增高有关，故与病情缓解相一致。女性的雌激素及男性的雌激素部分由肾上腺皮质分泌，以上改变或与肾上腺皮质功能异常有关。

6. 遗传因素

国外已有许多有关OLP发病的家族倾向报道。我国郑际烈1985年研究50例OLP患者外周血淋巴细胞姐妹染色单体互换率（SCE）并与30例正常对照组比较，有显著性差异（$P<0.01$）。提示可能存在着DNA损伤和修复的改变以及染色体异常，对癌症易感。李辉苇等对30例OLP患者外周血淋巴细胞进行了研究，结果表明患者的染色体畸变率明显高于对照组（$P<0.01$），说明患者染色体

稳定性差。OLP 发病可能与个人的遗传素质有关。与 LP 相关联的 HLA 抗原位点有 HLA-A3、HLA-A5、HLA-A28、HLA-B16、HLA-B8、HLA-W38、HLA-DR1、HLA-DR3/4。Xavier(2007)对巴西 53 例 OLP 患者研究发现 IL-6、TNF 等细胞因子基因多态性与 OLP 发生有关。

7. 免疫因素

现在多数学者倾向本病与免疫功能有关。根据本病病情波动、反复及上皮下固有层有炎症细胞浸润，主要为来自 T 淋巴细胞的浸润带，因而考虑与免疫因素有关，并证明这些细胞不是局部增生的结果，而是来自血液，主要与 T 淋巴细胞介导的免疫反应有关。固有层 CD4＋、CD8＋ T 淋巴细胞增加，CD4/CD8 比率显著低于正常人，T 淋巴细胞亚群平衡失调，功能降低，产生 IL-2 能力及淋巴转化功能均显著降低，因此认为主要是细胞免疫紊乱。皮质类固醇及氯喹等免疫抑制剂有效也证明本病与免疫有关。

8. 微量元素

近年来微量元素在人体内具有特异的生理功能及与本病的关系受到关注。如缺锌小鼠的黏膜可发生不完全角化，棘层增厚，上皮可有不典型增生。在检测 OLP 患者头发微量元素时，发现锌、碘等均低于正常，而镍高于正常。但扁平苔藓患者血清锌多正常，补锌治疗也未取得明显效果。锰对维护线粒体功能有着重要作用，并与它的形成有关。这些都有待进一步的研究证实。

三、临床表现

(一)口腔黏膜病损

1. 自觉症状

患者常为偶然发现，或经医生检查口腔而查出病损，所以难以确定开始发病时间。部分患者局部有粗糙木涩感，或对辛辣食物刺激敏感，偶尔可有虫爬发痒感，唾液少而感干燥。黏膜有炎症出血时，遇辛、热、辣等厚味刺激可发生明显疼痛。当上皮剥脱糜烂时，出现自发性疼痛。但症状轻重程度因人而异。

2. 好发部位

本病可发生于口腔黏膜任何部位，大多左右对称，在口腔多部位中颊黏膜受侵最为常见，多发生于双侧，少数也可为单侧。除颊部外，其他受侵部位的报道则有差异，一般顺序为舌(包括舌背、舌缘、舌腹部)，唇(以下唇为多见，主要为唇红黏膜，上唇较少受侵)，牙龈(主要发生于附着龈处，另外在口底及腭等部位也可见到)，腭(以硬腭较多见)。在颊和唇、龈部的病损多波及黏膜移行皱襞区域。口腔黏膜病损常同时在口腔多个部位出现，单个部位病损较少见。

3. 病损形态

OLP 病损表现形式多样，大小、范围、形状、严重程度均不同。最常见的口腔黏膜扁平苔藓病损是呈灰白色角化小丘疹，点状或圆球状组成细的条纹，白色光亮称威肯线(Wickham striae)。由于丘疹排列方向及疏密的各异，互相交织表现出网状、环状、条状和斑块状等形态不一的外形，多呈对称性分布。病损黏膜因病情不同可以发生充血、表皮脱落、溃疡糜烂、水疱和萎缩等现象，但一般保持黏膜原有的柔软性和弹性。口腔内可同时出现多种损害并存或相互转变，如网状病损在吸烟等刺激因素下，可转变为斑块状病损，萎缩型转为糜烂型。陈旧性环网状病损可出现不规则形状的棕褐色或暗紫色色素沉着。常见病损形态如下。

(1)根据解剖部位划分

1)颊扁平苔藓：颊黏膜为口腔扁平苔藓最常见的发病部位，一般认为可达 80%～90%。Andreason 统计 115 例口腔扁平苔藓中，114 例颊部有扁平苔藓损害，单侧颊部损害中有 6 例。颊部病损以磨牙前庭沟为好发区域，可沿前庭沟向前蔓延至口角，向后波及磨牙后垫及翼下颌皱襞区域，甚至波及整个颊部黏膜。病损形态多样，以网状灰白条纹最多见，也可有树枝状、线条状、环状丘疹、斑块、结节等不同类型损害。在颊咬合线区常表现为条索状、斑点、线状或网状损害。颊部斑点损害应与异位皮脂腺区分。颊部损害多为双侧对称发生，单侧发生者较少(图 12-1)。

2)舌扁平苔藓：一般认为发生率仅次于颊部，有报告统计为 44%。病变多发生在舌前 2/3 区域，包括舌尖、舌缘和舌腹部。损害多样，一般较局限，界限清楚。舌部常见萎缩型损害，舌背丝状及菌状乳头萎缩。舌背早期损害多为丘疹斑点状，灰白透蓝,开始时侵及丝状乳头顶部,而乳头下半部黏膜正常,以后整个乳头受累。由白色丘疹组成环网状损害,从中央逐渐向周围及深层扩展,并形成圆形或椭圆形灰白斑块,触之稍粗糙。舌乳头由于萎缩逐渐光亮,向周围扩展,形成中央上皮萎缩变薄,呈鲜红或暗红色的平滑斑,在此基础上可发生糜烂,糜烂面愈合后,舌乳头恢复则非常缓慢。舌背也可呈乳头增殖角化和部分萎缩的混合病损。可为孤立存在,也可呈不规则形状散在分布。舌腹部病损多呈网状、树枝状或线条纹,单侧或左右对称发生。发生于舌尖及口底部的扁平苔藓较少见,可侵犯舌系带,并向前发展至下颌骨舌侧部分。舌背扁平苔藓如角化增殖明显,需与白斑区别。舌侧缘舌腹部扁平苔藓病损如为长期充血红斑,有斑点状增生突起、糜烂溃疡者,应注意观察或及时进行活体组织检查(图 12-2)。

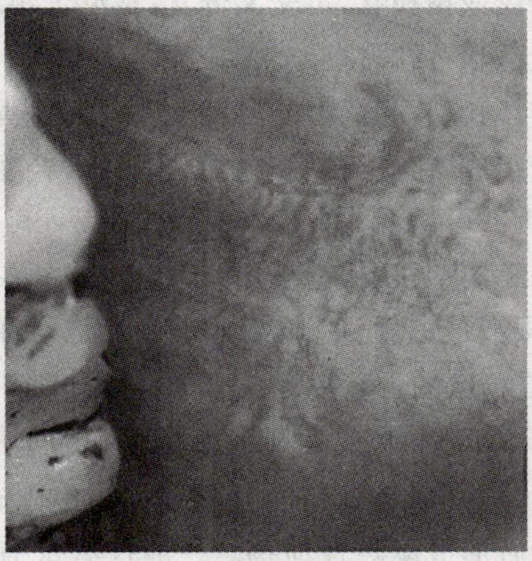

图 12-1　非糜烂型口腔扁平苔藓

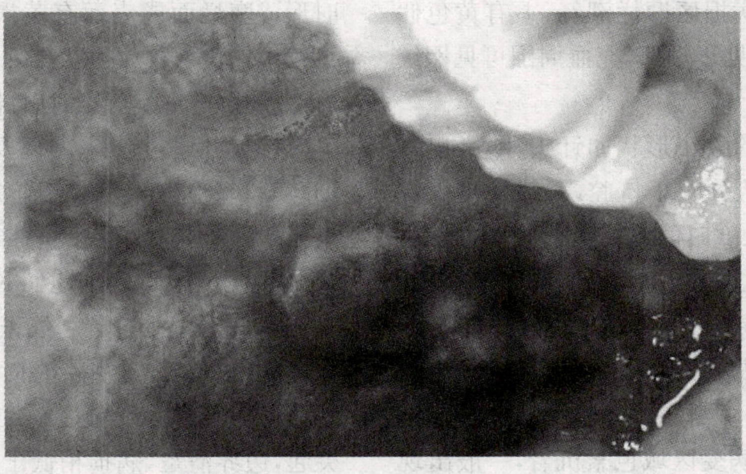

图 12-2　糜烂型口腔扁平苔藓

3)唇扁平苔藓:唇部损害以下唇多见。唇红部损害多呈网状或环状、线条纹状,可以伸向口角,伴有秕糠状鳞屑,白纹多模糊不清,舔湿或用水涂擦则透明度增加,线纹清晰度增高。因唇红黏膜乳头层接近上皮表浅部分,所以固有层炎症水肿时,可发生水疱而导致糜烂渗出形成结痂,唇部扁平苔藓常与盘状红斑狼疮难以鉴别。唇部陈旧性损害,沿皮肤侧边缘处,可出现带状色素沉着斑。

4)龈扁平苔藓:龈扁平苔藓发病较颊、唇、舌部为少。在附着龈可见灰白色斑纹,因上皮萎缩而呈充血红斑水肿,甚至上皮剥脱发生糜烂,很易与剥脱性龈炎混淆。可有灼热敏感症状。如合并颊部或其他部位扁平苔藓时,则比较易于诊断。如只单独有牙龈损害,则应仔细观察,有无细微灰白网纹,四周细的白色花纹能与良性黏膜类天疱疮相区别,必要时则需要借助病理组织检查,以明确诊断。

5)腭扁平苔藓:腭部是口腔较少受侵的部位,一般认为小于 8%,病损常由前庭沟、龈颊皱襞或缺牙区牙槽嵴处蔓延而来。在硬腭常位于腭侧龈缘附近,呈狭长条索状,中央萎缩发红,可伴有糜烂,边缘色白微隆起,亦可沿硬腭边缘呈带状分布。软腭损害较硬腭少见,呈灰白色网状花纹,可局限于一处,亦可遍及整个上腭,偶有萎缩红斑或小水疱,糜烂则较少见。

(2)根据病损形态划分

1)网状型:临床上最常见,是本病口腔黏膜病损的典型表现,呈略突出于黏膜的灰白色条纹,互相交织成网状,网纹粗细不等,可发生于口腔黏膜各处，但以颊黏膜为主。

2)树枝条纹型：由突出于黏膜的灰白色小丘疹连成条纹或树枝状，可交叉分支，常见于颊部，其次为舌腹部和唇红黏膜。

3)环状型：此型病损多见于舌、唇黏膜，周边为小丘疹组成，略高于黏膜，中心区平坦，轻度充血发红，在舌部可见舌乳头萎缩。

4)斑块型：病损为小丘疹融合组成的灰白色斑块，界限清楚，表面平坦，以舌背和颊部对称性表现多见，受损区的舌乳头常有不同程度的萎缩。

5)水疱型：此型表现为大小不一的水疱，疱易破，流出清亮液体，上皮全层脱落，露出固有层，水疱破溃后形成糜烂性溃疡。一般仅有水疱不可诊断为扁平苔藓。此型常见于软腭、颊唇部。

6)糜烂溃疡型：病损区糜烂潮红，上有黄色假膜覆盖，疼痛明显，多见于颊部，充血周围可见网纹或树枝状条纹。

7)丘疹型：丘疹的大小形状如针头，略高出黏膜，散在分布或成簇状分布于口腔，一般发生于颊部和唇部，有时伴有轻度白色条纹。

8)萎缩型：主要发生在舌部，其次为颊部，表现为黏膜上皮萎缩。可同时伴有网状损害。

9)红斑型：受损黏膜表现为一种充血的红色斑片状损害，界限清楚。

10)色素沉着型：病变区域色素沉着，一般出现在陈旧性扁平苔藓中，因此认为这是扁平苔藓的愈合期或静止期。

就口腔黏膜扁平苔藓的分型而言，目前还不统一，分型的标准也不一样。现临床上普遍采用糜烂型和非糜烂型，较为简便、实用。

(二)可能伴发的其他黏膜病变

1. OLP与口腔白斑病(OLK)合并存在

OLP与OLK并存时好发于颊黏膜和舌黏膜，也可发生在口腔黏膜其他部位。病损处可见到均质的白角化斑块及呈网状的白色角化条纹。患者自觉病损处有粗糙感，偶尔有烧灼或对厚味食物敏感。病变发生在舌部时，往往有舌背发紧的感觉。由于咀嚼时食物对局部的摩擦，易使患处形成糜烂面或溃疡，这时会出现疼痛。

OLP与OLK合并存在发生的时间与部位可能不一致，因此详细记录病历是很重要的。临床上如怀疑OLP与OLK合并存在时，应在不同病变处取活体组织检查，并应与斑块型扁平苔藓及其他的白色病变加以鉴别。

2. 口腔扁平苔藓与盘状红斑狼疮合并存在

红斑狼疮/扁平苔藓重叠综合征(lupus erythematosus，LE/lichen planus LP overlap syndrome)是指皮肤和黏膜上病损在临床、组织病理和(或)免疫病理方面同时具有两病特征，通常不能单独用LP或LE解释的病变。病变多发生于唇红及颊部黏膜处，颊黏膜表现为慢性炎症现象，局部充血，有时伴有糜烂面，周围可看到呈网状排列的白色角化条纹。唇部病变多发生于下唇唇红部。唇红缘边界不清，可见稍隆起的紫色斑块，病损中心稍低，有时形成糜烂面或表面有黄褐色结痂。病损周围可见较短白色条纹放射状排列。病损易出血、发干及有疼痛感，有继发感染时唇部肿胀，疼痛加剧。

诊断可通过临床表现及组织病理检查，另外LE实验室检查部分患者血沉加快，γ球蛋白增高，类风湿因子阳性，抗核抗体阳性。辅助性T细胞(OKT4)/抑制性T细胞(OKT8)比率增加。

3. 口腔扁平苔藓和红斑合并存在

OLP与红斑合并存在时好发于颊黏膜、牙槽嵴及移行沟黏膜。红斑区鲜红表面光滑或有小颗粒突起，边界清楚，病损稍低于周围正常黏膜组织，病变周围可见白色角化条纹，口腔黏膜其他部位仍可见到典型的扁平苔藓病损。患者常有烧灼感或对辣味食物敏感。

红斑是一种癌前病变。临床上遇到此种疑似患者时，应做活体组织检查，有上皮异常增生时，应尽早切除。

(三)皮肤病损

1. 典型皮肤病损

扁平苔藓典型的皮肤病损表现为稍高于皮肤表面的扁平丘疹，粟粒至绿豆大，呈多角形、圆形或类圆形，边界清楚。早期病损为红色，以后变为青紫、紫蓝或暗红色，红褐色或污灰色等，到晚期多为正常皮色，但亦可有色素减退或色素沉着。

丘疹表面有一层半透明的角质薄膜呈蜡样光泽，用石蜡油涂于丘疹表面，放大镜观察，可见到白色小点或细线纹(Wickham 纹)。有的丘疹中央凹陷呈脐窝状,为皮肤腺管口或毛囊口。有的丘疹中央有明显的角质栓使丘疹较尖而成棘状。有的表面被覆鳞屑。

皮肤病损的分布最常见者为局限于某些部位,且两侧对称的群簇性分布皮损,亦可呈散在性的病损。在急性期及重症患者中有时可见沿抓痕上出现成串的扁平丘疹排列成线状,为同形反应。

皮损易发部位为腕及前臂屈侧,股内侧,颈部及躯干部,在躯干上常见于腰部,亦可发生于肛门附近、阴茎或阴唇上。手掌及足底不易发生皮损。

瘙痒为主要的自觉症状,有时有阵发性剧痒,亦有人只有轻微发痒或完全不痒。

病情常为慢性。在发展过程中有新的丘疹不断出现,而旧的丘疹则渐渐增大、变平,或互相融合成大小不等、形状不一的斑片。数月才能消失,遗留色素沉着。

2. 非典型皮肤病损

丘疹中心萎缩,色素减退。有的丘疹呈疣状增生,少数可出现水疱。

3. 指、趾甲病损

指、趾甲的发病率约为 2%~10%。OLP 患者中亦可见到有指、趾甲病损者。丘疹如发生在指、趾甲下方可引起疼痛。轻者使甲板增厚变形。少数可见甲板变薄或有纵沟或嵴。重者指、趾甲可形成裂缝。

4. 头皮病损

头皮的损害可引起永久性脱发,多呈斑片形。脱发处头皮萎缩或有瘢痕形成。皮肤扁平苔藓(CLP)及口腔扁平苔藓(OLP)在光镜及电镜的变化基本相同,直到现在都认为这是一种疾病在皮肤和黏膜上的不同表现。从国内外调查资料来看,OLP 中发生皮肤损害者较少,CLP 伴发口腔损害者较多,前者低于 10%,后者大于 65%。但是 CLP 与 OLP 尚有以下差异:

(1)采用自体损害组织作底物的间接免疫荧光中,80%典型 CLP 患者在颗粒层和棘层显示特殊染色类型的免疫球蛋白,认为它是一种与 LP 有关的位于颗粒层和棘层的抗原,对 LP 有特异性。这种抗原称为扁平苔藓特异抗原(LPSA)。至今在 OLP 中未找到。

(2)组织病理上 CLP 几乎不出现不全角化,OLP 中常出现不全角化。CLP 中常出现锯齿样钉突,OLP 中比较少见。CLP 中主要是辅助诱导性 T 细胞,OLP 中主要是抑制性细胞毒性 T 淋巴细胞。电镜观察 OLP 基底板常出现断裂,分支,斑块样增厚。基底细胞的细胞间隙变宽,桥粒减少,胞浆突起短窄或不规则,出现明显胞浆变性的特征,常为 2~3 个核仁,CLP 中未见报道。

(3)CLP 在皮肤上的病损有 Wickham 纹,但在 OLP 中病损中是否存在 Wickham 纹尚无确切证据。

(4)CLP 大多数能自愈,癌变报道罕见。OLP 自愈者不到 3%。根据以上的差异,CLP 与 OLP 是否是同一疾病还是独立的疾病,尚有待探讨。

四、组织病理

扁平苔藓的病变无论是在皮肤还是黏膜,出现在口腔任何部位,属于何种临床类型,其基本病理变化还是一致的。

(一)光学显微镜观察

OLP 的典型组织象具有诊断价值,上皮各层均有改变。由表及里主要包括:

(1)上皮表层过度角化或不全角化。在皮肤病损,一般认为有过度角化,无不全角化。而在口腔黏膜,则病损可能出现多种情况,既有过度角化又有不全角化。

(2)粒层轻度改变。粒层的改变是不明显的,大部分病例的粒层,在镜下与正常相仿,或颜色淡,层次少,仅少部分病例增厚,和(或)透明角质颗粒增多、变粗。在皮肤病损中,则往往出现粒层呈波浪形或楔形增厚与透明角质颗粒粗大,而与角化程度不相称。

(3)棘细胞层不规则肥厚或萎缩。

(4)上皮钉突形态不一,有时呈锯齿状。上皮钉突往往极不规则,有的增生伸长,有的分叉,有的细长,有的短小,有时上皮钉突向下延伸并向侧面稍倾斜,末端呈细长尖角,似锯齿或鸡爪。这种典型的锯齿或鸡爪状钉突,尤其在皮肤病损中,被认为是具有特征性的诊断要点。

(5)基底细胞层水肿,液化变性显著。表皮基底层受损是本病的基本改变。细胞变性,失去正常结构,细胞浆内的水分与蛋白质分解呈水样退变,即所谓液化变性。基底细胞层由于细胞间的结合力减弱,往往丧失了原来的排列秩序与界限,严重者基底细胞由于变性、毁坏而部分消失,以至有时发生局部棘细胞与固有层直接接触的现象。

(6)基底膜区界限不清,可见嗜酸带。表皮与结缔组织之间的基底膜往往增厚而且模糊,缺乏均匀细致、清晰明确的交界线。而有时界线增宽明显,呈现出一条嗜酸性淡红色的均质状细带,所谓无细胞浸润区,用网状组织染色时出现复层嗜银薄膜,疑为纤维蛋白样物质沉积。

(7)固有层带状炎细胞浸润。扁平苔藓病损中的炎细胞浸润有明显特征性,其中主要是淋巴细胞,还有单核细胞,少量浆细胞。炎细胞致密分布于固有层浅层,上缘与表皮紧紧贴连,并常侵入上皮退变区内,而造成上皮与浸润的炎细胞之间界限不清楚。浸润的下缘,与结缔组织之间的界限却较为清楚可辨,一般并不深入固有层深层或黏膜下层,呈现横行带状,带的宽度大致与表皮层相仿或者稍宽,炎细胞密度与分布的宽度较为均匀,炎细胞浸润带同基底细胞层液化变性是本病经常出现的基本的重要的组织改变。

(8)胶样小体。在病变早期和炎症明显的损害内,在生发层和固有层浅部,部分病例中或多或少地出现一些圆形或卵圆形小体,称胶样小体,HE染色时为均质性淡红色,大多散在分布于基底膜两侧,数目不多,为非特异性改变,也可出现于其他黏膜病,如红斑狼疮等。

OLP不同类型的病损特点简述如下:

(1)丘疹型。多展示典型组织象,但角化层可能广泛而且较厚,淋巴细胞浸润带较宽且常有嗜酸带。

(2)疱或大疱型。是生发层退变及上皮与结缔组织水肿的结果,往往局部形成水疱,疱内含有清亮液体。疱完整时可在固有层见到淋巴细胞浸润带,一旦疱破则浸润象往往失去典型性,浅层常杂有嗜中性白细胞,淋巴细胞等可侵入黏膜下层。

(3)糜烂(或溃疡)型。上皮变薄萎缩,或全层破坏,有时可见出血。典型炎细胞浸润带在许多病例已不清楚,生发层水肿,基底细胞渐毁坏,覆盖的上皮变薄并出现区域性坏死,形成溃疡。

(二)电子显微镜观察

1. 角化层

有完全角化和不全角化两种细胞,以不全角化细胞为多见。细胞间隙极小,部分桥粒仍可辨认,部分消失。

2. 颗粒层

变化不明显,细胞间隙狭窄,桥粒连接存在,胞质中张力原纤维较多,细胞器减少。

3. 棘细胞层

细胞体积略增大、变形、细胞棘突伸长,细胞间隙增宽,胞质内张力原纤维束丰富,往往可以见到大小与数目不一的液化小疱。

4. 基底细胞层

基底细胞内线粒体和粗面内质网肿胀,胞浆内出现空泡。桥粒与半桥粒松解变性,有人认为变性的桥粒可能成为抗原而引起自身免疫反应。基底细胞之间,基底细胞与棘细胞之间的细胞间隙不规则增宽。

5. 基底膜

上皮基底膜区有时可见免疫球蛋白沉积,主要为IgM,直接免疫荧光法可见细小颗粒荧光图形。胶样小体对抗体、补体均呈阳性荧光反应。在扁平苔藓病损基底膜及部分血管壁内有纤维蛋白沉积。

6. 固有层

在紧靠基底部见大量散在分布的淋巴细胞,其中大、小淋巴细胞构成浸润带的主体,并侵入上皮层。巨噬细胞体积大,核浆比例小,以靠近基底膜区为多,在数量上比淋巴细胞少得多,但能穿过基底膜进入上皮深层。肥大细胞在血管周及基底膜区均有出现。

(三)免疫病理

口腔扁平苔藓(OLP)的发病与免疫有特别密切的关系,这一点已被学者们所公认。疾病发生过程中可能有多种免疫活性细胞、细胞因子参与。

1. 朗格汉斯细胞(LC)及肥大细胞可能起始动作用

LC是免疫系统中的一个重要细胞,现已知道,表皮LC大部分来源于骨髓,在免疫反应中起抗原提呈作用。外来的或与外来物质结合形成的抗原侵及黏膜时，首先被激活的是 LC，LC 接受抗原后加以处理并提呈给辅助 T 细胞(Th)，Th 分泌多种细胞因子，反过来作用于 LC，使其分泌白细胞介素-1(IL-1)等，启动免疫反应的效应机制，造成黏膜组织损伤。Walton 等于 1998 年报道 OLP 病变内 LC 比正常黏膜明显增多，提示 LC 作为抗原提呈细胞，又成为靶细胞受到 T 淋巴细胞的攻击而损伤。OLP 病变中肥大细胞常位于上皮下、固有层细胞浸润区和非细胞浸润区。越来越多的证据表明黏膜神经与肥大细胞关系密切。肥大细胞在脱颗粒时释放具有免疫活性的肿瘤坏死因子 α(TNF-α)，加强内皮细胞黏附分子(ECAM)以及血管细胞黏附分子-1(VCAM-1)的表达。磺胺噻唑等药物、电位差、创伤、感染(疱疹病毒)或精神压抑时产生的神经肽均可引起肥大细胞脱颗粒，导致口腔苔藓样病损出现。神经和肥大细胞相互影响，产生某些介质，加重 LP，如肥大细胞释放细胞因子 TNF-α，诱导黏着分子表达，对淋巴细胞浸润的初始化具有重要意义。另有研究报道肥大细胞与上皮基底膜区血管周的基板关系密切，肥大细胞产生的调节因子可能通过影响血管内皮参与 OLP 病损的形成与发展。

2. 早期 OLP 病损区浸润 T 细胞以 Th 为主，晚期则以 Tc/s 细胞为主，这对病损的持续存在、发展扩大有重要意义

管志江等报道，早期 OLPTh(CD4 阳性细胞)较多，约占 T 细胞总数的 81.4%，晚期病损中 Tc/s 细胞(CD8 阳性细胞)明显增多，约占 T 细胞总数的 49.14%。CD4＋T/CD8＋T 的比值由早期的 4.38 降为晚期的 1.04。经统计学处理，T 细胞亚群在不同病程 OLP 间有高度显著性差异($P<0.001$)。OLP 发病的早期阶段 Th 参与了启动局部免疫反应的过程，而在后期 Tc 细胞作为攻击细胞作用于上皮，造成了基底细胞的损伤。

3. 少量的 B 淋巴细胞或与基底膜区 IgG、IgM 沉积有关

少量的巨噬细胞亦参与 LP 病损区组织、细胞的损伤过程。OLP 淋巴细胞浸润带中虽以 T 细胞为主，但也有少量的 B 淋巴细胞，约 6%，虽不能确定基底膜区 IgG、IgM 是否由局部 B 淋巴细胞分泌，这种免疫球蛋白沉积与抗原结合成免疫复合物，在补体参与下造成基底膜的破坏，导致基底细胞的液化变性，引起 OLP 的迁延难愈。在 OLP 病损中的少量巨噬细胞，在 OLP 早期，作为抗原提呈细胞，摄取、处理、提呈抗原给 T 淋巴细胞，刺激 T 细胞增殖并发生免疫反应，免疫反应的结果是激发巨噬细胞为活化细胞，分泌多种细胞因子，参与加重 OLP 病损区的损伤。

4. 各种免疫活性细胞所产生的细胞因子，在 OLP 病损发展过程中起重要作用

角朊细胞、朗格汉斯细胞、T 细胞等产生大量的细胞因子，如 T 细胞生长因子、淋巴细胞化学趋化因子、IL-1、IL-2、IL-3、TNF-α、TNF-β，CD44 等。有研究证明，OLP 中角朊细胞所产生的 IL-1β、IL-4、IL-6、TNF-α 等细胞因子水平比慢性牙龈炎的角朊细胞所产生的细胞因子水平高 2～3 倍，比完整牙龈组织中的角朊细胞所产生的细胞因子水平高 10～20 倍。这些细胞因子对 OLP 发展、持续迁延起着作用。

总之，OLP 是一种局限性的自身免疫疾病，是一种由 T 细胞介导的机体免疫应答状态。

五、诊断

根据临床表现，黏膜典型病损特征，可以明确诊断。难以确诊时，可进行活检，一般血常规及免疫学检查对本病诊断无特异价值。

(一)病史

仔细询问病史对诊断有一定的参考价值。其特点为：进食辛辣食品刺激痛，患者对起病时间往往不确切，部分 OLP 患者局部无糜烂溃疡时可无自觉症状，仅在作口腔检查时被发现。口腔病损持续时间长，病情反复。与患者交谈时常可获得一些重要的参考资料如部分患者情绪易激动，曾在发病前遭遇生活、工作上的烦恼，精神紧张，或有全身疾病的困扰等。曾有皮肤病损史则更利于诊断。既往接受过何种治疗，如皮质激素等反应如何等均可供参考。

(二)临床表现

临床表现是 OLP 诊断的主要证据。首先检查

有无皮损，其特点是早期为小的多角形红色丘疹，有细小的鳞屑，好发于四肢、腰、生殖器等部位。口腔黏膜病变的特征是白色条纹病损间以红色充血的或正常的黏膜，白色细线条帽针头大小的丘疹组成网状、环形、树枝状、斑块、条纹等图形，多为对称性。具有典型症状者大部分能作出正确的诊断。但有少数病例仅根据临床体征诊断有困难，如病程久，黏膜粗糙肥厚，色素沉着，反复溃疡而遗留瘢痕，经多种治疗尤其是局部注射激素者其症状常不典型，如难以确认时，可进行活检。

（三）组织病理

对于扁平苔藓的病理诊断，主要根据 3 点：①表皮厚薄不一，过度或不全角化；②基底细胞层液化变性；③固有层带状淋巴细胞浸润。其中最后 1 条是诊断必备的依据。浸润炎细胞中允许杂有少量浆细胞等，但淋巴细胞必须显著占主要地位。浸润呈带状，上界与上皮紧贴并向上皮内移入，界线模糊，下界止于固有层中部为多，不到深层。这是特征性图像，有诊断意义。基底细胞层液化变性是经常出现的特殊组织象，也是诊断的要点之一。但这非本病所独有，它也可出现于红斑狼疮、苔藓样药物反应、过敏性口炎等。上皮下嗜酸带是很有价值的指标，但往往只出现于少部分病例。上皮过度或不全角化虽经常出现，但无特异性，只能在与②、③合并出现时才有诊断意义。

六、鉴别诊断

本病主要应与以下几种疾病相鉴别：

1. 白斑

临床上有一部分口腔黏膜白斑在形态上与扁平苔藓较为相似，有时难以区分。口腔黏膜白斑是一种角化斑，病理表现为过度角化甚至异常角化，可伴有上皮异常增生，临床表现为白色或灰白色斑块，伴有裂纹，界限清楚，表面较硬且略显粗糙，发展慢而且无明显的自觉症状，属癌前病变。对于难以区分的患者，需要通过加强定期观察和随访，看其有无硬结、浸润、糜烂、溃疡和增生的改变，必要时进行活检。

2. 慢性盘状红斑狼疮

本病以女性多见，皮肤损害多见于机体暴露部位，如面部蝶形红斑，口腔损害好发于下唇，特别是发生于颊部的盘状红斑狼疮损害易与颊黏膜上的糜烂型扁平苔藓相混淆。前者略突出于黏膜，中心萎缩略凹陷，常有充血或糜烂，周围可见放射状短白纹，组织学上有不全角化，基底层水肿变性，结缔组织胶原变性，血管发生玻璃样阻塞，血管四周有纤维蛋白样沉积物。

3. 良性黏膜类天疱疮

良性黏膜类天疱疮是一种大疱性疾病，好发于牙龈黏膜，表现为剥脱性龈炎，发病慢，疱膜较厚，呈灰白色。组织学观察，疱位于上皮下方，上皮脱落，结缔组织中大量炎细胞浸润，结缔组织层表面有残余的基底细胞，免疫荧光可见基底膜处均匀细线翠绿色荧光带。本病可以侵犯眼结膜，形成结膜炎，结膜粘连，严重时发生睑缘粘连，角膜瘢痕，视力丧失。

4. 天疱疮

该病是一种严重的大疱性疾病，口腔黏膜是其好发部位，口腔内各处黏膜均可受累，如颊、舌、龈处，表现为大小不一、此起彼伏的水疱，疱壁薄而透明，易破溃糜烂，疱破后可见一层灰白色薄膜，并有面积较大的糜烂和溃疡面形成。天疱疮患者尼氏征为阳性，镜下可见棘细胞松解，形成上皮内疱及天疱疮细胞。免疫荧光显示在上皮棘细胞膜周围有免疫球蛋白沉积，主要为 IgG。扁平苔藓是抗纤维蛋白抗体在基底膜出现荧光，为厚网状，主要为 IgM。

5. 苔藓样反应

苔藓样反应（lichenoid reaction，LR）又称苔藓样组织反应（lichenoid tissue reaction，LTR）。“苔藓”是医生用来描述与一组植物相近似的病损临床特征。苔藓样反应临床特征及光镜下组织学改变几乎与扁平苔藓相同，不同点在于停止使用某些药物，或某些系统性疾病治愈后，病损随之消失。相关药物包括链霉素、四环素、阿的平、氯喹、氯噻嗪、双氢克尿噻、甲基多巴、硫酰脲类口服降血糖药等，化学物质中包括牙科充填材料铜、汞等，均有报道可引起苔藓样反应。系统疾病包括慢性活动性肝炎、肝硬化、原发性胆汁性肝硬化等。另外移植物抗宿主病（GVHD），自身免疫性疾病包括重症肌无力、溃疡性结肠炎、糖尿病等也可引起苔藓样反应。

目前，大多数病理学家认为单纯依靠组织学表现区分 OLP 和 OLR 还存在困难，建议应结合病史、临床检查、病理表现和特殊检查如斑贴试验等多方面信息加以区分。

6. 多形性渗出性红斑

某些疱型扁平苔藓类似多形性红斑，但多形性红斑往往有发热等急性过程，病程短，以青少年多，主要是变态反应，有一定自限性。皮肤上有红斑，红斑中心出现小疱，损害外观似“虹膜”或“靶环”。多形性红斑患者唇红损害明显突出，并有血痂形成，有剧烈疼痛，影响口腔功能。在组织学上表现为真皮内和细胞内水肿，淋巴细胞浸润，毛细血管内皮细胞水肿变性，红细胞渗出，表皮下水疱形成。

7. 梅毒黏膜斑

由梅毒螺旋体引起的慢性传染性疾病，可以单独发生，也可与皮肤梅毒疹同时存在。可与斑块型 OLP 混淆。表现为口腔黏膜上的圆形灰白色斑块，周界清楚，稍突出于黏膜，四周狭窄的暗红色充血带，病损表面可以发生糜烂，扪诊质地偏硬。多有性病患者接触史，梅毒螺旋体血清反应阳性。

8. 游走性舌炎

舌背扁平苔藓伴发舌乳头萎缩时易同游走性舌炎混淆。两者均为白色病变的慢性病损。但游走性舌炎是一种浅层慢性剥脱性舌背黏膜炎症，游走性舌炎在短时期内可以发生红色病变图形迅速多变的特征。此病多发于儿童，成人患者常并发沟纹舌。

另外，OLP 尚需与迷脂症、颊咬合白线、白水肿等相鉴别。

七、治疗

(一)治疗原则

(1)积极治疗全身系统性疾病(如胃肠道疾病、肝炎、糖尿病等)。

(2)消除局部刺激因素(如残冠、残根、牙结石、不良义齿等)。

(3)损害局限且无症状者，宜观察及调整饮食结构。

(4)损害局限且症状轻微者，以局部治疗为主。

(5)中、重症者给予局部、全身联合用药。

(6)治疗前了解患者全身状况及药物、食物过敏史、治疗中注意观察和避免药物所引起的不良反应。

(7)注意控制继发感染。

(8)定期复查，防止癌变。

(9)加强心理治疗及卫生宣教，帮助患者树立信心和建立健康的生活方式。

(二)治疗方案

1. 西医治疗

(1)糜烂型 OLP 治疗

1)全身用药

①糖皮质激素如泼尼松、地塞米松等。扁平苔藓主要表现为一种炎性过程，其上皮细胞的损害可能与Ⅳ型变态反应有关。尤其对于严重的糜烂型口腔扁平苔藓，全身应用皮质激素，便于控制糜烂或溃疡，加速愈合，解除患者痛苦。糖皮质激素有很强的抗炎作用，其作用环节与以下几个方面有关：a. 稳定溶酶体膜，使之不易受某些因素的影响而破裂，减少其中各种水解酶的释出，减少细胞破坏和组织分解。b. 刺激单核细胞及巨噬细胞产生多核粒细胞趋化刺激因子，抑制粒细胞的趋化、黏附和溶酶体的分泌。c. 抑制激肽原酶的活性，减少缓激肽的生成，从而减轻血管舒张，降低通透性，增强细胞间质抵抗力，阻挡水分进入，减轻间质水肿。d. 与细胞孔处受体结合，改变膜表面分子排列，使一些膜孔阻塞，阻碍一些底物、代谢产物、水分的进出，使细胞破坏减轻。

医师应根据患者全身状况及病情轻重决定是否选择；应严格掌握皮质激素的适应证及禁忌证，对有胃肠道溃疡、严重高血压、糖尿病等患者，不宜长期、大剂量使用皮质类固醇，否则易引起严重并发症。一般认为泼尼松半衰期比倍他米松、地塞米松短，不易使机体形成依赖；甲泼尼龙为一较新的药物，作用和用途与氢化可的松相似，但其抗炎作用较强，水盐代谢作用很弱。使用糖皮质激素的剂量宜小，疗程宜短(泼尼松每日剂量一般为 15～30 mg，宜晨起顿服或间歇给药，疗程一般为 1～2 周)。

②氯喹，羟氯喹：氯喹是一种亲溶酶体药，其主要作用可能是稳定溶酶体膜，减少溶酶体酶的释

放，减弱抗体对抗原的吸附能力。它能损伤 ATP 依赖的膜相关的质子泵功能，阻止细胞核内体和某些其他胞浆部分的酸化，从而干扰抗原提呈细胞的功能。本品也具有抗组胺与免疫抑制作用，能抑制血管渗透性亢进，近来还证明它能抑制前列腺素的合成，从而减轻细胞的死亡或局部组织坏死，消除炎症。临床上治疗口腔扁平苔藓有比较肯定的疗效。常用剂量每日 250 mg，分两次饭后口服，2～8 周为 1 疗程。同时服用维生素 B_6 10 mg，每日 3 次，以减轻消化道反应。氯喹毒副作用较大，如胃肠道反应，血象下降，眼、耳障碍等。大剂量可致急性心源性脑缺血综合征而危及生命。应定期检查眼底、听力、全血及肝肾功能。羟氯喹是氯喹 4 位氮原子上的乙基由羟乙基取代的衍生物，药理作用相同，但毒性仅为氯喹的一半，有抗炎和免疫调节作用，也常用来治疗 OLP，剂量 0.1～0.2 g，每日 2 次，饭后服可减少消化道的反应，疗程 2～4 周。

③反应停（thalidomide）：化学名酞咪哌啶酮，是谷氨酸的衍生物，有多种药理作用，具有广泛的潜在的应用价值。近 10 年来已被用于治疗多种慢性炎症性和免疫性皮肤、黏膜病。Macrio 等对 6 例口服高剂量类固醇无效的严重的糜烂型 OLP，用反应停治疗，开始剂量每日口服 50～100 mg，然后逐渐地减少至最小的有效剂量，治疗结果说明，对类固醇无效或全身用类固醇禁忌的严重的 OLP，反应停治疗是有效的，但此药有较严重的副作用，主要为神经炎和致畸性，大多数神经炎开始于服药 40～50 g 以后，育龄妇女最好不用。

④硫唑嘌呤（azathioprine）：具有细胞毒性和免疫抑制活性，主要用于器官或组织移植后抑制免疫排斥反应，临床上多与皮质激素合用。亦广泛用于自身免疫性疾病。国外有学者使用该药成功治愈严重糜烂型扁平苔藓患者，推荐用量为成人每日 50 mg，两周后增至每日 100～150 mg。对于常规药物或皮质激素治疗无效及皮质激素停药或减量有困难的糜烂型扁平苔藓病例可作为选择性药物之一。

⑤氨苯砜（dapsone）：氨苯砜对麻风杆菌有较强的抑制作用，是麻风病的特效药，同时也是疱疹性皮炎的首选药物。该药通过整合素介导的粘连而抑制中性白细胞迁移，此外，还可抑制抗体对中性白细胞的粘连，该作用对自身免疫性疾病有重要意义。儿童扁平苔藓常表现不典型，且持续时间较长，对常规治疗效果不佳。国外有学者尝试用氨苯砜治疗儿童扁平苔藓取得一定疗效。推荐成人用量为每日 50 mg，连用 3 个月，儿童依据体重酌情减量。在服药过程中遵循服药 6 日，停药 1 日的原则。

⑥霉酚酸脂（mycophenolate mofetil）：又名吗替麦考酚酯，是麦考酚酸（MPA）的 2-乙基酯类衍生物，在体内脱酯化后形成具有免疫抑制活性的代谢产物 MPA，MPA 通过抑制鸟嘌呤的合成，强烈抑制 T 淋巴细胞和 B 淋巴细胞的增殖反应。MMF 还可减轻炎症白细胞的渗出。有个案报道该药对难治性萎缩型及疱型扁平苔藓有效。推荐用量为成人每日 1.5 g，分两次口服。

⑦维生素、微量元素制剂：如 B 族维生素、维生素 E、甘草锌、铁制剂等。

维生素 B_1 是碳水化合物在人体内新陈代谢时不可缺少的物质，与神经及消化系统的健康有关。治疗 OLP 时可用高浓度 50～100 mg 肌注，1 次/日，10 次为 1 疗程，可重复使用。复合维生素 B 的主要成分为维生素 B_1、维生素 B_2、维生素 B_6、烟酰胺、右旋泛酸钙等，口服 1～3 片/次，2～3 次/日，1 个月为 1 疗程。

维生素 E 具有抗氧化的功能，有保护生物体膜性结构（如细胞膜、线粒体、溶酶体膜）的作用，有助于上皮细胞的正常代谢和功能，另外维生素 E 还有调节免疫反应和抗感染作用，能抑制血小板凝聚，从而改善局部微循环状态，促进病损的恢复。临床常口服，100 mg/次，1 次/日，1～2 个月为 1 疗程。甘草锌、铁制剂可补充微量元素锌、铁，为本病的辅助治疗药物。不良反应可有轻微口干及胃肠不适。

2）局部用药

①糖皮质激素：氢化泼尼松龙混悬液、曲安缩松混悬液。对严重的糜烂型 OLP 可采用局灶封闭的方法，使药物更好地相对集中，提供更高的局部有效剂量，发挥药物的作用，较之仅全身给药和局部涂药效果更显著。临床上常选用的药物有氢化泼尼松混悬液，每次剂量一般为 25 mg，与等量的 2%利多卡因等量混合，2～3 次/周，5 次为 1 个疗程；或曲安缩松与 2%利多卡因等量混合，1 次/1～

2周，1～3次为1疗程。据目前治疗观察，证实注射类固醇治疗糜烂型OLP是行之有效的，多次封闭可能引起局部组织硬化，疗效降低。酌情选用适合口腔环境的糖皮质激素制剂局部使用，如地塞米松糊剂、膏剂、膜剂等。全身使用皮质类固醇类药物可能会出现各种副作用。局部用药能保持病变区较高的药物浓度，效果比较肯定，也不会明显造成患者肾上腺皮质功能的反馈抑制作用。皮质类固醇的局部制剂有多种类型，如丸剂、气雾剂、含片、软膏、药膜等，应根据患者病损区的具体情况选用合适的类型。氟替卡松丙酸酯(fluticasone propionate，FP)是一种新型的、有比较高的受体亲和力和典型活性的皮质类固醇。吸入性FP是一种治疗哮喘的特效药物。Hegarty等人临床研究表明，对于有全身使用皮质激素禁忌证的OLP患者局部使用FP喷剂，同时配合洗必泰等漱口剂可有效控制病情，且无明显副作用。

②抗生素制剂和消毒防腐制剂：如四环素糊剂、洗必泰含漱剂、聚维酮碘含漱剂、口泰含漱剂等，根据患者情况酌情选用。对有真菌感染征象患者酌情选用抗真菌制剂如4%碳酸氢钠含漱剂、制霉菌素糊剂等。

③其他可局部使用的免疫抑制剂

a. 他克莫司(tacrolimus)：tacrolimus是1985年从tsukubaensis链霉菌发酵液中提取出的大环内酯类化合物。体外实验，其对T细胞的免疫抑制活性比环孢菌素强100倍。它的作用主要是抑制细胞毒T细胞(Tc)的形成，临床上多用于预防各种移植器官的排斥，也用于自身免疫性疾病的治疗。全身使用的副作用主要包括肾脏受损，神经系统损害，糖代谢紊乱，感染等。人体局部应用他克莫司在Ⅱ、Ⅲ期临床实验证明是安全的，药物在表皮在无累积，离体研究也未发现对角质形成或细胞、皮肤胶原合成造成影响。Olivier等人应用0.1% tacrolimus液漱口，4次/天，治疗10例难治性糜烂型扁平苔藓患者，70%的患者在6个月的观察期内症状有明显好转。另外多篇临床研究报道分别对有临床症状的糜烂型或难治型扁平苔藓患者用0.1% tacralimus软膏治疗4周至6个月不等，均取得类似的治疗效果，且局部用药除局部轻度刺激外无明显副作用，亦未见实验室指标的紊乱，病情缓解快。tacrolimus是一种快速有效的治疗糜烂型扁平苔藓的药物，尤其是对于皮质类固醇治疗无效的难治型OLP可作为替代治疗药物。但各研究在随访期内均出现停药后复发现象，因此延长治疗时间可能是必要的。

b. 环孢素A(cyclosporin A)为细胞因子合成抑制剂，与ticrolimus的免疫抑制作用类似，主要特异性地作用于T细胞或T细胞受体复合物启动的T细胞依赖性功能，属T细胞早期激活的抑制剂。主要副作用为肾毒性。Liu于2000年用环孢素A漱口水与口泰对照治疗30例有症状型OLP患者，表明环孢素A局部应用治疗口腔扁平苔藓安全有效。Harpenau等人研究环孢素A漱口水与安慰剂对照组比较，得出类似结果。而Jungell等人研究结果相反，针对病程较长的萎缩及糜烂型OLP患者使用环孢素A漱口水，多数患者症状无明显缓解。因此环孢素A单独应用于OLP患者的可行性仍存在争议，且该药的花费较高，不宜作为首选药物，但对糖皮质激素局部使用疗效不佳者，仍不失为一种替代选择。

(2)非糜烂型OLP治疗

非糜烂型扁平苔藓包括斑块型、萎缩型、网状型、丘疹型等不同的类型。根据病损的角化程度及有无充血分别选用不同的用药方案。

1)全身用药

①免疫调节剂：如多抗甲素片，卡介苗多糖核酸等。对免疫功能较低者可酌情选用。

左旋咪唑每次服50 mg，每日3次，连服2天，停药5天，2个月1疗程。副作用为可致粒细胞减少和肝脏损害、消化道反应等。用药前后均需查血常规，肝功能不全者慎用。

聚肌胞能刺激机体产生高滴度的α-干扰素，可保护细胞，增强网状内皮系统细胞的吞噬功能，增加抗体的形成，增强细胞免疫和体液免疫功能。每次1～2 mg，每周2次肌肉注射，2～3个月为1疗程。副作用为头晕、恶心、口干和乏力不适等。本品为大分子物质，具抗原性，应注意过敏反应发生。大剂量使用可致畸胎，故孕妇忌用。

转移因子可提高细胞免疫功能，为腋窝皮下注射，2 ml/次，2～3次/周，5～10次为1疗程。本品副作用小，使用安全。置于0 ℃以下保存。

②维生素类及微量元素制剂如维生素 E,B 族维生素,锌,铁制剂等。

2)局部用药

①抗角化制剂:如维甲酸糊剂、膜剂等,适用于角化明显者。维甲酸有较明显的角质溶解作用。它是通过与基因组相互作用的特异性受体而发挥其效应的。维甲酸导致核维甲酸受体构型改变,受体与 DNA 结合使特异性基因的转录增加,故能抑制角朊细胞的分化和增殖,改变角蛋白基因的表达模式。用药后,可使角质层的表层脱落并变薄,并对真皮细胞成分有免疫调节作用。临床上可用 0.1%维甲酸甘油或鱼肝油糊剂涂擦,或用 0.1%异维甲酸凝胶局部涂擦,有较强的黏附性,增强局部药力,延长药物作用时间,使疗效提高。在无充血的白纹区域贴敷消斑膜,此膜含维生素 A、维生素 E 和樟柳碱,有助于上皮组织的正常角化。

②其他调节角朊细胞药物

a. 他扎罗汀(tarazotene)软膏:可以调节角朊细胞的生长与分化,同时可控制炎症。Petruzzi 等通过随机对照方式对 6 例 OLP 患者使用 0.1% tarazotene 软膏,每日两次,连续观察 8 周发现与对照组相比有显著改善,主要副作用为局部的烧灼感及口腔异味,证明该药对过角化型扁平苔藓有一定治疗价值。

b. 卡泊三醇(calcipotriol):是维生素 D 的衍生物,能抑制角朊细胞的过度增生和诱导其分化,同时有免疫抑制及抗炎作用,从而使扁平苔藓角朊细胞的增生与分化异常得以纠正。Bayramgurler 等首次局部使用卡泊三醇(0.005%软膏)治疗扁平苔藓,在两个月的观察期内 18 位患者中有效率为 56.25%,提示该药可作为选择性治疗措施之一,但不宜作为首选药物。

③消毒防腐制剂:酌情选用洗必泰、口泰含漱。

2. 中医治疗

中医对扁平苔藓的病机观念和治疗值得研究和发掘。中医认为扁平苔藓的诱因有:气滞血瘀,气血失和;脾湿健运,水失内停;肝风内动,化热生燥;思虑过度,肝气内郁;风、火、燥外邪入侵。

(1)口腔扁平苔藓的辨证施治

1)肝经实火型:主证为口腔黏膜充血糜烂,灼痛明显,胸闷,易怒,舌红,脉数。治宜清肝泻火。成药有龙胆泻肝丸。

2)脾胃湿热或心火上炎型:主证为口腔黏膜充血糜烂,口干,便结,舌红苔黄腻,脉滑数。治宜清心降火,健脾除湿。成药有口炎宁冲剂。

3)气滞血瘀型:主证为口腔黏膜糜烂出血,闭经或痛经,舌质紫有瘀点或瘀斑,脉涩。治宜活血化瘀。成药有复方丹参片。

4)肝肾阴虚型:主证为口腔黏膜充血、灼痛,口干,乏力,失眠,舌红少津,脉弦细数。治宜滋肝补肾,养阴降火。成药有六味地黄丸。

5)肝气郁结型:主证为口腔黏膜出现白色斑纹,有粗糙感,胸闷,月经失调,舌质红苔薄黄,脉弦细。治宜疏肝理气解郁。方药有逍遥散加味,柴胡清肝汤。

6)气血亏虚型:主证为口腔黏膜有白色网纹,面色苍白,乏力,舌淡,脉细弱。治宜补益气血,方药有归芍六君子汤加减。

糜烂型口腔扁平苔藓多为前 3 型。

(2)具有糖皮质激素作用的中成药:如火把花根片、昆明山海棠片、雷公藤总苷、白芍总苷胶囊等。用此类药物也要注意其适应证及禁忌证,对于肝肾功能下降、贫血、消化道症状明显者不宜使用。因其有类似皮质激素的性质,有较强的免疫抑制作用,但副作用较小,停药后无反跳现象,可适当延长疗程(一般为 1～2 个月)。此类药物可单独使用,也可与糖皮质激素合用。

(3)辨病施治:在"舍证从病"的变通原则下,先后研发出了一些具有临床疗效的方药。"舍证从病"是指在辨病的基础上,拟定基本处方,再根据症群变化进行加减化裁。这类方药有苔藓饮、复方苔藓片、田基黄注射液、一贯煎合桃红四物汤加减等。

(4)伴有异常增生倾向的病损治疗:增生平和复方灯盏花胶囊的实验室和临床研究表明,这 2 种复方药均具有减轻异常增生、降低癌变危险性的作用,而且副作用较低。

(5)局部用药和外治法:如散剂、煎剂的局部使用,以及针刺疗法、耳针疗法、脐疗等。

3. 其他可用于治疗 OLP 的药物

(1)低分子肝素(low-molecular-weight heparin):扁平苔藓是由 T 淋巴细胞介导的炎症反应,已有研究证明 CD4 淋巴细胞通过产生肝素酶穿过黏膜下层基板区，形成淋巴细胞浸润带。而低分子肝素可抑制肝素酶的表达，阻止T淋巴细胞移行至靶器官。同时它还有抑制增生和免疫调节作用。Pacheco等用enoxaparin治疗7例扁平苔藓患者，每次3 mg行皮下注射，5例有明显疗效。Stafanidou等用相同方法研究18例患者，提示低分子肝素对网纹型OLP效果较好，可能是一种有价值的替代治疗方案，且无明显副作用。但Hodak等人的研究显示该药对口腔扁平苔藓的疗效欠佳，而对于皮肤扁平苔藓则不失为一种简单有效的治疗措施。

(2)甘草甜素(glycyrrhizin)：多个国家和地区的流行病学调查提示口腔扁平苔藓的发病与丙型肝炎病毒有关，甘草甜素是一种调节肝功能障碍的药物。Da-Nagao等人对于同时有HCV感染的OLP患者使用该药，每天40 ml(0.2%溶液)，静脉滴注，连续使用4周，结果有效率为66.7%，证明该药对于同时有肝功能障碍的OLP患者适用。

(3)复方藻朊凝胶：研究认为OLP的病损中肥大细胞常位于组织固有层的细胞浸润区和非浸润区，在脱颗粒时释放具有免疫活性的肿瘤坏死因子-α(TNF-α)。复方藻朊凝胶中消炎痛为非激素类消炎镇痛药，能迅速透入黏膜病变分布区，抑制前列腺素的合成，对中性白细胞、肥大细胞膜有稳定作用，促进炎症部位组织的修复。国内孙正喜等收集60例OLP患者，并依据病损有无充血、水肿、糜烂分为糜烂型、普通型及混合型，用该药涂布在病变区，10天为1疗程，观察两个疗程，总有效率为95%。但组间比较该药对无糜烂的轻型OLP疗效较好。

(4)蛇毒制剂：有研究证明OLP患者的全血黏度、血浆比黏度、全血还原黏度均增高。青龙肠溶胶囊是一种白眉蝮蛇毒制剂，其中具有精氨酸酯酶活性的类凝血酶、激肽酶及纤溶酶，有减低血液黏度和血小板黏附与解聚等抗凝栓作用，并可扩张血管，改善微循环。平雷等利用该药活血化瘀、疏肝理气等作用治疗肝气郁结、气滞血瘀型OLP患者96例，采用单盲对照方法，结果治疗组疗效明显优于对照组，总有效率为81.25%。

此外中西医联合治疗、特定波段光波治疗、激光照射治疗及直流电药物离子导入治疗等传统与新兴技术均有报道，也取得一定进展，但总的说来缺乏严密的科学设计与有效的对照，有待进一步深入研究。

Chan等(Cochrane Database of Systematic Reviews. 3，2009)用循证医学对OLP治疗干预进行总结，发现OLP治疗报道多为小样本，缺乏可重复性，治疗效果测量困难，以及出版偏倚等使纳入分析对象有限。但研究也表明全身系统用药与治疗毒性有关，局部用药的副作用轻微，并且主要是局部黏膜反应。鉴于目前临床治疗的现状，今后制定并采用标准化的疗效评估系统，开展大规模的随机对照试验，对寻求和筛选疗效可靠的治疗药物和方案是非常必要的。

八、预后

以往认为扁平苔藓是一种慢性皮肤黏摸损害的良性病变，预后好。但1910年首次报道扁平苔藓恶变的病例后，近几十年来不断有文献报道本病的恶变，并且逐步明确本病具有一定的恶变性，因此，目前国际上口腔黏膜扁平苔藓正式列为癌前状态范畴。其根据主要有以下几个方面：首先是不少学者的临床研究中已发现一定数量扁平苔藓癌变的证据，如有上皮异常增生等；再者用扁平苔藓病变组织悬液移植到裸鼠身上发生癌变。Yarom(2009)发现OLP患者有染色体不稳定性增加的风险。口腔黏膜拭子用于筛查非整倍体细胞以及合并形态学和FISH分析等有利于提高预测OLP恶变潜能的特异性。关于扁平苔藓的癌变率，报道不一，大约在1%～5%。上海第二医科大学史慧宝1996年报道对633例口腔扁平苔藓患者进行1～17年随访，有8例扁平苔藓癌变，癌变率为1.3%，其中男性3例，占男性扁平苔藓数的1.6%；女性5例，占女性扁平苔藓的1.1%。癌变组的平均年龄为50.9岁，病程平均为10.9年；癌变损害部位分别为颊部、下唇和舌腹缘；损害类型均为糜烂型，1例伴斑块增殖。Mighogna等人2001年报道502例OLP患者进行4个月～12年随访，有24例发生癌变(3例OLP与OSCC同时诊断者除外)，癌变率为3.7%。特别是当OLP伴有较长时间不愈的溃疡、糜烂、硬结和肥厚等现象时，更要提高警惕，严密观察，定期随访，必要时活检。注意消除口腔内各种不良刺激因素，具有平和、愉悦的心态，保持良好的口腔卫生和全身状态对预防癌变有积极的作用。

（林　梅　柏景坪　陶人川）

参 考 文 献

1. Thomhill MH, Sankar V, Xu XJ, et al. The role of histopathological characteristics in distinguishing amalgam-associated oral lichenoid reactions and oral lichen planus. J Oral Pathol Med, 2006, 35: 233～240
2. Macario BA, Balguerie X, Jody P. Treatment of erosive oral lichen planus with thalidomide. Ann Dermatol Venerol, 2003, 130(12Ptl): 1109～1112
3. Chaiyarit P, Thongprasom K, Satayut S, et al. Alteration of expression of CD44 isoforms in oral epithelia and saliva from patients with oral lichen planus. J Clin immunol 2008, 28: 26～34
4. Ivanovski K, Nakova M, Warburton G, et al. Psychological profile in oral lichen planus. J Clin periodontal 2005, 32: 1034～1040
5. Koray M, Dulger O, Ak G, et al. The evaluation if anxiety and salivary cortisol levels in patients with oral lichen planus. Oral Dis 2003, 9: 298～301
6. Xavier GM, de Sa AR, Guimaraes AL, et al. Investigation of functional gene polymorphisms interleukin-1 beta, interleukin-6, interleukin-10 and tumor necrosis factor in individuals with oral lichen planus. J Oral Pathol Med 2007, 36: 476～481
7. Yarom N, Shani T, Amariglio N, et al. Chromosomal numerical aberrations in oral lichen planus. J Dent Res 2009, 88: 427
8. Wood NK, Goaz PW. Differential Diagnosis of Oral and Maxillofacial Lesions. 5th Edition, 1997, Mosby
9. Greenberg M, Glick M. Burket's Oral Medicine: Diagnosis & Treatment. Tenth Edition. 2003, BC Decker Inc

第十三章　口腔黏膜白色角化病与白斑病

口腔黏膜角化性病损的种类很多，如白色海绵状斑痣(白皱褶病)、口腔扁平苔藓、慢性增殖性白色念珠菌病、口腔黏膜下纤维性变等。而较常见的是黏膜白色角化病(单纯性过角化病)和白斑病(复杂性过角化病)。

一、口腔白色角化病与口腔白斑病定义的演变、分期及分级

1. 口腔白斑病的定义

口腔白斑(oral leukoplakia)一词由 Schmimmer 于 1877 年首次提出，最早的概念只是临床上用来描述发生在黏膜上的白色或灰白色的角化性斑块状病损。1934 年 Sturgis 和 Lund 随访 312 例口腔白斑病患者，观察到 13% 患者发生癌变，癌变率为正常对照的 12 倍。1963 年 Silverman 提出口腔白斑病的诊断标准："白斑是口腔黏膜的白色斑块，不能被擦去，除去局部刺激因素后损害不能逆转，在临床和病理上不能诊断为其他疾病。"

1978 年，世界卫生组织(WHO)口腔癌前损害协作中心制定了口腔白斑病的定义："白斑是一个临床术语，指发生在口腔黏膜上的白色斑块，不能被擦去，也不能诊断为其他白色病损。"(如白色念珠菌病、白水肿、白色海绵状斑痣、扁平苔藓等)定义强调"白斑"一词不含组织学内涵，是只适用于临床的描述性术语。但这种广义白斑的概念受到了不少学者的反对，如 Gayford(1979)认为，白斑纯属临床症状诊断(如诊断发热、水肿一样)，WHO 的定义完全没有考虑病理学的特征，而黏膜上皮及上皮下层出现水肿、增厚、炎性浸润等均可使黏膜发白，它包括了可能从单纯炎症到浸润癌一系列完全不同性质的病变，因此，他主张取消白斑这一名称。Burket(1961)也认为白斑这一术语与病理学概念不符，但他指出如果把白斑仅限于指有癌前状态的病变，则单靠临床表现很难作出准确判断，无法用这一定义予以界定。

1983 年，在马尔摩召开的一个专门的国际研讨会上决定：除了因烟草因素所引起的白色损害外，避免对病因明确的白色损害使用白斑这一术语。因此，将口腔白斑的定义修订为：白斑是一种白色的(whitish)斑块或斑片，不能以临床或组织病理学的方法诊断为任何其他疾病，除烟草外，不伴有任何物理或化学性的刺激因素。这次会议以后，文献中通常采用病因描述或临床描述两种方式来全面反映口腔白斑病的特点。从病因来看，可以分为两类：不明原因的(特发性的)和烟草相关的白斑。病因明确的白色损害则以病因描述，并被排除在白斑的概念之外，如摩擦性损害、与牙科修复体有关的损害、咬颊相关的损害等等(详见表 13-1)。另一方面，从临床描述，则将白斑分为均质型和非均质型(3 个亚型)两大类。

表 13-1　最常见的口腔黏膜可定义白色或白色为主的病损及其主要诊断标准

病损	主要诊断标准
阿司匹林灼伤	局部使用阿司匹林片的病史
假膜型念珠菌病	临床表现(假膜，常为对称性)
增生型念珠菌病[a]	
摩擦性病损	存在机械刺激(例如过度用力刷牙)
毛状白斑	临床表现(位于舌的双侧)；组织病理(包括 EB 病毒检测)
与牙体充填物相关的病损(含流电病损)	临床表现(与充填物有关的解剖位置)
白水肿	临床表现(对称性)

续表

病损	主要诊断标准
扁平苔藓,包括苔藓样病损	临床表现(常为对称性);组织病理
咬合线(linea alba)	临床表现(位于颊黏膜的咬牙合线处)
红斑狼疮	皮肤病损的历史,临床表现(双侧性),组织病理
习惯性的咬颊、舌、唇(morsicatio)	习惯性咬颊、舌及唇历史,临床表现
乳头瘤及联合病损	临床表现,组织病理
鳞状细胞癌	组织病理
梅毒,二期"黏膜斑"	临床表现,检测出苍白螺旋体,血清学检查
烟草诱导性病损[b]	
尼古丁腭部过角化症(smoker's palate)	临床表现,吸烟史
倒吸烟者腭部过角化症(palatal lesions)	临床表现,倒吸烟史
鼻烟性损害(snuff induced lesion)	临床表现,部位在放置鼻烟处
疣状癌	组织病理
白色海绵状斑痣	家族史;临床表现(常为对称性)

[a] 文献中对于是否承认口腔念珠菌病的增生型亚型意见仍不统一,一些学者倾向于称之为念珠菌相关性白斑

[b] 这些病损被称为"可定义病损",尽管其中一部分可能转化为癌,但传统上不将之称为白斑

但此后,在工作中人们又发现1983年的定义具有下列问题值得进一步商榷:

(1)在作出白斑诊断前,白色损害的性质和程度很难做出判定,特别是难于与"白水肿"相区别,一些学者提出了以"前白斑"的概念来描述临床上一些不是很白的损害,以克服此问题,但又面临与"白水肿"区分的问题。

(2)定义中包括的"组织病理学"一词,使人联想到没有组织学检查是不能作出白斑病的诊断,因而限制了流行病学的研究。另外,尽管有了仔细的临床和病理学检查,但在有些情况下,有的损害也很难作出是归于"其他疾病"还是属于白斑病的诊断,而且,限于诊断水平的差异,不同地区或医疗机构结论相差也较大。

(3)物理或化学因素难以进行评价,而且伴随的这些因素可能难以排除。

(4)几种烟草所致的损害,如尼古丁腭部过角化症(leukokeratosis nicotina palati)、倒吸烟者腭部过角化症(palatal keratosis)及"鼻烟性损害"(snuff dipper's lesion),在外观上也呈现为白色并与吸烟有关,但在传统观念上不将它们归于白斑范畴。

(5)许多研究者的报告结果并未指出是基于临床或是病理学诊断,即使使用了病理学诊断,其活检方法也是千差万别。

(6)定义中没有包括损害的大小方面的描述。

(7)是否有必要重新引入"舌下过角化症"以强调此区危险性等。

基于口腔白斑研究中的上述问题,一组致力于口腔白色损害研究的国际流行病学家、临床学家及病理学家1994年在瑞典的乌普萨拉(Uppsala)再次专题讨论了有关口腔白斑病的问题。在这次会上及会后对口腔白斑病的概念及相关问题再次进行了讨论与修订,并于1996年正式发表公布。新的定义为:口腔白斑是口腔黏膜上以白色为主的损害,不具有其他任何可定义的损害的特征,一些口腔白斑病将转化为癌。根据检查环境和诊断手段的差异,可将白斑的诊断分为暂时性(provisional)和肯定性(definitive)诊断两个阶段。如果一种白色的黏膜损害在临床上不能诊断为任何其他的疾病,即可作出暂时性诊断的结论;假如暂时性诊断中的白色损害被怀疑与某种因素有关,而这种因素又有消除的可能,去除这些局部因素后若损害持续存在,则可考虑肯定性诊断。此时的诊断为一种纯粹的临床诊断,不包含组织学概念。进一步的确诊需通过组织病理学检查的方法给予肯定。常见的

可定义的口腔黏膜的白色为主的损害列于表 13-1。

决议强调，在使用新定义时需注意的问题是：

(1)去除可疑病因后白色损害消除的时间可以从几个星期到几个月不等；当去除可疑病因 2～4 周后，损害没有消失的迹象，应该进行活检。

(2)局部原因可以明确的白色损害根据病因进行分类，而不应包括在白斑的概念之内，如摩擦性损害、与牙科修复体有关的损害、与咬颊有关的损害等。

(3)有许多由烟草和其他物理或化学因素所致的口腔黏膜白色损害，一些具有癌变的潜力，而一些癌变的可能性较小或其危险性尚不明确，应注意这种危险性与地域及烟草消费方式的差异所带来的影响。

(4)为了达到肯定性诊断，所有病例都应进行活检，并且要有组织病理学的报告。

(5)口腔白斑的组织学特点可以由各种不同类型及程度的过角化的存在；可以伴有或不伴有上皮的异常增生；假如伴有异常增生，则具有程度的差异；因此，建议在对白斑的病理报告中作为常规描述是否具有异常增生的存在，以及其严重程度的描述性评价；具有异常增生的口腔白斑具有癌变增高的危险性，但有时，癌变也发生于以前活检诊断不具有异常增生的病例。

(6)假如白斑活检组织中发现了原位癌或浸润癌的成分，暂时性的口腔白斑的诊断则由组织病理学所获得的相应的肯定诊断所代替。

从 1994 年的定义可见，白斑的暂时性诊断是初诊进行临床检查，并以此为依据，不能将损害诊断为其他口腔可定义病损时而做出的诊断；确定性诊断是经过鉴定后做出的，即去除可疑致病因子后观察 2～4 周，如果损害持续存在，而无消退的趋势；或结合组织病理检查的结果。可见，口腔白斑的诊断具有不同层次的确定性(certainty)，因而于 2000 年，Van Der Waal 等人首先提出建议采用一种类似于癌的 TNM 分期体系中使用的 C 因子来衡量这种确定性。确定性(C)因子分为 1—4 级，分级越高，其诊断愈肯定(表 13-2)。在作出口腔白斑病的诊断时，应注明其确定性(C)因子的级别，以便于资料间的类比。

表 13-2　口腔白斑诊断中的确定性(C)因子

C1	据第一次就诊时通过视诊和触诊所获得的证据而作出的诊断(暂时性临床诊断)
C2	去除可疑致病因子(如机械刺激)2～4 周后，得到阴性结果(损害无改善，肯定性临床诊断)
C3	同 C2，但治疗前有活检资料，组织病理上未发现其他可定义病损(组织病理证实诊断)
C4	外科切除损害，并通过组织病理检查而作出的诊断

2. 口腔白斑病的 OLEP 分级体系

为使口腔白斑病的研究报告具有统一性，在 1995 年，专家们建议了一套口腔白斑病的分级体系。该体系考虑到了损害的大小(L)，在口腔中发生的部位(S)(高危险性部位 vs 非高危险性部位)，临床分型(C)(均质型 vs 非均质型)，以及组织病理检查的上皮异常增生程度(P)，即口腔白斑病的 LSCP 分期体系。这种分类分级方式的主要目的是以简洁的方式，全面描述口腔白斑病损害的特点，也是为了更为准确地描述口腔白斑病损害癌变的潜力大小以及协助治疗方案的选择。

在实际使用中发现，LSCP 分级体系仍有改进空间。例如，白斑损害大小分为 3 个亚群，分别定义为小于 2 cm，介于 2～4 cm 和大于 4 cm。但这种分法在口腔白斑病最终分级中并未体现出来。此外，对于高危险性和非高危险性口腔部位的确定存在着不同的观点，如在世界上的一些地方，主要是西欧，认为口底和舌缘是高危险区，而在其他一些地方，特别是在印度，认为颊黏膜的危险性更高。最后，临床非均质型白斑损害总体上具有比均质型白斑更高的恶性转化的危险性，这很大程度上是由于存在上皮异常增生的原因。在分级体系中已经评价了上皮异常增生的存在与否及其程度，临床分级中若再使用此指标显得有些多余。为此，现在有学者建议将 LSCP 分级体系简化为 OLEP 体系(表 13-3)。在该分级体系中强调口腔白斑病两方面的特性即：①白斑损害的大小；②组织病理学特点，重点在上皮异常增生的存在与否。

表 13-3 口腔白斑病 OLEP 分级体系

L 损害的大小(lesion size)

L_1 单个损害或多个损害的最大径或其和小于 2 cm

L_2 单个损害或多个损害的最大径或其和等于 2～4 cm

L_3 单个损害或多个损害的最大径或其和大于 4 cm

L_x 损害大小不确定

P 组织病理学特点(pathology)

P_0 无异常增生(包括无或可能的轻度上皮异常增生)

P_1 明显的上皮异常增生(包括轻到中度或中度到可能的重度异常增生)

P_x 病理报告中没有报告上皮异常增生的情况

OLEP 分级

Ⅰ级 L_1P_0

Ⅱ级 L_2P_0

Ⅲ级 L_3P_0 或 $L_1L_2P_1$

Ⅳ级 L_3P_1

应用原则：

1. 假如出现 L 或 P 因子的程度可能归于大小两个不同的类别时，将其归入较为轻量级组；在分级时也是同一原则

2. 假如说同一病例有几个部位的活检报告或同一部位的多个活检报告，其分级根据其报告中的最高级别分值归类

3. 为了报告的准确性，应该要根据 ICD-DA 方案，描述其损害的部位

OLEP 分类来自于英文的 oral leukoplakia 的缩写。之所以在 L 与 P 中间加入字母 E，主要是为了与常用的口腔扁平苔藓的缩写(OLP)相区别。专家还强调，分期与分级的目的是为了促进对口腔白斑病治疗与处理的统一报道形式；也可用于流行病学的研究目的，但目前还没有证据证明这种分期与分级对于口腔白斑病的处理具有指导意义。

OLEP 分级体系需要病理检查报告，类似于口腔癌 TNM 分期体系的要求。如果要使用一个不包含病理检查资料的分级体系进行研究，例如进行流行病学调查，那么可使用口腔白斑病的临床分型(C1＝均质型；C2＝非均质型)来代替组织学分级。参照原分级体系，即有如下 4 级：Ⅰ级＝L_1C_1，Ⅱ级＝L_2C_1，Ⅲ级＝L_3C_1 或 $L_1L_2C_2$，Ⅳ级＝L_3C_2。

在进行 OLEP 分级时，白斑损害的单次活检有可能并不具有代表意义，因为它有可能漏掉可能存在的上皮异常增生的诊断；从理论上讲，应多次活检，但这在实践中常不可行。在日常实践中，有数个不同程度的上皮异常增生，自“无上皮异常增生”到“无或可能为轻度”，“轻度”，“轻到中度”，“中度”，“中到重度”和“重度”等不同的分级。然而，出于实际应用方便的考虑，在 OLEP 分级体系中将之仅归为两类：①无或可能为轻度的上皮异常增生；②轻到中或中到可能为重度的上皮异常增生。而对于明显重度上皮异常增生，多数病理学家更倾向于使用原位癌的名称。这种病损应依据口腔癌的 TNM 分期体系来分期。

增值型疣状白斑损害大部分无上皮异常增生，但很易发生恶性转化。因而，在将来若有适当的标准，可能需要独立分级。

现有的分期体系不包括红斑，因为多数红斑已经是原位癌。而且，口腔红斑在临床上相对较少见，因此，红斑的分级和分期体系的需求不如口腔白斑病迫切。

二、我国有关口腔白色角化病与白斑病的研究

在我国口腔黏膜病学的发展历史上，口腔白斑病的研究积极地推动了口腔黏膜病学的研究与发展。1978 年，我国成立了口腔白斑和口腔扁平苔藓

(简称“两病”)防治研究协作组,并制定了我国第一个口腔白斑病的诊断标准:口腔白斑病是口腔黏膜不能被擦掉的白色斑块,不同于假膜和水肿等其他白色损害。但是,该定义与1979年WHO的定义一样,主要是以临床损害为依据,忽视了白斑是癌前损害的特点,包括了大量单纯性过角化损害,不利于口腔白斑病的癌变监测和预防研究。因此,在1983年WHO修订白斑的诊断标准后,我国“两病”协作组第三次会议(1983,北京)依据WHO定义,将白斑的定义修改为“发生在口腔黏膜上的白色角化斑块,属于癌前病变,不包括吸烟等局部刺激因素与去除后可以消退的单纯性过角化”,进一步确立了白斑属癌前损害的范畴。笔者同意这个概念,因为白色角化病是指各种局部刺激性病因引起的黏膜上皮过角化的白色病变,除去病因后多数能自愈,预后良好。而白斑则常伴有不同程度的上皮异常增生(同时也有上皮过角化),是一种癌前病变,二者的性质不同。这样可以将较普遍存在的白色角化病从癌前病变中解脱出来,便于采取正确的防治措施。有人将白斑分为良性白斑和癌前白斑两类,其出发点也基于此。良性白斑相当于白色角化病,但是白色角化病并不能完全排除向上皮异常增生演变的可能,不宜称为良性过角化病,它与白斑之间尚有较密切的关系,故本章仍予合并讨论。

三、白色角化病与白斑病的分类

(一)临床分类法

目前采用临床分类法的很多。

1. 口腔白斑国际研讨会分类(1983)

(1)均质型(单纯型);

(2)非均质型(糜烂型或称红白斑型、结节型、疣状型,前两种有部分病例可伴有真菌感染)。

2. Banoczy分类(1977)

(1)单纯型(约占56%);

(2)疣状型(27%);

(3)糜烂型(17%)。

3. 我国黏膜病协作研究组分类(1983)

(1)单纯型(均质型):根据病损颜色、表面形状、硬度、厚度、症状等分为Ⅰ度和Ⅱ度;从形态上也可再细分为斑块型和皱纸型;

(2)非均质型(疣状型、颗粒型、溃疡型)。

此种分型不包括白角化病,白角化病不再分型。关于各型的特点,将在临床表现一节叙述。

4. 李秉琦分类(1987)

(1)单纯型或称均质型;

(2)非均质型(疣状型、颗粒型)。

在此分类中不包括溃疡型,因为李秉琦认为,绝大多数溃疡都是上述3型白斑的继发损害,虽然预示了病变的严重性,但不一定单独列为一型。

(二)组织病理分类法

1. Waldron分类(1975)

(1)单纯过角化型;

(2)轻度不典型增生;

(3)中度不典型增生;

(4)重度不典型增生;

(5)原位癌;

(6)鳞癌。

2. Fasske分类(1958)

(1)Ⅰ型(上皮增生),约占15%;

(2)Ⅱ型(表层角化),31%;

(3)Ⅲ型(增生角化联合型),18%;

(4)上皮不典型增生型,36%。

前3型均属单纯性过角化病。

3. 陵先韫分类(1980)

(1)无间变型,单纯性过角化,或单纯性过角化和固有层炎细胞浸润(约占2/3);

(2)间变型,伴有上皮不典型增生(约占1/3)。

(三)临床及组织病理学分类

McCarthy(1936)提出4级分类法:

Ⅰ级:临床病变从红色斑块渐变为淡灰色。镜检为无上皮增生的炎症浸润。

Ⅱ级:周界清晰的蓝白色病变。镜下为过角化和炎症浸润。

Ⅲ级:界限清晰而微发硬的白色斑块,可出现皱纹。镜下有明显的过角化和炎症。

Ⅳ级:硬变的皮革样斑块,表面偶有疣状物增生或有沟裂、糜烂。镜下有角化不良病变或早期恶变。本级相当于癌前白斑的概念。

（四）病因学分类

Gayford(1979)曾建议取消白斑这一名称，他将原属于这一概念的白色病损分为：

(1)摩擦性过角化病；

(2)烟草性过角化病；

(3)特发性过角化病(原因不易查明)；

(4)口底蝶状过角化病(恶性程度较高)；

(5)白色念珠菌性过角化病。

四、病因

（一）烟草

Pindborg调查巴布亚新几内亚村民吸自制烟草者17%黏膜白水肿，13%有前期白斑，3%有癌前白斑。

我国部分地区的134 492人普查的结果(1980)显示男性患者占男性吸烟者25.25%，女性占19.49%；而不吸烟的受检对象中，男性患者只占3.5%，女性只占1.38%，吸烟者的白色角化病发病率为9.62%，而不吸烟者的发病率只有0.28%；嗜烟者发生白色角化病及白斑的可能性高出30多倍。另据调查，白斑和白色角化病男性患者中有95%吸烟，女性患者中有75%吸烟。

各种调查资料均表明，嗜烟者的白色角化病和部分白斑病患者戒烟后，原有的损害大都减轻或消失。国外资料认为戒烟1年以上者60%患者的白色角化病及白斑消失；成都地区1年复查结果，消失率为71%。一般认为白色角化病的发生或消失与吸烟期或戒烟时间的长短有关，而与吸烟的关系不大。但据曾光明等经4年随访观察，在115个吸烟减量病损部位中，病损消失及减轻者占65%，而吸烟量不变者仅有不足10%的部位可自行消散。现已公认绝大多数吸烟引起的病损是白色角化病，但持续刺激也可转变为癌前白斑。

烟草引起黏膜白色角化病及白斑的原因，系烟草中的有害物质，特别是DMBA(二甲基苯并蒽)的刺激作用。烟雾中含有丙烯醛和氰化物，能使黏膜上皮细胞呼吸降低，抑制RNA的形成，使黏膜的角化过程发生异常。烟草燃烧的温度刺激与白斑形成亦有关。Shalley(1963)报道用烟雾刺激白鼠和豚鼠的黏膜而形成的上皮角化不良；Fujita用DMBA刺激和DMBA加局部损伤的方法，在13～15周时就能造成田鼠颊囊实验性白斑和上皮癌。北京医院、301医院等用烟雾和局部刺激，四川大学华西口腔医学院用烟草浸出液加局部损伤法均能造成动物黏膜实验性角化病；北京大学口腔医学院用0.5% DMBA液涂于地鼠颊囊，致使上皮异常增生，且停药后病变尚能继续发展。

吸烟方法和烟草质量也有关，倒转吸烟法是将烟草燃烧的一端置入口腔内，最易引起幅射性的黏膜灼伤，燃烧时挥发性焦油量也比一般吸烟法高得多，因而引起黏膜白斑和上皮癌的机会显著增高。印度某些地区的人群，有嗜吸劣质的自卷烟(bidi烟)和口嚼烟草的习惯，甚至加入槟榔叶和石灰，其发生白斑和口腔癌者甚多。但有单纯咀嚼槟榔叶习惯的地区人群，如台湾、海南岛、越南等地，白斑和口腔癌的发生率并不高。

（二）酒

Wisch等(1978)发现在德国每日饮酒量超过80克的人，白斑病组是对照组的1.5倍，但难以孤立地判定饮酒与白斑的关系。

（三）局部刺激

Ash曾研究与口腔癌或癌前病变有关的诸因素，观察达25年之久，烟草和局部刺激(创伤)并列首位。Banoczy(1982)的资料(520例)，则为31.9%可能与局部刺激因素有关。创伤因素中，如咬颊习惯、牙齿错位、牙齿不均磨损后形成的锐尖利缘、残根残冠、牙洁石等，均可刺伤黏膜，形成白角化或白斑。修复体表现粗糙或形成的金属流电作用也是病因之一。有人认为嗜烟习惯，再加上局部刺激或口腔卫生不良，是最常见的病因。如果除去局部刺激，病损较快消散，则多为白色角化病，否则应考虑白斑。

（四）白色念珠菌感染

近十多年来，不少人发现黏膜白角化病损中出现白色念珠菌侵入者占10%～30%，如Renstrup 1970年在235例白斑病中发现23%患者有念珠菌感染；李辉莘1976年曾取45例口腔白斑患者病损区擦拭物作念珠菌培养，其阳性率为35.55%，较对照组（正常人）口腔擦拭物阳性率10.36%要高（$P<0.01$）。杨霖等测定了50例单纯型白斑和健康正常人血清中抗白色念珠菌抗体，50例白斑患者其血清抗体滴度均在1∶16以上，最高达1∶512。平均滴度为1∶73.71。而25名对照者的血清抗体滴度均在1∶16以下，其平均滴度为1∶7.36，二者差异有高度显著性。李辉苇等用大白鼠、小白鼠、金黄地鼠进行接种白色念珠菌感染试验，大白鼠容易感染白色念珠菌，组织切片结果表明，感染的大白鼠口腔呈现人念珠菌性白斑的改变，说明白色念珠菌可能是某些白斑患者的病因之一。Cawson把这种与白色念珠菌有密切关系的白斑病称为念珠菌性白斑。

念珠菌感染与口腔白斑病癌变关系密切。它好发于口角内侧三角区，刮取黏膜组织或活检切片，可发现菌丝垂直地侵入上皮层，而且上皮常呈过度不全角化或不全角化，有炎细胞浸润及渗出物，棘细胞层显著增生，有丝分裂比正常黏膜高4倍，其出现角化（或）角化不良（非典型增生）的百分率高达30%～40%。因此，这种类型白斑的癌变可能性较大。1968年Bank等以甲醇提取真菌的碳酸钠洗脱物注射动物，6/16只发生肉瘤，而对照组中117只仅有1只发生肉瘤。也有报道注射真菌提取物尤其是白色念珠菌等提取物的动物发生淋巴瘤及原发肺部癌肿的几率明显增高。如以白色念珠菌感染的肿瘤细胞注入特种易感小鼠，可促使肿瘤细胞形成并迅速长大向周围扩散，短期内即转移至周身。已证实白色念珠菌的某些菌株可产生N-亚硝胺等化学物质，白色念珠菌发酵形成的亚硝基苯甲胺，也是一种强烈的致癌剂。实验中用分离自白斑病病变内的白色念珠菌注入大鼠颊部肌肉，可见到大鼠口腔上皮细胞的分裂活性增强，细胞不断增生。白念菌白斑病中也发现其癌变与C-myc致癌基因的表达有关。总之，很多实验资料提示念珠菌在口腔癌症发生中的重要作用。但究竟是真菌本身的作用使上皮发生病变，抑或是其他原因先造成上皮的非典型增生，而后真菌易侵入，目前尚未得出结论。根据现有的研究情况，应将白色念珠菌感染列为白斑的病因之一。

（五）病毒

Fejerskov(1977)曾报道一种特殊类型的白斑，其特点为整个上皮层充满气球样变的细胞，用电镜观察，认为是上皮细胞有丝分裂的早期发育停止所致，可能为病毒引起；也有人认为单纯疱疹病毒Ⅰ型和Ⅱ型参与了白斑发生过程，但均未能发现病毒微粒。

近年的研究发现，口腔白斑病的发生发展与人类乳头状瘤病毒（human papilloma virus，HPV）的感染有密切关系。向彬等取18例保存的活检标本，免疫组织化学ABC法染色，用第一抗体抗牛乳头状瘤病毒（BPV）的抗血清，用缓冲液代替一抗作阴性对照。结果18例皆为阳性。再次证明口腔白斑发病与HPV感染有密切关系。有研究表明，不同亚型HPV可导致不同类型病变。如HPV_6和HPV_{11}属低危型，与良性病变有关。而HPV_{16}、HPV_{18}、HPV_{33}属高危型，可诱发癌变。所以，防治HPV的感染，对消除或减少口腔白斑的发生及癌变有重要意义。

（六）梅毒

梅毒感染可造成口腔黏膜尤其是舌背黏膜萎缩变薄，继而对外界化学性、物理性及机械刺激敏感而增加患白斑病的易感性。

（七）全身因素

维生素A缺乏和复合维生素B缺乏，在临床及动物实验中均证明与黏膜过角化病有关。前者缺乏还能引起某些上皮结构的改变，而后者缺乏可改变上皮的呼吸（氧化）过程。维生素E在维持上皮细胞的正常氧化中起重要作用，有证据显示维生素E缺乏可导致上皮细胞因氧化过程异常而对外界刺激敏感，使患白斑的可能性增加。

一些微量元素的缺乏也与白斑的发病有一定相关性。有证据显示机体中的微量元素如锰（Mn）、钙（Ca）和锶（Sr）的不足可致白斑发病几率上升。例如，锰在多种代谢酶合成中起关键作用，锰缺乏导致酶合成受抑制，组织代谢异常，白斑形成的可能增加。

晚经期女患者雌激素缺乏，会增加黏膜对外界刺激易感性而发生白斑。但也有相反的发现,切除动物的生殖腺后,却可抑制过角化病的发展。

（八）免疫因素

近年的组织学研究发现,白斑的不同阶段,组织中的单核细胞分类计数有显著差异;随着癌变可能性的增加,淋巴细胞和浆细胞的数量就明显增高。而用白斑的自身同种抗原刺激引起的淋巴母细胞转化率(lymphocyte transformation rate, LTR),则与前述情况相反,随着恶性程度的增高而降低,说明白斑病变中出现了新的或变化了的抗原划分。用血清学试验,也支持白斑发展过程中细胞中介反应起的作用。这可能是因为长期接受化学刺激(如烟草)、慢性感染(如白色念珠菌)等引起局部上皮反应和全身性的免疫反应。上皮可由单纯过角化,向棘皮症、非典型增生、原位癌前阶段逐步发展,但也可能长期停留在某一阶段,这就取决于细胞介导反应和抗体调节的活性状态。

（九）遗传易感性

在临床所见有些患者并无上述外在因素,但仍可发生白斑。这些患者发生白斑可能完全是某些遗传内在因子的作用结果,至少是这些内在的遗传易感性使其在较弱的刺激强度下易患白斑。近年来国内外有大量研究利用免疫组织化学和多种分子生物学的手段发现口腔白斑和口腔白斑癌变病例中存在一些癌基因、抑癌基因以及与机体细胞增殖分化调控、细胞凋亡调控、细胞迁移和极化相关的多种蛋白及相应遗传信息的改变,提示机体内在的遗传易感性在白斑的发病中可能亦有一定作用。

有研究发现白斑与口腔癌患者的姊妹染色单体交换率明显高于正常对照组,其中以不抽烟的白斑患者更为显著,提示染色体不稳定等遗传因素在某些缺乏外在刺激因素的白斑患者中的可能作用。

五、流行病学

白色角化病和白斑病好发于40～60岁男性,Shafer曾报道81%的患者在40岁以上。Mckown调查患者的平均年龄为54岁。但近30年来,女性患者有增多的趋势,有些资料表明男性仅比女性多1倍。种族的差异不显著,但有人认为黑种人较少罹患。

流行病学调查一般均用广义的白斑的含意,即包括白色角化病和白斑病,但由于条件和标准不一致,有些资料甚至包括白水肿、白皱褶病等其他角化病,因此罹患率往往较实际情况高。如我国部分地区134 492人(1980)调查罹患率为10.49%,男女比例为13.5∶1。据Axell在瑞典普查30 118人的结果(1976),前期白斑6.15%,白斑3.60%,共计约10%(男16.1%,女3.8%),但这不包括局部刺激引起白色角化病及腭部烟斑。

印度地区的调查资料最多,农村人口的罹患率为0.2%～4.9%(15万人资料),男女之比为85∶1,男女的差异,不论中外都认为与吸烟习惯有密切关系。

发病率(新病例率)的调查报道不多,Mehta(1976)介绍两个印度农村发病率(10万人中新病例率),男性分别为400和330,女性为0和180。

汪一鸣、李良寿1996年撰文对20世纪80年代已发表的白斑病的流行病学调查研究文献作一述评。这些文献的主要成绩是阐明白斑患病率的性别差异。吸烟者男性(25.25%)为女性(19.45%)的1.30倍,不吸烟者男性(3.5%)为女性(1.38%)的2.54倍。白斑患病率随年龄呈直线上升。白斑在口内的分布:颊48.29%、唇37.02%、腭10.92%、舌1.11%、颊沟0.22%、口底0.03%、咽弓0.02%。各种白斑的比重:Ⅰ度82.7%,Ⅱ度14.28%,疣状2.04%,颗粒0.46%,溃疡0.40%,癌变倾向0.11%。白斑的病因主要对吸烟进行分析。韩桃娟比较戒烟、减量半年后和继续吸烟三组白斑消失率,分别为42.84%、22.83%、16.55%。其加重率分别为7.88%、14.30%、18.15%,相差极显著($P<0.01$)。除吸烟外,还调查了饮酒、喜辛辣、喜热食、牙源性局部刺激、嚼槟榔等。调查中的主要问题是白斑的诊断标准问题,这也有一个逐渐认识的过程。1978年所调查的白斑患病率包括了过度角化病,也就是我们国家公布的检查134 492人中,白斑患病率为10.47%,比实际白斑的患病率要高,如有条件,将来应当重新进行流行病学调查,并结合活检,以增强临床诊断的可靠性。

六、组织病理学

(一)光学显微镜观察

单纯性过角化症(白色角化病)的组织学特征，是过角化和上皮层增厚。过角化可能为过度全角化及(或)过度不全角化，过度全角化的角质层明显增厚，无残留细胞核，而常伴棘细胞层萎缩；过度不全角化的特点，是细胞核分裂活性4倍于过度全角化，因而角质层内有细胞核残留，棘细胞层可肥厚，在有真菌感染的白斑病中较多见。唇颊部位的白角化病不全角化层表面呈波纹状，形成人字形，两嵴状突起之间，细胞呈空泡状，这种人字形不全角化发生在结缔组织乳头的上方。

镜检如发现有不同程度的上皮异常增生，则为癌前病变——白斑病。

据WHO口腔癌前病变协作中心的组织学诊断标准，上皮层内个别细胞的变化称为非典型，而对上皮普遍紊乱，称为上皮异常增生，并列举了12条现象(在一个标本中可出现1～2项或更多)：

(1)基底细胞极性丧失；

(2)有一层以上的上皮细胞出现基底细胞样改变，即基底细胞复层化；

(3)核浆比例增大；

(4)上皮钉突呈水滴状；

(5)上皮分层不规则；

(6)细胞有丝分裂增加，有少量异常分裂；

(7)上皮外层1/2出现有丝分裂；

(8)细胞出现多形性；

(9)核染色加深；

(10)核仁增大，细胞间的黏接减弱；

(11)棘细胞中有单个细胞或细胞群发生角质化，这种现象多在高度增生上皮钉突中出现，又称错角化或角化不良。

上述改变可根据程度分为轻度、中度及重度异常增生。据Wodron报道的3 256例中，127例(7.6%)为重度异常增生、原位癌和鳞癌，但如把轻度异常增生也包括在内，则共668例，占19.9%。组织学上的上皮异常增生程度很难靠临床表现来预测。对可疑病例，应立即考虑进行活检。Banoczy(1982)报道500例经活检之口腔白斑病患者中9.6%为癌，24%上皮非典型增生，66.4%单纯过角化；120例有上皮非典型增生者主要是溃疡型，全部发生在舌及下唇。郑麟蕃等(1983)分析300例白斑标本，临床诊断为均质型者53%，疣状型39.3%，溃疡型7.7%；而镜下属单纯过角化者65%，上皮异常增生22%，恶性病变(原位癌与早期鳞癌)12.7%。而均质型中有恶性变者仅5%，疣状型为20.3%，溃疡型为26.1%。病变表层呈现全角化者无一例恶性，表层呈不全角化者有上皮异常增生者占29.2%，恶性病变占23.6%；故表层角化与病变性质也有密切关系。

Banoczy主张以上述指标出现的数目为标准，如在12项改变中出现1～2项为轻度，3～4项为中度，5项以上为重度，但作者同意郑麟蕃等的意见，上皮异常增生的程度应以质为标准，其中以细胞核的改变为最重要。如原位癌与重度异常增生，均可表现为核染色深，形态变异呈多形性；核浆比例明显增大；核仁增大且变异；整个或大部分上皮层出现细胞极性分层紊乱；普遍出现有丝分裂现象等。

(二)电子显微镜观察

白斑的超微结构研究近年来有较大发展。Silverman(1967)等发现单纯性白斑主要是角化过程的变化，基底细胞含有大量厚实粗大的张力丝及核糖核蛋白颗粒，在棘细胞层内张力丝呈致密的网状，而在上层呈条索状，细胞内角质表明颗粒增加，围以核糖体小粒。在上皮异常增生时，主要改变在基底细胞和基底膜，基底细胞有多形微小含张力丝纤维的原浆突伸向固有层，基底膜结构的连续性有改变，核和核仁有变异，半桥粒数减少，张力丝退变，线粒体退变，核糖体排列成玫瑰花结状等。郑麟蕃和黄亚筠亦发现上皮单纯增生者的基膜多系正常，但亦可有增厚、断裂和部分缺失，棘细胞核增大而不规则，核膜内陷，而有异常增生者，则基膜常有断裂、移位、套叠等改变，并常与该处核浆突起有关，基底细胞可见核仁增大和核分裂畸形。陈志洪等认为，随着白斑病理等级的提高，细胞增殖现象越趋明显，Ⅳ级的标本可见核仁显著增殖，而有早期癌变者核浆比例增大、核仁增多。Banoczy观察6例扫描电镜的标本，与正常黏膜相比较，其区别为单纯性白斑的表层细胞，虽然仍保持镶嵌状排列的多角形细胞，但已出现重叠和分离；疣状型者，堆积着许多无定形的脱落的角质上皮细胞，而溃疡型者细胞的连接破坏，发生较大的间隙；不典型增生者，则表层细胞的形态与细胞突的排列呈异样。华西医科大学研究结果与以上论述基本相同。

(三)立体显微镜观察

Meyer(1976)用立体显微镜观察，将白斑的上皮层分为3个平面，第一平面指基底层，第二平面包括棘细胞的第一、第二层，第三平面指棘细胞之浅层。结果发现3个平面的细胞核及核仁均有增大，而第一平面比对照组增大1倍。

(四)脱落细胞学

刮除病变区表层的细胞进行涂片检查，方法简便，易于在普查或定期复查时进行。Banoczy(1982)曾作250例细胞学检查，单纯性中72%为全角化，溃疡型中79%为不全角化，而疣状型中全角化及不全角化各占48%和39%。作者认为本法诊断溃疡型有意义，细胞学与组织学的符合率可达76.6%。现在一般认为脱落细胞学仅在病变区表层溃疡或根本无角化层的情况下，才可能发现异常增生或细胞的非典型改变，而有角化层者的检查结果均为阴性。沙月琴等(1983)也认为，刮取的虽为表层细胞，但从涂片中出现的角化类型可间接判断白斑和白角化病的现状及预后，因为它和组织切片中的角化类型是一致的。周继休等则发现用电镜观察有不典型增生或癌变的表层角质细胞，其张力丝、核糖体和角化颗粒比正常组织或单纯增生者常见。但脱落细胞学检查，不能代替组织学的检查。

(五)计量病理学

有研究者采用计量病理学检查方法，对上皮细胞的细胞核形态进行定量测量及DNA计量分析，发现上皮细胞在从正常到上皮单纯增生，再到轻、中、重度异常增生直至癌变的过程中细胞核的大小、形态参数、DNA含量值有可定量的变化，提示计量病理学手段对口腔白斑尤其是白斑癌变的诊断具有参考价值。但这一方法还未得到大样本研究的验证，故难以确定一个临床上可以借鉴的“阈值”，目前其应用价值还局限于一些病例对照和横断面研究中。

(六)酶化学及组织化学

Cohn等(1962)认为，在不全角化区的中外层上皮组织中，如缺乏糖原时，应怀疑有恶性倾向；Smith(1972)指出人类白斑的基底层上皮细胞含有酸性磷酸酶的粒体。Singh(1975)发现过度全角化的上皮内有透明角质蛋白颗粒，这种颗粒是合成多核糖核苷之原始蛋白质。白角化病和白斑的组织化学改变尚有待进一步研究。

另外，在白斑尤其是白斑癌变过程中，酸性磷酸酶、碱性磷酸酶及糖苷酶活性增高，而非特异性酯酶活性下降，对预测白斑中细胞的增殖潜能及癌变趋向有一定意义。

(七)组织免疫学

Roed-Petesen等(1973)指出口腔白斑患者的基质中有组织特异性的细胞敏感反应，以对抗白斑上皮组织的抗原内容物。Loning等(1977)用IgA和IgG标记的浆细胞数量，在有异常增生和上皮癌的病例中为白色角化病(单纯性上皮增生)中的2倍。血液中抗体也反映了这种差别。据报道，在18例有上皮异常增生的白斑病例中，IgA和IgG的活性下降，而对照组18例异常增生的白色角化患者中仅有4例的抗体活性降低。但白斑与免疫学的关系研究还不多，其准确性亦不足。

七、临床表现

(一)白色角化病和白斑病的一般特点

1. 白色角化病(单纯性过角化病)

在外观正常的口腔黏膜上出现比较浅表的、灰白色的、半透明或不透明的斑块；早期多为平伏光滑状，但当病程较长、角化程度加重时，则白色斑块或显粗糙，并高出正常黏膜表面，有时可出现沟纹。白色斑块是由许多小方块或小长条状组成的过角化区，如将黏膜牵拉扩张，可在这些小块之间看到纵横排列的粉红色细纹，即黏膜的正常皱褶，称为红纹。白角化病损害区的界限清晰，基底柔软，但随着角化程度的加重，黏膜正常张力和弹性会逐渐降低。一般情况下，斑块的白色泽比较一致，但也有周界浅淡而中心部位更发白的表现(图 13-1)。

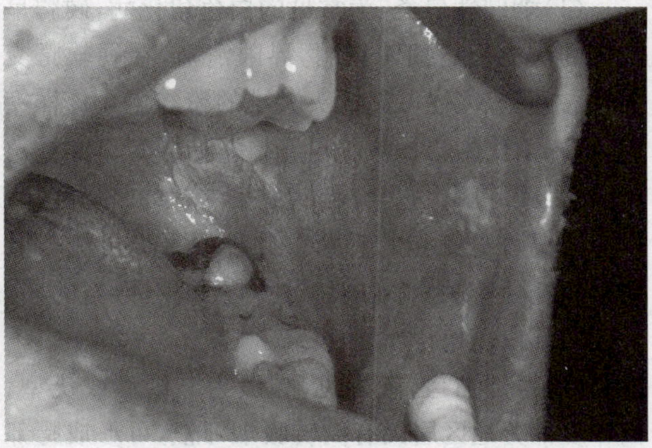

图 13-1　白角化病

白色角化病的好发部位是唇、颊、硬腭、舌背黏膜。

2. 白斑病(复杂性过角化病)

(1)皱纸型(均质型)：皱纸型的病变，多见于前庭沟、颊黏膜口角区、舌腹、口底黏膜；呈乳白色，稍高于正常黏膜，界限清楚，表面粗糙不平，呈皱纸样。位于口底的病变对称发生，而以 40 岁以上的嗜烟的女性多见，Gayford(1979)称之为口底蝶状角化病(图 13-2)。

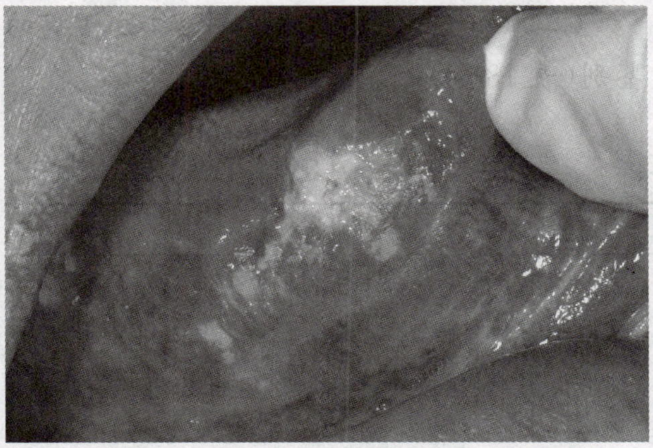

图 13-2　均质型白斑

(2)疣型：损害呈乳白色，表面呈粟粒状或乳头样突起，明显粗糙，易发生皲裂和溃疡。少数疣型损害较大，如菌状，上带刺毛状物。多发生于牙槽嵴、腭、颊黏膜。

(3)颗粒型：本型特点是在火红色的黏膜上散在分布着乳白色、形态不一致的细小角化颗粒；火红色既比正常黏膜更薄、更柔软，呈充血状，而且常有明显的界限。容易发生溃疡和疼痛的症状。这种类型的白斑，有人认为与黏膜赤斑(红斑)的关系密切，可能转化为赤斑(郑麟蕃)或者赤斑的一种类型——颗粒型赤斑(许国祺)，总之，一般均认为癌变率较高。

溃疡型白斑的名称亦常见于文献，但作者认为绝大多数溃疡都是上述 3 型白斑的继发损害，虽然预示了病变的严重性，但不一定单独列为一型。1983 年黏膜病协作研究组将皱纸型称为均质型。长期随访发现，口腔白斑病中有 12.7% 发生型的改变，以溃疡型最易发生变化。

白色角化病和白斑病的自觉症状都不明显，而白色角化病更常无任何不适感，或仅有口腔发干，味觉减退，有粗糙或紧绷的感觉。一旦出现疼痛及溃疡、皲裂、出血、颌下淋巴结肿大、局部硬结等症状时，应高度警惕，立即采取适当的诊断和治疗措施。

(二)不同部位的白色角化病和白斑病的特点

据我国部分地区 134 492 例白色角化病和白斑病的分析，颊部病损最多，占 60.30%，唇(唇红和唇黏膜)占 37.02%，腭部占 10.29%，舌部占 1.11%。

1. 唇红

较少见，多呈薄痂壳状，棕黄色，为吸烟引起的白色角化病。

2. 唇黏膜

下唇最常见，为界限清晰、平伏光滑、棉絮状的病损，多呈淡黄色或棕黄色，圆形或椭圆形，其角化程度与烟草燃烧的温度刺激关系最密切，故使用烟嘴者，病损常较轻微。极少为白斑病。

3. 唇颊沟

可为白色角化病，但颗粒型白斑好发于本部位，曾有人调查唇颊颗粒型白斑 135 例中，有 51 例呈上皮异常增生。还应考虑真菌感染引起的白斑，这种情况下常伴有炎症和溃疡。故唇颊沟和病损，应注意追踪观察或争取及早活检，以确定病变性质。

4. 颊黏膜

颊黏膜的病损占 1/4～1/2 或更多，其中绝大多数为白色角化病，𬌗间线部位是发生白色角化病最常见的部位，特点是呈带状，左右对称，中份由于过角化程度高而显得更白，而在前后两端则色淡模糊，牵伸黏膜常可发现红纹，由于吸烟引起者这种现象更明显。此外，过角化的程度还与咀嚼习惯、局部刺激因素、牙弓排列情况等有关。应注意的是位于口角区略呈三角形，底边向外的颊黏膜病损则可能为白斑病。Waldron 报道 736 例颊部过角化病例中有 17%出现上皮异常增生，主要即位于口角区。

5. 口底

多系癌变可能性较高的白斑。丹麦的发病率为 13%，且多为女性，可能与特殊的吸烟习惯（一种方头雪茄）有关；但我国和印度的口底白斑较少。病变特点是多呈皱纸状，有人形容为退潮沙滩白斑，也有颗粒型损害。舌腹黏膜的病损与口底类似。

6. 舌背黏膜

常见于舌背中央前份，大致呈方形或长方形，可包含数量、形态不规则的小方块及红纹。在过角化显著时，病损稍高起，丝状乳头形态不清楚，小斑块互相配合，红纹消失。舌背黏膜病损多为白色角化病，但偶有疣型白斑，并有相当数量（有人报道约占 1/4）呈异常增生。不吸烟的中青年妇女，如发生舌背白斑，而不能排除扁平苔藓和慢性盘状红斑狼疮者，应及时活检或定期复查。

7. 腭黏膜

有两种类型：

（1）烟碱性口炎，为常见的白色角化病，硬腭呈均匀的灰白色病损，与软腭界限清晰，在硬软腭交界左右两侧，往往可见针头大小的粉红色丘疹样突起，即未角化的腭黏液腺导管口。如导管口亦被角化，则黏液腺膨大，呈粟粒状或小米状的脐形突起，但中心仍可见红点状丘疹。此种损害也可能与戴用上颌托牙有关，称为烟碱性口炎是不恰当的，宜称为腭部白色角化病。

（2）腭部白斑，较少见，一般为皱纸型或疣型。南印度部分地区居民有倒转吸烟习惯，可形成腭部疣型白斑，界限清晰，周围黏膜充血较明显，并常伴有溃疡，其中 10%以上呈上皮异常增生。

8. 牙龈及牙槽嵴

本部位的病损较少，只占白角化病及白斑病的 5%左右，有咀嚼烟草习惯的人群中，发病率可能较高。大多数为白角化病，与不良刷牙习惯（强力刷用硬毛牙刷）和戴用不适宜的义齿有关。

八、鉴别诊断

（一）白色角化病与白斑病的鉴别（表 13-4）

（二）白色角化病与白水肿、白皱褶病的鉴别（表 13-5）

表 13-4

	白色角化病	白斑病
年龄性别	40～60 岁，男性多于女性	50 岁及以上占 80%，男性明显多于女性
病变区色泽	浅白灰色，平伏，较光滑	较白、较厚或突起，表面粗糙
大小、形态	不定，但较均匀一致，无结节皲裂或溃疡	皱纸状、疣状、颗粒状的斑块，可粗如皮革，或有皲裂、溃疡
质地	基底柔软，黏膜的弹性和张力改变不大	较硬实，黏膜的弹性及张力明显降低
好发部位	唇红、颊（间区）、舌背、硬腭	舌腹、口底、颊（口角内侧）、前庭沟、腭咽结合部
发病因素	以烟草及局部刺激因素为主，除去后大多数病损可渐行消退	无局部刺激因素或除去后病损仍不消退，常与吸烟尤其是特别吸烟习惯有关，与维生素缺乏、内分泌紊乱、念珠菌感染等因素可能有关
组织病理	上皮过角化及棘层增厚，无上皮异常增生，固有层或仅有少量炎细胞	可能有程度不等的上皮异常增生，固有层有慢性弥慢性炎细胞浸润

表 13-5

	白色角化病	白水肿	白皱褶病*
部位	可发于口腔任何部位，以颊、唇、硬腭、舌背常见	仅见于颊黏膜，多位于殆间线区，对称发生	少见，可发生于颊黏膜或口腔其他部位
形态	表浅、平伏、均匀一致的斑状，界限清晰	水肿突起，呈半透明状，但界限不清晰	皱襞海绵状，可揭下鳞屑，界限清楚
质地	表面可稍带粗糙感但柔软，张力和弹力改变不大	表面光滑、柔软，黏膜的弹性和张力不变	粗糙如沙砾状，但仍柔软有弹性
年龄种族和性别	40～60 岁，男性多于女性	年龄、性别无特异性，黑棕色人种发生较多	儿童多见，青春期病情常有发展，但成年人不罹患
组织病理	见前	棘细胞层或生发层内有细胞内水肿，基底无改变，上皮钉突不规则伸长，少量炎细胞浸润	上皮层极度增厚(可达 40～50 层)，棘细胞空泡性变，固有层少量炎细胞浸润
发病因素		解剖部位因素为主	常染色体显性遗传疾病

* 见图 13-3

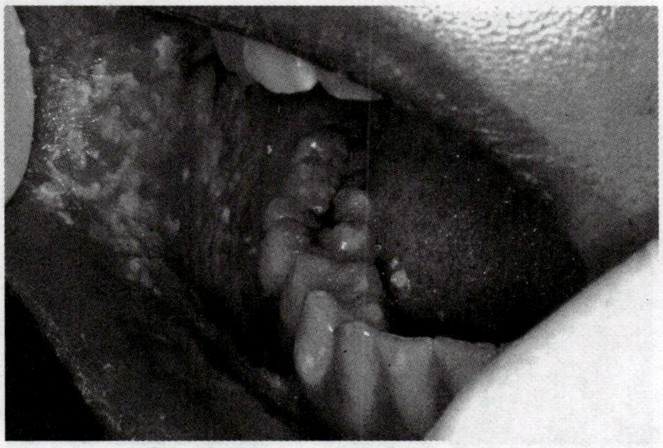

图 13-3　白皱褶病

(三)慢性增殖型白色念珠菌病

白色念珠菌可在 50%左右的正常人口腔中查出，在一定的条件下菌丝可侵入表层上皮，引起慢性增殖型白色念珠菌病，即真菌性白斑病。罹患黏膜较一般白斑更白。活检可发现菌丝仅伸入上皮的浅层，但有多核细胞广泛浸润，形成上皮内的细菌性脓肿，上皮增生旺盛并可有细胞的非典型改变，因而有癌变可能。临床检查可发现斑块是由一些散在或已融合的白色丘疹所构成，周围黏膜充血。用涂片可查见念珠菌菌丝。

(四)黏膜赤斑病

黏膜赤斑病(Queyrat 赤斑病)一般称为红斑病，为避免同炎性红斑、多形性红斑、红斑狼疮等黏膜病混淆，宜改称黏膜赤斑病。此病的特点是黏膜呈天鹅绒样火红斑块，界限清晰，病情持久存在而又查不出特殊的病因。一般分为均质型、交叉型(与颗粒型白斑同时发生)和颗粒型(结节型)。均质型者多见于颊黏膜和软腭，范围较大，色泽较一般。交叉型者红色较淡，以舌腹、口底处多发。颗粒型者可发生于口腔中任何部位，表面还可有灰白色假膜；但不论何型均多发生于黏膜危险区，患者常为中年女性。赤斑病大多数有上皮异常增生，固有层乳头深入到上中层内，并含有大量扩张的血管，而表面层角化程度不足。赤斑病的恶变率高，William 报道有 91%的活检标本出现从轻度上皮异常增生到浸润癌的不同程度的改变。郝以明报道 8 例中异常增生 3 例，原位癌 1 例，鳞癌 3 例。故凡在口底、舌腹边缘、软腭前柱区发生无明显病因的红斑(直径常小于 20 cm)，持续存在在两周且经治疗无效者，应立即活检以确定诊断。

(五)口腔黏膜下纤维性变

本病为一种特殊的类胶原性疾病，系黏膜结缔组织的慢性炎症和纤维性变，继而发生上皮萎缩，多见于颊黏膜，而原因不详，印度地区的本病可能为一种强刺激性的香料所诱发。临床特征是口腔有烧灼感、复发疱疹或溃疡、流涎或口干、味觉障碍；黏膜发白失去光泽，类似白斑病，但有时也可出现红斑。后期在颊、咽、软腭等处黏膜下发生纤维性条索，变硬，以致张口和吞咽困难。舌背黏膜发白，乳头萎缩，由于大量纤维性条索形成，舌运动和语言发生障碍。本病组织学特征，为上皮萎缩，钉突消失，常有异常增生；固有层下结缔组织呈现严重的透明性变和胶原束均质性变，成纤维细胞数量明显减少，血管闭塞或狭窄。世界卫生组织认为本病在刺激因素的作用下容易癌变。

(六)口腔扁平苔藓

典型的黏膜扁平苔藓，根据其珠光色或蓝白色有光泽的丘疹所组成的网纹或枝条状病损，诊断并无困难，但有时病损为斑块状，而且位于舌背中份，应注意与白色角化病或白斑区别。舌背扁平苔藓多呈圆形或椭圆形，但也可呈方块状，其特点为乳头萎缩而非增生，呈珠光灰白色，表面虽为绒状但并不粗糙。Burket 曾建议用一个简易的方法协助鉴别诊断，先将病变区的黏膜干燥，搽上 Lugol 溶液，白色角化病与白斑病比周围正常的黏膜染色浅，白水肿或创伤(如咬颊)病变区的染色比周围深，而扁平苔藓的染色则与周围黏膜区别不大。当然此法并不能取代组织学的检查方法。

Banoczy(1982)曾报道 520 例口腔白斑病及 360 例 LP 共 846 例，有 27 例(3.2%)两病同时发生，并认为此种情况癌变发生率可能更高。

(七)盘状红斑狼疮

本病好发于红唇部，也可见于颊黏膜和舌。红唇部的病损，常表现为黏膜变薄，有浅糜烂，红唇皮肤交界处出现单个或多个边缘清晰而微突起、中心稍凹陷的暗红色圆形斑块。但斑块周围，常可见于白角化的斑纹，并有充血扩张的毛细血管(玻片压迫或褪色)。其他黏膜部位的病损，亦可类似扁平苔藓或白色角化病，除活检外，直接免疫荧光检查结果可供参考，70%～80%患者病变区表皮与真皮交界处呈现荧光带。

九、癌变问题和预后

黏膜白斑病是一种癌前病损，这是由于：

(1)口腔鳞癌中有相当大一部分是发生于原来有白斑病的部位(图 13-4，图 13-5，图 13-6)。

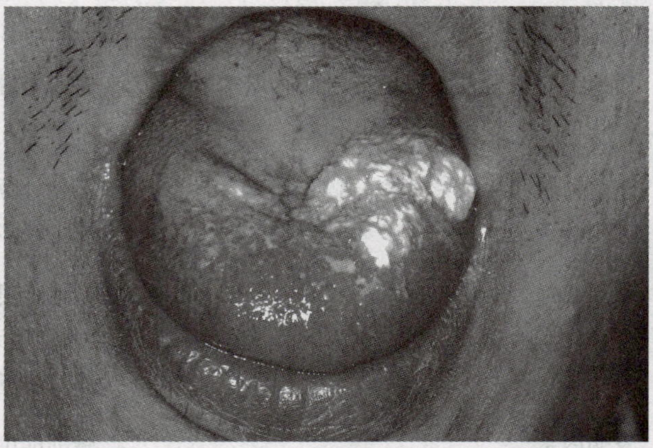

图 13-4　疣状白斑癌变

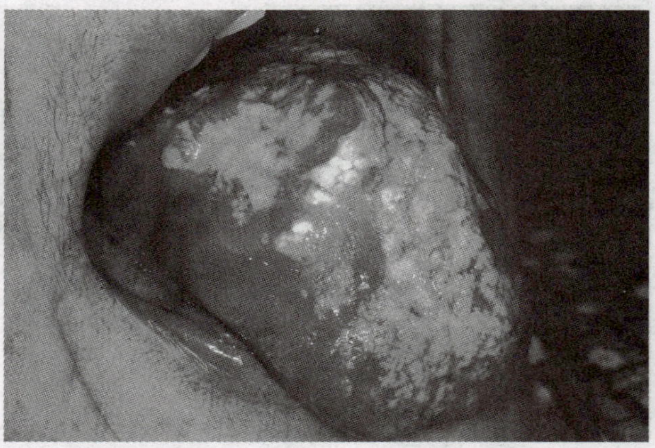

图 13-5　白斑癌变

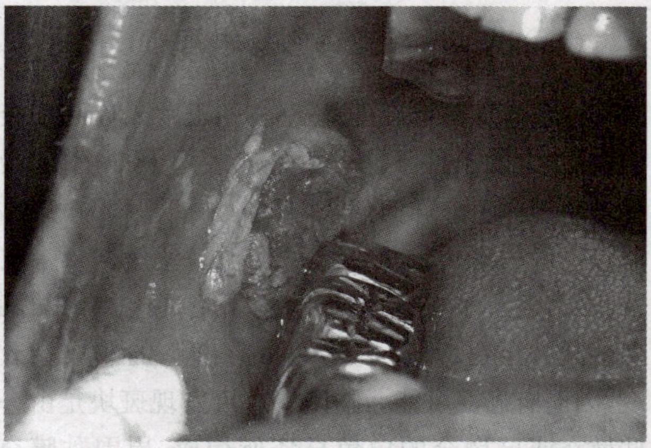

图 13-6　白斑癌变

(2)经过随访与复查,有一些白斑病确可转化为恶性。据世界卫生组织癌前病变研究中心的资料,恶变率为0.13%～6%。这样大的幅度首先是由于诊断标准的差异,如有的资料包括了白色角化病,而有的仅指临床症状基本符合白斑病者;其次是由于调查对象不同,有的是从农村中随机抽样,而有的则是调查城市中某个特定人群。在随访观察中,有的是已将经过活检有轻度上皮异常增生者予以切除,而有的基本采用保守疗法。此外,观察时间的长短也有影响,如Einborn等观察10年,恶变率为2.4%,观察20年则恶变率上升为4%。一般认为颗粒型白斑恶变率较高。Banoczy(1982)报道520例口腔白斑病随访1～25年(平均6.7年),有31例(5.9%)癌变,溃疡型最易癌变,在癌变中26%由疣状口腔白斑病而来,74%由溃疡型发展而成,好发部位为舌部。

上皮异常增生有恶变的可能,但并非必然。白色角化病与白斑病中异常增生的比率为8%～24%,如按此标准来划分白色角化病与白斑病,则二者发病率之比为10∶1～4∶1,而在我国部分地区的调查结果,这个比率实际上更大,因此,白斑病是很少的。至于上皮异常增生发展为癌的情况,研究资料也不一致,有人认为大多数病例是长期维持原状,恶变率为9%～36%,自行好转者为9%～20%。这说明白色角化病与白斑病在临床上有时不易鉴别,而在组织学特征上也没有一条可逾越的界限,二者是可以互相转化的。

吸烟与白斑恶变的关系,除了长期吸烟过量能致癌这一传统观念外,应指出非嗜烟者发生的白斑比嗜烟者的白斑更易恶变。Einborn曾报道前者的恶变率高于后者的8倍。但这决不意味着吸烟反而有什么保护作用,而只说明烟草为主的刺激源(病因)所致的白斑和原因不明的白斑的恶变程度更高。

吸烟与白色角化病预后的关系同样十分明显,华西医科大学口腔医院对成都地区314例白色角化患者进行近4年以上的随访,这些患者都未接受特殊治疗,73例痊愈的患者中,戒烟3个月以上者占31.19%,减量者占33.03%。在一定时间内,白色角化病损多数稳定,若戒烟或减少吸烟量,则必然促使病损减轻或消失,吸烟量增加,则显著导致病损加重或新发。此外,在4年多随访中,并无1例恶变。

Kramer(1978)曾报道63例舌腹口底白斑患者,第一次活检就有17例(27%)为上皮癌,余下的患者中有29例随访1～9年,又有24%发展为上皮癌,故舌腹白斑应予高度重视。

前已述及赤斑的恶性程度显著高于白斑,Shafer(1975)报道65个赤斑活检标本中,轻度和中度异常增生占9%,重度异常增生原位癌40%,上皮癌51%,可以说全部均有恶变趋向。

癌前病变的确切含义,是指在同一部位在以后的时间内,由于原有病变本身的变化而发展的癌症。白斑病是癌前病变,其癌变的可能性应考虑以下几方面的因素:

(1)发生于舌缘、口底——口腹、口角黏膜、软腭复合区等危险部位。

(2)青年女性患者(多无吸烟嗜好)。

(3)有白色念珠菌感染者。

(4)病变呈疣状、颗粒结节状或溃疡糜烂者。

(5)治疗观察3～6周或除去有关病因3个月后,病变仍不减轻或有加重者。

癌前状态目前主要依靠活体组织来确定,因此,当临床上有怀疑时,应立即取活检,最好将整个病变区切除,包括周围的健康黏膜。镜下观察的重点,是了解有无异常增生及其程度,以及其下结缔组织的变化。但重度上皮异常增生与原位癌在组织学上往往难以区分。活检不足之处还在于:

(1)不易选择最有可能发生异常增生改变的取材部位,不能显示实际的情况。

(2)临床上有些病变表现轻微或很平常,使医生不产生怀疑而未进行活检,而实际上已有严重的恶性变。

(3)临床病变范围较大,实际上难于全部切除进行活检,影响了可靠性和准确性。

(4)活检只能了解现阶段的病变性质,而缺乏预测性。

近年来,用血卟啉(血紫质)激光荧光来诊断癌症和癌前病变有较大发展。血卟啉有4个吡咯环,在一定波长的紫外光照射下,含有血卟啉衍生物(HPD)的癌细胞的胞浆内含有更多的RNA,与血卟啉亲和性越大,诊断价值也越高。北京医学院研究了57块动物模型的鳞癌标本，在氦镉激光照射下，全部出现红色荧光，120块异常增生标本中，荧光出现率也达95.8%，故用本法诊断口腔早期癌变及癌前白斑是比较简便可靠的。

甲苯胺蓝染色法虽然更为简便，但国外大多数报道均认为其阳性率较低，而有较多的假阴性，作为活检的初筛指征并不恰当。有癌变的损害有1%甲苯胺蓝染色(局部涂布，涂布前后，均用1%醋酸拭洗)后，表面呈深蓝色或紫色，有溃疡渗出的非癌性病变，可呈假阳性，而表面有较完整的角化层时，往往又出现假阴性。

近年来一些国内外的研究中把一些新的方法应用于白斑癌变的检测，其基本原理大都是通过对细胞增殖活性或增殖活性标志的监测判断细胞癌变的趋向，但这些方法的特异性和敏感性尚需进一步验证。

(1)细胞动力学检查：通过体外培养白斑病损上皮，放射性双脉冲标记和放射自显影技术观察上皮细胞的有丝分裂情况，若发现标记指数增高、细胞周期缩短、标记细胞扩散，则提示癌变可能增加。

(2)酶化学放射免疫检测：有证据显示白斑癌变过程中前列腺素 E_2、环磷酸腺苷(CAMP)和环磷酸鸟苷(CGMP)含量增高，可能与癌细胞微粒体的前列腺素合成酶活性增高及环核苷酸代谢紊乱有关，亦可作为协助临床早期诊断白斑癌变趋向的辅助指标。

(3)肿瘤基因及增殖标志的检测：尽管目前尚未发现口腔白斑及白斑癌变中具有特异的基因，但一些癌基因及增殖标志的改变在多数报道中的观察结果均相同。因此，应用免疫组织化学及分子生物学方法等对增殖标记PCNA、Ki67，癌基因C-myc、C-H-ras等进行检测，若增殖标记升高或癌基因激活则对预测癌变有参考价值。

十、治疗和预防

(一)除去可能的致病因素

白色角化病的治疗方针，以除去所有可能的致病因素为主，如修整不均匀磨损造成的锐缘利尖，拔除残根及残冠，除去不良的修复体，戒绝烟酒及其他口腔不良习惯。最好每月检查1次，直至角化病损逐渐消退，如无消退则应采用保守治疗，在观察期间必须注意口腔卫生，避免刺激性食物及香料、化妆品、药物的刺激。

口腔白斑病治疗的目的在于测定并预防其癌变。因此，首先应该排除可能的病因，例如，摩擦，白色念珠菌，然后排除其他可定义病损。对于持续存在或没有可疑病因的病损，应做活检以在组织病理学上排除可定义病损，并且明确异常增生是否存在及其程度，甚至有无肿瘤或原位癌的可能性。其程序以图13-7简示之。

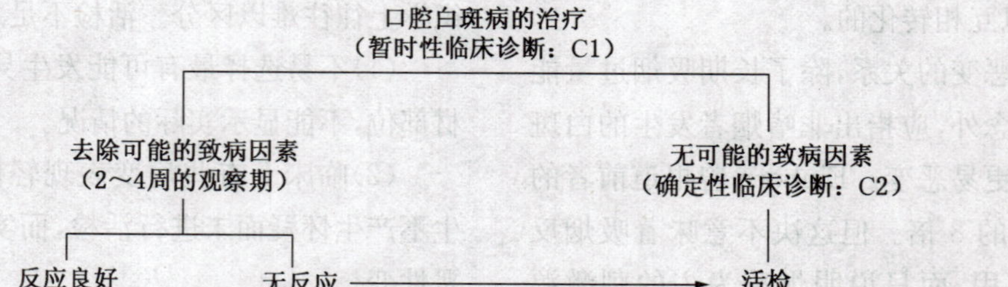

图13-7 口腔白斑病的诊治程序

对于无上皮异常增生或轻度上皮异常增生的病损是否需要治疗，要视病变的范围和发生的口腔部位而定。对于中度和重度上皮异常增生、通常要进行积极的治疗。一些学者建议每一例患者都应该积极治疗，而不管其有无上皮异常增生、上皮异常增生的程度以及发生的口腔部位。另一方面，有人建议仅对具有明显恶性表现的病例进行治疗。但基于口腔白斑损害动态谱系的联系，活检诊断的局限性，以及上皮异常增生判定的主观差异性，笔者支持前一种观点。

在一些情况下，很难对口腔白斑病患者进行积极治疗，尤其是累及大面积，甚至整个口腔黏膜的广泛性白斑损害。同样，患者的因素也可能阻碍治疗方式的选择，如对于患口腔白斑病的年轻患者，由于其生存期更长，因而治疗策略应更为积极。

(二)维生素A和维生素A酸(维甲酸)

维生素A能保持上皮组织的正常功能，有助于过角化病的消退，口服治疗白色角化病和白斑病损有效但甚微，目前主要用维生素A的衍生物——类维生素A，维甲酸为其中较常用之一种。本药能作用于表皮细胞的增殖、分化与角化过程，可使紊乱细胞功能恢复正常，防止过角化。电镜观察，维甲酸能减少棘细胞层中角蛋白前期物质的数量，抑制张力纤维丝的合成，从而减少角质细胞间的黏接性，使其易于脱落。用放射自显影法研究，经治疗后角朊细胞的增生和分化过程恢复正常，曾延长的DNA合成时间(S期)缩短，细胞增殖恢复正常。在维甲酸的作用下，上皮钉突缩短，核分裂活动减少，颗粒层恢复正常。口服的初剂量宜小，每次5 mg，每日2～3次，1周后渐增至每次10～20 mg，1～2个月为1疗程。药物的副作用较大，如头晕、脱发、皮炎、肝肾功能障碍等，因此凡血、尿常规及肝肾功能异常者均忌用。此外，维甲酸有积蓄性和致畸作用，治疗期间和停药后3～6个月，均应避孕。如改用新型芳香维甲酸类口服，则副作用明显减少，但每日总量仍宜在30 mg以下，否则可能发生严重的脱皮现象。据洪民报道，用芳香维甲酸R010-9359服用2周，白斑病变即可消退，但停药后有部分病例复发。由于口服的副作用较大，近年来探索局部使用维甲酸，浓度可分为0.05%～0.5%。北京医学院报道用0.2%和0.5%的糊剂每日涂布1～2次，3天后即可生效，3个月后有34%(总共50例)痊愈。其他制剂如0.5% RAI号，治疗19例，2～4周后有近1/2痊愈。RA Ⅰ号的毒性比国产维甲酸低，但仍有局部刺激反应如充血、疼痛。0.05% DACP(二甲基乙酰戊环烯基维甲类药物)局部敷贴，治疗25例，3～5周后，白色病损完全消失，无明显副作用。为了延长维甲酸的局部作用时间，以用口腔药膜剂方式为佳，其附着时间平均可达150分钟以上(复合药膜)，使用也较方便，如加入适量的地塞米松，可减轻对黏膜的刺激。应注意的是，动物实验说明局部如用高浓度维甲酸可导致上皮增生，如果同时在其他致癌因素的作用下，可能促进肿瘤发生，如有人认为持续吸烟可增加维甲酸的毒性。因此，仅能用低浓度制剂(不宜超过0.2%)，且必须消除其他致癌因素。

(三)维生素E

维生素E不但与维生素A有协同作用，能防止维生素A在消化道内氧化而利于吸收，还可延长维生素A在肝脏内贮存时间，并有一定的抗癌作用(特别是抗皮肤癌)。维生素E还能维持某些酶的还原状态而保持生物活性，对细胞色素C还原酶有特异性的活化能力，故能提高免疫能力。这说明本药确系一种强力的生物抗氧化剂，据报道对上皮的正常生长代谢有积极的调整作用。可单用或配合维甲酸类药物治疗白斑，其剂量为10～100 mg，每日3次，口服，也可采用局部敷贴。

(四)其他药物

博莱霉素病变区周围注射(每周1次，5 mg，共8次)，效果尚不肯定，由于注射后反应较大，有用氟尿嘧啶5%糊剂局部敷涂者，用药2周至6个月，无副作用，其作用机制可能为阻扰DNA的合成。蜂胶有较好的软化角质的作用，用它制成药膜治疗白斑有效。至于放射法的作用目前尚有不同的意见。

对确诊为白色念珠菌引起的白斑，可用制霉素含片(50万U)，每日3次，据报道15例颗粒型白斑在2～4周后转变为均质型，涂片及培养都转为阴性。克霉唑或咪康唑含化的效果更佳。

（五）中药和中西医结合治疗

中医认为黏膜过角化症多属气滞血瘀之证。华西医科大学黏膜病组张文清报道活血化瘀中药消斑片（含川芎、葛根、丹参等），治疗白色角化症和白斑病 50 例，观察半年以上，服药同时戒烟者有效率为 100%；服药而吸烟如常者，有效率达 85%。但同期对照组（条件相同）仅戒烟而不服药者，自愈率为 37%。据研究，本药疗效的出现，可能是活血化瘀药物具有改善局部微循环、调节结缔组织代谢及上皮角化功能，也可能与这些药物的免疫调节作用有关。因此，研究者认为结缔组织代谢紊乱可能是白斑形成和发展的一个重要因素，而不应单纯考虑上皮层的变化。

（六）冷冻与手术切除

有学者认为，不论口腔白斑损害有无异常增生，均建议进行外科切除。但其复发率在 20%～35%不等。复发的部位常邻近以前切除白斑损害的部位，尤其是发生于口底的白斑损害。传统的观点认为，白斑损害切除后其复发率较高的原因可能是由于不易确定病损的正确边界以及病损外科切除后，异常增生的上皮延伸到唾液腺导管后所造成。新近认为，这种复发与患者口腔黏膜的“区域癌化”（field cancerization）因素有密切关系。所谓的区域癌化是指口腔黏膜某一部位出现异常增生时，其整个上呼吸道、消化道黏膜都对致癌因素易感（如吸烟），从而使该区域多部位的黏膜发展为癌前损害或癌的危险性显著增高。然而这些癌前损害或癌何时出现，怎样播散到较远的其他解剖位置的机制仍不清楚。

液氮喷雾冷冻疗法，也可算一种外科疗法，其缺点是深度和致冷量不易掌握，过深损伤黏膜下层、肌肉或骨组织，造成瘢痕挛缩，功能障碍；过浅又不易判断是否将病变部位破坏安全。黄思根报道冷冻治疗 103 例白斑，4～6 年后随访 76 例，有 6 例复发，未见癌变；但也有报道复发率相当高者，提示临床应有足够大的冷冻范围，以免边缘部位复发。动物实验有用冷冻疗法，可能促使癌前病变转变为癌的研究报告，故更应谨慎从事。

笔者认为对一般白色角化病或均质型（皱纸型）白斑不一定切除，但对于危险区的均质型白斑以及疣型、颗粒型、溃疡糜烂的白斑，可考虑手术；特别是当除去可能的刺激后及保守治疗 3～6 周仍未见愈合好转者，应作手术。对活检发现有重度不典型增生者，应及时手术，轻、中度不典型增生者，可置于严密观察下，但临床有恶性倾向或位于危险区时，也可手术。病变的范围在手术前也应考虑，界限清晰的局限性小范围病变，手术条件较好，病变区过大或周界不清，手术的彻底性受到障碍，因为不能直接缝合，术后植皮的效果也不理想。总之，手术治疗应权衡各种条件进行综合考虑。此外，术后复发也屡有报道，复发的原因除了手术不彻底外，和刺激性因素未消除以及周围健康黏膜可能是多中心发病区有关，如 Finbun 发现术后白斑 15 年后的癌变率竟比未手术者高 1 倍，故术后仍应随访 2 年（6 个月复查 1 次）。

（七）光动力学疗法（photodynamic therapy，PDT）

又称为光照射疗法（photoradiation therapy，PRT），能够选择性地造成肿瘤坏死而不伤害周围的正常组织，是一项结合特殊光敏物质与生物光学技术的主要用于肿瘤治疗的微创性治疗方法。

该技术是一项新兴的结合特殊光敏物质与生物光学技术的的微创性治疗手段。其作用机制是光动力效应，即一种有氧分子参与的伴随生物效应的光敏化反应。其过程是：特定波长的激光照射使病变组织吸收的光敏剂受到激发，而激发态的光敏剂又把能量传递给周围的氧，生成活性很强的单态氧和自由基，它们和相邻的生物大分子发生氧化反应，产生细胞毒性作用，进而导致病变细胞受损乃至死亡。PDT 的特点是定位准确，对其他正常组织损伤较小。PDT 于 1996 年取得美国 FDA 认可，被加、美、日等国承认为合理治疗方法，已逐渐被应用于多种肿瘤及其他疾病的治疗或辅助治疗中。口腔黏膜白斑属于癌前病变，其病损特点刚好与 PDT 的治疗特点相吻合，有研究表明 PDT 对口腔黏膜白斑有一定疗效，有望成为一种对口腔黏膜白斑病治疗或控制有效的方法。

1997 年 4 月 Kingsbury JS 等人通过对仓鼠的试验，提出 PDT 对癌前病变如口腔白斑有一定疗效潜力，还可以作为局域性癌变切除后邻接区的辅助处理手段。1998 年 12 月 Kubler A 等人报道利用 PDT 对 12 个患口腔黏膜白斑的患者取得了 5 人完全治愈、4 人有一定效果、剩余 3 人中有 1 人在重复治疗后病变消失的案例，证明了 PDT 对口腔白斑有明显的治疗效果。2003 年 7 月 Aleksander Sieron 等人根据对 12 例患者进行 PDT 治疗取得 10 人完全治愈（仅一人在 6 个月后复发）的结果提出了光力治疗可以作为一种口腔癌前病变的常规治疗手段。2004 年，台湾的学者通过临床试验再次提出 PDT 是一种治疗口腔黏膜上皮异常增生和癌变的有效手段的结论。

PDT 不仅可以用于口腔癌前损害的治疗，也可以用于临床诊断和对治疗预后的判断。1999 年 Andreas Leuning 等人报道利用光敏剂 5-ALA 诱导原卟啉Ⅸ产生荧光对口腔黏膜白斑及其他疾病的病变组织进行标记，以对治疗效果进行评价和科研观察。

口腔白斑的 PDT 治疗，既可通过全身给药，也可通过局部给药。2003 日本学者 Hideo Tanaka 等人试图用电离子渗入的方法加速光敏剂的局部渗入，虽然通过动物实验得到阴性结果，但仍然提出对口腔白斑可通过局部给药法进行 PDT 的治疗结论。

尽管国外相关报道表明使用 ALA 为光敏剂的 PDT 对口腔（和声带部的）黏膜白斑有一定疗效，并提出 PDT 有望成为一种对口腔黏膜白斑病及其他癌前病变的治疗或控制有效的方法；但由于临床医学者使用 PDT 对口腔黏膜白斑进行治疗才刚刚进入尝试阶段，国内外都还缺乏足够的有关 PDT 对口腔黏膜白斑进行治疗的相关问题的详细报道，其临床应用范围及其疗效尚待进一步的检验、论证。相信随着 PDT 相关技术的逐步成熟，它将成为一种对口腔黏膜白斑病诊治的有效方法。

（八）分子靶向阻断

研究已揭示：环氧化酶-2（COX-2）与许多癌前病变和恶性肿瘤的发生密切相关，COX-2 抑制剂初步应用于一些全身肿瘤的预防和治疗，取得了较好的疗效，因此，COX-2 抑制剂被认为是最有希望的一类新型肿瘤化学预防药物。研究也提示：COX-2 与口腔黏膜癌前病变及口腔鳞状细胞癌（OSCC）的发生发展及其预后有着密切的关系，COX-2 抑制剂能有效阻止癌前病变的恶性转化和 OSCC 的发展，有望成为预防口腔黏膜癌变和治疗 OSCC 的有效药物。

环氧化酶（cyclooxygenase，COX）是前列腺素（prostaglandin，PG）合成过程中的重要限速酶，为一种膜结构蛋白，能将花生四烯酸代谢成各种前列腺素类（PGs）物质。COX 分为 COX-1 和 COX-2 两个亚型。COX-1 为结构型酶，在大多数正常细胞中（胃、肾、血小板和内皮细胞）呈稳定表达，其编码基因为管家基因，其催化产生的 PGs 参与维持机体正常的生理机能，如保护胃黏膜细胞、调节肾脏血流和控制血小板聚集等。COX-2 为诱导型酶，静息细胞中不表达，只有在炎症因子、肿瘤诱导剂等诱导下才迅速合成，COX-2 及其催化产生的 PGs 参与炎症过程及肿瘤的发生发展过程。

研究发现传统非甾体抗炎药（Nonsteroidal Antiinflammatory Druss，NSAIDS）（对 COX 无选择性）能有效地控制炎症和抑制肿瘤增殖，但常伴有胃肠溃疡、凝血机制障碍等严重全身副作用的发生。对其机制的研究发现：①传统 NSAIDs 是通过抑制 COX-2 而发挥其药理作用的；②传统 NSAIDs 由于同时抑制 COX-1 活性而产生胃十二指肠溃疡甚至穿孔等严重胃肠道副作用；③血小板上只有 COX-1 的表达，因此传统 NSAIDs 由于同时抑制 COX-1 可导致凝血机制障碍。

近年来，医药学家们根据酶学、生物化学和药理学 3 项指标将 NSAIDs 划分为 4 大类：COX-1 特异性抑制剂、COX 非特异性抑制剂、COX-2 倾向性抑制剂和 COX-2 特异性抑制剂。COX-2 倾向性抑制剂和 COX-2 特异性抑制剂是利用 COX-2 活化位点的缬氨酸可以发生甲基化，使 COX-2 的“侧袋（side pocket）”形成，以 COX-2“侧袋”作为靶点研制开发的一系列能特异性抑制 COX-2 的化合物。与传统 NSAIDs 相比，由于对 COX-2 的高选择性，从而能有效地控制炎症和降低肿瘤的发生率，且胃肠溃疡、凝血机制障碍等严重全身副作用的发生率明显降低甚至消失。

IC_{50} 表示抑制酶活性所需的药物浓度，即抑制 50%酶活性所需的药物浓度。常用 IC_{50} COX-2/

IC_{50} COX-1 比值来反映 NSAIDs 对 COX 抑制作用的选择性。COX-2 倾向性抑制剂 IC_{50} COX-2/IC_{50} COX-1 比值≤0.2，COX-2 特异性抑制剂 IC_{50} COX-2/IC_{50} COX-1 比值≤0.01。比值越大意味着药物对 COX-1 的抑制作用越强，同时意味着该药的不良反应越大；反之，比值越小则对 COX-2 选择性更高，不良反应也越小。下面将常见的 COX-2 倾向性抑制剂和特异性抑制剂分类列表如下：

表 13-6　常见的 COX-2 抑制剂分类

结构分类	药品名称	商品名称
昔康类	屈恶昔康(droxicam)*	—
	氯诺昔康(lomoxicam)*	可塞风
	美洛昔康(meloxicam)*	莫可比
苯丙酸	右旋酮洛芬(derketoprofen)*	—
异丁芬酸	酮洛酸(ketorolac)*	—
甲磺酰胺	尼美舒利(nimesulide)*	美舒宁、尼蒙舒
三环类	塞来昔布(celecoxib)▲	西乐葆
	罗非昔布(rofecoxib)▲	—
	瓦德昔布(valdecoxib)▲	—
	普瑞昔布(parecoxib)▲	—

注：* 为 COX-2 倾向性抑制剂；▲为 COX-2 特异性抑制剂

塞来昔布防治口腔黏膜癌前病变的研究已经进入临床实验二期阶段，而其他 COX-2 抑制剂防治口腔黏膜癌变的研究还停留在动物实验阶段，COX-2 抑制剂还没有进入临床大规模实际应用阶段。非选择性 COX-2 抑制剂曾在人体上进行了研究，7 例 OSCC 晚期患者(三期和四期)，无论其是否发生转移均使用不同剂量的吲哚美辛治疗 2～7 周，在治疗过程中以临床疗效、PGs 的生成量作为评价指标。7 例患者中有 5 例 OSCC 症状得到控制或缓解，3 例 OSCC 症状明前减轻，而未接受吲哚美辛治疗的患者 OSCC 临床表现没有改变。

最近的研究表明 COX-2 抑制剂能提高肿瘤细胞对放疗的敏感性。这一作用机制可能与其能抑制血管增生和提高位于 G_2 和 M 期细胞的比率，从而增加细胞对电离辐射的敏感性有关。研究还发现了一个与 OSCC 复发密切相关的生物学指标——elF4E，其与 COX-2 的表达具有一致性，且与癌旁组织相比，elF4E 与 COX-2 在肿瘤组织中的表达均升高。结果提示，elF4E 可作为 COX-2 抑制剂治疗疗效的评价指标。

综上所述，COX-2 抑制剂可能对口腔黏膜癌前病变的恶性转化和 OSCC 的复发转移具有重要的临床治疗价值，COX-2 抑制剂的深入研究及临床应用有望在 OSCC 复发转移的防治及口腔黏膜癌前病变的化学预防领域取得突破性进展，这也必将为口腔黏膜癌前病变和 OSCC 复发转移的临床治疗开创新的思路和途径。

(陈谦明　罗　刚　石　晶)

第十四章　盘状红斑狼疮

红斑狼疮可分为系统性红斑狼疮(systemic lupus erythematosus,SLE)和盘状红斑狼疮(discoid lupus erythematosus,DLE),前者可累及全身内脏多个系统以及皮肤、黏膜、关节、肌肉等,而后者病损主要局限于皮肤黏膜结缔组织。口腔病损多属于盘状红斑狼疮。系统性红斑狼疮(SLE)与盘状红斑狼疮(DLE)的相互关系尚无定论,有学者认为二者是两种不同的疾病,也有学者认为是同一疾病的不同表现。SLE 患者可能伴发 DLE,约 5%的 DLE 转变为预后不良的 SLE。DLE 大多为慢性局限性,只有极少数可为播散型。损害最常发生于面部,约有 30%的患者口腔黏膜发生损害。患者女性较多,约为男性患者的 2 倍,可发生于任何年龄,20～40 岁女性多见。

古医书称该病为"唇风"(明·《外科正宗》,清《医宗金鉴》)、"唇疮"(隋·《诸病源候论》,宋·《圣济总录》)、"唇肿"(《杨士瀛直指方》《医学集成》)、"鬼脸疮"、"流皮漏"、"红蝴蝶"、"日晒疮"(《外科秘录》)、"猫眼疮"(清·《医学金鉴》)等。

一、病因

盘状红斑狼疮(DLE)被公认为一种累及皮肤和(或)黏膜的相对良性的自身免疫性疾病。目前,DLE 的病因尚不明确。很多人认为,红斑狼疮(lupus erythematosus,LE)是多种原因造成的一种综合征,外周血 T 淋巴细胞亚群间的平衡失调,细胞因子和补体的变化也可刺激淋巴细胞的增殖和分化,导致自身免疫性疾病的发生和发展。皮肤型 LE 和系统型 LE 的各亚型共同构成了一连续的病谱,病谱的一端为 DLE,其 T 细胞对体液免疫调节的功能基本正常,故由免疫复合物引起的内脏损伤较少,破坏性的皮肤损伤多由局部 T 细胞介导的细胞免疫反应引起;另一端为系统性红斑狼疮(SLE),有较显著的免疫调节细胞的异常,这种异常具有异质性并与临床特征有一定的联系。DLE 患者病损的出现是免疫复合物激活补体的直接后果。而诱发本病的病因可能是多种因素所构成的,目前备受关注的为遗传因素、内分泌代谢、环境和心理因素。另外感染、强烈日晒、精神刺激、妊娠、药物、血液循环不良、营养不良、受寒、虫咬等因素均可为诱因。

1. 遗传因素

目前认为遗传与本病的发生密切相关。但本病是一个复杂性状,并不遵循经典的单基因位点的孟德尔隐性或显性遗传规律。这种复杂性可以表现为相同的基因型产生不同的表型(受环境、随机事件或基因互相作用的影响)或不同的基因型产生相同表型。患者体内存在多种抗体,尤其是抗核抗体(ANA)是引起发病的直接因素。在患病的家族成员中,抗核抗体阳性率显著高于非患病家族。有孪生姐妹、同卵双生儿及三代同患 DLE 的病例报告,而且发生的损害也极相似,故推测遗传因素在本病的发病机制中有一定的作用。与本病相关的人类白细胞抗原(HLA)的出现率,也远较正常人高。HLA 相关研究发现,HLA-B7、HLA-B8、CW7、DR2、DR3 及 DQW1 均与 DLE 发病有关。

2. 病毒感染

感染因素也参与 DLE 的发病,在 DLE 患者皮损中可检出类似于副黏液病毒的直径约为 20 nm 管状结构,主要位于真皮血管内皮细胞、血管周围组织及成纤维细胞。此外,DLE 患者血清病毒抗体往往升高,有关试验也证明了由于病毒感染诱发自身抗体,并引起自身免疫反应,进一步提示病毒感染是本病发病的重要因素。

3. 药物诱发

药物诱发本病的原因尚不清楚。引起 LE 的药物有两类:一类是诱发症状的药物如磺胺、青霉素、保泰松等,这些药物能使有潜在 LE 的个体出现 LE 症状或已出现症状的 LE 患者病情激化。即使停用这类药物也不能使病情停止发展。另一类是引起狼疮样综合征的药物如肼苯达嗪、普鲁卡因酰胺、氯丙嗪、灰黄霉素、雷米封等,症状一般出现在较长时间和大剂量应用这类药物后，这类药物引起的LE多在停药后其症状消退。

4. 紫外线照射

据报道DLE中约50%～90%的患者有光敏性，紫外线照射能诱发或加重病情，或使之复发，作用光谱波长多小于329 nm，也有人认为UVA、UVB及可见光均可诱发DLE皮损，但在患者血清中检测不到抗紫外线照射变性DNA的抗体。Lehmann等对DLE患者进行了光激发试验，结果42%的DLE激发出新皮损。紫外线照射可使照射处皮肤细胞核的DNA变化，有人认为紫外线先使皮肤细胞受伤害，抗核因子得以进入细胞内，与细胞核发生作用，产生皮肤损害。有些局限性DLE经曝晒后可演变为SLE，由慢性型演变为急性型。多数患者皮损有冬重夏轻倾向。寒冷可促使免疫复合物形成和沉积，引起本病的发病及病情加重。强烈电光照射亦可诱发或加重本病。也有报道认为DLE的发生机制与紫外线的照射或外界压力诱发角质形成细胞中的热休克蛋白介导细胞毒性T淋巴细胞对上皮细胞的杀伤有关。

5. 内分泌-代谢因素

本病多发生于妇女，而且在雌性激素分泌量高的育龄期发病率高。此期为卵巢分泌功能最旺盛的时期，因此，不少学者推测雌激素可能在该病的发病中起一定作用。有13%患者诉在月经前皮损可加重。妊娠对DLE无明显影响，但有报道称，病情在妊娠前3个月加重，后6个月则有所改善，产后病情再次加重。在有关动物模拟实验中也显示雌激素在自身抗体的形成等方面对本病起促进作用。

6. 免疫学的改变

DLE的发病涉及多种因素(包括宿主个体易感性及环境因素)的综合作用，主要通过改变宿主细胞内结构，干扰基因网络及影响免疫系统活性，使机体免疫功能发生紊乱，免疫调节失控，抑制性T细胞与辅助性T细胞相互协调作用失调，B淋巴细胞过度活化，产生大量的自身抗体(如ANA，抗ds-DNA等)。这些自身抗体参与免疫复合物的形成并沉积于真皮表皮交界处、小血管内膜下等处，造成多种病理损害。DLE患者体内血清中有多种抗细胞成分抗体，可引起贫血，血小板和白细胞减少等。

患者B淋巴细胞活化程度增高，原因是多方面的：

(1)有人认为B淋巴细胞活化增高可能是原发性的。有报道指出，患者的B淋巴细胞在体外培养不加外源刺激也可自发产生大量免疫球蛋白，当加入外源刺激反而明显降低。

(2)Ts细胞数目减少及功能的降低，使B淋巴细胞逃脱了Ts的控制，从而异常活化，产生大量自身抗体；但也有报道患者Ts细胞数目并未减少反有增高。Ts细胞功能降低可能与抗T细胞抗体有关。也有人认为原发性T细胞异常引起了多克隆B细胞的活化。研究提示由于生物化学途径的异常，改变了基因的表达和调控而引起了原发性的T细胞异常，阻碍细胞免疫的效应功能。从而影响了T细胞和B细胞的相互作用，使得Th活性增强，Ts细胞活性减弱，则导致了B细胞活化，致使自身抗体的过度产生，导致发病及出现一系列的临床症状。

(3)NK细胞活性降低。NK细胞是重要的免疫调节细胞，对B淋巴细胞有抑制作用，其活性降低可能是导致B淋巴细胞功能亢进的原因之一。

(4)IL-6的重要生物学功能之一是促进B淋巴细胞的分化并产生免疫球蛋白。Klashman等研究发现部分DLE患者外周血清中IL-6活性水平比正常人明显增高，并指出IL-6活性水平的增加是引起B淋巴细胞功能亢进的原因之一。

(5)其他一些细胞因子的作用。例如IL-1是巨噬细胞的产物，能促进B淋巴细胞增殖产生IgG。另有资料提示IL-10在B细胞异常活化中也起到重要作用。

最近的研究表明自身基因如Fas、bcl-2等缺陷造成淋巴细胞凋亡异常，与LE的发生发展关系密切。研究表明Lpr和gld突变鼠能产生大量的自身抗体，引起淋巴组织增殖和类似的自身免疫性疾病，咎其原因是其胸腺细胞Fas基因功能缺陷导致淋巴细胞凋亡失败。这种Fas缺陷可通过引入正常Fas基因得以纠正，所引起的自身免疫性淋巴细胞增殖也明显被抑制，提示Fas基因缺陷及其导致的淋巴细胞凋亡障碍可能是本病发生的分子遗传学基础和引起器官损害的机制之一。Mysles等研究发现患者外周血 B 淋巴细胞，CD4、CD8 双阳性 T 细胞 Fas 基因表达明显增高，指出 Fas 基因表达的增殖反映了患者体内淋巴细胞处于异常活化状态。Fas 基因是促进细胞凋亡的基因，当其突变缺陷则导致淋巴细胞凋亡障碍。bcl-2 基因称为细胞凋亡抑制基因，在 bcl-2 转基因鼠中，淋巴细胞凋亡减弱，前 B 细胞和 B 细胞寿命延长，数目扩增，并出现高丙球蛋白血症和多种抗核抗体成分的自身抗体。Gatanby 等报告 DLE 患者外周血 T 淋巴细胞和 B 淋巴细胞 bcl-2 的表达都增强。Rose 等指出患者细胞凋亡作用的缺陷，致使自身反应 B 细胞寿命的延长，不断产生自身抗体引起自身免疫病理症候群。

患者免疫系统的异常是引起发病的病因还是结果，目前尚不清楚。

7. 其他

DLE 皮损的发生还可能与其他因素有关，如外伤、精神刺激等。研究已证实神经内分泌、经典内分泌和免疫系统间存在着生理学联系。应激等心理因素直接或间接地作用于这 3 个系统。在淋巴细胞上存在内啡肽受体，大脑可能通过某种机制直接影响淋巴细胞功能，即心理神经因素可能直接作用于免疫系统。

综上所述，DLE 的发病可能是多方面因素的综合结果，发病机制为在诱因和遗传因素的影响下，免疫活性细胞失去识别能力以及自身稳定功能失调，机体自身抗原形成，产生大量的抗自身组织抗体。患者血液中抗原抗体相结合，形成抗原-抗体复合物，沉淀于组织中，形成病损。

二、临床表现

DLE 一般无全身症状，少数可有轻度发热、乏力和关节疼痛等。但必须注意观察 DLE 患者的全身情况。应进一步检查血常规、尿常规、血沉、心电图、类风湿因子、抗核抗体、红斑狼疮细胞、OKT_4/OKT_8 等，以排查有无 SLE 的可能。DLE 病损有恶变的病例报告，Andreasen 报告癌变率约为 0.5%，史慧宝报告恶变率 0.35%，病史均在 10 年左右。因此对患者要注意随访观察。

1. 皮肤损害

多数 DLE 的患者有皮肤损害。皮损好发于暴露部位，分为局限型和播散型两种。皮损分布在颈部以上者称为局限性 DLE，若累及胸、臂、四肢者称为播散性 DLE。头面部皮肤为 DLE 好发部位，可导致瘢痕性脱发，颊、鼻两侧皮肤呈鲜红色斑，其上覆盖白色鳞屑，呈蝴蝶形分布，称之为“蝴蝶斑”；其次为头皮、耳廓、颈部、四肢与躯干，掌跖很少累及。耳廓、耳后、手和手指的背侧，常发生持久红斑及鳞屑，类似多形性红斑、牛皮癣、冻疮样狼疮或冻疮的皮疹。初期皮损是皮疹，呈一片或数片持久性或不规则红斑或斑块，以后渐渐扩大，成为环形或形状不规则的斑块，边缘发红，边界清楚，稍隆起，中心微凹陷，呈淡红或苍白色，表面毛细血管扩张和小的灰白色或黄灰色鳞屑或角化斑覆盖。鳞屑紧紧地附在皮肤上，用力剥离后可以露出鳞屑底面有很多刺状的角质突起或角质钉，这些角质倒刺是扩大毛囊的角质栓，并可见到扩大的毛囊孔，即“毯钉征”(carpet tack sign)，此为本病的一个特殊表现。病变边缘常有色素沉着。自觉症状不明显，或稍感发痒。病程的发展很慢，中央部分渐渐萎缩呈盘状，中心色素减退，四周色素沉着，发生毛细血管扩张和瘢痕。皮疹不溃破，也不容易减退。

2. 口腔损害

约 30% DLE 患者的口腔黏膜发生损害，口腔表征可先于皮肤损害数周甚至数月出现，少数患者口腔损害出现几年甚至多年后才可见到轻度的皮肤病损，给诊断带来一定的困难。

DLE 的口腔损害，基本上与上述的皮肤损害相同。下唇唇红是 DLE 的好发部位（图 14-1，图 14-2）。早期损害为暗红色丘疹红斑，典型的呈桃红色，其外形呈圆形或不规则。初起为暗红色丘疹或斑块，逐渐融合成片状红斑，片状糜烂，中心凹下呈盘状，周围有红晕或可见毛细血管扩张，在糜烂的唇内侧常有白色短条纹呈放射状排列。病变区唇红损害为一个或几个暗红色的圆形或椭圆形斑，在损害扩大的过程中，邻近的边缘可相互衔接，在皮肤侧构成黑色素沉着的弧形围线，病变区可向唇红缘向皮肤蔓延，此时唇红与皮肤界限消失。损害范围内出现散在针尖状白色小点。后逐渐形成皮肤损害。陈旧性病变可有萎缩、角化，病损周围可见白色放射状条纹。

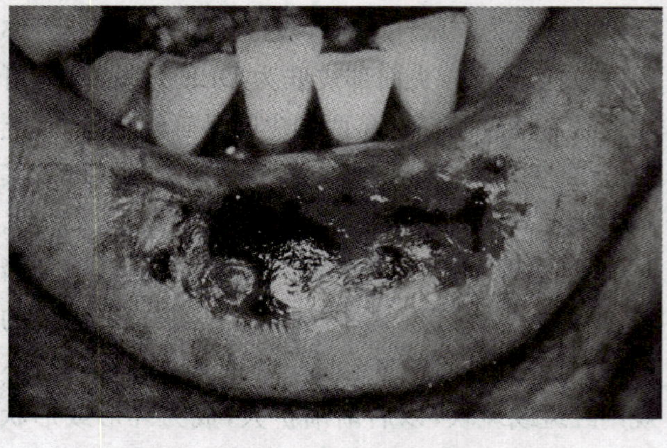

图 14-1　慢性盘状红斑狼疮(下唇)

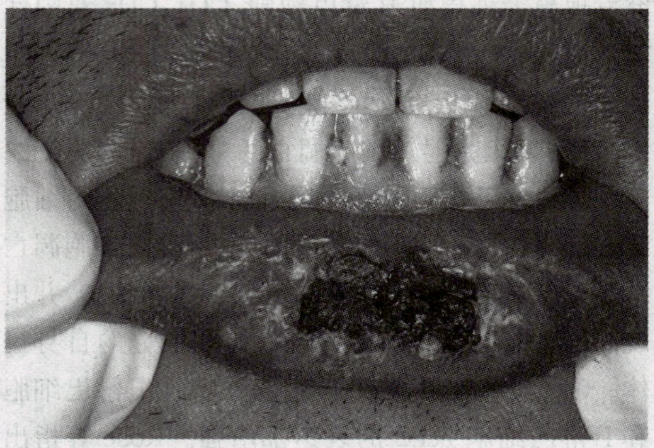

图 14-2　慢性盘状红斑狼疮(下唇)

三、组织病理

黏膜上皮层中等过度全角化和不全角化,粒层明显,角化层可有剥脱,有时可见角质栓。毛囊口因角质栓塞而扩大。

(1)上皮棘层萎缩变薄,有时可见上皮钉突增生、伸长。

(2)基底细胞层显著液化变性,上皮与固有层之间可形成裂隙和小水疱,基底膜不清晰。

(3)上皮下结缔组织内胶原纤维玻璃样变以及嗜碱性变、水肿、断裂、分布散乱。

(4)固有层毛细血管扩张、增生,管腔不规则,管壁增厚以及内皮水肿,血管内可见玻璃样血栓,血管周围有密集淋巴细胞(主要是 T 细胞)、少量浆细胞浸润,呈袖口状,部分患者杂以中性白细胞和嗜酸性粒细胞,有红细胞轻度外溢。

(5)血管周围上皮与结缔组织交界处,可见到类纤维蛋白沉积,苏木素伊红染色标本上呈粉红色,过碘酸雪夫反应(PAS)为阳性。

(6)用直接免疫荧光检查,在上皮基底膜区可见一为异硫氰酸荧光素轭合免疫球蛋白(fluorescein isothiocyanate-conjugated immunoglobulin)所染色的狭窄区。沉淀物呈颗粒状、球形或致密状沉积,陈旧性皮损则多为均质状沉积,表现为较宽而不连续、粗细不均匀翠绿色的荧光带,此为免疫球蛋白(IgG、IgM、IgA 及 C3,主要是 IgM)在表皮与真皮交界处(BMZ)的沉积。70%～80%的患者该处有荧光带。

四、诊断

口腔黏膜任何部位都可受累,但病损好发于下唇,呈圆形或椭圆形红斑,糜烂前红斑加深,病损四周有白色放射状条纹。中央稍凹陷,边缘暗红轻度隆起,表面糜烂或溃疡,病损区周围唇缘侧常有黑色围线。陈旧性损害呈暗红色。唇部病损范围可超出唇红边缘,使黏膜皮肤界限模糊。

皮肤病损好发于头面部,特征为红斑、毛囊角质栓、鳞屑、色素沉着和(或)色素减退,毛细血管扩张、萎缩和瘢痕形成。

目前认为 DLE 是一种自身免疫性疾病,患者血清中可含有自身抗体,并可出现轻度的全身症状。部分患者的血清中可含有类风湿因子和抗核抗体。实验室检查 55%的患者可有异常,部分患者可出现贫血,红细胞、血红蛋白等减低,白细胞(WBC)减少,血沉(ESR)加快,γ 球蛋白(γ-G)增高。梅毒血清学试验可出现假阳性,主要为 IgM 抗心磷脂抗体。偶可在血清中检出冷球蛋白和冷凝集素。可检测到 T 细胞计数明显降低、辅助性 T 细胞(OKT_4)/抑制性 T 细胞(OKT_8)比率增加及类风湿因子(RF)阳性。LE 细胞阳性率低,仅为 1.7%。不到 10% DLE 患者可检出血清抗核抗体(ANA)阳性(滴度≥1∶160),并且多为均质型,多见于老年患者、病程较长者及皮损广泛者。抗 ssDNA 抗体常呈阳性,并提示 DLE 的泛发与进展。血清 C4 选择性减少。B 淋巴细胞过度活化,其活化程度与美国风湿协会关于 SLE 分类标准的数目呈正相关。在临床上可望成为疾病严重程度的监测指标。如尿液分析发现有蛋白和细胞，则应考虑为全身性红斑狼疮，特别是红斑狼疮细胞的查见。LE细胞在80%的系统性红斑狼疮患者为阳性，仅少数盘状红斑狼疮、系统性硬皮病、皮肌炎和类风湿性关节炎患者，也可呈现阳性。

红斑狼疮因子（LE因子），或称溶解素，是一种特异性丙种球蛋白IgG，是由自身免疫而产生的。LE因子使白细胞核成为一种雾状的均匀体，然后具有吞噬能力的白细胞将均匀体吞噬，即成狼疮细胞。镜检下所见的狼疮细胞是中性白细胞或单核细胞的原浆内吞噬有一个淡紫红色、无机构均匀体，其细胞核被挤到一边。也可见到若干白细胞伸出伪足，企图吞噬这个均匀体所形成的花簇现象。皮肤病损活检直接免疫荧光检查在镜下可见到发荧光的抗原-抗体复合物在真皮表皮交界处有连续性或间断性沉积，IgG呈线状或点状沉积于表皮底膜的真皮侧。IgG沉积在表皮真皮交界处的现象称为狼疮带试验（lupus band test，LBT）阳性。SLE可在正常和病损皮肤中均出现LE带，而DLE只在病损处出现而正常皮肤处无荧光带，因此LBT有助于鉴别SLE和DLE。LBT特异性高，目前认为LBT是LE的一个重要诊断和鉴别诊断方法。免疫荧光能随疾病的缓解而消失，可作为疗效判断的指标之一。

五、鉴别诊断

1. 慢性唇炎

特别是糜烂性唇炎需与唇红部盘状红斑狼疮鉴别。DLE有皮肤损害，唇红部病损可超过唇红缘，四周有白色放射状栅栏状条纹。病理活检表现为角质栓、棘层萎缩、基底层液化变性，深层及血管周围炎细胞浸润。免疫荧光检查DLE在基底层有IgG荧光带，而唇炎无皮肤损害，虽也有白条纹，但不呈放射状排列，病损不超过唇红缘，也没有圆形或椭圆形红斑。

2. 扁平苔藓（LP）

LP皮肤病损多为对称性发于四肢或躯干部的浅紫色多角形扁平丘疹，有痒感。LP口腔黏膜病损多见于颊部黏膜，表现为为白色条纹，呈网状、斑块、水疱、充血糜烂或蓝白色丘疹损害。DLE皮肤病损多在头面部、耳廓，颧面部，为蝴蝶斑，中央凹下、鳞屑、毛囊孔扩张，有时鳞屑底面有角质栓。DLE发生于唇红者明显多于颊黏膜，表现为圆形或椭圆形红斑，中央萎缩变薄，四周有白色放射状短纹，病损可超过唇红缘。DLE发生糜烂的比LP多。LP在溃疡区附近一般多可辨认出典型的白色丘疹，其损害常呈对称性，唇红损害常与内侧黏膜损害衔接，这一点也与DLE向皮肤侧延伸有所不同。组织病理学上二者都具有基底细胞水肿变性，但LP为固有层的上部慢性炎症细胞呈带状浸润，DLE固有层中细胞呈块状，常聚集在血管周围，主要为淋巴细胞，并且较大的血管均扩张，在早期损害中固有层有纤维蛋白样物质沉积，结缔组织胶原纤维透明样变性，这些均较LP明显。

3. 多形性红斑

本病为一急性、自限性皮肤病，有些患者倾向于周期性发作。红斑损害呈多形性，包括斑疹、丘疹、小疱和大疱。中心有小疱的丘疹或斑疹上，也常见到一些出血性损害。红斑在肢端对称出现（尤其见到"靶状红斑"、"虹膜状红斑"），唇红部充血糜烂严重。本病可为特发性，也可能是药物反应。Stenvens-Johnson病为严重的多形性红斑，除了广泛炎症皮损外，口鼻、结合膜可严重受累。少数患者可致结膜斑痕形成、虹膜粘连和睑球粘连。而DLE的皮肤损害，主要在面部，特别是鼻梁、鼻的两侧，双颊及颧部，往往呈蝶形；其次为头皮和耳廓，发病较慢。

4. 天疱疮

本病是一种慢性而严重的疱性皮肤病，在外观正常的皮肤或黏膜发生松弛性大疱，疱壁薄，常伴有不同程度的全身症状。皮肤或黏膜也可出现尼氏征阳性，即用手指压疱顶，水疱向四周扩展。多数患者都有早于皮肤病症出现的口腔损害，其基本损害表现为不易愈合的糜烂面（口腔内疱性损害破裂所致），容易出血，可有继发感染。组织病理检查见棘层松解，抽疱内液体或刮取少许基底部组织涂片，用姬氏染色或瑞氏染色，镜下可见到棘层松解的细胞。

5. 良性淋巴增生性唇炎

良性淋巴增生性唇炎突出症状为不同程度的瘙痒。其组织病理学表现为黏膜固有层淋巴细胞浸润，并形成淋巴滤泡样结构。

6. 斑块样多形性光疹(polymorphic light eruption,PLE)

有时在临床表现和病理改变上都与DLE难于区别,但免疫荧光检查结果在慢性PLE为阴性,在DLE则阳性率高达90%。用适当波长的光试验能在PLE患者的正常皮肤上引起损害,而DLE患者只有1/3的人会发生反应。若能在头皮或遮盖部发现皮疹,则损害系因对光敏感而发生的可能性可以排除。

六、治疗

一般局限性皮损采用局部疗法即可控制,对病情活动、播散性或肥厚性损害可采用局部治疗、冷冻治疗与全身治疗、中医中药相结合的综合疗法。

(一)预防

首先患者应情绪宽松而又积极配合治疗,避免强烈的日晒,清除病灶,尽量减少日光照射;户外工作时戴遮阳帽,涂布二氧化钛或5%对氨基苯甲酸酊等遮光剂。避免寒冷刺激,过热和外伤等也宜避免。

(二)局部疗法

下唇有血痂或脓痂时,首先用0.2%呋喃西林液湿敷,去痂皮后酌情使用金霉素或四环素眼液或药膏。如单纯糜烂无明显感染时,可用泼尼松龙或曲安奈德局部黏膜下注射,每周或7～10天1次,一般1～2次即可。唇红或口腔黏膜内病损处可敷用含抗生素、泼尼松龙、达可罗宁的各种药膜,如螺旋霉素药膜、利福平药膜、复方金霉素药膜、复方氟哌酸药膜等。局部可涂用含地塞米松的溃疡膏。

近年来,免疫调节剂他克莫司(tacrolimus,FK-506,他克罗姆,prograf)和匹美克莫司(pimecrolimus,PMCM,爱立得)在治疗DLE中显示出良好的效果。他克莫司具有强大的抑制T细胞活性的能力,可以抑制多种细胞因子转录,抑制B细胞产生抗体,抑制B细胞活化及T细胞和KC细胞的增殖。FK-506还可抑制肥大细胞释放组胺、前列腺素D_2(PGD_2)等炎症介质。由于分子量较小(822 kD),可供局部应用。局部应用很少发生不良反应,偶有暂时性轻度局部刺激。匹美克莫司主要作用于T细胞,并可抑制中性粒细胞释放IL-8,及抑制肥大细胞脱颗粒释放炎症介质。其分子量为810 kD,对皮损组织有较好的渗透性,故主要以外用为多。局部应用皮损处可有轻度灼痛,多发生于治疗的第6周,但患者多能耐受。

(三)全身疗法

1. 氨基喹啉类

氯喹可抑制抗原-抗体复合物的形成,并能增加皮肤对紫外线的耐受力,通过稳定溶酶体膜等作用,而产生抗炎的作用以及减轻组织和细胞损伤,对控制皮损、光敏和轻度关节炎症状十分有效,不是典型的免疫抑制剂。与激素合用,可减少激素用量及副作用。用药前检查血常规和肝肾功能,治疗中注意药物反应。开始量每次0.25 mg/d,分2次口服,1周后改为每日1次,连服4～6周后,症状可缓解,继续使用,不得超过6个月。其副作用较大,可表现为头昏、恶心、呕吐、视野缩小、角膜视网膜变性、耳鸣、白细胞(WBC)和血小板(BPC)减少、肝损害,严重的毒性反应有心律失常、心脏骤停、心源性缺血综合征,若不及时抢救可导致死亡。故用药量宜小,治疗期要定期检测血象、肝功能等,白细胞低于4 000/mm^3时应停药;如有复发,可再给小剂量氯喹数日,一般不至产生毒副作用。孕妇禁用。除氯喹外,尚有硫酸羟氯喹、磷酸氯喹和阿的平。现认为羟氯喹副作用最小,推荐的治疗剂量为200～400 mg/d。阿的平的用量为100～200 mg/d。硫酸羟氯喹应予首选,如在用药8周内临床上无好转或发生副作用,则应改用氯喹,如病损仍不能控制可加用阿的平100～200 mg/d,此两种药合用不会增加对视网膜的毒性,但氯喹和硫酸羟氯喹不能同时应用,以免对视网膜的毒性发生累加作用。研究显示吸烟可降低疗效,故应告诫患者戒烟并减少吸入二手烟的几率。已知羟氯喹和氯喹可造成不可逆的视网膜病变,所以必须监控剂量(羟氯喹剂量不超过6.5 mg/kg · d,氯喹不超过3～4 mg/kg · d),并在治疗前和治疗开始后定期检查眼底和视力(有视网膜病变、青光眼患者禁用此类药物)。此外,这类药物还可使皮肤颜色改变,药疹和骨髓毒性也有相关报道。

2. 雷公藤与昆明山海棠

同属卫矛科，雷公藤有很强的抗炎作用，抑制体液免疫，对细胞免疫有双向作用。毒副作用主要为胃肠道反应，色素沉着，血象中白细胞、血小板下降，心肌、肾、肝病变，男性影响生育能力，女性闭经、月经紊乱等。与激素合用可提高疗效，减少激素用量，对轻症患者可单独使用。雷公藤多苷片可服用 0.5～1 mg/(kg·d)，2 个月为 1 疗程，可服用 1～4 疗程。昆明山海棠 2 片，3 次/日。

3. 反应停(沙利度安)

每天 50 mg，可加大剂量为每天 400 mg。有效率为 90%～95%。每 4 周剂量减半或间断服用。对常规治疗反应不佳的患者可应用低剂量反应停作为替代疗法。反应停的副作用除使胎儿致畸外，总量达 40～50 g 时，出现神经损害，感觉异常或(和)丧失，有些患者停药后不能恢复。所以必须定期检查外周神经传导功能。孕妇禁用。

4. 肾上腺皮质激素

是最强有力的抗炎剂，是目前治疗严重自身免疫性疾病的首选药物，可显著抑制炎症对淋巴细胞的直接细胞毒作用，抑制抗原抗体反应。对于皮损严重、伴有系统损害或常规治疗无效时，可全身应用皮质类固醇及免疫抑制剂。在服用氯喹、雷公藤效果不明显时，如无肾上腺皮质激素禁忌证，可服用泼尼松 5 mg，每日 1 次或剂量阶梯式给药，合用氯喹 0.25 g/d。这类药物具有骨髓抑制、黏膜毒性甚至可诱发肿瘤的副作用。在激素应用过程中，要注意预防和及时处理激素的副作用，如感染、电解质紊乱等。遇有应激情况，还应注意控制激素的用量，例如手术、创伤、感染等。

5. 免疫抑制剂

具有抗炎和免疫抑制作用，常用环磷酰胺和硫唑嘌呤。环磷酰胺对体液免疫和细胞免疫均有抑制。硫唑嘌呤能抑制嘌呤核苷酸的合成，对增殖活跃的细胞作用最强，适用于单独用激素治疗无效、或对激素有禁忌者，有时可与免疫抑制剂联合用药。常用环磷酰胺口服，每次 50 mg，2～3 次/日。亦可用硫唑嘌呤 100～150 mg/d。环磷酰胺比硫唑嘌呤效果好，但副反应大，尤其是出血性膀胱炎的发生率高。此外，麦考酚酯也可用于治疗 DLE。麦考酚酯能抑制嘌呤核苷酸的合成，抑制淋巴细胞的活化。常用剂量为每次 1 g，2 次/日，口服。免疫抑制剂的副作用为恶心、呕吐、贫血、骨髓抑制、肝功能损害、致畸及诱发癌肿等，在使用时需谨慎。

6. 氨苯砜

具抗炎、抑制溶酶体酶及免疫抑制作用。对 DLE 有一定效果，有人评估有效率为 52%，对大疱性 DLE 疗效较好。副作用为溶血、高铁血红蛋白血症、白细胞减少、假性白血病、可逆性神经病变和精神症状等。剂量应在 100 mg 以内，副作用发生率约 20%。需注意肝、肾毒性。

7. 氨苯芬嗪

是吩嗪类衍生物，有抗炎作用。原为抗麻风药，20 世纪 70 年代中试用于本病获得一定效果。剂量为 100～300 mg/d，一般用 100 mg/d 已足够，见效后隔日用 100 mg，维持治疗。副作用有恶心、皮肤着色和干燥。

8. 维生素 E

由于维生素 E 能促进胶原再生，保护细胞膜，阻止有利于自身免疫抗体形成的酶释放，故可用于治疗本病。局部涂用维生素 E 可增强全身用药效果。维生素 E 副作用小，故对治疗本病仍有价值。

9. 金制剂

是使用抗疟药和局部用激素疗法前治疗 DLE 的常用方法。新的口服金盐金诺芬(auranofin，醋硫葡金)已用于 DLE 治疗，毒性较小。剂量为 6～9 mg/d，疗期为 1 年。副作用为大便不成形，便次增多、皮疹、口角炎、蛋白尿和血清碱性磷酸酶增高等，故治疗中应监测肝肾功能。

此外，尚有人皮损内注射 α2a/2b 干扰素(IFNα2a/2b)治疗 DLE；给 DLE 患者 CD4 单克隆抗体以消除 CD4＋ T 细胞。

其他如烟酸、维生素 C、维生素 A、维生素 B_{12}、β 胡萝卜素、泛酸钙等均可作为辅助用药。

(四)中医中药治疗

1. 心脾积热型

主证：烦躁，遇日晒、吃辣椒或煎炒食品可引起发作。下唇溃破、灼热、瘙痒，皮肤红，喜饮，纳呆，溲赤，大便干。舌苔薄质红，脉数。

治法：养阴凉血，祛风解毒通便。

成药：二冬膏(清肺益肾膏)、三黄片、防风通圣丸。

2. 脾虚夹湿型

主证：皮肤处瘙痒，唇肿、渗出液体，纳呆，腹泻或大便干燥。舌苔白厚腻，脉象沉缓。

治法：清利湿热，健脾和胃。

成药：保和丸、橘红丸、香砂六君子丸。

3. 血瘀型

主证：下唇糜烂、流血、瘙痒、灼热，月经闭涩或痛经，有血块，大便秘结，舌质紫有瘀斑，脉象涩。

治法：活血化瘀，清利湿热。

成药：大黄䗪虫丸、当归片。

4. 补肾药物巩固疗效

使用六味地黄丸、麦味地黄丸、杞菊地黄丸、知柏地黄丸等治疗 DLE 有巩固疗效的作用。有研究报道服用补肾药 3 个月后，血浆皮质醇有提高，并持续到 1 年后。设想补肾中药可能通过提高肾上腺皮质功能调整体内免疫功能紊乱。中国中医科学院研究表明，补肾方剂大菟丝子饮有促进吞噬细胞吞噬功能的作用，并有对抗环磷酰胺的免疫抑制作用。补肾药物可能通过对激素、核酸、环磷苷酸的调整，而达到调整免疫功能，巩固疗效的作用。

（林　梅　张媛媛）

参 考 文 献

1. Prystowsky SD, Gilliam JN. Discoid lupus erythematosus as part of a larger disease spectrum. Correlation of clinical features with laboratory findings in lupus erythematosus. Arch Dermatol. Nov 1975, 111(11): 1448～1452
2. Powers DB. Systemic lupus erythematosus and discoid lupus erythematosus. Oral Maxillofacial Surg Clin N Am. 2008(20): 651～662
3. Furukawa F, Muto M. Ethnic differences in immunogenetic features and photosensitivity of cutaneous lupus erythematosus. Arch Dermatol Res. 2009 Jan, 301(1): 111～115
4. Kuhn A, Sontheimer RD. Cutaneous lupus erythematosus: molecular and cellular basis of clinical findings. Curr Dir Autoimmun. 2008, 10: 119～140
5. Rothfield N, Sontheimer RD, Bernstein M. Lupus erythematosus: systemic and cutaneous manifestations. Clin Dermatol. 2006 Sep—Oct, 24(5): 348～362
6. Werth VP. Clinical manifestations of cutaneous lupus erythematosus. Autoimmun Rev. 2005 Jun, 4(5): 296～302
7. Brennan MT, Valerin MA, Nape as JJ, et al. Oral manifestations of patients with lupus erythematosus. Dent Clin North Am. 2005 Jan, 49(1): 127～141, ix
8. Perri AJ 3rd, Hsu S. A review of thalidomide's history and current dermatological applications. Dermatol Online J. 2003 Aug, 9(3): 5

第十五章　唇舌疾病

第一节　唇　炎

唇炎(cheilitis)是发生于唇部的炎症性疾病的总称。唇的表面由皮肤和黏膜覆盖,其内侧黏膜与颊黏膜相连,而外侧由口周皮肤被覆,许多口腔黏膜疾病及皮肤疾病都可在唇部出现病损。唇因其暴露于外,易受外界刺激及摩擦创伤,且唇红是黏膜与皮肤的移行部分,有独特的生理环境,除了某些全身性疾病和其他口腔黏膜病在唇部的表现外,唇炎是特发于唇部的疾病中发病率最高的疾病。唇部上皮透明,结缔组织乳头深入上皮,接近表面,毛细血管襻中的血色可以透过菲薄的上皮显露,故黏膜呈红色。发生炎症时,也易引起渗血结痂。唇部黏膜固有层致密,而黏膜下层为较厚的疏松结缔组织,因而发生唇炎时容易形成肿胀。唇部炎症的发生主要包括内部和外部的因素,如化学因素、生物因素、药物作用和各种毒性物质的影响。唇炎的分类目前尚不统一。根据病程有急性和慢性唇炎之分;根据临床症状特征有糜烂性唇炎、脱屑性唇炎等之分;根据病因病理分类有慢性非特异性唇炎、光化性唇炎、腺性唇炎、良性淋巴增生性唇炎、肉芽肿性唇炎和变态反应性唇炎等。本节按病因病理分类加以叙述。

一、慢性非特异性唇炎

慢性非特异性唇炎又称慢性唇炎(chronic cheilitis),为唇疾病中最常见的炎症性疾病,病程迁延,反复发作。本病不能归入后述各种有特殊病理变化或病因的唇炎,也不包括其他口腔黏膜病在唇部的炎症表现。

(一)发病因素

病因不明,可能与某些因素长期持续刺激有关。多见于高原寒冷地区或气候干燥季节。一些慢性物理化学刺激如嗜好烟酒、烫食,舔唇咬唇等不良习惯,以及慢性机械刺激、药物、感染处理不当和反复发作也可引起唇部炎症。由于疾病反复发作,使唇部长期处于一种慢性炎症状态,形成干燥、皲裂、渗出、结痂等慢性损害。

(二)临床表现

本病与性别无关,好发于中青年。以干燥脱屑、发痒灼痛、渗出结痂为主要表现,这些症状常贯穿整个病程。病情反复发作,时轻时重,持续不愈。病情加重时局部肿胀渗出,炎性浸润,如形成持久的淋巴回流障碍,则唇肿胀经久不退。亦可因慢性反复感染导致淋巴组织增生。下唇唇红部为好发部位,一般表现为淡黄色痂皮和灰白色鳞屑,周缘可有轻度充血。局部干燥发痒,因之常不自觉用舌舔唇,用手揉擦唇,用牙咬唇等,以致病损区皲裂渗出,血痂复结,肿胀明显。反复继发感染则出现脓痂覆盖,皲裂更深,疼痛愈烈,肿胀持久不退。严重者影响唇部活动。

慢性唇炎可分为以脱屑为主的慢性脱屑性唇炎和以渗出糜烂为主的慢性糜烂性唇炎。

1. 慢性脱屑性唇炎

常累及上下唇红部,以下唇为重,唇红可见黄白色或褐色脱屑、脱皮或细鳞屑。轻者为单层散在性脱屑,重者可鳞屑密集或重重叠叠。可无痛地将屑皮轻易撕下,暴露出下方看似正常的组织。邻近的皮肤及颊黏膜不被累及。可继发感染而呈轻度水肿充血,有局部干胀发痒刺痛或灼痛感,病情持续数月至数年不愈。

2. 慢性糜烂性唇炎

唇红部糜烂,有炎性渗出物,形成黄色薄痂,或出血后凝结为血痂,或继发感染后脓性分泌物结为脓痂。痂皮脱落后形成糜烂面，继之又渗出结痂，反复发生，使唇红部肿胀或慢性轻度增生，颌下淋巴结肿大。常不自觉咬唇、舔唇或用手揉擦，以致病损区皲裂而有明显疼痛感。

（三）组织病理

为非特异性炎症表现。黏膜上皮表层不完整，部分有剥脱性缺损及角化不全或过角化，上皮内细胞排列正常或有水肿，固有层有炎症细胞浸润，以淋巴细胞、浆细胞为主，血管扩张充血。

（四）诊断与鉴别诊断

本病根据反复发作，时轻时重，寒冷干燥季节易发，唇部干燥脱屑、灼热或胀痒疼痛等特点不难作出诊断，重时可有水肿渗出结痂。

慢性脱屑性唇炎应与干燥综合征、慢性光化性唇炎、念珠菌感染性唇炎相鉴别：

1. 干燥综合征

表现为唇红充血、干燥、皲裂及不同程度脱屑，同时有口干、眼干，合并结缔组织病等典型症状。

2. 慢性光化性唇炎

好发于日照强烈的夏季，每次日光照射后病损加重，脱屑呈秕糠状，痒感不明显。

3. 念珠菌性唇炎

唇红充血、干燥脱屑，病损常越过唇红和皮肤交界而累及皮肤，口周皮肤也表现为充血、干燥脱屑。局部进行抗真菌的诊断性治疗有助于确诊。

慢性糜烂性唇炎应与过敏性唇炎、盘状红斑狼疮、扁平苔藓、多形性红斑等鉴别。

1. 过敏性唇炎

常有服药或接触其他可致敏物质的病史。接触史与唇部损害的联系对本病有提示作用，局部可有灼热发痒，充血发疱，肿胀渗出，糜烂和疼痛。可疑物品皮肤斑贴试验阳性有助于确诊。

2. 盘状红斑狼疮

唇部盘状红斑狼疮表现为玫瑰红色斑，中心稍凹，边缘微突起而呈盘状，容易糜烂出血结血痂。可向皮肤侧扩大，致唇红皮肤界限不清。皮肤可由桃红色逐渐变成褐色，发生色素沉着或色素脱失。唇部有脱屑，可有水肿糜烂和结痂。在病损黏膜侧可有细微白色条纹放射状排列。除唇部病损外，有时在颊、腭、舌等处也可有类似损害。有时在颧部、额部、鼻部、手背等外露部位，亦可有红斑样损害。

3. 扁平苔藓

以颊部病损最常见，左右颊黏膜常对称发生，以灰白色斑纹损害为主。发生于唇部的扁平苔藓，表现为唇黏膜充血，黏膜上出现细微灰白色条纹，呈环状、网状或树枝状，表面较平滑，日久可有色素斑。重者可有充血水肿，糜烂渗出和结痂，一般较少有血痂。

4. 多形性红斑

本病多为急性发作，病程短暂。口腔黏膜常有大片红斑和糜烂渗出。损害常呈多形性，包括红斑、丘疹、水疱、糜烂、结痂等。常在口腔多部位发生，疼痛明显，多同时伴有皮肤损害和全身症状。发生于唇红部除水肿糜烂外，常覆盖有高低不平的血痂，由于唇干而影响张口，唇部活动可使血痂发生裂隙，造成出血使结痂增厚。

（五）治疗

首先应除去一切刺激因素，改变咬唇、舔唇等不良习惯，进食后要注意用温水清洗唇红部，戒除烟酒，忌食辛辣食物，减少风吹、寒冷等刺激。干燥、脱屑为主要表现时可涂以抗炎软膏或激素软膏，如金霉素眼膏，氢化可的松软膏等，亦可用维生素 A、维生素 B_2 及鱼肝油类软膏，以改善上皮代谢，减少鳞屑干裂症状。有急性渗出肿胀、糜烂结痂等损害时，应该先行湿敷，待痂皮脱落，渗出消除，皲裂基本愈合后才能涂布软膏类药物。湿敷可用复方氯己定含漱液、0.1%雷凡诺溶液、3%硼酸溶液等，每次湿敷 15～20 分钟。局部注射曲安奈德液、强的松龙混悬液等有助于促进愈合、减少渗出。维生素 A 2.5 万 U/丸，每日 1 次，每次 1 丸口服。在炎症较重时，可酌情给予抗生素以控制感染。病症较轻者，可以用医用甘油或用金霉素甘油局部涂布。

本病与中医之唇风、唇肿、唇疱近似。认为系风寒湿邪相搏于唇聚而发之，乍瘥乍发。也可为脾胃湿热伏结于唇，风火上扬、血虚化燥等引起。治宜疏风健脾，清热祛湿，补血润燥等。方药可用五苓散、三仁汤、清胃散、四物消风汤、救唇汤等随症加减。急性发作者可选用化斑解毒汤、茵陈蒿汤、除湿胃苓汤等加减。

二、光化性唇炎

光化性唇炎(actinic cheilitis)为对日光中的紫外线具有特异的敏感性所引起的唇黏膜损害,又称日光性唇炎(solar cheilitis)。分急性和慢性两种。急性光化性唇炎以充血、水肿、水疱、糜烂、结痂和剧烈瘙痒为主要特征,又被称为湿疹糜烂性唇炎。慢性光化性唇炎以黏膜增厚、干燥、秕糠样白色鳞屑为主要特征,故又称为脱屑性唇炎。

(一)发病因素

对日光中紫外线过敏所致。对日光耐受性低的人或经常在高山地区或海面上工作,常年接受日光照射的渔民、农民等,容易发生本病。正常人经日晒后产生黑色素沉积,皮肤暴露部位可以变黑产生晒斑,颈、颧、鼻以及下唇部都可发生,能自行消退。少数人对紫外线具有特殊敏感性,经超过一定剂量的日光照射后,除黑色素生成外还发生细胞内和细胞外水肿、胶原纤维变性、细胞增殖活跃等变化,从而发病。严重的日光性唇炎有卟啉代谢异常的背景。植物中含的叶绿素为卟啉衍生物,故食用一些蔬菜、生药如青菜、芥菜、芹菜、胡萝卜、无花果、橙、茴香、当归、荆芥、仙鹤草、补骨脂等都可影响卟啉代谢而诱发本病。另外,肝脏疾病及某些药物如磺胺、四环素、金霉素、灰黄霉素、氯丙嗪、异烟肼、甲苯磺丁脲、雷凡诺等均能引起体内卟啉代谢障碍,使日光敏感性增加而致病。此外,遗传因素包括肤色也是可能病因之一。

(二)临床表现

本病好发于夏季,以下唇红部黏膜损害多见。按其发作情况分为急性和慢性两种类型。

1. 急性光化性唇炎

发病急骤,常于曝晒后当天发作,表现为整个唇红部广泛水肿(局部可以出现水疱)、充血明显、灼热刺痛,伴有剧烈的瘙痒,局部破溃形成表浅糜烂面,渗出结痂,并易于破裂出血,继发感染,使疼痛加剧。损害重而深者,愈后留有瘢痕。轻而表浅者,愈后可留有色素沉着。

2. 慢性光化性唇炎

反复持久日光照射后,唇部反复发炎,表现为干燥脱屑,充血肿胀,皲裂。唇红部不断出现白色细小秕糠样鳞屑,脱落后又再生,时间久之,口周皮肤可脱色,或有灰白色角化条纹和肿胀,病程迁延不愈,较少瘙痒和结痂。患者常因干燥不适而用舌舔唇,引起口周1~2 cm宽的口周带状皮炎。少数患者有局限性唇红黏膜角化增厚和鳞屑过多,被视为癌前状态。

(三)组织病理

黏膜上皮表层角化不全,上皮细胞内与细胞间水肿和水疱形成,棘层增厚,基底细胞空泡变性。上皮下胶原纤维嗜碱变性,地衣红染色下呈弹性纤维状结构,称日光变性。少数慢性光化性唇炎标本可出现上皮异常增生的癌前病变构象。

(四)诊断和鉴别诊断

依据明确的光照后发病或加重的病史和唇部湿疹糜烂样或干燥脱屑样临床表现即可诊断。根据病程和是否糜烂、结痂、瘙痒等可分别诊断为急性或慢性光化性唇炎。

该病湿疹糜烂样病损应与盘状红斑狼疮、扁平苔藓、唇疱疹等鉴别。盘状红斑狼疮和扁平苔藓继发感染时除糜烂结痂外,尚能见到病损黏膜侧的白色放射状条纹或口腔内黏膜的珠光白色条纹。唇疱疹则常有病毒感染史,水疱成簇,易破,有自愈倾向。

本病干燥脱屑样病损应与非特异性唇炎鉴别,后者无日光曝晒史,好发于寒冷大风季节,有瘙痒。该病急性期瘙痒明显应与良性淋巴增生性唇炎鉴别,后者病损常局限,以黄色痂皮为主。该病还应与血卟啉病鉴别。后者除口唇外,暴露在外的皮肤部分有水疱、紫癜、增厚、瘢痕等表现。皮肤丘疹样增厚可产生“鹅卵石”样外观。但光化性唇炎可能也是该病的一种唇部表现。

(五)治疗

尽可能避免日光直接照射,户外活动时采取避光遮阳措施,如戴帽遮光和戴口罩等。唇部可涂避光软膏,如5%奎宁软膏,50%二氧化钛软膏或20%水杨酸霜等。应立即停止食用诱发本病的蔬菜和药物。唇部有渗出糜烂结痂时应用抗炎溶液或漱口液湿敷，干燥脱屑型可局部涂以激素类软膏或抗生素软膏。口服羟氯喹，羟氯喹能吸收280～350 nm紫外线，稳定溶酶体膜，与体内卟啉结合迅速排出体外，减轻光敏作用。该药有胃肠道反应、头痛、皮肤瘙痒等不良反应，长期服用应注意眼底损害和粒细胞数减少。β胡萝卜素能提高机体对光的耐受性。氟尿嘧啶、咪喹莫特、唇红缘切除术、二氧化碳激光消融术等可预防和阻止光化性唇炎向口腔上皮鳞癌转化。光敏疗法(PDT)治疗上皮癌性病变效果明显。文献报告，氨基乙酰丙酸甲酯光敏疗法(MAL-PDT)具有显著疗效。

三、腺性唇炎

腺性唇炎(cheilitis glandularis)是以唇腺增生肥大，下唇肿胀或偶见上下唇同时肿胀为主要特征的唇炎。可发生于任何性别和年龄，以中年人或老年人多见，女性略多于男性。腺性唇炎具有复发性。

(一)发病因素

发病原因尚不清楚。一般认为有先天性因素及后天性因素两种可能。先天性因素可能与常染色体显性遗传有关。后天性的可能因素包括使用含致敏物质的牙膏或漱口水、外伤、吸烟、口腔卫生不良、情绪、日光、长期吸烟、进食辛辣食物、某些局部药物作用等。有报道吹奏乐器者较多见。其他因素如龈炎、根尖病灶、牙周炎、梅毒等口腔病灶亦可致病。也有人认为此病为克罗恩病(Crohn's disease)的一种表现。

(二)临床表现

正常唇腺是小黏液腺，位于唇黏膜下层，数目多，腺性唇炎常发生于下唇，唇腺因炎症而肥大增生，可形成米粒至黄豆大结节。翻开唇内侧可见唇腺导管口，挤压口唇时有稀薄或带黄色的脓性分泌物自导管口溢出，导管口可呈紫红色颗粒状突起，似筛孔样分布于唇黏膜面。唇黏膜肿胀增厚，自觉发胀紧绷感，唇内扪诊可触及散在多个硬韧粟粒样小结节。在睡眠时，因唇部运动减少，唾液分泌降低，唇腺分泌物较稠，醒来时可发现上下唇黏合难分，或有黏丝样物质在上下唇间，病程长期持续可形成巨唇，如继发感染，则肿胀疼痛明显，有脓性分泌物，或称为脓肿性腺性唇炎。此时黏膜破溃形成糜烂、溃疡、结痂，影响闭唇、讲话和进食等功能。长期不愈反复发作的少数患者可发生鳞状细胞癌。见图15-1。

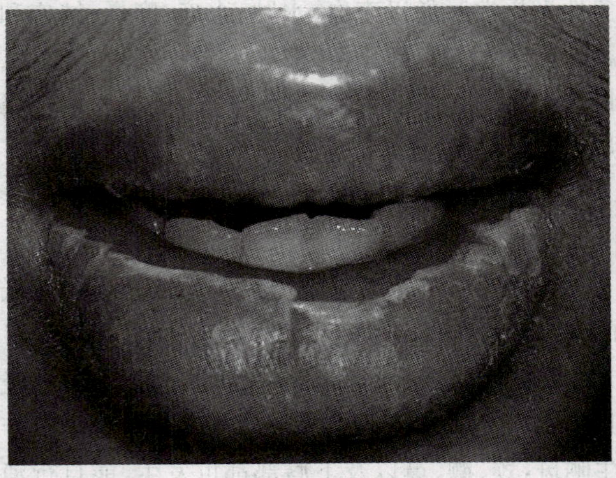

图 15-1 腺性唇炎

(三)组织病理

黏液腺体明显增生，腺管肥厚变大、扩张，在黏液腺体及小叶内导管的周围有淋巴样细胞、组织细胞、浆细胞浸润。腺泡丧失、纤维化，可出现黏液池。黏膜上皮细胞有胞内轻度水肿，黏膜深层有异位黏液腺。唾液腺导管扩张，内有嗜伊红物质。在脓肿性腺性唇炎，结缔组织内有炎症细胞浸润，部分有小脓肿形成。

(四)诊断和鉴别诊断

本病依据临床表现，唇部肿胀、增厚，黏液腺体肿大硬韧，翻开唇内侧黏膜可见针头大中央凹陷的导管开口，有黏稠或脓性液体从腺导管口溢出，黏膜表面常有痂膜附着，扪诊有粟粒样结节等可以做出诊断。唇部黏液腺活检有助于做出病理诊断。

本病应与以下几种疾病鉴别，如鉴别困难需借助组织病理检查以明确诊断。

1. 肉芽肿性唇炎

一般常从唇一侧发病，后向另一侧进展，易形成巨唇，且不易消退。唇皮肤潮红肿胀，有硬结感，触压时不产生压痕。在扪诊时有的可触及颗粒状结节。唇肿时轻时重，但不能完全恢复正常。

2. 良性淋巴组织增生性唇炎

以下唇多见，颊、腭黏膜可同时出现损害，与慢性非特异性唇炎类似。反复发作，唇肿发红，剧烈瘙痒，患者忍不住用牙咬唇，咬破后流出淡黄色液体，瘙痒缓解。可扪及黏膜下结节，活检有助于确诊。

3. 淋巴管瘤

多为先天性，是淋巴发育异常产生组织畸形的结果。好发于唇、舌、颊、颈部。黏膜表面不平，常呈结节状，白色或浅黄色，柔软有光泽的颗粒小球状突起。可形成巨唇，病理检查可确诊。

4. 唇部黏液性囊肿

腺性唇炎结节状损害较大且数目较少时应与唇部黏液性囊肿鉴别。该病常单发，呈淡蓝色柔软之肿块，周界清晰，基底部活动，有时突出于黏膜表面呈疱状，直径可达 0.5～1 cm。有进食后肿胀明显增加史，或自行破裂消失后又自行长大史。

（五）治疗

因本病多为慢性非特异性炎症，一般抗炎治疗多不理想。去除诱发因素及不良刺激是有必要的，如戒烟戒酒，忌辛辣厚味，保持唇部清洁。局部可用醋酸曲安缩松等激素类药物和消毒药液一起湿敷，疗效不好时可局部注射醋酸曲安缩松等激素类药物，或用放射性同位素^{32}磷贴敷。可口服 10%碘化钾，碘过敏者禁用。有继发化脓感染时用抗生素消除感染控制炎症。感染控制后局部可用金霉素甘油、肤轻松软膏等。中药可用健脾除湿汤、活血化瘀汤、五味消毒饮等加减，有健脾除湿、化痰散结、凉血消肿功效。对唇肿明显外翻，疑有癌变者，应尽早活检明确诊断，亦可考虑放疗。

四、良性淋巴组织增生性唇炎

良性淋巴组织增生性唇炎（cheilitis of benign lympholasis）是良性淋巴组织增生的唇部表现。以淡黄色痂皮覆盖的局限性损害伴阵发性剧烈瘙痒为特征。

（一）发病因素

病因不明，可能与胚胎发育过程中残留的原始淋巴组织在光辐射下增生有关。良性淋巴组织增生好发于头面部，常表现为单个或多个局限性结节状损害。唇部是其好发部位。

（二）临床表现

以青壮年女性较多见。多见于下唇唇红部，尤以下唇正中部为好发区。损害多局限于 1 cm 以内。唇部损害初为干燥、脱屑或糜烂，局限性肿胀，周围无明显充血现象，有淡黄色痂皮覆盖，局部有阵发性剧烈瘙痒感。患者常用手揉搓或用牙咬唇部患处，随即有淡黄色分泌物自痂皮下溢出，约经数分钟后，瘙痒可暂时缓解，液体停止流出，黄痂又结，每日反复 1～2 次，损害长期反复发作。

（三）组织病理

上皮下结缔组织中有特征性的淋巴滤泡样结构，由淋巴细胞和组织细胞组成，其中央为组织细胞，周围为淋巴细胞，但少数病例可相反排列，并发现浆细胞和嗜酸性粒细胞，故又称淋巴滤泡性唇炎。

（四）诊断和鉴别诊断

依据局限性损害，反复发作的剧烈瘙痒，淡黄色黏液流出和结痂等临床特征，不难做出诊断。病理切片的淋巴滤泡样结构有助于作出病理诊断。

本病的淡黄色液体溢出和痂皮应与腺性唇炎、盘状红斑狼疮和唇部扁平苔藓相鉴别。

1. 腺性唇炎

常呈多发性散在小结节，位于下唇黏膜下，只有在翻转下唇并挤压时才见溢出，黄色痂皮多见于晨起时，无剧烈瘙痒感。

2. 盘状红斑狼疮

好发于下唇唇红部，唇红充血，有时可糜烂、出血、结痂，在损害的黏膜侧可见细微的白纹成放射状排列。

3. 唇部扁平苔藓

常在患者的颊黏膜发现斑纹或充血损害，唇部黏膜上有珠光白色的条纹成网状、环状或树枝状排列，有时唇部还有充血、糜烂损害。

（五）治疗

避免日照曝晒。局部可用醋酸曲安缩松等激

素类药物和消毒药液一起湿敷，疗效不好时可局部注射醋酸曲安缩松等激素类药物。由于本病对放射性敏感，可用同位素^{32}P贴敷治疗，每周1～2次，2～3周为1疗程。痂皮可用0.05%氯己定溶液或0.1%依沙吖啶溶液湿敷去除。局部涂布抗炎抗渗出软膏。

五、肉芽肿性唇炎

肉芽肿性唇炎（granulomatosa cheilitis）又称肥大性唇炎（hypertrophic cheilitis）、巨唇（macrocheilia）。以唇肥厚肿胀为主要特点。常单发于上唇或下唇（以上唇多见），也有上下唇同时受累者。局部慢性反复性肿胀肥厚，最后形成巨唇或硬结。可为独立疾病，也可以是梅-罗综合征的表现之一。有人认为此病与结节病有关但未能证实，发病率无明显性别差异。20～40岁发病较多，但也可以见于儿童或老年人，一般多在青春期后发病。

（一）发病因素

病因不明确。可能与链球菌、分枝杆菌、单纯疱疹病毒等细菌或病毒感染有关，因在病理检查中可见到结核样或结节样改变而认为可能与结核或结节病有关。在偏光显微镜下部分标本可见硅肉芽肿样的改变，有人认为与硅有关，如使用二氧化硅牙膏或唇创伤感染含硅污物，但缺乏流行病调查和实验依据。此外，还有人认为是根尖周炎、鼻咽部炎症、脂膜炎特发型变态反应或克罗恩病的局部表现；或是肉芽肿组织变性特别是皮下脂肪变性而发生的一种异物反应；对桂皮、可可、香早芹油精等的过敏反应；也与自主神经系统调节的血管舒缩紊乱或遗传因素等有关；女性患者可能与月经周期有关。

（二）临床表现

多在青春期后发生，以单发于上唇或下唇的唇部弥散性肿胀为主要表现。肿胀常从唇的一侧开始，发展较快，但病程缓慢持久，最终发展至另一侧而形成全唇肿胀厚实，状如“驴嘴”。扪诊有褥垫感，肥厚而有弹性。早期触之柔软，无压痛，无凹陷性水肿，不出现糜烂溃疡。患者厚胀感明显，可有轻微发痒，无疼痛。早期肿胀区皮肤呈淡红色，日久反复发作后转为暗红色，唇红部可有纵形裂沟，左右对称呈瓦楞状。沟裂中可有渗出液，唇红结薄痂。扪诊可能触及颗粒样结节。病情时轻时重，早期多能恢复正常，多次反复发作则难恢复。若持久肿胀，可以从一侧扩展至另一侧，发展成不同程度的巨唇。如同时伴有舌裂及面神经麻痹，应考虑诊为梅-罗综合征（Melkersson-Rosenthal Syndrome）。如除口唇肿胀外，在前额、颏部、颊部、硬腭、眼睑或舌黏膜发生肿胀，称为复发性浮肿性结节性肉芽肿症。见图15-2。

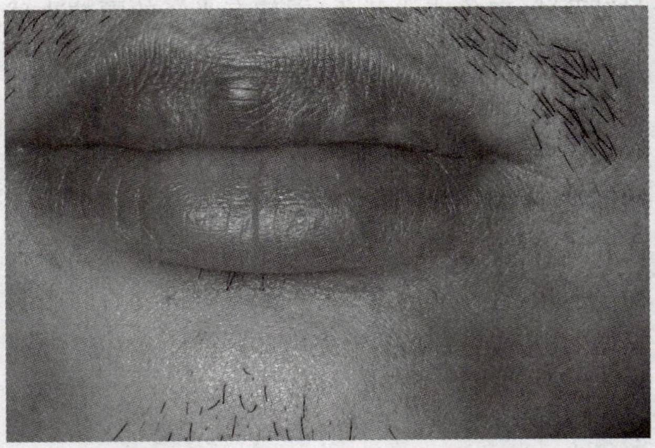

图15-2　肉芽肿性唇炎

（三）组织病理

为非特异性炎症，肉芽肿发生于皮肤或黏膜下肌层。慢性炎症细胞浸润至肌层黏液腺、血管、淋巴管周围。有的标本可见上皮样细胞肉芽肿，有上皮样细胞和多核巨细胞，外周为淋巴细胞。偶见浆细胞和嗜酸性粒细胞呈结节样聚集。有间质水肿和血管炎。

（四）诊断和鉴别诊断

根据临床症状，唇部反复肿胀，不能完全恢复正常，外翘突起增厚，初起色红伴有沟裂，扪诊似褥垫无凹陷性水肿，不难诊断。

该病应与牙源性感染引起的唇部肿胀以及克罗恩病相鉴别。前者常有明显的病灶牙感染史。而克罗恩病则是一种非特异性肉芽肿炎症性疾病，除口腔表现外，主要有节段性局限性肠炎、肠梗阻及瘘管形成和消化道功能紊乱症状。此外还有骶髂关节炎、脊椎炎、眼色素层炎、结节性红斑等其他表现。肉芽肿性唇炎的弥漫性肿胀还应与唇血管神经性水肿鉴别。后者发病迅速，属Ⅰ形变态反应。肉芽肿性唇炎还应与结节病(类肉瘤病)鉴别。结节病为多系统性肉芽肿性疾患，常侵犯大涎腺、皮肤、淋巴、肺、肝、脾、眼、指(趾)、骨等器官组织。口腔表现为唇、颊暗红无痛性肿胀，触之可扪及光滑而有韧性的结节。腮腺、颌下腺亦可肿胀，腭及颌骨也可受侵。病情进展缓慢，中年以上多见。而肉芽肿性唇炎局限于唇部，无全身性表现。但从病理上看，也可以说是一种局限性的结节病。

(五)治疗

1. 药物治疗

(1)局部治疗：早期病例可用醋酸氢化可的松、泼尼松龙、曲安奈德等注射液，每次 5～10 mg 分别注射于左右唇部黏膜深层。每周 1～2 次。

(2)全身治疗：可口服小剂量泼尼松。对糖皮质激素疗效不佳或为避免长期应用糖皮质激素引起的副作用，可选用氯法齐明、甲硝唑等药物。氯法齐明(clofazimine)是一种抗麻风病药，具有抗微生物和抗炎的双重作用，可用于结核、盘状红斑狼疮、坏疽性脓皮病以及合并分枝杆菌感染的 HIV 患者。副作用主要有消化道反应，如恶心、呕吐、腹泻、皮肤瘙痒等不良反应。约 20%的患者治疗后皮肤有红铜色素沉着，通常治疗结束后，此症状逐渐消失。为预防此副作用，治疗期间应避免日光曝晒。甲硝唑，400 mg 口服，每日 3 次，连服 5～7 日。有报道使用该药治愈的病例。不良反应有食欲不振、恶心、呕吐。偶见头痛、失眠、白细胞下降、排尿困难等。服药期间应禁酒。

抗生素类可用米诺环素，又名二甲胺四环素(minocycline)，每片 100 mg，口服首次剂量 200 mg，以后每次 100 mg，每日 1～2 次；罗红霉素也有报告可成功治疗肉芽肿性唇炎。

抗组胺药可用特非那定(terfenadine)，又名克敏能。每片 60 mg，每次 1 片，每日 2 次。

(3)中医中药治疗：在中医中本病相当于唇肿、唇疮范畴。认为由湿火瘀阻，脾失健运，瘀血阻络所致。与脾肺二经联系密切。肺热受风邪所扰，营血内滞，肺气失宜。脾虚蕴热内伏，加以外邪入侵，热毒熏蒸于口。治宜宣肺理气，健脾渗湿，解毒消肿，清热活血。方药用疏风除湿汤、五味消毒饮、黄连解毒汤、三仁汤、桃红四物汤等加减。如为血虚风燥者，则可以养荣汤、八珍汤等加减，以养血疏风。本病可外用紫归油(紫草、当归)，破溃者可涂以黄连膏。以黄柏、苦参汤敷之。

2. 手术治疗

可在反复发作形成巨唇后考虑。可修复唇部外形，但复发率较高，术后仍需采用其他治疗措施防止复发。去除牙源性感染及与牙有关的病灶是非常有必要的。有文献报道有些患者在去除牙源性感染及与牙有关的病灶后，唇肿消退或消失。

六、梅-罗综合征

梅-罗综合征(Melkersson-Rosenthal syndrome)又称肉芽肿性唇炎综合征，唇肿、面瘫、裂舌三联症，面部复发性水肿-Bell 麻痹-褶皱舌综合征等。本病最早由 Melkersson 和 Rosenthal 所报告而命名。有些学者认为肉芽肿性唇炎是梅-罗综合征不全型，也有认为梅-罗综合征可能是结节病的变异型。这三者具有共同的发病因素及性质，组织病理学表现相似。

(一)发病因素

确切病因不明。遗传因素、感染因素、过敏因素、血管舒缩失调可能与本病有关。临床上有时可发现诱发因素，如牙源性感染性病灶等。也有文献报道与机体对酒精、钴、可可、谷氨酸钠、桂皮过敏等有关。也有人认为是结节病(类肉瘤病)的变异型。结节病为细胞免疫缺陷引起的系统性肉芽肿性疾患，常侵犯大涎腺、皮肤、淋巴、肺、肝、脾、眼、指(趾)、骨等器官组织。也有人认为与链球菌感染、自主神经功能紊乱、局部创伤等有关。

(二)临床表现

发病年龄 8～67 岁，但以 20 岁以下青春期青年较多，男女比例接近或男性稍多，无种族差异。唇肿、裂舌、面瘫为先后出现的主要症状，但最先出现的症状常为唇肿，其次为面瘫和舌裂。不同症状出现的相隔时间一般较长。临床上多见前两者，面瘫症状少见。唇肿初始如血管神经性水肿，无痛，指压下不凹陷，一过性肿胀可达正常唇厚的 2～3

倍，持续时间由数分钟至数周不等。反复发作后唇肿演变为持久性，基本表现与肉芽肿性唇炎相同，为弥漫性全唇肿胀增厚，呈棕红色，触之有弹性，无凹陷，也无触压痛。可有沟裂但无溃烂结痂，唇周皮肤正常。颊、腭、牙龈也可发生肿胀。裂舌同沟纹舌，但沟裂较深。裂舌被认为有遗传倾向，为不全显性遗传，舌背出现深沟，沿主线向周围任何方向放射状排列。呈阴囊样，并常伴地图舌。舌体可肿大，可由深沟中的细菌、真菌引发的慢性感染引起，舌部可出现味觉异常或味觉减退。面神经麻痹多在青春期前后突然发生，属外周性面神经瘫痪，与周围性面神经所致麻痹难以区别。面瘫可累及一侧或双侧，部分或全部面神经支配区域有麻痹症状，开始可为间歇性和复发性，以后呈永久性。面瘫与唇肿可不在同侧。还可出现嗅神经、听神经、舌咽神经和舌下神经麻痹的症状，以及嗅觉异常、头痛头晕等。少数病例可合并巨结肠和颅咽管肿瘤。实验室检查除少数出现血沉加快外，血尿粪常规、肝功能、抗链"O"、白细胞比例、免疫球蛋白等均在正常范围。

（三）组织病理

唇部标本表现为上皮增厚，结缔组织水肿，胶原纤维排列紊乱、断裂，血管周围淋巴细胞浸润，黏膜下肌层内可见到孤立的肉芽肿。慢性肉芽性炎症组织中有上皮样细胞形成的结节和朗格汉斯细胞，并可见到间质水肿和血管炎。其表现与肉芽肿性唇炎、结节病不易区别。

（四）诊断和鉴别诊断

主要依靠临床症状，结合组织病理学检查。三大症状俱全诊断为完全型梅-罗综合征，出现两项主症，即可诊断为不完全型。完全型不多见，但唇肿为多数具备的症状。

该病面瘫应与贝尔面瘫鉴别，唇肿及舌裂应与肉芽肿性唇炎和沟纹舌鉴别。后者常为单发症状。但早期不全型较难鉴别。

（五）治疗

缺乏特异性治疗方法，一般采用对症治疗。去除可能引起或加重唇肿的病灶和刺激因素。激素、细胞毒素、中成药等联合治疗对改善唇肿可能有效，但对面瘫和裂舌效果不明显。早期可用糖皮质激素，尤其是面瘫出现后的前 2 周，对无激素禁忌证者，可用地塞米松针剂 5 mg 肌注，隔日晨间注射，或口服泼尼松，每日 20～30 mg，晨 8 时顿服。使用 2 周后，若症状稳定可逐步减量，每周减量 20%。服用激素剂量较大时，应注意补钾，可用氯化钾片等补钾。应注意可疑诱发因素，并加以纠正。唇肿可局部注射曲安奈德注射液。每 7 天 1 次，每次 10 mg，但注射疗程不宜超过 3 次。裂纹舌可用 2%碳酸氢钠液、氯己定液、3%复方硼酸液等于进食后含漱。含漱时务必将舌背拱起，充分暴露沟裂，可防止继发感染。对长期唇肿已形成巨唇者，可考虑手术、激光、放疗等治疗措施，以改善外形和功能。也有应用 X 线照射或物理治疗取得疗效者。对唇肿长久不愈也可考虑手术切除以改变唇部外形。

本病在中医无相应病名。认为可为风热痰凝，经络阻滞，气滞血瘀等引起。治宜疏风祛湿，健脾化痰，通络散结，活血化瘀。方药可用香砂六君子丸、二陈汤、海藻玉壶汤、消核丸、活血散瘀汤加减。有面瘫者可用牵正散、羌活胜湿汤、导痰汤、柴葛解肌汤合桂枝汤加减。还可针刺颊车、地仓、下关、阳白、太阳、合谷、迎香、承浆、翳风、风池、牵正、内庭、外关等穴。采取浅刺、平刺透穴或斜刺法治疗。也可用电针、穴位药物封闭或穴位埋线疗法。

第二节　口角炎

口角炎（angular cheilitis）是两侧上下唇联合处口角区的炎症总称，皲裂和糜烂是其主要症状。口角炎一般容易识别，但发病原因较为复杂，根据发病原因可分为感染性口角炎、接触性口角炎、创伤性口角炎和营养不良性口角炎等。

一、感染性口角炎

由细菌、病毒、真菌等病原微生物引起。由球菌如链球菌、葡萄球菌引起的称球菌性口角炎;由疱疹病毒引起的称疱疹性口角炎;由真菌引起的称真菌性口角炎,真菌感染中最常见的是白色念珠菌感染,习惯上又叫做传染性口角炎、霉菌性口角炎等。

(一)发病因素

1. 诱发因素

干冷的气候、过短的颌间距离、舔唇等不良习惯。

2. 球菌感染

颌间距离缩短的患者,唾液常集于口角,在身体抵抗力低下时,常有球菌感染,多见于老年无牙患者。有舔唇等不良习惯的儿童,口角区也可受到球菌感染,尤多见于寒冷干燥的秋冬季节。小儿猩红热时链球菌感染口角区可引起球菌性口角炎。

3. 真菌感染

全身抵抗力低下,如患某种慢性疾病(如糖尿病)、放疗、化疗的患者;或口角区长期潮湿者,均易继发白色念珠菌等真菌感染。

4. 病毒感染

疱疹病毒感染可引起口角炎。

5. 其他原因

梅毒、艾滋病等性传播疾病伴发口角炎等。

(二)临床表现

球菌性口角炎常表现为单侧或双侧口角区潮红、糜烂,或有横裂纹,糜烂面上常覆有淡黄色痂壳。有舔唇习惯的儿童,除口角区炎症外,口周皮肤常发红发痒,并可见一圈色素沉着。真菌性口角炎临床上与球菌性口角炎不易区分,其特点为双侧口角潮湿、发白、糜烂,常和唇炎、唇部糜烂同时存在。

急性期口角区充血、红肿疼痛明显,可有血性或脓性分泌物,脓痂层层叠起,呈污秽状。慢性期口角区皮肤黏膜增厚,色灰白伴细小横纹或放射状裂纹,疼痛不明显,并有唇红干裂。此外,因猩红热、疱疹、梅毒、艾滋病等引起的口角炎还伴随原发病的相应症状。

(三)诊断

口角区炎症,结合细菌、真菌涂布、培养等微生物学检查,有助于明确诊断。怀疑有白色念珠菌感染者应尽早作念珠菌涂片检查以及 PAS 染色,查见念珠菌菌丝方可确诊,以免延误病情。

(四)治疗

消除局部诱因如纠正过短的颌间距离,改正舔唇等不良习惯,同时注意口唇的保暖保湿。细菌感染可用洗必泰清洗,局部用含有广谱抗生素如杆菌肽、多黏菌素、新霉素等的油膏单独或联合使用,必要时全身用药。真菌感染可用 2%~4%碳酸氢钠溶液清洗,局部用制霉菌素糊剂或其他抗真菌药物软膏涂敷。全身抵抗力低下者,可给予免疫增强剂如多抗甲素、转移因子等。病毒感染可用洗必泰清洗,口服抗病毒中成药如抗病毒冲剂、口炎清颗粒等,严重时口服抗病毒西药。

二、接触性口角炎

(一)发病因素

因接触变应原如唇膏、油膏、香脂等化妆品以及可能引起变态反应的某些食物、药品等引起的口角炎称变应性口角炎,患者常有过敏体质;因接触某些化学毒性物质引起的口角炎称毒物性口角炎。

(二)临床表现

接触变应原或毒物后急性发作。口角局部充血、水肿、糜烂明显,渗出液增多,皲裂,疼痛剧烈。除口角炎外,可伴有唇红部水肿,口腔黏膜糜烂等其他黏膜过敏反应症状。病情严重者,尚可有皮疹、荨麻疹等皮肤表现,以及流涕、喷嚏、哮喘、呼吸困难、恶心、呕吐、腹痛、腹泻等全身症状。

(三)诊断

根据发病迅速,疼痛明显,渗出增多的临床特点可作出临床诊断。但有时此种口角炎与其他类型口角炎临床表现常相似,故应特别仔细追溯是否有可疑化妆品接触史或食物、药品内服史。如有既往过敏史，则有助于确诊。血常规检查可见有白细胞和嗜酸性粒细胞增高。

（四）治疗

去除过敏原，停止使用可疑药物或物品，一般损害明显消退或消失。局部渗出明显者可采用局部湿敷，待渗出减少后再用糖皮质激素软膏涂擦，症状严重时可口服氯苯那敏、氯雷他定等 H_1 受体阻滞剂抗过敏治疗。

三、创伤性口角炎

（一）发病因素

由急性创伤或严重的物理刺激以及某些不良习惯引起，如拔唇角，或用手指、铅笔等异物摩擦嘴角，口腔治疗时牵拉时间过长，或磨牙时不慎伤及口角等。机械刺激亦可诱发口角区静止的疱疹病毒活跃，而诱发疱疹性口角炎。

（二）临床表现

主要表现为口角区的裂口，常为单侧，长短不一。创面常有渗血或血痂，或表现为水肿糜烂，皮下瘀血；继发感染时疼痛明显。

（三）诊断

有明确的局部损伤史，发病突然，常为单侧。

（四）治疗

用消炎抗感染药物局部洗涤、湿敷。因外伤而致创口过深大而不易愈合者，可于清创后行手术缝合。继发感染者可口服或局部使用抗生素。

四、营养不良性口角炎

（一）发病因素

由营养不良或维生素缺乏引起，尤其是 B 族维生素缺乏，可造成体内生物氧化过程紊乱或脂肪、蛋白代谢障碍。也可由糖尿病、贫血、免疫功能异常等全身因素引起。

（二）临床表现

常表现为双侧口角区对称性发生糜烂，出现放射状裂纹，裂纹由口角横延 1 cm 左右，上面覆盖黄色痂壳。裂口大小、深浅、长短不等，可为多条，皲裂区可有渗出液或渗血。一般无自发性疼痛，但过度张口或继发感染时疼痛明显。与口角炎同时存在的还有唇炎，主要表现为唇肿胀、干燥脱屑或剥脱糜烂，有烧灼感或刺痛，有时唇部纵裂纹增多、加深，以上唇多见。舌炎早期表现为舌干燥、烧灼感、舌体肿大呈鲜红色，继之舌背丝状乳头萎缩以致舌背光滑，菌状乳头水肿、肥厚，有的患者出现舌面沟纹或溃疡面。病情进一步发展，还可出现血管增生性角膜炎，脂溢性皮炎，阴囊或会阴皮肤湿痒、红斑等生殖器症状。此外，由糖尿病、贫血、免疫功能低下等全身因素引起者有相应的全身症状。

（三）诊断

口角部位的临床表现以非特异性炎症为主，常同时伴有唇炎和舌炎。诊断时可能发现此类患者每天摄入规定的食物量不够，营养吸收障碍或需要量增加。营养不良或维生素缺乏的诊断，必须建立在病史和实验室检查结果的基础上，这些患者中往往伴有糖尿病和贫血。

（四）治疗

主要是去除发病因素，如营养不良和维生素缺乏。可补充全身营养，多吃富含核黄素的食物，如牛奶、猪肝、羊肝、胡萝卜、鲜蘑菇、韭菜等。口服 B 族维生素，特别是维生素 B_2。注意不宜单用维生素 B_6 治疗舌炎、口角炎，因为其能加速维生素 B_2 排泄，导致维生素 B_2 缺乏更加严重。局部对症治疗，可用洗必泰含漱、湿敷。在渗出不多无结痂时，可用红霉素眼膏、达克罗宁霜交替涂敷。由某种系统性疾病引起（如糖尿病、贫血、酒精中毒等），应由内科医生处理。

第三节　舌疾病

舌是口腔的主要组成部分，也是机体生理病理的重要表现部位。舌不仅仅是口腔黏膜病的好发部位，而且一些全身性疾病的早期症状常出现在舌部。舌部疾病主要临床表现为感觉异常和色、形、质的改变，如乳头增生、萎缩与肿胀等。

一、地图舌

地图舌(geographic glossitis)是一种原因不明的慢性浅层丝状乳头剥脱性损害，因病损形态状似地图而得名。地图舌有游走的特征，原病损区能自然愈合，故又称为良性游走性舌炎(benign migratory glossitis)，游走性簇状口炎(stomatitis areata migrans)，游走性红斑(erythema migrans)。

(一)发病因素

确切病因尚不明了。任何年龄均可能发病，但多见于幼儿期和少儿期，随年龄增长可能自行消失。

1. 精神性因素

精神情绪波动、失眠、疲劳、压抑等。

2. 局部刺激

如咬合异常、乳牙萌出期。

3. 内分泌因素

如月经期与经前期。

4. 营养因素

如消化不良、维生素B缺乏、血清锌降低。

5. 全身性疾病的口腔表现

如全身性脓疱性银屑病、脂溢性皮炎、青少年糖尿病、恶性贫血、唐氏综合征(Down syndrome)、Reiter's综合征等。

6. 感染性病灶、变态反应性疾病

如哮喘、鼻炎、湿疹、干草热等。

7. 遗传因素

地图舌与沟纹舌具有明显相关性，两者都具有家族遗传倾向。

8. 其他因素

个体体质强弱、口腔局部因素(乳牙萌出、龋齿)等可能与地图舌有关。

9. 中医观点

地图舌乃脾胃气虚或脾胃阴虚所致。“苔乃胃气运所熏蒸”，舌苔的新陈代谢与胃之气阴盛衰有关，因此脾胃气阴持续亏虚，得不到纠正，即可导致地图舌的发生。

地图舌可发生于任何年龄，在一般人群中发病率占0.1%～14.1%，但多见于6个月至3岁儿童，有可能随年龄增长而消失。少数患者有家族性遗传倾向，但大多为散发性。成人患者常伴有沟纹舌，两者关系不明。Eidelman等认为地图舌与沟纹舌均为遗传因素起主要作用的家族性疾病，其遗传方式为多基因遗传，两者的发生可能由相同的基因作用决定。

(二)临床表现

好发于舌侧缘、舌背、舌尖、舌腹。少数病例也可发生于腭、颊、唇、口底等口腔黏膜其他部位，称异位地图舌或游走性口炎。损害特征主要为圆形、椭圆形或不大规则的斑块，略低或略高于舌平面，斑块中央区表现为黏膜发红，丝状乳头萎缩，周边表现为丝状乳头增厚，呈黄白色条带状或弧线状分布，宽约数毫米至1 cm不等，与周边正常黏膜形成明晰的周界。损害起初为小点状、环状，逐渐增大为不规则的地图样，昼夜间可因一边扩展一边修复而移动病损位置，犹如“游走”。一般症状很轻微，无疼痛等不良感觉，或进食辛辣和(或)酸性食物时，可有口腔不适感、烧灼感、异物感，如合并真菌感染、伴发沟纹舌或具有继发感染者，可有烧灼样疼痛或钝痛。红斑经数日或数周后，由该区域游走至另一区域。有的具有周期性加重及愈合的特点，经历一定的缓解期后又可突然复发。病损愈合后无残留瘢痕，病程数月或数年不等。见图15-3。

(三)组织病理

非特异性慢性炎性表现。红斑处丝状乳头消失，上皮表层剥脱，棘层可变薄，上皮有明显的白细

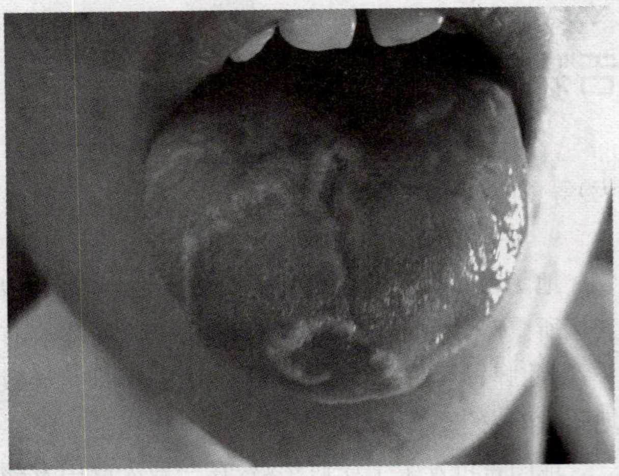

图 15-3　地图舌

胞移出，接近表层有类似于银屑病的微小脓肿形成，基底层完整。结缔组织中血管扩张充血，有炎症细胞浸润。病变边缘，上皮棘层增生，有过度不全角化，上皮细胞水肿，有时上皮中形成微小脓肿。

（四）诊断和鉴别诊断

根据病损地图状的形态特征和边扩展边修复的游走性特点不难做出诊断。典型病损表现为舌背红色及白色斑块，红色斑块区舌乳头缺失，黏膜萎缩，白色区域舌乳头正常或增生。斑块形状不规则，界限分明，宛如地图。地图舌中央萎缩而周边条带损害较宽时应与舌部扁平苔藓鉴别。舌背扁平苔藓常呈斑块状或条纹状，灰白珠光色，但临床上扁平苔藓很少单独累及舌黏膜，常伴有口腔其他部位的黏膜损害，最常见的是颊黏膜的损害。且舌背扁平苔藓周边缺乏隆起的黄色、灰色或白色边缘，也无昼夜间游走的变位特征。此外，固定型地图舌应和萎缩性舌炎鉴别，前者除斑块状萎缩区外，周边有条带状或弧线状丝状乳头增生，萎缩性舌炎缺乏隆起的白色边缘，实验室检查有时可有红细胞数量、血红蛋白含量异常。还需鉴别的病变有银屑病、莱特综合征（Reiter's syndrome）。舌部银屑病与地图舌很相似，但多伴有皮肤损害。莱特综合征舌部可出现地图样损害，但患者多伴有皮肤、眼结膜、生殖器损害及关节炎的症状。

（五）治疗

本病预后良好，一般无须治疗。但应作好解释，以消除患者及家属的恐惧心理为主要治疗目标。并针对可能的相关因素处理，如应注意患儿牙的萌出，病灶感染，饮食消化，睡眠等情况，提出适当建议，并给予处理。成人则应注意了解精神情绪、疲劳与月经等有关因素。对慢性迁延患者，则需要进一步了解有关的家族发病史，并注意观察其皮肤的损害，配合进行有关的检查和治疗。对全身状况良好，局部无症状者可不予处理。体质较弱者给以免疫增强剂如甘露聚糖肽、转移因子等。全身可补充复合维生素 B、维生素 C、维生素 B_2 及微量元素制剂如多维元素、甘草锌等。局部有疼痛症状者，可给予环孢菌素、糠酸莫米松软膏等。伴有沟纹舌或念珠菌感染者，应辅以局部抗真菌治疗，给予 2%碳酸氢钠液含漱、涂布或洗涤，制霉菌素含化，并保持口腔清洁，防止继发感染。中医辨证为脾胃气虚型，治疗多以健脾益气法奏效，而脾胃阴虚型则以健脾益气加养阴药为佳。

二、沟纹舌

沟纹舌（fissured tongue）又称裂纹舌、阴囊舌（scrotal tongue）、脑回舌（cerebriform tongue）或皱褶舌（rugae tongue）。慢性病程，原因不明，常伴有地图舌。发病率＜10%。

（一）发病因素

目前尚无统一意见，认为与以下因素有关。

1. 年龄因素

沟纹舌的严重程度与年龄呈正相关，据有关资料报道，10 岁前发病率较低，10～60 岁随年龄增加而发病率增高，60 岁后上升趋势停止。而且沟裂往往随年龄增长而明显扩张。

2. 环境因素

如地理环境、食品种类、营养成分、口腔唾液流量减少、pH 值降低等。据调查可能与维生素 B_2、菸酸及铜铁缺乏有关。

3. 内分泌因素

有的随月经而发生局限性沟裂。

4. 全身性疾病

银屑病、干燥综合征、伤寒、梅毒感染、梅-罗综合征、唐氏综合征（21 三体综合征）、天疱疮等常伴有沟纹舌。

5. 遗传因素

精神迟钝患者中发病率明显高于正常人，并有高发家系。

6. 其他因素

病毒感染、迟发性变态反应、苔藓样变等。

（二）临床表现

裂纹舌的舌部沟裂形态各不相同，可出现以下几种裂沟。

1. 叶脉型

此种类型常有家族史，舌沟纹分布状似叶脉，舌中缝裂沟显著加深，呈前后向，相似于叶的主脉，在其两旁有延伸细小而分支的副沟，类似叶的支脉。

2. 脑回型

这是较深的裂沟，迂曲似大脑回沟，一般无中缝，沟回呈钝圆形，波及全舌。舌体较大，菌状乳头常增生。

3. 横沟型

全舌的裂纹呈横行波浪状弯曲深沟，无中央沟，一般舌乳头并不消失。

4. 树枝型

舌沟纹分布状似树枝状，各沟纹深浅近似。

根据发生部位又分为中央型和边缘型。

沟纹舌的深度从 2 mm 到 10 mm 不等，一般为 2～3 mm，有的沟裂上皮缺乏角化或不全角化，深沟内可见乳头生长，特别是在舌伸长时沟裂扩张而明显可见。本病一般无明显症状，当抵抗力降低或受创伤时，沟裂内滞留的食物残渣及微生物容易引起沟裂感染发炎，或沟裂加深，产生疼痛、水肿。一些全身疾病的影响，如 B 族维生素缺乏或恶性贫血引起的舌炎，也可使沟裂加深。平时可能对刺激性食物敏感，但味觉功能及运动功能基本正常。见图 15-4。

（三）组织病理

光镜下见沟纹底部上皮明显变薄，无角化层。上皮钉突增长，呈柱状，上皮内微小脓肿形成。基底细胞排列整齐，固有层内毛细血管增多，毛细血管扩张，大量中性粒细胞浸润。裂纹可深及黏膜下组织或肌层，炎症时可见淋巴细胞、浆细胞浸润和毛细血管扩张。

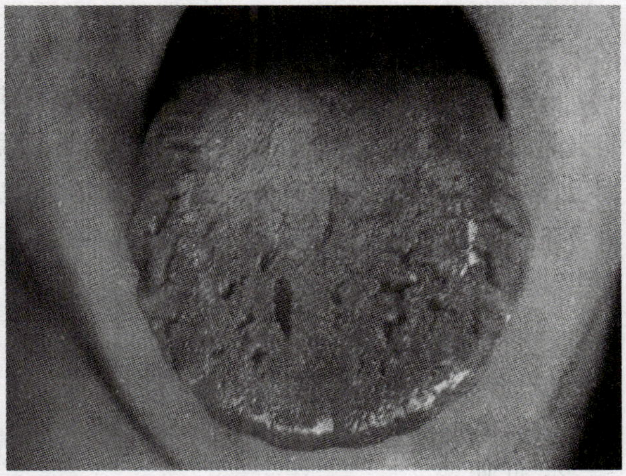

图 15-4　沟纹舌

（四）诊断和鉴别诊断

根据成年人多见，舌背数条深浅不一纵横沟裂的临床表现不难诊断。但过浅的沟纹无临床意义。有人主张应以沟深 2 mm 以上，沟长 15 mm 以上，且病程半年以上，有疼痛等自觉症状为诊断标准。裂纹舌、伴面神经麻痹和肉芽肿性唇炎则诊断为梅-罗综合征。沟纹舌应与舌开裂性创伤鉴别，后者常有创伤史，疼痛明显，舌黏膜连续性中断，有渗血。

（五）治疗

无症状者一般不需治疗。但应给患者做好解释工作，消除其紧张情绪，以对症治疗为主。平时应注意保持口腔卫生，饭后用清水或生理盐水漱口，清除沟纹内的食物残渣及牙面软垢，防止继发感染。发炎时可用 1/5 000 洗必泰、1%～3%过氧化氢液、2%～4%碳酸氢钠液、达可罗宁等含漱剂，嘱患者含漱时将舌背拱起，以便漱口液进入沟纹，起到局部冲洗和消炎作用。局部用四环素甘油糊剂、复方鱼肝油糊剂涂擦。全身治疗可适当补充 B 族维生素，精神紧张可用谷维素、舒乐安定等。需要提出的一点是本病治疗的目的主要是防止继发感染，沟裂并不易消失。但有较重的自觉症状，保守治疗不好转者，可考虑手术切除沟裂部位后拉拢缝合，恢复外形。另外可寻求中医中药治疗。

三、萎缩性舌炎

萎缩性舌炎(atrophic glossitis)是指由多种疾病引起的舌背黏膜的萎缩性改变，又称光滑舌或镜面舌，常表现为舌黏膜表面的舌乳头萎缩消失，有时舌肌也可萎缩变薄。它仅是一种症状性诊断，可由多种全身性疾病引起。

(一)发病因素

1. 白色念珠菌感染
2. 贫血

临床常见的有铁质缺乏引起的低色素性小细胞贫血或维生素 B_{12}、维生素 B_6 或叶酸缺乏引起的营养性巨幼红细胞贫血。有人测定了 116 名萎缩性舌炎患者的红细胞体积，发现 70%以上的患者红细胞体积大于正常值，老年人萎缩性舌炎与大细胞性贫血密切相关。

3. 烟酸缺乏

以上 3 点是临床上最常见的萎缩性舌炎的发病原因。

4. 干燥综合征(或称 Sjogren syndrome)
5. 其他

如内分泌功能障碍、性激素水平下降、微循环障碍、胃肠功能紊乱、幽门螺杆菌的定植等。

近年国外一些学者提出萎缩性舌炎作为一种较为普遍的老年性疾病，是营养不良和肌肉衰退的标志，与血清中胆固醇、维生素 C、脂溶性维生素 D、维生素 B_{12} 等的水平有密切关系，而与锌、叶酸的水平则无太大联系。

(二)临床表现

病损初期，舌背丝状乳头萎缩(最开始是舌尖或舌缘的乳头萎缩，继之发展到全舌背乳头萎缩)，但菌状乳头显得突出、肿大。随着病情进一步发展，菌状乳头也逐渐萎缩，舌黏膜变薄、发红，光滑无舌苔。患者常有烧灼感或食物刺激痛。由于舌背长期失去乳头，对外界的刺激变得很敏感，常因受到损伤而有小面积的糜烂面或溃疡面。较严重的贫血患者可出现皮肤和黏膜苍白、头晕乏力、食欲减退等伴随症状；白色念珠菌感染患者舌背发红、口内唾液少而黏稠，口腔黏膜显得干燥，患者常有黏膜灼痛、口干、味觉异常等；烟酸缺乏者可伴有皮肤瘙痒、腹泻、皮炎等；干燥综合征患者同时还有眼干、口干及结缔组织病症。见图 15-5。

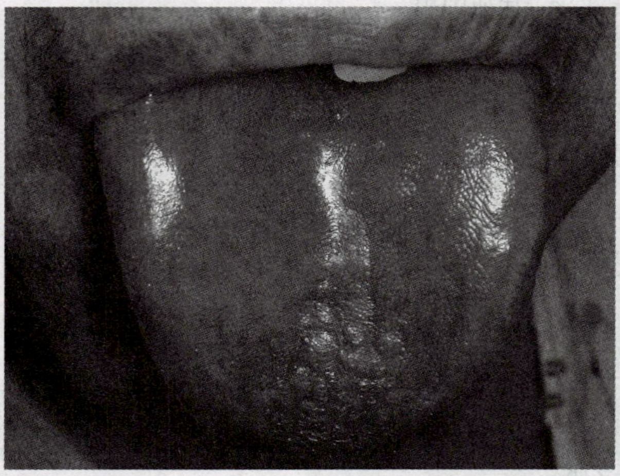

图 15-5 萎缩性舌炎

(三)组织病理

舌乳头萎缩或消失，黏膜上皮细胞层变薄，上皮下结缔组织、肌层萎缩变薄，毛细血管丛接近上皮表层，少量淋巴细胞、浆细胞浸润。

(四)诊断和鉴别诊断

根据舌背局部或全部舌乳头萎缩，光滑无舌苔等体征不难做出诊断。国外主张萎缩性舌炎患者都应进行血液检查，不仅包括血常规检查，还应进行血清铁、总铁结合力、饱和度、维生素 B_{12} 和叶酸的检查。必要时可进行白色念珠菌检测，有助于明确病因和针对性治疗。本病需与舌背扁平苔藓、慢性萎缩性念珠菌病鉴别。舌扁平苔藓常有局限性舌乳头萎缩，但萎缩区常有珠光白色损害。慢性萎缩性念珠菌病表现为边界不清的红斑和黏膜萎缩，好发于义齿承托区，也可见于舌背，真菌培养有助于确诊。在发红萎缩的黏膜上出现局灶性的增生和白色颗粒外观，宜尽快活检明确诊断，以防癌变。

(五)治疗

1. 对症治疗

局部用洗必泰含漱剂、复方硼砂溶液含漱；口干明显时可服用小剂量必嗽平、人工唾液或口含维生素 C 片，以促进唾液分泌，改善症状。由于燥综合征引起的舌乳头萎缩可采用免疫制剂与促进腺体分泌(环戊硫酮)相结合治疗。

2. 对因治疗

积极治疗消化系统疾病,纠正慢性贫血。口服硫酸亚铁片,每片 0.3 g,每次 1 片,每日 3 次;若有消化道反应可口服 10%枸橼酸铁胺,每次 10 ml,每日 3 次,用以纠正低色素性小细胞贫血;给予叶酸每片 5 mg,每次 2 片,每日 3 次;或维生素 B_{12} 针剂,每次 0.5～1 mg,隔天 1 次,肌内注射,用以纠正色素性大细胞贫血。给予复合维生素 B,每次 2 片,每日 3 次;或烟酰胺 25 mg,每日 2～3 次,饭后口服。抗真菌治疗,口腔局部用 2%碳酸氢钠、洗必泰含漱,制霉菌素糊剂、达克宁糊剂涂敷;顽固性真菌感染者可给予氟康唑片,首剂量 200 mg,以后每天 100 mg,连续 7～14 天。本品无严重副作用,以恶心较为常见,其次为皮疹,停药后症状消失。促进病变部位舌背黏膜修复,上皮生长因子喷剂喷洒损害区。体质较弱的患者给予免疫增强剂如甘露聚糖肽、胸腺肽或转移因子等。中药可用益气养阴、滋阴降火和健脾养血法,药物如六味地黄丸、知柏地黄丸、龙胆泻肝丸、芦笋精胶囊、康复新等。

四、舌乳头炎

舌乳头炎是指舌乳头受到刺激后发生的炎性改变,包括丝状乳头炎、菌状乳头炎、叶状乳头炎、轮廓乳头炎 4 种。丝状乳头发炎常表现为萎缩性损害(参见萎缩性舌炎部分),其他乳头发炎多表现为乳头充血、红肿、疼痛不适。

(一)发病因素

引起乳头炎的原因很多,全身性疾病如贫血、胃肠道疾病、维生素缺乏、失眠等及局部刺激如口腔卫生差、残根、尖锐牙尖、不良修复体、吸烟、酗酒、细菌、真菌感染、特殊刺激性食物等。有些患者的发病与淋巴样增生及心身因素(恐癌症及其他心理因素)有关。轮廓乳头很少发炎,常可因咽环淋巴结发炎或舌扁桃体反应性淋巴样增生所引发。

(二)临床表现

1. 丝状乳头炎

主要表现为丝状乳头变短和萎缩。

2. 菌状乳头炎

菌状乳头多数分布于舌前和舌尖部,此种乳头具有对痛觉的感受功能,故发炎时疼痛和不适较为明显,临床上可见菌状乳头色鲜红、肿胀。

3. 叶状乳头炎

叶状乳头主要是淋巴样结构,位于舌根部两侧缘,每侧约 5～8 条垂直叶状皱褶。叶状乳头炎的自觉症状常为舌根一侧或两侧自发性隐痛。疼痛的程度因个体而异,可从轻度不定时隐痛至严重的疼痛,有时可影响睡眠、讲话及饮食。检查可发现叶状乳头充血水肿,触痛。

4. 轮廓乳头炎

轮廓乳头位于舌后 1/3,呈“人”字形排列,发炎时充血增大,可产生喉部疼痛,吞咽受影响,并有舌根部异物感,局部扪诊有触痛。因其功能是味觉,个别患者可以发生味觉障碍,但症状多不明显。见图 15-6。

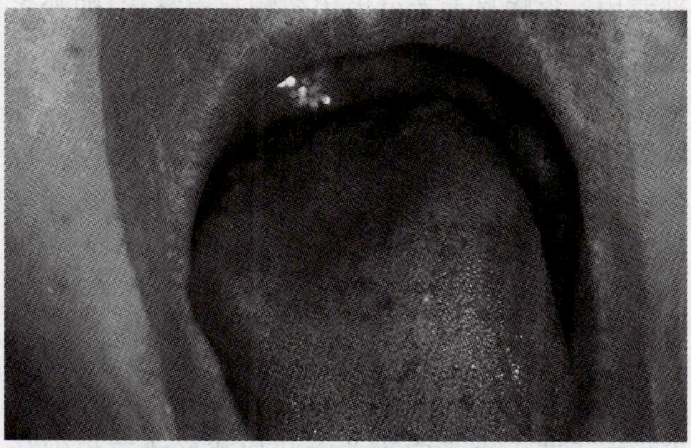

图 15-6 轮廓乳头炎

(三)组织病理

除丝状乳头炎黏膜上皮萎缩变薄外,其他乳头炎为非特异性炎症表现,上皮下结缔组织中毛细血管扩张,炎细胞浸润。

(四)诊断与鉴别诊断

丝状乳头炎以萎缩为主时可诊断为萎缩性舌炎。其他各种乳头炎均有其特殊的位置和临床表现,容易诊断。

菌状乳头炎和叶状乳头炎应与灼口综合征鉴别。灼口综合征是以舌部为主要发病部位,以烧灼样疼痛为主要表现的一组综合征，一般不影响进食，不伴有明显的临床体征，而常有精神因素的影响，在更年期或绝经后期妇女中发病率高。轮廓乳头炎易被误认为肿瘤，应予鉴别。叶状乳头处于舌肿瘤好发区，也需与肿瘤鉴别，后者有长期慢性不良刺激史，溃烂，经久不愈，触诊局部浸润发硬。病理检查可确诊。

（五）治疗

有贫血、维生素缺乏等明确病因者应纠正贫血、补充维生素；对过度焦虑的患者可用抗焦虑药或谷维素调节自主神经功能，改善失调症状。局部可用泼尼松龙混悬液，或洗必泰等漱口液及复方鱼肝油糊剂。炎症明显时局部使用抗生素，同时减少刺激性食物，清除牙石，修改不良修复体，磨改过锐牙尖，保持口腔清洁。伴真菌感染者给予抗真菌药物，如2%～4%碳酸氢钠溶液、制霉菌素、达克宁局部使用。疼痛显著者可采用药物超声雾化，如沙多力卡联合地塞米松。常规治疗方法疗效不佳时，可采用中药治疗，如新癀片、龙血竭、血康胶囊等。叶状乳头炎炎症明显，充血胀大，溃烂长期不愈，常规给药及中西药治疗无效时，应手术切除并行病理学检查以排除恶变。

五、正中菱形舌炎

正中菱形舌炎（median rhomboid glossitis）是发生在舌背中央人字沟前方状似菱形或不规则的舌乳头剥脱损害。

（一）发病因素

目前没有统一看法，可能的因素如下。

1. 白色念珠菌感染

念珠菌是一种寄生性真菌（又称假丝酵母），舌乳头菱形区白色念珠菌检出率高，病理及临床表现与增殖性念珠菌病极为相似，因而认为与白色念珠菌感染有关。

2. 发育畸形

在很长一段时间内认为该病是在舌体发育过程中，由于某种原因奇结节未能完全陷入侧突，一些残余继续存在，故在舌盲孔前方留下无乳头的菱形区。但流行病学结果发现多数患者为中年男性，发病年龄在15～84岁之间，自幼发病者少见，所以认为不一定是舌的发育畸形。

有学者将本病命名为舌中央乳头萎缩，推测本病是局部微血管结构异常所致。

（二）临床表现

好发于老年人，损害常发生在舌背的正中1/3处，菱形区前后径大于左右径或长椭圆形，呈肉红色，没有舌苔。一般都无功能障碍或自觉症状，但也可能随着病情的发展，乳头缺失区面积由小变大，当吃刺激性食物时，病变区会出现疼痛及烧灼感。常见的菱形区结构有以下两种类型：

1. 光滑型

面积约1.5 cm×2 cm，菱形区内缺乏丝状乳头，表面光滑红嫩，周围丝状乳头多而稠密，界限分明，质软无硬节。

2. 结节型

菱形区内有不透明的小点或聚集的小突起，形似绿豆或粟粒的暗红色小结节，紧密挤叠而高出舌背，触诊时感结节略硬，但基底无硬结。损害出现后，既不扩大，也不消退。此种类型应定期检查，如基底部出现硬结时，可作活体组织检查。见图15-7。

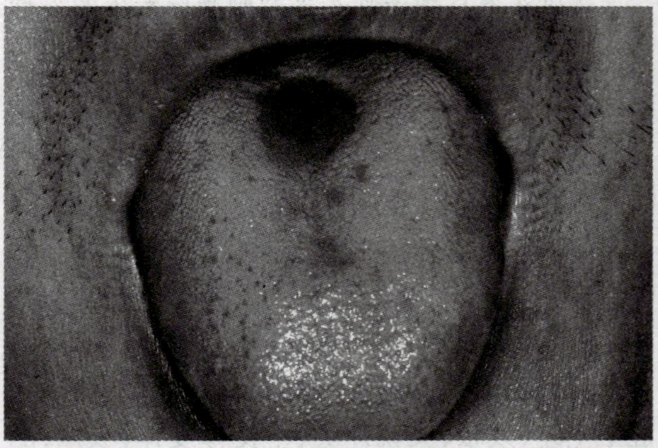

图 15-7 正中菱形舌炎

（三）组织病理

一般表现为丝状乳头萎缩，上皮轻度增厚，细胞形态无改变，上皮钉突伸长，结缔组织内毛细血管数目增多，伴慢性炎细胞浸润。

(四)诊断和鉴别诊断

根据舌背的菱形乳头消失区，基本可确诊。结节型正中菱形舌炎应与慢性增殖型念珠菌病鉴别。后者好发于口角、唇红、舌及颊黏膜，可有不同程度的角化，表面可有裂纹。组织学检查可见到白色念珠菌的假菌丝。

(五)治疗

可用2%～4%碳酸氢钠液含漱、含化制霉菌素片或局部涂擦制霉菌素糊剂等治疗。应详细和耐心地向患者解释，消除患者的恐惧感。如发现病损基底变硬，需做活检明确是否有恶变，或用液氮冷冻或激光治疗并注意观察。

六、毛舌

毛舌(hairy tongue)是丝状乳头由于各种原因影响导致尖端角化层不脱落，而增生呈毛丛状改变的结果。可呈黑、褐、黄、白、绿等多种颜色，而称为黑毛舌、白毛舌、黄毛舌、绿毛舌等。

(一)发病因素

一般认为与以下因素有关：

(1)由于口腔卫生不良，吸烟过多，进食含色素的食物或饮水内含的矿物质等加重色素沉着。

局部长期使用氧化漱口水(如过氧化氢、高锰酸钾等)与止血剂，影响了角蛋白酶的功能，延缓了丝状乳头角化上皮细胞的脱落。

长期使用抗酸剂为真菌或细菌生物体的过度生长提供了有利条件。

(2)使用抗生素及类固醇药物，导致口腔菌群失调，产色素微生物过度繁殖，引起色素沉着。

(3)糖尿病、贫血、放射治疗、慢性炎症、发热等致机体抵抗力下降，可发生毛舌。

有人统计患者唾液pH值改变呈酸性环境时，有利于霉菌的生长繁殖。最常见的是毛霉菌属的黑根霉菌(rhizopus)。有人将黑毛舌分为真性和假性两种。真性黑毛舌为丝状乳头增生且丝状乳头被根霉菌孢子的黑色素染成黑色，成为黑色的绒状舌背。假性黑毛舌由于产色微生物或药物(多见中药)的影响、食物的沉积而染成黑苔，并无乳头增生。

(二)临床表现

舌背的中份轮廓乳头的前方，丝状乳头明显伸长呈毛发状，毛长多为数毫米，有的长达1 cm，常染成黑色或黑褐色，越接近中心黑色越深，表面有很多食物残渣，显得污秽，有明显的口臭、口干、口苦或异常味道等症状，也可能有舌肥厚、麻木、味觉减退及异物感。过度伸长的丝状乳头，可随探针拨动倒向一侧，而不自动返回，并可刺激软腭，引起恶心和不适等。见图15-8。

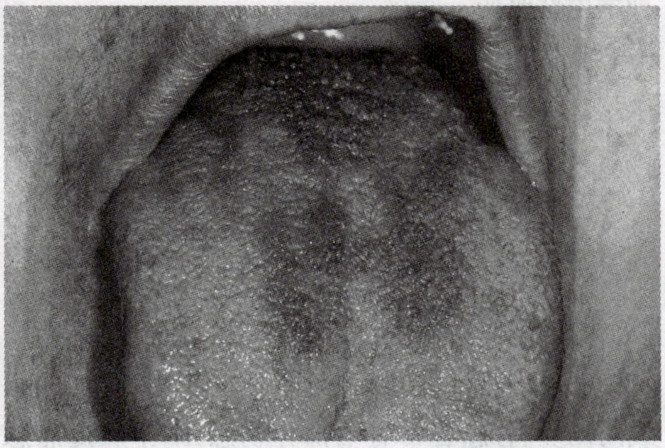

图 15-8 毛舌

(三)组织病理

为非特异性慢性炎症表现，舌丝状乳头角化细胞显著伸长增生，乳头间有细菌、食物残渣、脱落的角质块间杂。上皮钉突明显伸长。固有层淋巴细胞和浆细胞浸润。

(四)诊断和鉴别诊断

根据特征性的毛发状病损不难做出诊断，一般不必做病理诊断。临床上以黑毛舌最常见，应与黑苔鉴别，后者无丝状乳头增生伸长。中医辨证为脾胃湿热，也常见于因某种药物或食物而染色。

(五)治疗

(1)寻找并消除致病原因，改善口腔卫生，停止吸烟饮酒与进食可疑食物，暂停或更换染色药物。

(2)停止使用氧化漱口水、抗生素及类固醇药物。

(3)用软毛刷蘸以稀释消毒剂洗刷、修剪,不可修剪太多,以免损伤黏膜。

(4)药物治疗。用2%三氯醋酸溶液,或1%足叶乙苷丙酮-乙醇溶液涂擦患处,随后清水含漱吐掉。可用2%~4%碳酸氢钠溶液含漱,用制霉菌素糊剂涂擦。

七、舌扁桃体肥大

舌扁桃体(tonsilla lingualis)是舌侧缘后部至咽喉部的扁桃体组织,呈小疱状,在舌根部侧缘和叶状乳头邻近,呈环带状分布。舌扁桃体肥大是一种增生性改变。

(一)发病因素

(1)与上呼吸道感染或不良义齿刺激有关。

(2)与急性复发性会厌炎有关。

(3)也见于过敏体质患者。

(二)临床表现

舌根侧缘结节状隆起,暗红色或淡红色,一侧或两侧发病,患者常有咽部异物感,咽干燥疼痛感等。过度肥大者可伴有发音改变、打鼾、吞咽不畅、呼吸不畅等症状。发病率女性高于男性,患者常频频伸舌自检,四处就医,情绪忧虑。见图15-9。

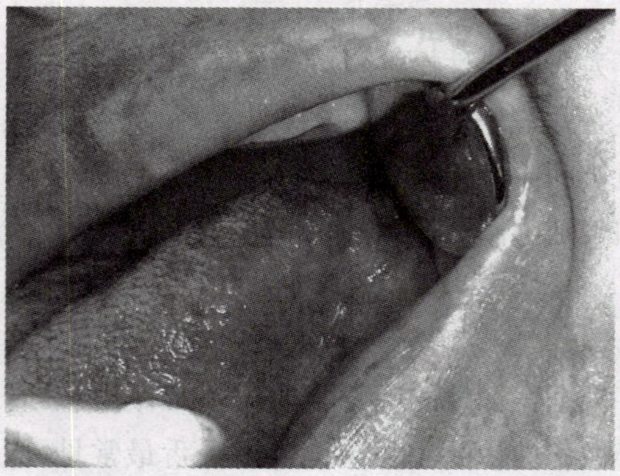

图15-9 舌扁桃体肥大

(三)组织病理

黏膜固有层和黏膜下层有数个淋巴滤泡形成。

(四)诊断与鉴别诊断

根据特有的发病部位和症状不难诊断,但该区常是舌癌的好发部位,应予鉴别。后者溃疡较深,边缘隆起且不规则,病理学检查可确诊。还应与异位甲状腺鉴别,后者可行甲状腺功能检查或甲状腺同位素扫描。

(五)治疗

(1)去除局部刺激因素,从而控制症状。有继发感染者可用抗生素和有消炎作用的含漱剂。

(2)向患者解释,消除恐癌心理。

(3)耳鼻喉科近年来对舌扁桃体肥大逐渐重视,认为大多数患者在接受消炎和抗过敏治疗后,症状不能彻底消除。提出对舌扁桃体在咽喉部疾患,甚至某些潜在疾病发生及治疗方面的作用应有一个新的认识。并非所有咽喉部疾病都与舌扁桃体有关,但种种咽喉部症状可以是舌扁桃体各种病理改变的结果。对于一些症状顽固或可能诱发其他疾病者,应尽早考虑外科治疗,可用CO_2激光、Nd:YAG激光、液氮冷冻、低温等离子射频消融术或微波凝固术等进行治疗,效果较好。

八、舌淀粉样变性

淀粉样变性(amyloidosis)是一种罕见的代谢障碍性疾病,指身体内一些组织内有特殊的蛋白物质沉积,因球蛋白与黏多糖的复合物对碘反应类似于淀粉,因而得名。舌淀粉样变性(amyloidosis lingualis)是指舌肌黏膜下层和肌层有纤维状糖蛋白沉积,舌部表现是早期的临床表现之一。

(一)发病因素

病因不明。淀粉样蛋白来自单克隆免疫球蛋白δ轻链,由骨髓内浆细胞产生,目前认为原发型是浆细胞病的一种。它是在病理状态和生化异常情况下,由正常合成免疫球蛋白的细胞发生失常所致。此外,免疫功能异常和增龄性变化是发病的可能因素。长期慢性的炎症刺激和消耗性疾病与继发性淀粉样物质沉积有一定关系。近年国外文献报道舌淀粉样变与血液透析有关,可能是长期进行血液透析的患者晚期阶段的一种少见的并发症。国内外有文献报道多发性骨髓瘤导致继发性舌淀粉样变性的病例。

（二）临床表现

淀粉样物质变性分为原发型、继发型和局限型等类型。舌部表现是早期的临床表现之一，舌两侧及舌背可见淡黄色蜡样结节，高出黏膜表面，开始常为单个，后发展为多个；舌体逐渐肿大，呈广泛对称性，有齿痕，并有淤斑和黏膜下出血，早期尚软，舌活动不受限制，舌体随淀粉样物质沉积加重而变硬，有痛感，同时口底增厚、膨隆，影响语言、进食及吞咽。原发型舌淀粉样变表现为好发于眼眶及眼睑周围的淤点、淤斑、紫癜等；皮肤脆性增加，有时伴溃疡和糜烂；肾脏常累及，可有蛋白尿、血尿、管型尿，以后出现肾病综合征；心脏常增大，心律不齐，可发生心衰；肝、脾、淋巴结肿大，胃肠道功能紊乱；约 20%可伴发多发性骨髓瘤及骨痛症状。继发性淀粉样变性常在各种慢性疾病基础上发生，如长期骨髓炎、结核、类风湿性关节炎、浆细胞骨髓瘤、霍奇金病等。局限型常发生于舌、腭、乳腺、乙状结肠等部位，预后较好。见图 15-10。

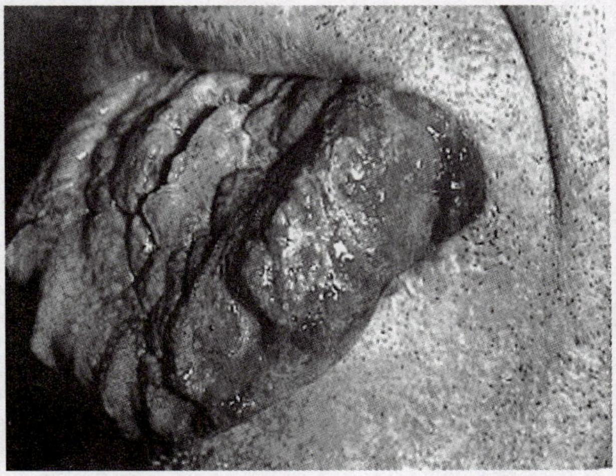

图 15-10　舌淀粉样变性

（三）组织病理

切片 HE 染色呈均匀性的嗜伊红物质，苯酚刚果红染色呈砖红色，偏光显微镜观察，可看到绿色光亮的双折射物质，PAS 甲基紫染色呈红色，Masson 染色呈蓝色，硫磺素-T 染色呈黄绿色荧光等。淀粉样物质沉积于黏膜的结缔组织乳头层及血管的周围，在舌肌和间质均有淀粉样物质沉积。电镜下淀粉样物质呈直而不分支的细纤维，宽约 7.5 nm，长短不等。

（四）诊断和鉴别诊断

根据临床表现和系列检查而确定，如：①组织病理学检查，淀粉样物质在不同染色下有特殊表现；电镜观察见到淀粉样纤维丝沉积。②血浆 γ 球蛋白升高，骨髓浆细胞可增生，尿本-周蛋白阳性。

应与舌部淋巴管瘤及舌血管瘤、局限性上皮增殖症、舌部纤维瘤、多发性神经纤维瘤鉴别。

（五）治疗

(1)目前尚缺乏特效疗法。可试用糖皮质激素、环磷酰胺、秋水仙碱及雷公藤多苷、氯化喹啉治疗，均需密切注意肝肾功能变化。中药以软坚散结、活血化瘀为治则。

(2)舌淀粉样变性不是一种独立疾病，而是全身性疾病的口腔表征，由于口腔的解剖特点，往往先于其他脏器损害而被患者注意。因此对患者口腔表现的早诊断早治疗对于及早发现和诊断其他脏器的疾病具有重要临床价值。

（周红梅　聂敏海　柏景坪　陈方淳）

参考文献

1. Andrade ES, Sobral AP, Laureano Filho JR, et al. Cheilitis glandularis and actinic cheilitis: differential diagnoses-report of three unusual cases. Dermatol Online J. 2009, 15(1):5
2. Cavalcante AS, Anbinder AL, Carvalho YR. Actinic cheilitis: clinical and histological features. J Oral Maxillofac Surg. 2008, 66(3):498～503
3. Cross DL, Short LJ. Angular cheilitis occurring during orthodontic treatment: a case series. J Orthod. 2008, 35(4):229～233
4. Byrd JA, Bruce AJ. Glossitis and other tongue disorders. Dermatol Clin. 2003, 21(1):123～134

5. Assimakopoulos D, Patrikakos G, Fotika C, et al. Benign migratory glossitis or geographic tongue: an enigmatic oral lesion. 2002, 113(9): 751～755
6. 陈谦明, 周曾同. 口腔黏膜病学. 第3版. 北京: 人民卫生出版社, 2008
7. Sergio Gandolfo, Crispian Scully, Marco Carrozzo. Oral Medicine. Elsevier Limited, 2006

第十六章　灼口综合征

灼口综合征(burning mouth syndrom,BMS)是以舌部为主要发病部位,以烧灼样疼痛为主要表现的一组综合征,又称舌痛症(glossdynia)、舌感觉异常、口腔黏膜感觉异常等。好发于舌前2/3、硬腭前份以及下唇部位,其伴随症状多为口干、味觉改变等,常不伴有明显的临床损害体征,也无特征的组织病理变化。BMS的发病率较高,好发于更年期或绝经后期女性,在口腔黏膜门诊患者中,BMS占第三位。BMS病因不明,多数研究者倾向于多因素发病,其治疗主要是针对不同的病因进行相应处理。

一、病因及发病机制

BMS病因复杂,尚未明了,多数研究表明,其发病与多种因素有关。

1. 局部因素

(1)局部刺激因素。包括:①机械刺激因素,如残根残冠、锐利的牙齿边缘嵴、不良修复体、牙结石等;②理化刺激因素,如口腔内术后瘢痕刺激、过度饮酒(尤其是烈性酒)、大量吸烟、长期嚼用含大量薄荷油的口香糖、某些漱口剂如氨己嘧啶(抗真菌药)和洗必泰等;③义齿因素,有人研究了21例BMS患者,其中11例症状发作肯定与义齿有关,另有人报道的33例BMS中,50%有义齿因素的存在。义齿因素在BMS发病中的作用除与义齿材料的过敏性刺激有关外,还与义齿的存在有利于念珠菌的感染有关。此外,配戴义齿者明显具有更多的慢性疾病,社会心理紧张因素以及更高的颈部、肩部、舌骨上肌肉的触痛或咀嚼痛的发生频率,并有舌空间缩小、垂直距离过高等义齿功能异常。从而提示全身健康因素、社会心理紧张因素与义齿功能不良之间存在复杂的相互作用,并在口腔前部烧灼痛的发生中起一定作用。

(2)口腔不良习惯:研究表明有13%的BMS患者存在紧咬牙和夜磨牙,提示两者可能与BMS的发生有关。此外,还有较多BMS患者存在伸舌习惯以及咬唇咬颊等口腔不良习惯,也提示与BMS的发生有关。其机制可能为舌部的频繁运动导致舌肌和舌肌筋膜的紧张,耗氧量增加,代谢产物在舌部聚集,从而导致舌部酸胀、疼痛及不适。

(3)感染:目前文献报道的与BMS发生可能有关的感染包括念珠菌、梭螺菌和大肠菌类。

①念珠菌感染:BMS患者常具有较高的念珠菌携带率,有人报道57例BMS患者中12例(21.1%)念珠菌培养阳性,其中以白色念珠菌的检出率最高,且患者对于抗真菌的治疗效果良好,这说明口腔菌群失调造成的亚临床真菌感染可引起BMS。四川大学华西口腔医学院对52例BMS患者的临床研究表明,第一型BMS(BMS的分型见后)的念珠菌检出率为28.1%,与对照组有显著性差异,说明念珠菌在第一型BMS的发生中可能有一定意义。采用漱口法对灼口综合征患者口腔中的白色念珠菌的检测和API系统对念珠菌生物类型进行鉴定,结果发现,整体上看,灼口综合征患者的白色念珠菌的分离率与健康对照相比无差异;但是,某些亚型患者的检出率高于对照;所分离到的念珠菌以白色念珠菌为主。

②梭螺菌感染:梭螺菌一般为口腔内的常驻厌氧菌。有人报道6例中年无牙颌BMS患者,经涂片染色发现与梭螺菌感染后产生的酶刺激黏膜有关。

③大肠菌类感染:大肠菌类在口腔中并不常见。但有学者的研究发现,BMS患者的大肠菌携带率显著高于正常,其中以肠杆菌属和克雷伯杆菌属检出率最高。这种现象可能是由于BMS患者具恐癌症,因而常反复以手指自检口腔,使得大肠菌由手指转至口腔。但这种假说只能解释一部分BMS患者携带大肠菌的现象。

(4)唾液异常:许多学者对BMS患者的唾液进行研究,他们对BMS患者唾液流速、唾液成分以及唾液功能进行分析,发现BMS发病与唾液异常有一定的关系。

BMS患者的唾液流速降低。BMS患者常有口干症状，有研究显示，BMS患者的静息唾液流速与正常人相比，非刺激性唾液流速及刺激性唾液流速均有降低，但是与患者的口干症状并无相关性。Lamey等研究发现第二型BMS患者与正常对照相比，刺激性唾液流速明显降低，作者认为第二型BMS发生与唾液分泌减少有较密切关系。

BMS患者的唾液成分改变。有研究表明，BMS患者者唾液中Na、K、Cl、Ca、IgA以及唾液淀粉酶含量升高，且唾液中K和Cl含量升高与患者的热觉阈正相关。另一个研究小组对BMS患者进行唾液生化分析和味觉敏感评测，发现患者组唾液中Na、总蛋白、白蛋白、IgA、IgG、IgM和溶菌酶含量均有升高，尤其是IgG、IgM和溶菌酶升高更为显著，患者组的唾液浓度较正常对照组高，作者认为唾液成分改变可能会引起口腔神经病变，从而出现BMS症状。另一方面，唾液成分的改变造成大分子物质吸附于牙齿及修复体上，使金属修复体表面活化，导致口腔内微电流的产生，从而引起口腔内的症状。

BMS患者的唾液功能改变。有研究者通过观察念珠菌在BMS患者组与正常对照组腮腺唾液中的生长情况，发现平滑念珠菌在BMS患者腮腺唾液中的生长要优于对照组，而白色念珠菌和热带念珠菌在两组中的生长无显著性差异。作者认为唾液成分的改变可能是BMS患者口腔白色念珠菌检出率高的原因。

(5)变态反应：关于BMS变应原的报道很多。这些变应原包括食品中的矫味剂，染色剂或防腐剂如苯甲酸、丙烯乙二醇、薄荷油、薄荷醇，速溶咖啡的某些成分，银汞合金，义齿材料如丙烯酸树脂，以及硫酸镍等。由于镍广泛存在于食物及饮水中，因而使患者完全避免接触是很困难的。

(6)其他局部因素：如口腔微循环障碍、返流性食管炎、地图舌等。有研究者借助激光多普勒血流计(laser doppler flowmetry，LDF)检测的方法，研究BMS患者在干冰刺激后口腔黏膜血流变化情况，发现在干冰刺激下，BMS患者黏膜局部血流变化要明显高于正常对照组，提示BMS病损局部可能存在局部微循环异常，这可能是BMS患者口腔不适的原因。

2. 系统因素

(1)内分泌失调

①性激素失调：BMS多发生于更年期妇女，9%的女性患者处于绝经期，86%的女性患者处于绝经后。且患有BMS的妇女其绝经期症状显著重于对照。因而，BMS与绝经之间可能存在某些联系。可能的原因是：口腔黏膜是雌激素的靶器官，而雌激素与上皮角化程度有关。更年期雌激素水平下降，导致黏膜角化程度下降、黏膜变薄、口腔黏膜抗摩擦力降低，因此正常口腔活动相对形成伤害性刺激，引起BMS。另有学者认为，更年期的雌激素水平下降，导致血管舒缩紊乱，进而使神经机能亢进，产生多种口腔症状。

②糖代谢异常：有研究报道，142名有烧灼、口干等口腔主述的患者中，35%有异常口服糖耐量曲线。在正常情况下，胰岛素可以增加糖原的比率，调节合成代谢和分解代谢的平衡。若胰岛素缺乏，如糖尿病患者，则患者口腔黏膜的分解代谢过程增强，使组织耐摩擦性降低，从而也使正常口腔活动相对形成伤害性刺激，引起BMS。

(2)其他系统性疾病：研究发现，类风湿等免疫性疾病易导致亚临床真菌感染，从而引起BMS；消化道疾病引起营养失调，B族维生素、叶酸和微量元素缺乏，导致BMS。

(3)神经因素：近年研究表明，BMS患者中枢神经系统和外周神经系统存在功能异常或损伤，这可能是患者出现口腔不适的原因。

有学者利用功能核磁共振成像(functional magnetic resonance imaging，fMRI)技术对BMS患者及对照组大脑活动情况进行研究，发现患者组右前扣带回皮质及两侧楔前叶出现大脑片段信号改变，而对照组两侧丘脑右中额脑回、右中央前回、左舌回及小脑均出现大量片段信号改变，作者认为大脑活动减退也许是BMS发病的重要病理生理学机制。

有研究者发现BMS患者有异常的瞬目反射(blink reflex，BR)，异常的瞬目反射在椎体外障碍，如帕金森病、面部异常运动中常见。他们进一步采用正电子发射断层显像(positron emission tomography，PET)成像技术对这种现象进行研究，发现BMS患者体内多巴胺抑制作用降低，作者认为

BMS 患者多巴胺系统出现异常，从而影响三叉神经对于伤害性感受的调节，由此产生口腔慢性疼痛。Hagelberg 等用 PET 手段证实 BMS 患者多巴胺 D1/D2 受体比率下降，提示壳核中内源性多巴胺水平的下降。

在外周神经系统方面，有研究者对 BMS 患者舌上皮组织神经分布及形态进行研究，通过切取患者舌缘前 2/3 浅表组织，运用免疫组化、共聚焦显微镜方法研究 BMS 舌部上皮神经病理变化。研究结果显示患者组与正常对照组相比，其病损局部上皮神经纤维密度明显降低，且病程越长，其神经纤维密度越低；患者组病损局部上皮及上皮下神经纤维有轴突变性的病理改变。作者认为三叉神经小纤维感觉神经病变可能是 BMS 发病的原因。

(4)味觉功能：BMS 患者常伴有味觉改变或丧失，酸性食物会引起部分患者强烈不适，如有研究证实 BMS 患者对甜味及咸味的感受敏感度降低，口腔不适的程度与舌菌状乳头的密度正相关，有研究证实有 27%的 BMS 患者味觉敏感性增高，同时约 30%的 BMS 患者出现味觉的下降或丧失。近年研究发现，口腔的味觉通路与感觉通路有较为密切的联系，两者可以互相影响。味觉信号要通过面神经及舌咽神经传递至中枢神经系统；而面神经则可以通过鼓索神经刺激菌状乳头处的味蕾，舌咽神经的舌支可以刺激轮廓乳头和叶状乳头处的味蕾。此外，有研究证明味觉信号与感觉信号在大脑皮层的感受位点有重合。这提示味觉功能异常可能会导致口腔出现 BMS 症状。

(5)疼痛相关的细胞因子：细胞因子是中枢神经系统的神经递质，在神经病理性疼痛中有重要作用。例如白细胞介素 1β(IL-1β)和肿瘤坏死因子 α(TNF-α)对伤害性刺激的传入敏感，可导致疼痛过敏和感觉异常；白细胞介素和和肿瘤坏死因子可以通过促进环氧化酶 2(Cox_2)、诱导型一氧化氮合酶(iNOS)和 P 物质(substance P)等大量疼痛介质释放和表达，增加神经系统对疼痛的敏感性。

有研究对 BMS 患者组与正常人血清中疼痛相关细胞因子进行检测，发现 BMS 患者血清白细胞介素 2(IL-2)水平无明显变化，而白细胞介素 6(IL-6)水平低于正常对照，且与患者的疼痛程度呈负相关关系，进一步分析两种细胞因子与患者情绪障碍的关系，均未见明显的相关性。作者认为某些细胞因子如 IL-6 含量的减少，可能导致其神经营养和神经保护作用下降，从而导致 BMS 患者出现慢性疼痛。

(6)维生素及微量元素缺乏：营养缺乏可出现于 40%的 BMS 患者中，包括维生素 B_1、维生素 B_2、维生素 B_6、以及叶酸、锌等缺乏。叶酸、维生素 B_{12} 与细胞 RNA 和 DNA 的新陈代谢有关，因此，这些成分缺乏常使口腔上皮抵抗力下降，易患 BMS。此外，维生素缺乏常可引起黏膜通透性改变、血管改变，乃至神经病变，从而引起 BMS。铁、锌等微量元素大部分是具有生理功能的酶系统和蛋白质系统的关键成分，对核酸、细胞膜等起着稳定或激活作用。缺铁引起上皮细胞代谢障碍，缺锌时蛋白质合成受到抑制，均可引起 BMS。另外，锌与味觉的关系密切，其水平异常可能引起味觉改变。

(7)医源性因素：研究发现某些药物如三环类抗抑郁药、苯二氮䓬类抗焦虑药、血管紧张素转化酶抑制剂和某些利尿剂均可引起 BMS。长期使用抗生素及激素治疗，导致亚临床真菌感染也是引起 BMS 的原因之一。

3. 精神因素

精神因素常被认为是 BMS 最常见、最主要的病因。大约 50%的 BMS 患者存在精神因素。对 BMS 患者的精神因素研究集中于 3 个方面。

(1)情绪改变与 BMS 的关系：研究发现 BMS 患者存在明显的情绪改变，具有人际关系敏感、忧郁、焦虑、敌对、恐癌等情绪特点。高于 75%的 BMS 患者担心得了癌症，80%的患者辗转就医。17%的患者因家人得过舌癌、37%的患者偶尔发现舌根部“疙疙瘩瘩”的叶状乳头和轮廓乳头而频繁对镜自检，陷入“自检—恐慌—再自检—更恐慌—舌痛加重”的恶性循环。

(2)社会生活应激因素与 BMS 的关系：研究发现大多数 BMS 患者都曾经历流产、死产、小孩出生残疾及意外受伤等生活应激事件。

(3)个性特征与 BMS 的关系：研究发现 BMS 患者多个性敏感犹疑、固执、不知变通、怕被人占便宜。他们高度担心自己的身体状况、抑郁、感情压抑、易怒、不信任他人、焦虑、不愿参加社会交往活动等。四川大学华西口腔医学院采用文森克个性问卷量表(EPQ)对受试者进行个性测定，修订的临床症状自评量表(SCL-90)检测受试者的情绪状况，生活事件量表(LES)测试受试者在发病前2年所经历的生物事件。结果显示灼口综合征患者以内向不稳定型为主，其量表分值中有强迫、忧郁、人际关系敏感度、焦虑等9个因子分值高于健康对照及复发性阿弗他溃疡组，说明存在明显的情绪障碍；而且，这类患者具有明显偏高的生活事件应激背景，患者所表现的特殊个性特征及情绪改变很可能在发病前即已具备，而非有的学者认为的系由长期慢性疼痛累积的结果。

此外，对测试心理量表的患者采用高效液相色谱-电化学检测法测定了其血浆中肾上腺素和去甲肾上腺素浓度，发现，灼口综合征女性患者血浆去甲肾上腺素水平高于对照组，提示灼口综合征患者的个性特征提高了机体对各种不良刺激的反应性，明显的情绪障碍可能导致中枢神经系统和交感神经功能的失调，从而在灼口综合征的发病中发挥作用。

为此，对患者采用认知的方法进行治疗。初步的疗效观察发现，采用认知指导治疗组较常规药物治疗组会取得更好的疗效。临床采用谷维素-核黄素-维生素E进行联系治疗，调查患者的神经-精神状态也可获得较佳疗效。

尽管人们对BMS作了大量研究，但其病因仍未阐明。上述3方面病因之间又存在相互联系，孰因孰果有待深入研究。

二、病理

无明显异常改变。

三、流行病学

文献报道中，BMS发病率差异较大，从0.6%到15%不等。造成这种差异的原因可能是研究者对于研究人群及BMS诊断标准不统一所致。有研究者随机选取了1 427名年龄范围在20～69岁的受访者(男性669名，女性758名)，对有口腔烧灼感的个体进行了口腔检查，其中有53名(3.7%)受访者被确诊为BMS，男性11名(1.6%)，女性42名(5.5%)。在受访的男性中，20～39岁年龄段无BMS患者，40～49岁年龄段的发病率为0.7%，而60～69岁年龄段发病率为3.6%。在受访的女性中，20～29岁年龄段无BMS患者，30～39岁年龄段的发病率为0.6%，而60～69岁年龄段发病率为12.2%。由此可见，无论男性还是女性，其发病率都是随年龄增加而升高的，50～70岁的女性是主要发患者群。也有报道指出BMS多见于40～60岁的中老年女性，多在停经后3～12年发生。

在一般牙科就诊患者中进行BMS患病率调查的结果显示，50%的成年人有过长期的口腔烧灼感，而且最常发生于40～49岁年龄组。BMS在更年期妇女这一特定人群中的患病率为20%～90%。

四、临床表现

1. 症状与体征的不协调

BMS患者常无可查见的临床征象，但其主观症状却多较严重。临床应用定量测定疼痛的MPQ疼痛问卷得出的结论是：BMS患者疼痛从性质上虽不同于牙痛，但在程度上却与牙痛相似。

2. 症状变化的节律性

BMS患者的疼痛在一天之中有变化，并呈现出一定的规律性。有研究表明49%的患者症状随时间而改变，但28%无变化。

3. 症状变化的规律性

研究显示，BMS患者的症状在下列情况下减轻：入睡后、吃饭、工作、注意力分散、冷食、喝含酒精的饮料；而症状在下列情况下加重：紧张、疲乏、说话、食燥性食物时。

4. 伴随症状的复杂性

BMS患者常有夜间入睡困难和抑郁症。嗜睡、疲乏、头痛、注意力不集中、性欲降低、阴道烧灼感、潮热、易怒、多汗等更年期症状亦较对照组严重。味觉和饮食改变的特点是：患者常诉口苦、口腔内有金属味或二者兼有，味觉与以往相比，咸、甜味敏感度减轻，酸、苦味增加。

口干为灼口综合征患者最常见的伴随症状，在笔者所见的病例中约占67%，笔者的研究支持口干可能是患者精神心理障碍如焦虑、抑郁的躯体表现。

5. 症状出现部位的多发性

精神因素引起的BMS多见于舌尖边缘，疼痛分布无解剖学周界，并常表现为双侧性。有学者报道，BMS最常见的区域是舌和上托牙承托区。另有报道BMS部位分布主要是舌尖、唇、双侧舌缘、舌背、腭和上托牙承托区。

6. 病程的迁延性

有研究报道BMS患者的平均患病年数为3.1±2.9年(X±SD)，最短为3个月，最长为18年。

五、分型

根据患者的症状在一天内的变化规律，BMS可分为3种类型：第一型于晨起时无症状，随后出现烧灼感并逐渐加重，于入睡前达到最重，此类型多与患者系统性因素相关，如营养物质的缺乏及内分泌紊乱，大约35%患者属于此种类型。第二型为整日持续的口腔烧灼感，从晨起一直持续到睡前，此种类型可能与患者精神状态有较大关系，如焦虑、抑郁等。有研究者发现此型患者常伴有失眠症状，以及由于失眠导致情绪改变，饮食习惯改变甚至不想参加社会活动，大约有55%患者属于此类型。第三型为间歇性口腔烧灼感，疼痛为间歇性发作，存在较为明显的间歇期，且疼痛可累及BMS非好发部位，如口底、咽部、颊等，此种类型多与患者饮食习惯及过敏因素有关，大约10%患者属于此种类型。

也有学者倾向于将BMS按病因分为原发性BMS和继发性BMS，原发性BMS指无明显的全身及局部诱发因素的口腔灼痛；而继发性BMS指由于其他全身或局部因素引起的口腔烧灼感。继发性BMS始发因素得到治疗后，BMS症状可缓解，而原发性BMS则没有这种表现。

六、诊断与鉴别诊断

一般根据患者舌部或口腔其他部位的烧灼样疼痛等异常感觉，以及临床症状与体征明显不协调的特征，可以作出诊断。应特别注意询问病史，了解患者有无社会心理影响因素和伸舌自检等不良习惯等。局部检查应注意义齿情况、残根残冠、唾液腺功能等。血糖、性激素水平等检查有助于发现系统性发病因素，从而明确诊断和指导治疗。由于BMS患者常有症状变化具有一定的节律性和规律性、伴随症状的复杂性等特征，因此，利用BMS问诊表(表16-1)在临床上进行问诊与记录，常能全面反映其全貌，便于临床确诊。

表16-1 BMS问诊与记录表

症状的部位：

症状的描述：①烧灼感 ②瘙痒 ③迟钝 ④刺痛

症状的程度：轻重

出现症状的时间：①早晨 ②中午 ③傍晚 ④夜间 ⑤日夜均可出现

症状的诱因：

症状加重的原因：

症状减轻的原因：

是否有味觉改变：

其他症状：

BMS主要应与舌部溃疡、舌癌、舌淀粉样变性、三叉神经痛、舌乳头炎等鉴别诊断。以上病损均有明显体征，且与临床症状相符。

七、治疗

临床上对BMS的治疗是从上述BMS的3方面病因入手的。

(一)局部治疗

1. 消除可能的致病因素

(1)去除局部刺激：包括去除锐利的边缘嵴、不良修复体、牙结石、残冠、残根等；调改或重做义齿，恢复恰当的垂直距离及义齿基托伸展范围；避免口腔内产生微电流，对于上下颌采用不同金属材料修复者，换成同种材料；避免刺激性食物，控制或戒除烟酒。

(2)停用相关的局部药物：停用可能引起BMS的漱口剂如氨基嘧啶、洗必泰等可能对其症状的缓解具有帮助。

(3)戒除不良习惯：伸舌、咬唇、紧咬牙等不良习惯的戒除有利于改善症状。

(4)治疗相关局部疾病：这些疾病包括对食物、银汞合金、义齿材料过敏引起的局部变态反应性疾病、咀嚼肌群功能障碍或颞颌关节紊乱症、磨牙症等。

2. 抗微生物治疗

(1)抗真菌治疗：制霉菌素与真菌细胞膜的固醇类相结合，提高细胞膜的通透性，使菌体内主要物质流出，从而导致真菌的死亡。但口服制霉菌素可能引起胃肠道反应如恶心、呕吐、食欲不振和腹泻等，故多局部使用。常用其混悬液10万U/ml局部涂布，3次/日，使用过程中可以加入少量甘油矫味。2%～4%碳酸氢钠溶液含漱，以改变口腔内的pH值，使其不利于霉菌生长，从而达到治疗目的。

(2)抗细菌治疗：有研究者认为四环素含漱液(50 g/L，每日4次，使用1周)能有效抑制梭螺菌感染。

(3)刺激唾液分泌和人工唾液：嚼口香糖，在口内放入牙签等进行机械性刺激，或用柠檬酸含漱液含漱可以使唾液分泌增加。严重的口腔干燥者可使用人工唾液替代疗法以暂时缓解症状。人工唾液的主要成分是水，约占99.4%，其余为氯化物等无机盐、矫味剂、柠檬酸等唾液腺刺激剂。具有润滑、冲洗、抗菌、辅助义齿固位等作用。

（二）系统治疗

1. 治疗相关全身疾病

积极治疗与BMS相关的疾病如糖尿病、免疫性疾病如类风湿、贫血、消化道疾病如反流性食管炎、胃肠道功能紊乱等有助于BMS症状的改善。

2. 停用可能致病的全身药物

停用三环类抗抑郁药、苯二氮草类抗焦虑药、血管紧张素转化酶抑制剂、利尿剂等药物以避免其副作用，可以改善BMS的症状；合理应用抗生素和激素以避免引起亚临床真菌感染，可以预防BMS的发生。

3. 雌激素替代疗法

采用雌激素替代疗法对改善BMS症状具有一定的帮助。常用药物为己烯雌酚，用法0.25～0.5 mg/d，晚上服，症状控制或好转后，将剂量降低，0.125 mg，每日2次，疗程30天，可连续服用3～6个月。这类雌激素替代治疗适用于绝经期稍早(<40岁)，更年期症状如潮热、多汗、易怒、尿道外阴烧灼感明显以及因卵巢切除所致BMS患者。但不能用于肝肾功能不全、甲状腺功能亢进或明显糖尿病患者。由于长期应用可能引起子宫出血、肝肾功能损伤或导致癌症，故建议在内分泌专家的指导下使用为宜。另外还可在妇科医生指导下服用尼尔雌醇及黄体酮。

4. 维生素及微量元素的替代疗法

为维持体内代谢平衡，故以复合性维生素制剂为好，如复合B族维生素、善存等。维生素B_{12} 0.5 mg＋维生素B_1 100 mg＋2%利多卡因2 ml行舌神经封闭，隔1～2天注射1次，5～10天为1疗程，疗效较好。或可采用维生素B_{12} 0.1 mg肌肉注射，每天1次，每10天为1疗程。叶酸缺乏者服用叶酸片剂10 mg，每日3次，连用15天为1疗程，对改善症状均有帮助。

适当补充微量元素铁锌制剂可治疗BMS。如硫酸锌口服每次100 mg，3次/天，疗程2～4周；硫酸亚铁口服每日0.3 g，3次/日，饭后服用。

5. 促进唾液分泌

口腔干燥是BMS的主要伴随症状，可试用促进唾液分泌药物进行治疗，如胆维他口服12.5～25 mg/次，3次/日，可增加唾液分泌量；必嗽平8～16 mg/次，3次/日，可抑制涎腺细胞酸性黏多糖的合成，使唾液黏稠度下降。

6. 精神、心理治疗

(1)抗抑郁治疗：通常使用的抗抑郁药物有：安定，口服，2.5～5 mg，3次/日；二苯噻庚英，25 mg/d，每晚为起点，每隔3天增加25 mg，剂量达每次150 mg为止；利眠宁，15～30 mg/d。

(2)调节自主神经功能治疗：调节自主神经功能的药物如谷维素，维生素E也可使用。谷维素用法为20 mg/次，每日3次，它可刺激垂体功能，改善口腔黏膜末梢血循环，缓解更年期综合征的症状。维生素E的用法为100 mg，每日1次，它能促进胸腺功能，降低血管硬化的可能性。谷维素-核黄素-维生素E联合治疗方案较为有效，即谷维素20 mg＋核黄素10 mg＋维生素E 100 mg，连续服用1个月。

(3)心理治疗：沉重的生活压力，某些社会问题的长期困扰，某些生活事件的严重打击等因素导致了一部分患者的BMS。对这类患者要以同情的态度安慰和开导患者，使其树立起治疗的信心，而不应简单生硬地认为患者的症状是臆想的。对有恐癌症的患者也应注意消除其恐癌心理。另外，可配合心理专科医生酌情为患者选用精神支持疗法、暗示疗法、行为疗法及松弛疗法等方法治疗。

（三）中医辨证治疗

中医辨证可将BMS分为以下几型：①口有辛

辣味，以舌背中前份麻辣感较重，可为肺热，用加减泻白散；②舌尖红、舌尖麻痛烧灼感，可为心火上炎，用导赤散加味；③舌光滑柔嫩，全舌灼痛，为镜面舌，多为阴虚火旺，用知柏地黄汤加味；④舌红泽少津，舌痛明显，常有刺痛，为阴虚伤津，或有营热，用益胃汤加味；⑤舌缘刺痛，有红刺，多为肝经湿热（有黄苔）或肝郁，用龙胆泻肝汤加减或丹栀逍遥散加味。

为改善患者的口干症状，采用具有"滋阴清肺止渴、解诸内毒、利水通淋"疗效的芦笋精胶囊对灼口综合征患者进行治疗，可获得约61％的显效率和93％的有效率的效果。

（四）其他治疗

生物全息律认为，患者压痛穴位所对应的内脏器官存在病理状态，对压痛穴位进行治疗，能促使相应内脏器官的病理状态恢复。通过对位于左手第二掌骨内侧全息穴位的观察分析发现，灼口综合征患者存在着这些穴位的异常，而且，这些异常反映了灼口综合征患者的口腔灼痛并非由口腔局部的因素引起，而是全身其他系统疾病的反应。为此，采用毫米波对全息穴进行照射治疗，结果显示确能促进灼口综合征患者的疼痛、局部的淤血程度和自主神经功能。这为BMS提供了一种新的治疗模式，值得深入研究。

（程　斌　曾　昕　王甲一）

参 考 文 献

1. 何园，林梅，张纲，李秉琦．赵曼。灼口综合征患者临床资料的分析．华西口腔医学杂志，2003，21(5)：372～373
2. Chen Q, Xia J, Lin M, Zhou H, Li B. Serum interleukin-6 in patients with burning mouth syndrome and relationship with depression and perceived pain. Mediators Inflamm. 2007, 2007:45327
3. Granot M, Nagler RM. Association between regional idiopathic neuropathy and salivary involvement as the possible mechanism for oral sensory complaints. J Pain. 2005, 6 (9):581～587
4. Albuquerque RJ, de Leeuw R, Carlson CR, Okeson JP, Miller CS, Andersen AH. Cerebral activation during thermal stimulation of patients who have burning mouth disorder: an fMRI study. Pain. 2006, 122(3):223～234
5. Lauria G, Majorana A, Borgna M, et al. Trigeminal small-fiber sensory neuropathy causes burning mouth syndrome. Pain, 2005. 115(3):332～337
6. Klasser GD, Fischer DJ, Epstein JB. Burning mouth syndrome: recognition, understanding, and management. Oral Maxillofac Surg Clin North Am. 2008, 20(2): 255～271, vii

第十七章 干燥综合征

干燥综合征(Sjogren's syndrome,SS)是一种影响全身的慢性系统性自身免疫性疾病。淋巴细胞高度浸润腮腺、泪腺等外分泌腺内,导致分泌功能的降低;也可浸润腺外组织,引起多脏器损害。其临床特征可与其他结缔组织病重叠,最常见症状是口眼干燥。淋巴细胞增生一般为良性,偶可向恶性转变。SS分为原发性(primary SS,pSS)和继发性(secondary SS,sSS)两种,pSS病变局限于外分泌腺本身,sSS除口腔和眼部表现外,还可伴发其他自身免疫性疾病,如类风湿性关节炎(rheumatoid arthritis,RA)、系统性红斑狼疮(systemic lupus erythmatosus,SLE)和硬皮病(scleroderma)。

第一节 命名及分类

1888年Mikulicz报告1例患者双侧腮腺及泪腺肿大,腮腺活检显示高度淋巴细胞浸润,称为Mickulicz综合征。1933年Sjogren报告了19例干燥综合征患者,发现在具有干燥性角膜结膜炎的同时,都伴有口干燥症,其中13例同时伴有慢性关节炎,第一次提出本病是一种系统性疾病,将本病命名为Sjogren's综合征。1952年Gowdin对临床诊断为Mikulicz病、慢性炎症、淋巴上皮瘤等病例的病理观察认为这些病变的病理改变基本一致,即淋巴细胞浸润并置换腺组织,导管上皮增生成团,提出"良性淋巴上皮病变"一名。但由于少数可以恶变,故后又改称"淋巴上皮病变"。1953年Morgan和Castleman认为Mikulicz综合征与Sjogren综合征的组织病理学改变是一致的,仅是SS全身多种症状的一个表现。从此对本病的研究增多,认识逐渐深化。1980年Talal提出自身免疫外分泌腺病这一名词(autoimmune exocrinopathy),从概念上表达Sjogren综合征的含义。1995年Moutsopoulos根据临床及免疫病理学研究进展,建议命名本病为自身免疫性上皮炎(autoimmune epithelitis)。随着历史的发展,这些命名逐渐统一。目前国际上通用的是Sjogren's syndrome(SS),国内译为干燥综合征。

干燥综合征国际上一般习惯分为原发性及继发性两类。前者指单纯干燥综合征,不与任何其他弥漫性结缔组织病并存,后者指与确定的弥漫性结缔组织病并存的干燥综合征,例如类风湿性关节炎及系统性红斑狼疮皆约有20%~30%的患者发生干燥综合征。

第二节 流行病学

SS可发生于任何年龄,患病率约为0.5%~5%。发病年龄多在40岁左右,最小5岁,最大65岁。所有SS患者中约有一半是原发性的。与其他免疫性疾病一样,绝大多数(约90%)的病例见于女性。女性发病率是男性的10~20倍。

由于缺乏统一标准,pSS的流行病研究发展缓慢。关于患病率数字是由临床资料估计而不是人群调查而来。1992年北京协和医院以调查提问并血液检查抗核抗体、类风湿因子、抗SS-A、抗SS-B抗体对2 060位北京郊区年龄大于40岁的人群中进行流行病学调查,其中634人主诉有口干和眼干。凡抗体阳性和(或)回答有明显口干者作为可疑患者进行复查,其中16例(0.77%)符合哥本哈根诊断标准,6例(0.29%)符合FOX圣地亚哥诊断标准，这很可能是一个低估数字，原因是个别病例的中途丢失而未纳入患病率计算中。在这一资料中显示男女之比为1∶20，平均发病年龄40岁。从国外的资料看，成人患病率在0.04%～4.8%，美国患病率为0.5%，欧洲成年女性患病率为3%。由于缺乏统一疾病诊断标准，加之在正常人群中年龄、激素水平、药物、情绪等诸多因素都会引起泪腺和涎腺的总流率变化，欲求得精确SS患病率的流行病学数据，尚有大量的工作要做。

有报告老年人群干燥综合征患病率达2%～4.8%，但对此应持慎重态度。国外报告一些老年人虽有口眼干燥症状(sicca symptom complex)，但无典型的pSS的血清免疫学改变。北京协和医院对一些无临床自身免疫病表现的、不同年龄人死后唾液腺进行检查，发现唾液腺小叶萎缩、导管扩张、间质纤维化以及唇黏膜淋巴细胞浸润对60岁以上老年人属于增龄变化而不是真正pSS。

第三节　病因和发病机制

SS的发病机制与多种因素相关，包括免疫学因素、遗传易感因素、感染因素、激素分泌、神经因素等。到目前为止，对于SS发病机制的了解是不全面的，一系列复杂的潜在相关因子在SS的发生中起作用。

由于对干燥综合征的病因及发病过程还不十分清楚，动物实验是目前研究SS致病机制的重要手段之一。通过动物模型的研究认为：SS发病机制的模型提示两个可能途径，无免疫发病过程和免疫发病过程。初始是无免疫阶段，通过遗传(genetically)异常或感染诱发或促进腺体上皮细胞凋亡(程序化死亡)，而死亡细胞的产物(byproducts)成为自身抗体，激发免疫反应。随后是免疫阶段，这种免疫介导的炎症过程将损伤目标靶腺体或其他器官。遗传因素所致基因和蛋白表达决定两种免疫反应功能异常，即原发性B细胞反应性过高和原发性抑制性T细胞功能缺陷，这两种免疫异常相互影响，从而延续和加重自身免疫反应。

一、遗传易感因素

SS是一个多基因疾病，具有遗传倾向性。干燥综合征患者的亲属患其他自身免疫性疾病的概率比普通人群升高。免疫反应基因参与本病的发生。NZB和NZB/NZW小鼠动物模型也支持遗传因素参与发病的观点。

(一)白细胞抗原(human leukocyte antigen，HLA)相关性

与干燥综合征关系最紧密的是MHC二类分子，尤其是HLA-DR和HLA-DQ。HLA是重要的遗传标记物，该基因与免疫应答基因(Ir)相连锁。通过寻找HLA与Ir连锁的不平衡，发现HLA在该病发病中的作用，且有SS家族史的人群发生该病的危险性增加，这一发现提示SS的可能性遗传体质。

研究显示白种人pSS多与HLA-DR8、HLA-DR3抗原频率增高相关联，而HLA-DR4频率则降低。研究发现HLA-DR2和HLA-DR3的关联继发于HLA-DQ等位基因的连锁不平衡。通过遗传学等位基因标记研究发现大量HLA DRB1/DQAI/DQB1单倍体的多态性，这些多态性也因种族、临床表现以及自身抗体反应不同而各异，增加了SS遗传背景的复杂性。HLA单倍体的多态性可能与SS的病情相关。近期研究发现与SS发病相关的可能是某些HLA单倍体型，如HLA-DRB1*0301-*1501单倍体型。

分子流行病学调查是确定多基因遗传病的重要手段，多基因遗传病受遗传和环境两种因素制约，不同种族患者基因表达位点不同。HLA-B8、DRW52和DR3在具有西欧和北欧背景的高加索患者中表达较多，B8的升高可能与HLA-DQB1*03有关，HLADQ-B1 CAR1/CAR2在患者体内出现的频率远远高于普通人群。希腊人多为HLA-DR5和HLA-DR52，犹太人为HLA-DR11，日本人为HLA-DRW53，中国人则与HLA-DR3、DR2、DRW53相关。目前还没有发现与所有人种都相关的HLA基因。但也有研究认为SS多发于具有

HLA-DR3基因遗传素质的个体。男性患者多为HLA-DRW52而非HLA-DR3。

定位于6号染色体中主要组织相容性复合物区域的其他基因也与SS有关，而不是传统认为的1、2类等位基因。这些基因包括与抗原加工相关的转运基因（TAPs），位于DP和DQ区域之间的基因，还有定位于MHC中心位置的肿瘤坏死因子（TNF）等位基因，尤其是TNF-α和末端着丝粒的补体合成基因。此外，1号染色体上的两个基因、IL-10启动子区和谷胱甘肽S转移酶MI也与SS易感性有关。

HLA-DR基因的主要致病机制包括以下几点：

（1）HLA-DR基因可能使患者对一些病毒如EB病毒等感染反应异常；

（2）HLA-DR基因产物可作为自身免疫淋巴细胞的目标靶；

（3）HLA-DR基因与单核吞噬细胞系统清除免疫复合物的功能缺陷有关，因而使免疫复合物在唾液腺、泪腺等处沉积，并激发免疫反应；

（4）淋巴细胞在T辅助淋巴细胞的影响下，通过免疫活性标志物（HLA-DR）抗原提呈细胞的作用使SS-A抗原产生抗体。

（二）腺上皮细胞

腺上皮细胞是与pSS相关的一组细胞，它不仅是免疫反应攻击的目标靶，也是炎症迁延慢性化的重要因素，积极参与了SS的发病过程。

腺上皮细胞的致病机制如下。

1. 分泌作用

SS患者的唾液腺上皮细胞产生白介素-1（interleckins，IL-1）、IL-6、肿瘤坏死因子（tumor necrosis factor，TNF）、上皮生长因子及其受体，表达HLA-DR分子、HLA-Ⅱ类分子（在正常腺上皮不表达），细胞间黏附分子-1（intercell adhesion molecules，ICAM-1）和CD80。上皮细胞遭受EB病毒感染后，促进上皮生长因子和原癌基因的产生增加，进而使自身免疫反应延续。

2. 抗原提呈作用

正常腺上皮细胞一般不表达HLA-Ⅱ类分子，研究发现SS患者下颌下腺的上皮细胞却高水平表达HLA-Ⅱ类分子，进而可能向局部浸润的淋巴细胞提呈自身抗原，导致淋巴细胞的激活。激活的淋巴细胞分泌IFN-γ、TNF-α等细胞因子，诱导更多的腺上皮细胞表达HLA-Ⅱ类分子，加重和延续自身免疫应答，导致炎症迁延和腺体损伤。从某种角度上说，淋巴细胞的浸润可被看做是因腺上皮细胞持续表达抗原引起的慢性炎症反应的一种特殊表现。

3. 癌基因

SS患者唾液腺中存在原癌基因的表达，其中c-myc的转录仅限于腺上皮细胞，提示腺上皮细胞除了受周围环境非特异性的影响，自身还有特殊的活性。

二、感染因素

发生SS的可能性病毒是巨细胞病毒（cytomeglovirus，CMV）、EB病毒（Epstein-Barr virus，EBV）、腺病毒、C型肝炎病毒（hepatitis C virus）、人类T细胞白血病/淋巴瘤病毒-1（human T-cell leukemia/lymphoma virus-1，HTLV-1）和人类免疫缺陷病毒（human immunodeficiency virus，HIV）。最近认为柯萨奇病毒（coxsackievirus）也与SS的发生和维持相关。病毒感染是触发这类自身免疫病的一个重要因素。但目前还没有发现这些病毒与SS的直接联系。

SS患者干扰素（IFN）相关基因表达增高，病毒感染后存在于含有免疫复合物的RNA中，激活浆细胞样树突状细胞（DCs），维持组织水平的IFN-α产生。

（一）巨细胞病毒

该病毒侵犯包括腮腺在内的多种腺体组织，研究发现SS患者的血清中发现抗巨细胞病毒抗体。巨细胞病毒感染引起B细胞浸润及抗-Ro/SSA及抗-La/SSB等抗体的产生而导致唾液腺和泪腺的慢性损伤，从而引起SS的发生，这在具有Fas介导凋亡缺陷的小鼠模型中已得以证实。

（二）EB病毒

是一种腺病毒。EB病毒感染机体后，其产物与宿主体内的小分子蛋白结合，形成抗原，刺激机体产生自身抗体，导致自身免疫反应。EB病毒刺激B细胞增生并产生免疫球蛋白；EB病毒感染后引起T细胞百分率下降和自然杀伤细胞功能降低，还可刺激淋巴细胞增殖和泪腺、涎腺结构破坏。SS患者的大量外周血淋巴细胞、泪腺、腮腺和肾脏活检组织和泪液标本中存在EB病毒相关的抗原和EBV-DNA。EB病毒激活淋巴样细胞，导致α-胞影蛋白裂解成120 kD的片段，同时伴有细胞凋亡和ZEBRA蛋白的表达，这正是EB病毒溶解周期激活的标志。这种裂解能够被半胱天冬酶抑制剂阻断。α-胞影蛋白也能被细胞毒性淋巴细胞内颗粒中的酶分解成单一的155 kD片断。

α-胞影蛋白是一种构成上皮细胞骨架的成分，它首先是在SS的NFS/sLd小鼠模型中作为自身免疫应答的靶点被发现。受累小鼠血清中的IgG能够识别出唾液腺匀浆免疫印迹中的α-胞影蛋白。小鼠体内产生的IgG和从SS患者体内产生的人类IgG都能与重组α-胞影蛋白融合蛋白结合。在动物模型和体外实验模型中证实EB病毒可以通过内在的上皮细胞凋亡和细胞毒性淋巴细胞颗粒释放，诱导与SS有关的自身抗原产生。

（三）逆转录病毒

研究发现有一些SS患者体内带有抗HIV病毒编码的p30抗体；还发现被视为SS特异性临床表现的干燥性角膜炎和口干症有时也能在艾滋病患者身上表现出来，且SS患者的血清内和艾滋病患者同样有CD4＋ T的升高。SS患者唾液腺组织的匀浆中还发现与HIV相关的池内A型逆转录质粒的荧光，30%的SS患者血清中存在抗HIV壳糖蛋白的p24抗体，他们的唾液腺也表达A型蛋白样逆转录病毒的质粒。转基因鼠研究表明，含HTLV-1的tax基因的小鼠会出现类似于SS的外分泌腺病。取自SS患者腮腺的标本中存在上皮细胞表达的HTLVtax基因，且tax的单抗仅附着于上皮细胞。

（四）丙型肝炎病毒

大约15%的SS患者患有潜伏的丙型肝炎伴Ⅱ型和Ⅲ型混合性冷球蛋白血症。但Scott等将取之于丙型肝炎病毒引发的肝炎患者的病理标本和由丙型肝炎病毒引发的SS患者的活检标本进行比较分析后认为：这两种病虽同是由丙型肝炎病毒引起，但其病理机制却有显著的差别。干扰素治疗抗核抗体阳性且有干燥表现的慢性丙型肝炎患者，往往加重其血管炎及导致血小板减少。

三、免疫机制

SS被认为是一种自身免疫性疾病，其主要免疫病理过程是淋巴细胞浸润受累的器官，且T淋巴细胞的浸润密度较大。免疫病理显示浸润主要是T细胞（70%～80%），其次是B细胞（20%～25%），而单核细胞、树突状细胞、NK细胞、间质细胞等总共只占5%。B细胞异常表现为免疫反应增强，例如B细胞激活，血清自身抗体水平增高。T细胞异常表现为T辅助细胞功能亢进和T抑制细胞功能低下。

淋巴细胞浸润过程如下：携带球蛋白的致敏B淋巴细胞和浆细胞是病变早期的主要细胞，通过抗原识别，这些细胞移行至病变区，引起组织损伤。以后当病变扩展时，T细胞成为主要细胞，位于病变中心；B细胞与浆细胞数目减少，位于病变的周边区。这种特征性的炎细胞分布，类似于反应性淋巴结内的细胞分布。早期病变主要发生在小管周围，伴B细胞浸润和轻度小管损伤，随T细胞浸润增加，腺泡被破坏。

（一）体液免疫和自身免疫

体液免疫是由B淋巴细胞分泌的免疫球蛋白介导的，其针对的目标是外来的抗原物质。B淋巴细胞和浆细胞仅占病灶浸润细胞的20%以下，在SS发病机制中主要表现为多克隆增殖异常和单克隆增殖异常。多克隆增殖异常表现为多克隆B细胞高反应性，是pSS最重要的免疫现象，导致高丙种球蛋白血症和不同抗体的产生，如抗-Ro/SSA和抗-La/SSB（95%）、RF、抗甲状腺球蛋白抗体（25%）、抗微粒体抗体、抗自身血小板GP Ⅱb-Ⅲa抗体复合物、抗组蛋白抗体、抗-U4/U6snRNP-特殊抗体、抗单链DNA抗体、冷球蛋白类、ANCA、抗自身泪腺和唾液腺的沉淀抗体、毒碱样乙酰胆碱受体抗体。单克隆增殖异常与SS并发淋巴瘤及腺外表现有关，B淋巴细胞分泌的趋化因子或炎性因子诱发T细胞聚集导致淋巴细胞毒性反应（ADCC）；B

细胞介导的组织损伤释放的组织抗原致敏T细胞，参与典型的Ⅳ型超敏反应。此外，SS患者体内外周血自然杀伤细胞活性下降。在SS患者的唾液腺中能够发现浆细胞表达的IgG、IgA和IgM。IgA阳性的细胞集聚在表达DR抗原的上皮附近，提示被激活的腺上皮细胞微环境对浆细胞的分化和局部IgA的合成起到了作用。水分子通道蛋白(AQP)在外分泌腺异常表达，这些反应加重病变，B细胞不断扩增而最终发展成为B淋巴细胞瘤。

(二)细胞免疫

T细胞是SS病变扩展的主要细胞，也是SS外分泌腺病损的重要环节。CD4＋辅助性T细胞与CD8＋抑制性T细胞之比为3∶1，两种细胞的比例失调导致SS加重。T淋巴细胞是一种重要的免疫活性细胞，CD4＋ T细胞和CD8＋ T细胞是T淋巴细胞中功能相异的两个亚群，在免疫应答中分别发挥正、负调节作用，从而形成T细胞网络。CD4＋细胞主要见于外周血中。CD8＋细胞主要见于腺泡上皮细胞，但数量不多。在SS患者结膜中CD4＋ T/CD8＋ T细胞比值比正常对照组显著升高，并释放淋巴因子干扰素、IL-2，IL-2促进B细胞活化形成浆细胞，从而产生自身抗体如IgG、Fc抗体和抗核抗体，这些自身抗体的出现也预示着免疫耐受机制的破坏。T淋巴细胞在未接触特异性抗原刺激之前，以未致敏细胞(CD4 CD45 RA＋)形式存在，主要参与机体对未接触过的抗原起免疫应答；在受特异性抗原刺激后，未致敏的T淋巴细胞转变为记忆性T淋巴细胞(CD4＋CD45 RA)并出现克隆扩增，对已接触过的抗原发生迅速而有效的免疫应答。SS患者下颌下腺PCR及原位杂交发现IL-2和IL-2R的表达，表明浸润的T细胞激活。但在T细胞表达上述激活产物的同时，仅有少部分T细胞增殖，浸润的T细胞高度表达凋亡抑制基因bcl-2、bcl-X，提示处于“激活”状态的T细胞不易对凋亡信号发生反应。

在SS鼠模型中，抗CD86单抗可通过上调辅助T细胞介导的免疫反应显著减轻腺体损伤，提示共刺激分子CD86及辅助T细胞介导的免疫反应在SS外分泌腺损伤中具有一定作用。树突状细胞(DC)凋亡缺陷鼠的抗核抗体产生增多，导致T细胞致敏和自身免疫炎症的发生。

(三)细胞因子

与SS相关的炎性因子存在于血清或腺体内，相关炎性因子的表达紊乱导致组织功能损伤。寡核苷酸探针和原位杂交技术发现SS患者下颌下腺中含有促炎细胞因子IL-1、IL-6、IL-4。IL-4出现较早，在SS的炎症启动中发挥作用。另外，SS患者的血清IL-2含量明显低下，血清可溶性sIL-2R表达水平显著增高，故SS存在IL-2/sIL-2R系统功能紊乱。研究发现IL-7、IL-5、IL-10、IL-17、IL-18等都与SS相关。

SS患者的腮腺组织内存在TNF-α的丰富表达。干扰素(interferons，IFN-γ)同转化生长因子(transform growth factors，TGF-β)的mRNA在浸润的腮腺淋巴细胞中一起表达。Th_1出现于SS早期，Th_2则在疾病的后期起作用。

(四)黏附分子

黏附分子(cell adhesion molecules，CAM)在细胞与细胞的相互作用中起重要作用，它们在细胞膜上表达，控制细胞的归巢，参与并促进慢性炎症反应。SS患者的血清中存在可溶性黏附分子，如sICAM-1、sVCAM-1等，腺上皮细胞中有中度的ICAM-1的表达。

四、性激素

(一)雌激素

SS在女性发生率高于男性，提示性激素在SS的发生中具有一定的作用。SS患者外周血有效睾酮降低，孕酮和催乳素增高，与正常女性相比具有显著性差异；女性SS患者绝经开始时间与口眼干燥症状出现时间有明显相关性，推测外周血中性激素的变化，包括雌雄激素相对比例及绝对浓度改变，导致免疫功能失衡，引起或加重自身免疫性疾病。

多数学者认为，雌激素诱发或加重SS，雄激素则有抑制和治疗作用。但动物实验显示雄激素与SS发生也有一定的相关性。性激素与SS相关性正在进一步的研究中。

对继发性 SS 的 MRL/Ipr 和 NZB/NZWF1 雌鼠模型应用雄激素，均能使颌下腺和泪腺中的淋巴细胞浸润程度明显减轻，同时腺体重量明显增加。泪腺的腺泡和导管增多，结构趋于正常，并能使泪液量、泪液中的 IgA 及泪蛋白量明显增多，说明雄激素不仅抑制自身免疫反应，还能逆转腺体损害，促进功能恢复。

免疫组化发现 MRL/Ipr 雌鼠泪腺腺实质细胞中的雌激素受体(AR)的染色强度和阳性细胞数都较正常雌鼠降低，MRL/Ipr 雌鼠泪腺中 bcl-2、c-myb、c-myc、p53 及雄激素受体(androgen receptor，AR)mRNA 均显著高于雄鼠，颌下腺中 c-myb、p53mRNA 也显著增高。但尚不清楚这种差异的原因是 SS 特有还是品系的不同造成。

对小鼠 OVX 的研究发现无自身免疫性疾病倾向的 NFS/sld 雌鼠出生 3 天摘除胸腺，不久涎腺和泪腺中特异性地出现 SS 样病变，类似原发 SS。该小鼠 4 周切除卵巢(OVX)，雌激素减少导致单核细胞浸润灶成倍增加并逐渐融合成片，腺实质结构明显破坏，与对照组比较具有显著性差异。在此研究中雌激素可使病变减轻，而雄激素却使病变加重。

(二)机制

性激素改变引发 SS 的可能机制是：

(1)更年期前原发性 SS 患者唇腺中的细胞色素芳香化酶(aromatase)含量升高，该酶促进雄激素转化为雌激素，局部雌激素的增加可加重自身免疫的炎症反应，导致免疫功能失衡。

(2)促进 B 细胞高反应性，SS-A/Ro 抗原表达增强，调节 Fas 抗原和 bcl-2 的表达而促使发病。

(3)雌激素过度缺乏，丧失对抑制性 CD8＋T 细胞的调节作用，促进 CD8＋T 细胞的分化，导致外周免疫耐受性紊乱，自身免疫反应加重。

(4)雄激素作用于泪腺中的 T、B 及 Ia 细胞，可使淋巴细胞总量下降，但对颈部和肠系膜淋巴结、脾等外周淋巴组织并无作用。

(5)雌二醇能抑制 IFN-γ 诱导的 Fas 抗原的表达，从而抑制 Fas 介导的细胞凋亡来抑制 SS 外分泌腺的病理改变。这与 SS 患者绝经期后口眼干燥症状加重的临床表现相一致。

(6)雌激素下降而导致水通道蛋白减少所致腺体分泌减少。

(7)雌激素也可通过抑制 IL-6 活性而抑制 SS 发病。

五、神经免疫因素

目前的研究认为神经和免疫过程(processes)共同作用于 SS 发生，类胆碱能输出神经(cholinergic efferent nerves)释放乙酰胆碱(acetylcholine)，通过刺激泪腺(lacrimal)和唾液腺的 M3(muscarinic)受体介导泪液和唾液的分泌。

组织病理观察到大约只有 50％的 SS 患者出现腺泡和管壁细胞被破坏，还有相当一部分腺体从组织学上看并没有异常表现，即使干燥症状十分明显的患者其腮腺活检也极少发现腺体遭到完全破坏。神经免疫因素可以解释这一现象。

免疫介导的 SS 的神经发生机制是：

(1)研究报道原发 SS 患者的 IgG 与 M3 受体相关，并可激活鼠泪腺中 M3 受体，从而阻断乙酰胆碱对腺体分泌的作用。相关的研究从另一方面证实，SS 患者的外分泌腺功能下降并不在于缺乏神经的支配，腺细胞受体对神经递质或受体激动剂的反应也无异常，但由于受体(乙酰胆碱受体)水平的阻断导致神经对腺体的支配受损，则出现组织改变与临床症状不一致的现象。

(2)另外，SS 患者的 IgG 能与合成的人 M3 受体外某一肽段反应或激活鼠 M 受体，这部分 IgG 是抗 M3 抗体，激活与 M3 受体相联的一氧化氮合成酶，抗体与 M3 受体长期结合可引发一氧化氮的释放，导致腺体功能受损。

第四节 组织病理学

一、口腔

(一)肉眼

腺体弥漫性肿大或呈结节状包块，剖面呈灰白色。弥漫性患者的腺小叶界限清楚；结节状包块的腺小叶界限不明显，但仔细观察仍可辨认，与周围轻度病变或正常腺小叶似有界限，但两者之间无被膜间隔。

(二)显微镜

腺体内淋巴细胞及组织(浆)细胞增生浸润，病变从小叶中心开始。病变发展使腺泡破坏、消失，被密集的淋巴细胞取代，形成淋巴滤泡。病变严重时，小叶内腺泡全部消失，而被淋巴细胞和组织细胞取代，但小叶外形轮廓仍保留。区别于腺体其他慢性炎症，腺小叶内缺乏纤维组织修复。小叶内导管增生，导管上皮增生形成实质性上皮团块，称为“上皮岛”，细胞呈圆形或多边形，具有泡状细胞核。上皮团块内可有嗜酸性无定形物质。小叶内导管增生扩张，诱导形成囊腔，导管上皮可被压成扁平上皮或上皮衬里变性液化而残缺不全。免疫组化证实腺体内的增生淋巴细胞为 T 淋巴细胞。早期淋巴细胞浸润散在小叶内腺管周围，以后浸润细胞浓集，偶见生发中心形成，同时腺体萎缩，腺管壁细胞增殖并有转化(metaplastic)的改变，此弥漫性病变被称为良性淋巴上皮病变。这些损害并不总是处于良性状态，有时转化为淋巴瘤。良性淋巴上皮病变是光镜下组织学表现的描述性名词，不是 SS 特异性的病理诊断标准。Godwin 称之为良性淋巴上皮病变，Seifert 称之为肌上皮性涎腺炎。

1. 腮腺

显微镜下 SS 的腮腺和颌下腺通常表现为良性淋巴上皮损害，淋巴细胞浸润腺实质，但不逾越腺小叶间的结缔组织。

(1)导管上皮过度增生，管腔扩张或完全闭锁，形成所谓的肌上皮岛，其周围环绕嗜酸性的基底膜样组织。并不是所有的 SS 患者都有肌上皮岛的表现。

(2)腺泡萎缩或消失。初期是在导管周围有淋巴细胞浸润，随着病变发展，弥散型淋巴细胞完全置换腺组织。

2. 小唾液腺

小唾液腺的组织病理学特征表现为正常外观腺体的原发性淋巴细胞浸润。

(1)外观正常的腺泡周围出现 50 个或 50 个以上的淋巴细胞、组织细胞和浆细胞组成的灶性聚集。

(2)淋巴细胞浸润灶内常见浆细胞，而间质中极少。

(3)较大的浸润灶中存在生发中心。

3. 唇腺

唇腺病理变化与大涎腺相似，腺小叶轮廓保留，小叶中心病变较重，并有导管扩张及囊腔形成，浸润细胞破坏基膜进入导管壁深层。极罕见导管上皮增生的肌上皮岛。

(1)唇腺活检的定度标准：在 2～4 mm 大小的组织内至少包括 4 个腺小叶，每 50 个淋巴细胞为 1 个灶，至少有 2 个或更多的灶。

(2)Greenspan 关于唇腺活检中淋巴细胞和浆细胞浸润腺组织的分级标准如表 17-1 所示，现被广泛应用于 SS 的诊断。有研究认为鼻黏膜活检与下唇活检相似。

表 17-1 唇腺活检分级标准(Greenspan)

级别	每 4 mm^2 淋巴细胞和浆细胞
0	无
1	轻度浸润
2	中度浸润或每 4 mm^2 少于 1 个灶性结构
3	1 个灶性结构/4 mm^2
4	超过 1 个灶性结构/4 mm^2

(3)文竹咸等参照郑麟蕃的分级标准提出除淋巴细胞浸润外，将腺泡病变、导管扩张程度也列入唇腺活检标准(表 17-2)。

表 17-2 小涎腺组织病理诊断标准(文竹咸)

	Ⅰ级	Ⅱ级	Ⅲ级
炎性细胞浸润	散在、中等量的腺周淋巴细胞浸润	局灶性淋巴细胞浸润	弥散性淋巴细胞浸润,取代腺小叶部分或全部,可有淋巴滤泡形成
腺泡病变	少数腺泡受累	小叶内中等腺泡受累	多数腺泡或小叶受累
导管扩张	仅有润管扩张	分泌管扩张	排泄管扩张

二、眼

(一)泪腺

1. 腺体

人类的泪腺是由管状腺泡结构组成。同SS的唾液腺一样,病变泪腺也发生淋巴增殖。在疾病早期,泪腺叶内出现单个或多发性淋巴细胞灶,位于中央区腺叶的淋巴灶多于周边区腺叶。随着疾病进展,淋巴增生发生于上皮管道和腺岛周围,最终替代腺泡。在疾病晚期,多数泪腺叶被单核炎性细胞所充填。

2. 泪腺上皮

分泌腺泡上皮的功能障碍和丧失,腺管上皮滞留和增殖,上皮岛形成。

(二)角膜

可见点状和弥散性的荧光染色,角膜下方出现点状玫瑰孟加拉红染色、丝状角膜炎、黏液条、中央和周边无菌溃疡和霉菌性角膜炎等。病理切片显示上皮层变薄。

(三)结膜

印记细胞学观察到结膜表层细胞的细胞浆/核比率增大、轻度角化、杯状细胞密度减少或全部丧失等。活检组织中观察到棘皮征(acanthosis)。

三、其他病变

原发性SS侵犯一些脏器如肾、肺、肝等,统称为腺外表现(extraglandular)。主要病变如唾液腺一样,也是针对上皮,如肾小管上皮、支气管上皮及胆管上皮。肾淋巴细胞浸润与外分泌腺相似,主要围绕腺小管上皮,进而侵犯肾间质,引起肾小管病。肺经支气管活检系列病理研究显示毛细支气管淋巴细胞浸润,组织学可见呼吸道黏膜下腺体周围有淋巴细胞和浆细胞浸润伴腺体萎缩,并可发生弥漫性间质肺纤维化。本病可累及肝,肝呈慢性活动性肝炎改变或慢性胆管炎,主要表现为肝架结构正常,慢性肉芽肿性胆管炎涉及小及中等大小胆管及门脉区周围,无虫蚀样坏死。

假性淋巴瘤发生于SS患者的唾液腺或淋巴结或内脏器官,淋巴细胞浸润极为丰富,细胞呈多形态包括大小不一的淋巴细胞、浆细胞及大网织细胞,有的像原始细胞,聚集在一起类似肿瘤,但又不符合恶性的诊断标准,称之为假性淋巴瘤。

少数SS患者有恶性变。淋巴细胞和组织细胞异常增生,发展成为恶性淋巴瘤。

第五节 临床表现

pSS多起病缓慢,常由于其他主诉症状如关节痛、皮疹、发热等才就医。多见于中老年女性。无论pSS和sSS都与一定范围的失衡相关,包括生理、心理、血液和神经系统。眼干和口腔干燥是SS的特征性症状,比较多见,但不是必然存在的症状。此外,Raynaud's征、淋巴结节和外周神经系统表现是SS的常见临床症状,在症状严重的患者这些改变十分明显。有一些SS症状具有相当的迷惑性,例如疲劳、纤维肌痛(fibromyalgia)和关节痛。与SS相关的严重病变是恶性淋巴瘤,SS患者发生恶性淋巴瘤的危险程度是相同年龄和性别对照组的44倍。

一、主要外分泌器官

(一)口腔

1. 口干

SS患者的主要口腔症状为不同程度的持续性干燥,唾液流量减少。轻度唾液流量减少时容易忽视;重度影响咀嚼,发生吞咽困难,需饮水将食物送下。患者发音困难。口腔干燥应与药物、唾液腺摘除和放射后的口腔干燥鉴别,也应与尿毒症、糖尿病的血液高渗透性所致口腔干燥鉴别。轻度口干见于口呼吸和大量吸烟者。

2. 龋齿

由于唾液流量减少和抗菌能力降低,易发生龋齿,在牙齿的颈部或切缘有原发性或复发性龋齿。牙齿呈粉末状或小块破裂。

3. 牙龈炎和牙周炎

口臭,牙龈出血,牙槽骨吸收。

4. 口腔黏膜

干燥并易发生口腔溃疡和(或)口角炎和口角皲裂(图 17-1),舌乳头萎缩,舌体光滑,发生萎缩性舌炎(图 17-2);有些患者在舌背出现不同程度的深裂纹,味觉异常;如有白色念珠菌感染则整个黏膜充血色红,黏膜灼痛,诊断为念珠菌性口炎(candidiasis)。唇部干燥脱屑,也可伴发真菌感染。

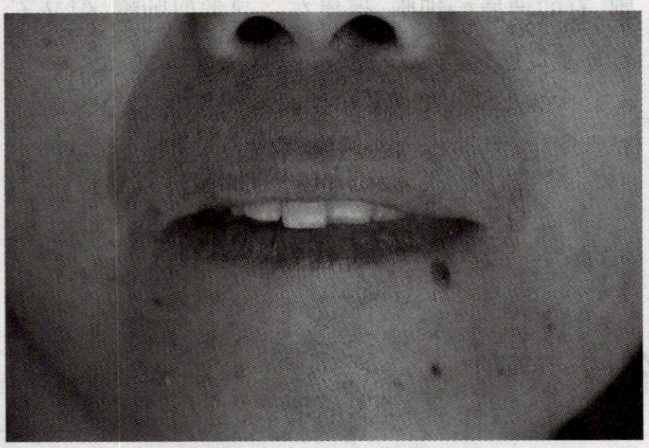

图 17-1 口角炎

5. 腺体

唾液腺、舌下腺少或无唾液分泌。此外,双侧或单侧腮腺或颌下腺可发生不同程度的反复肿胀,腮腺肿大较颌下腺多见。腮腺肿胀可呈局限性或

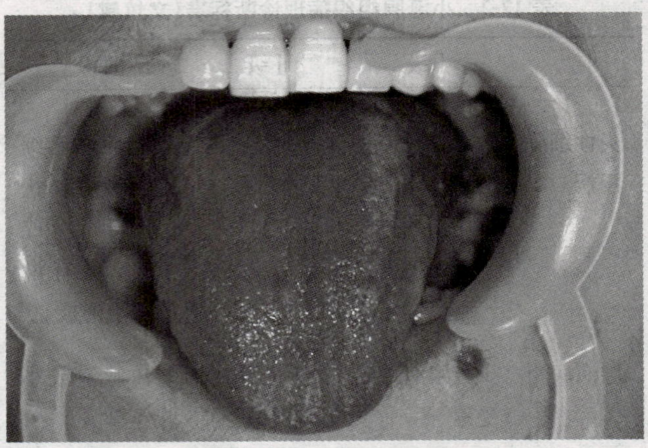

图 17-2 萎缩性舌炎

弥漫性;早期反复肿大,晚期呈持续性肿胀;中等硬度,少数患者肿大呈结节状;肿胀时有烧灼感,但皮色正常。部分患者有唾液腺肿痛发作病史,检查时却发现唾液腺无肿大,触诊腺体有韧实感,但不硬,无波动感,无压痛,多数表面光滑,少数可触及结节状肿块,一个或多个。伴发细菌感染时患者大唾液腺和腮腺导管口有脓性分泌物,分泌物涂片显示大部分为淋巴细胞,少量为多形核白细胞。颌下腺的受累要早于腮腺。唾液腺肿大不是SS的特异性征象,唾液腺肿大应与唾液腺肿瘤、结核与结节病鉴别。

(二)眼部表现

(1)泪液少或无泪液分泌并发生干燥性角膜炎或球结膜炎;泪腺肿大或结膜血管充盈或角膜周边充血;患者视物模糊。

(2)干燥性角膜结膜炎有持续异物感,砂感,烧灼感,眼睑沉重,眼睛干燥,眼前有幕状遮蔽感,畏光,眼痛,反复发作角结膜炎。检查可见泪腺肿大,球结膜血管扩张,有白色或黄色黏稠丝状分泌物,角膜小血管增生,结膜或角膜干燥无光泽。由于泪液分泌减少,局部防御能力降低,易发生细菌、霉菌和病毒感染。严重患者可发生角膜翳、角膜溃疡、角膜穿孔、眼色素层炎或前房积脓。

二、其他外分泌器

(一)皮肤

皮肤干燥瘙痒,出汗减少,并伴有汗腺的慢性

炎症，可能发生皮脂腺的完全缺失与严重汗腺萎缩。约25%的SS患者出现皮疹，其中结节红斑最多见；高球蛋白血症性紫癜大部分是原发性SS所致紫癜及其他出血疹，约占SS的20%～30%；雷诺症多在其他症状之前已存在，约占SS发病的30%。皮肤色素沉着，干燥硬化，荨麻疹样损害，多形性红斑，脱发，指甲变干、粗糙及指趾溃疡。外生殖器顶浆分泌腺(apocrine glands)常受累，可有外阴皮肤、阴道黏膜干燥和萎缩，有时伴有干燥、瘙痒及烧灼感，易继发阴道念珠菌感染。

（二）胃肠道

pSS多侵犯胃肠道，除口干、咽及食管干涩引起的吞咽困难外，纤维胃镜检查萎缩性胃炎高达70.5%，低胃酸分泌和无胃酸分泌者为36.4%和13.6%。35%患者血清胃壁细胞抗体阳性，并有3.5%可发生恶性贫血。胃黏膜活检显示慢性炎症细胞浸润。扫描电镜显示41%的SS患者胃绒毛肿胀而粗短，数量较对照组减少。其他改变是：20.5%患者有小肠功能低下，少数病例发生吸收不良综合征，脂肪性腹泻，假性肠麻痹，最后发生恶病质而导致死亡。偶见环状软骨后食管狭窄，及食管运动功能紊乱。

（三）肝脏

SS患者18%～23%有肝肿大，它是SS自身免疫性疾病的表现，其线粒体抗体的阳性率为10%。肝病变主要是肝内胆管的慢性炎症，其次是慢性活动性肝炎和隐原性肝硬化。肝活检显示门脉区不同程度的淋巴细胞浸润。但肝功能异常(血转氨酶升高)者只占20%，黄疸少见。自身免疫性肝病作SS筛选检查，发现有35%～42%慢性活动性肝炎、24%～38%隐原性肝硬化与52%～100%原发性胆汁肝硬化合并SS。研究发现原发性胆汁性肝硬化中，约半数伴发有口干和(或)眼干症状。

（四）胰腺

SS并发急性与慢性复发性胰腺炎罕见，15%患者有胰腺外分泌功能异常，25%患者血淀粉酶升高。SS患者胰腺功能的研究证明其对胃泌素与促胰酶素的反应有障碍，提示SS可能有亚临床型的胰腺疾病。

（五）肾脏

SS患者可有肾小管功能障碍。约35%～40%的原发SS患者伴发肾脏疾病，约25%～35%的患者常见肾尿酸化功能减退，严重者出现低钾性肾小管酸中毒，肌酐清除率下降50%，33.3%患者有间质性肾炎。肾活检可见肾间质淋巴细胞与浆细胞浸润伴肾钙质沉着和肾小管萎缩。肾小管功能缺陷的发病机制可能与高丙种球蛋白血症引起的血液高黏稠度及肾实质淋巴细胞浸润，引起肾小管免疫损伤和肾小管基底膜中免疫复合物沉积有关。除肾小管病变外还可发生尿浓缩功能降低、低渗尿、氨基酸尿、尿酸尿、葡萄糖尿和磷酸盐尿；还有病例合并肾周期性麻痹、肾石、肾性糖尿病、尿崩症、肾小球肾炎，最后死于肾功能衰竭。肾小管性酸中毒和肾小球肾炎为SS的常见肾脏损害。

（六）呼吸系统

(1)鼻黏膜腺体受侵表现为鼻腔干燥和鼻痂，嗅觉异常；鼻痂阻塞欧式管可发生浆液性中耳炎，导致传导性耳聋；鼻黏膜腺体因反复受侵，继发鼻中隔炎和鼻出血。

(2)咽部干燥，声音嘶哑，咽炎。

(3)呼吸道受累表现为慢性支气管炎、复发性间质性肺炎、胸膜炎。超过72%的SS患者皆有呼吸功能改变，表现为小气道阻塞及肺泡-动脉之间氧差降低。轻者无肺部症状或只有由于干燥引起的刺激性咳嗽，严重者由于肺间质性病变而发生呼吸困难。X线胸片显示，约一半患者存在间质改变。高分辨计算机扫描胸像异常者可见段级支气管壁或分布于间质内的毛细支气管周径变厚。肺间质的淋巴细胞浸润，从良性淋巴细胞间质性肺炎转化为假性淋巴瘤和恶性淋巴瘤的病变皆可引起类似弥漫性间质肺纤维化的临床综合征。此外，许多SS患者可无明显肺部病变，但有限制性肺通气功能障碍与弥散能力降低。

（七）假性淋巴瘤

约10%的患者发生假性淋巴瘤，表现为淋巴细胞增生和淋巴结病，腮腺肿大或肺结节。这种假性淋巴瘤患者中约 10%可能继续发展为淋巴细胞性(非霍奇金病)淋巴瘤。

三、非外分泌器官

(一)关节炎

78%SS 伴发关节痛,可呈轻型复发性多关节炎,主要侵犯膝和(或)肘关节,有自限性。少数出现明显的关节炎体征,例如关节肿胀、积液。关节 X 线照片大多正常,少见关节畸形。发病机制可能是免疫复合物所致。

(二)神经系统

SS 患者神经系统临床表现的病理基础是神经血管炎。SS 的神经系统病变,中枢病变少见,多见周围神经病变。周围神经病变的临床表现多为知觉、运动神经受累;中枢神经系统的改变多样且涉及整个神经轴,包括脑和脊髓,可发生于颅神经、三叉神经等,出现偏瘫、失语、抽搐、运动障碍、共济失调、横贯性脊髓炎等;还有患者发生广泛性脑病、精神分裂症、无菌性脑膜炎等。神经系统损伤多数是局灶性的,少数是弥散性。

SS 患者行为性格改变用心理测量表[明尼苏达个性调查表(MMPI)]测试,测试结果表明,SS 患者最常出现的精神障碍为疑病、癔病、抑郁。中枢病变影像学检查可有异常。

(三)血管炎

仅 5%的 SS 患者存在明显的临床血管炎的表现,多见紫癜或过敏性血管炎、皮肤溃疡、周围神经炎、结缔组织动脉周围炎等,结节性红斑也可视为血管炎的临床表现。约 20%~30%伴高球蛋白血症性紫癜者为毛细血管炎。另外,系统性血管炎涉及内脏如胃肠道、肾、脾和生殖道。部分患者有雷诺现象,寒冷和情绪激动均可诱发。

(四)甲状腺疾病

约 10%~14%SS 患者发生自身免疫性甲状腺病,类似于 Hashimoto 甲状腺炎。约 50%的 SS 患者有甲状腺功能低下的生物化学依据,40%的患者血清中可有抗甲状腺球蛋白抗体与抗甲状腺微粒体抗体。约 10%的患者需补充甲状腺素。

(五)糖尿病

约 4.1%的少数患者并发糖尿病。

(六)肌肉病变

表现为重症肌无力,仅见于 SS 伴发类风湿性关节炎患者。也可发生局灶性肌炎和肉芽肿性肌炎,但无肌纤维坏死。

(七)药物过敏

约 63%的 SS 对药物过敏,主要是金霉素和青霉素;约 66.6%患者对青霉素和左旋咪唑过敏,表现为过敏性皮疹。

(八)结缔组织病

约有半数 SS 合并类风湿性关节炎,少数可伴发红斑狼疮、硬皮病、多发性肌炎、结节动脉炎等。

(九)全身

周期性发热,体重下降,乏力。

四、恶变

SS 患者发生淋巴细胞增生性疾病的危险性增加。淋巴增生的主要表现为从唾液腺和泪腺的良性淋巴细胞浸润到低度的单克隆 B 淋巴细胞增殖,最终发生高度恶性的非霍奇金淋巴瘤(non-Hodgkin's B cell lymphomas)。SS 患者非霍奇金淋巴瘤的发生率为 4%~10%。当 SS 发生恶性淋巴瘤时一般都在腺外组织,如肺、肾、淋巴结、皮肤、胃肠道和骨髓,发生腺外淋巴组织增生将会给恶性淋巴瘤的临床和组织学诊断带来一定困难。组织学可见核型改变等恶性表现,并存在原癌基因的高表达。最近的研究 SS 患者发生淋巴瘤染色体易位,这种易位导致原癌基因 bcl-2 和免疫蛋白重链之间的对立,从而造成 bcl-2 基因的高表达。bcl-2 蛋白表达增加将干扰正常细胞的程序化死亡,增加恶性转化的可能性。SS 发生恶性瘤间隔可长达 20 年,从良性到恶性增殖需要复杂的多步过程。

第六节　诊　断

本病诊断前可现出现非特异性症状如头晕、软弱、关节痛等，几年后才有SS症状。SS的临床表现复杂，首发症状单独出现，首诊常在口腔科、眼科、消化科，即使到风湿科也因以关节肿痛为主而被延误诊治。SS的诊断延误可对患者产生明显的生理、心理和经济影响。口腔和眼科临床症状、体征和相关检查是主要诊断依据，内科、神经科等方面的病史能给SS的发现提供重要线索。如果能进一步询问和系统检查还会获得其他有意义的临床表现与体征，如舌黏膜严重干裂、牙龈红肿、牙齿龋坏、伴发肝肾功能异常等。实验室检查多但缺乏特异性，仅作参考。临床上可按照症状累及的系统及脏器选择相应的检查项目，例如血常规、尿常规、体液免疫、细胞免疫、X线、脑电图等。文献报道老年患者pSS的口干、眼干及程度不等的关节疼痛出现率为100%，明显高于其他年龄组。

一、诊断标准

干燥综合征是一种常见的慢性炎症性自身免疫病，其病因与发病机制至今尚不清楚，目前国际上尚无统一的干燥综合征诊断标准。由于缺乏对SS根本发病原因的充分了解以及其临床症状的广泛性使得对SS的诊断变得困难和复杂化。

传统是将口腔干燥、眼干和自身免疫疾病（通常为类风湿性关节炎）三联症中存在任何两种的疾病状态定义为SS综合征。然而，口腔干燥和眼干这两种症状具有相当的主观性，因此，仅有此主观症状对于SS的诊断并不具有特异性，更重要的是以客观检查来确定诊断。为了方便SS的诊断已经形成了多套诊断标准，每一套诊断标准都要求专一的临床和实验室检查。以下为几种常见的诊断标准。

（一）欧洲共同体（European Community，EC）标准（表17-3）

大多数诊断标准强调唾液腺活检的重要性，EC标准是其中的一种，它要求口腔和眼部的症状和体征（signs and symptoms），组织学检查（唾液腺活检），血清自身抗体（风湿因子或RF、抗核抗体或ANA、抗Ro或抗SS-A抗体、抗La或抗SS-B抗体）。应用EC标准，6个标准中有4条符合时才能作出SS的诊断。修改标准认为4条标准中只要存在唾液腺活检的局灶性涎腺炎（sialadenitis）或抗体两者之一就可做出SS的诊断。

表17-3　欧洲共同体SS诊断标准

SS诊断的EC标准(1993)
1. 眼部症状：下列3项中至少1项为阳性
(1)持续3个月或更长时间的眼干涩
(2)反复眼沙砾感
(3)1天3次或更多次地使用代泪液品
2. 口腔症状：下列3项中至少1项为阳性
(1)持续3个月或更长时间的口干
(2)反复或持久的涎腺肿大
(3)吞干的食物时频繁地饮用液体
3. 眼部体征：下列2项中至少有1项阳性
(1)Schirmer试验：每分钟湿润长度小于或等于5 mm
(2)Rose bengal积分大于或等于4(按Van Bijster计分系统计算)
4. 组织学特征：涎腺活检病灶积分≥1(病灶指50个单核细胞聚集，病灶积分指病灶数/4 mm^2腺体)
5. 涎腺受累：3项中至少1项为阳性
(1)涎腺拍片
(2)腮腺造影
(3)无刺激状态涎液分泌速度≤1.5 ml/15 min
6. 自身免疫抗体：下列血浆自身抗体中至少1种阳性
(1)RO/SS-A或LA/SS-B抗体
(2)抗核抗体
(3)类风湿因子

注：上述标准中出现4项，诊断pSS的敏感性及特异性均在90%以上，因而可作为pSS的诊断标准，第1或第2项加上第3、第4、第5项中任意两项，可作为sSS的诊断标准。

（二）圣地亚哥标准

Fox等提出的诊断标准最具有代表性和概括性。

1. 其主要条款如下

(1)使用 Schirmer 试验和玫瑰孟加拉红或荧光染色证实干燥性角膜炎(KSC)的存在。

(2)唾液腺分泌减少的客观证据。

(3)在唇腺活检标本内有淋巴细胞浸润的证据，所取标本至少应含 4 个腺叶结构，每 4 mm^2 组织平均至少含有两个由 50 个或更多淋巴细胞组成的浸润灶。

(4)通过检查血清自身抗体的存在证实有全身性自身性免疫过程(抗核抗体、类风湿因子或 SS 特征性抗体如抗 Ro 抗体和抗 La 抗体)。根据 Fox 的标准，仅当符合所有 4 个标准时才被诊断为 SS 综合征；如果仅满足其中 3 个标准，则诊断为可疑 SS 综合征。Fox 主张的圣地亚哥标准主要以研究为目的，与国际通用标准一致。

2. SS 的圣地亚哥诊断标准(表 17-4)

表 17-4　SS 圣地亚哥诊断标准(Fox)

诊断标准(1986)
Ⅰ. pSS
1. 眼干燥的症状和客观体征
(1)Schirmer 试验：每 5 分钟湿润长度小于 8 mm
(2)角膜和结膜玫瑰孟加拉红染色证实有干燥性结角膜炎
2. 口腔干燥的症状和客观体征
(1)使用 Lashley 杯或其他方法证实腮腺流动速率降低或唾液流量减低
(2)小唾液腺(唇黏膜)活检异常(每 4 个腺叶平均计算，淋巴细胞浸润灶≥2 个，一个灶＞50 个淋巴细胞聚集)
3. 全身自身免疫性疾病的证据
(1)类风湿因子升高(≥1∶160)
(2)抗核抗体升高(≥1∶320)
(3)存在抗 SS-A(Ro)抗体和抗 SS-B(La)抗体
Ⅱ. sSS
典型的 SS 的症状和体征(如Ⅰ所述)，加上类风湿性关节炎、系统性红斑狼疮、多发性肌炎、硬皮病或胆汁性肝硬化的临床特征
Ⅲ. 应排除的疾病
类肉瘤、以前存在的淋巴瘤、获得性免疫缺陷疾病或其他原因不明的干燥性角膜炎或唾液腺增大

(三)哥本哈根标准(表 17-5)

临床上采用哥本哈根标准比较实用，口腔检查先行唾液检查及腮腺造影，如只有一项阳性时再说服患者作唇黏膜活检，较要求每例患者都做此创伤性检查更为实际可行，而且易为患者所接受。

表 17-5　SS 哥本哈根诊断标准

哥本哈根分类标准(1986)
1. 干燥性角膜炎：下述 3 项中至少两项阳性
(1)Shirmer 试验
(2)泪膜破裂时间
(3)孟加拉红角膜染色：用 Van Bijsterveled 半定量计分法
2. 口腔干燥症：下述 3 项中至少两项阳性
(1)非刺激性唾液流量
(2)腮腺造影异常
(3)唇黏膜活检

(四)Bunim 和 Bloch 诊断标准

目前临床上常用，其内容有 3 项，具备其中的 2 项，可以诊断 SS。

(1)组织学检查与功能测试，证实唾液腺侵犯和分泌功能低下者。

(2)泪腺被侵犯。功能测试有干燥性角膜结膜炎。

(3)合并另一种自身免疫性疾病，如类风湿性关节炎(RA)、系统性红斑狼疮(SLE)、进行性系统性硬化症(PSS)、多发性肌炎(PM)等。

Bunim 和 Bloch 将 SS 分为 5 个亚型：

1. A 型

合并典型类风湿性关节炎(SS＋RA)。

2. B 型

合并可能的类风湿性关节炎(SS＋RA)。

3. C 型

合并系统性红斑狼疮或进行性系统性硬化症或结节性多动脉炎(SS＋SLE 或 SS＋PSS)。

4. D 型

合并多发性肌炎(SS＋PM)。

5. E 型

不合并其他自身免疫性疾病，或称为单纯干燥综合征。

（五）SS国际分类诊断标准（表17-6）

表17-6 SS国际分类诊断标准

SS国际分类诊断标准(2002)
Ⅰ. pSS：下述标准中出现4项或4项以上，必须有4和(或)6，及3～6中任3项存在，可诊断pSS
1. 口腔症状：下列3项中至少1项阳性
(1)每日口干持续3个月以上
(2)成年后腮腺反复或持续肿大
(3)吞咽干性食物时需用水帮助
2. 眼部症状：下列3项中至少1项阳性
(1)每日感到不能忍受的眼干持续3个月以上
(2)有反复的沙子进眼或磨沙感
(3)每日需用人工泪液3次或3次以上
3. 眼部体征：下列2项中至少1项阳性
(1)Schirmer试验(≤5 mm/5 min)
(2)Bl角膜染色(≥4 Van Bijsterveld计分法)
4. 组织学检查
下唇腺病理示淋巴细胞灶≥1(指4 mm^2组织内至少有50个淋巴细胞聚集于唇腺间质者为一灶)
5. 唾液腺受损：下列3项中至少1项阳性
(1)唾液流率(≤115 ml/15 min)
(2)腮腺造影
(3)唾液腺放射性核素检查
6. 自身抗体：抗SSA或抗SSB(+)(双扩散法)
Ⅱ. sSS：第1或第2项加上第3、第4、第5项中任意两项，可作为sSS的诊断标准

在某些情况下一时难以确定诊断，可追随观察一段时间再确诊。例如抗RNP抗体阳性而未行唇腺黏膜活检的患者，难以确定是pSS或sSS或“混合性结缔组织病”；又如个别病例抗Sm抗体阳性或狼疮带试验阳性，难以确定是pSS或sSS或系统性红斑狼疮，这种情况下可诊断为重叠综合征。

SS是一种多系统性疾病，因此要对患者进行全面的病史和体格检查。SS的诊断要靠内科、口腔科、眼科、病理科和检验科5科的协作才能完成。

二、口腔诊断

SS患者的口腔检查主要是唾液腺的临床和病理检查。口腔干燥是患者的主诉而不能就此做出SS的诊断。

（一）病史

患者有口干病史，难于咀嚼和吞咽食物，口腔烧灼感，味觉改变，摘戴义齿困难。由于口腔干燥症状的主观性，SS患者通常忽视这一症状。1994年对600名患者的调查发现95% pSS患者和74% sSS患者有口腔干燥的主诉。

（二）临床检查

1. 触诊

1/4至2/3 pSS患者存在唾液腺扩张。当唾液腺扩张存在，受累组织通常不易触摸到。一些病例由于唾液腺分泌减少，口腔细菌移入唾液腺而发生复发性涎腺炎（recurrent sialadenitis），这种情况下唾液腺变得易于触摸到。复发性涎腺炎并不局限于1～2个唾液腺体，因此对于复发性涎腺炎，建议在外科干预之前要弄清是否存在可疑性SS。

2. 视诊

口腔检查发现嘴唇干燥、干裂，上腭和舌背及颊黏膜干燥和红斑，出现或没有上皮脱落。SS患者唾液分泌的减少导致牙齿龋坏，典型的常见部位是牙颈部和切缘。如果缺乏充分和全面的保护措施，口腔龋坏将发展迅速。SS患者口腔反复发生萎缩性念珠菌性口炎，并且出现口腔烧灼感。

（三）诊断检查

1. 唾液流量检查和唾液化学

该项检查无痛并且简单，但只有单一该项检查对于SS诊断是不充分的。

(1)唾液量测定：包括全唾液量或个别腺体（主要取自腮腺）。不给任何味觉性刺激所获得唾液量称为静止性分泌量，给予刺激后获得唾液量称为刺激后分泌量，临床检测时一般将这两种分泌量与正常人进行对照。用Lashley杯置于一侧腮腺导管口下方，在一定时间内收集腮腺唾液，滴几滴柠檬汁或米醋于舌侧缘上，在同样时间内测唾液量。左右腮腺分别测定。正常人用2%枸橼酸刺激后收集腮腺分泌量，每分钟不低于0.2～0.3 ml。SS患者常测定其全唾液量，但SS唾液分泌量减少并无统一标准。一般认为用 5 g 白蜡咀嚼 5 分钟，然后测定全唾液量，低于每分钟 1 ml 被认为涎腺功能减退。

(2)唾液化学测定：有报告指出，SS 患者的刺激性腮腺唾液中 Na^+ 和 Cl^- 含量增加而 K^+ 的含量正常，总蛋白的含量变化不大或降低，但 SIgA 升高显著。SS 患者唾液 pH 和缓冲能力降低，乳酸菌和念珠菌含量增高，淀粉酶活性降低。

2. 唾液轮廓电泳（electrophoretic profile of salivary）

唾液电泳方法简单经济，对于 SS 的诊断具有较高的特异性和敏感性。

3. 唾液析晶形态试验（saliva ferning test，SFT）

取非刺激性新鲜唾液，光镜下观察其结晶形态，根据 Maragou 标准记录分型。该试验具有较高的敏感性和特异性。和唇腺活检的阳性检出结果无显著性差异（$P>0.05$）。SFT 对 SS 患者的早期诊断及治疗具有重要的参考价值。

4. 涎管造影

放射照相技术可使唾液腺和导管的结构形象化，是诊断 SS 的重要标准之一。用大小不同的探针探察腮腺导管口，由小到大，逐渐扩张导管口，然后用弯形钝头针或塑料管插入导管，深约 0.5～1 cm，缓缓注入造影剂（碘油或 pantopaque），至患者感到疼痛为止，通常用造影剂 1～2 ml。拔出针头，以消毒棉球压迫腮腺导管。拍摄腮腺部后前位与侧位片（显影期）。然后取出棉球，令患者含漱米醋 5 分钟，再拍摄分泌期 X 片。若造影剂是碘油，可能较长时间滞留于腺组织内，滞留于腺组织内的碘化油制剂可产生肉芽肿性炎症，加重病变发展，因此主张采用碘水制剂。

腮腺造影对 SS 并不具有特异性，慢性化脓性腮腺炎也可有类似表现，淋巴细胞增殖为主的结节性肿块呈现的占位性改变（良性肿瘤）也可有类似表现。另外，正常人群中约 15%～20%的腮腺造影也有呈末梢导管扩张的表现。而临床、化验、免疫学检查等检查都符合 SS 表现，造影却呈现正常表现。因此，上述 X 线片在排除结核、结节病与淋巴瘤后可能为 SS 的表现，应配合其他检查后确诊。

5. 闪烁扫描法（scintigraphy）

又称核素检查，是评估唾液腺功能的一种方法，放射性核素 ^{99m}锝（$^{99m}TcO4$）能被涎腺小叶内导管吸收并可分泌入唾液。该方法连续测定摄取和分泌高锝酸盐（technetium-99m pertechnetate）或 $^{99m}TcO4$ 数量，从摄入到分泌的全过程可以得到时间活动曲线（time-activity curve），因而能评价涎腺实质受损程度。$^{99m}TcO4$ 涎腺扫描功能一般分为 4 级，Ⅰ级为在给药后 10 分钟内腺体迅速摄取并渐进增多，20～30 分钟后明显积聚于口腔，表明腺体功能正常。Ⅱ级表明腺体摄取量正常或减少，向口腔排泄缓慢。Ⅲ级呈现摄取量明显减少，排空极缓。Ⅳ级则腺体无摄取功能，其表现和本底相似。定量检查方法较多，各家标准不同，尚无公认的正常值，故临床应用受到一定限制。也有研究认为同位素检查方法简便，敏感性高，具有广阔的应用前景。但该方法不能使导管结构形象化，对于 SS 不是特异性的诊断方法。

6. 超声断层显像图描记法（ultrasonographic imaging）

超声断层造影法可将腮腺当做单一和没有入侵的实体加以观察。

(四)组织病理检查

1. 唇腺

首选下唇小唾液腺活检，其次是鼻黏膜活检和上腭黏膜检查。唇腺活检切取的部位必须是黏膜正常、未受创伤或发生过炎症反应的部位，一般取自下唇中线部位。

有些口干为症状性口干，具有较大的主观性，与唾液腺流动速率改变的相关性较差，因此，唇唾液腺活检是口腔 SS 的主要诊断依据，也是排除 SS 综合征的特异性方法。在排除慢性非特异性唾液腺炎后，用病灶计数的方法评估疾病的严重程度。通常将含 50 个或 50 个以上淋巴细胞的病灶作为阳性病灶，每 4 mm^2 含 1 个以上阳性病灶计数的口腔病理特征支持 SS 综合征的诊断。下唇黏膜的活检将获取 5～7 个周围有结缔组织分割的小腺体，可提供足够的样本用于诊断和评估疾病的严重性。

2. 鼻黏膜

鼻黏膜组织学改变与唇部小唾液腺相似，其特征性改变亦为腺周慢性炎性细胞浸润，分级与诊断标准与唇活检相同。有研究证实鼻黏膜活检的诊断敏感性与下唇活检相似。鼻黏膜活检的优点是简单易行,可重复检查,便于用来观察病情演变和药物疗效。

3. 腮腺

一般不将腮腺活检作为SS常规的诊断方法,这是因为腮腺取材不方便,诊断的准确性高于小腺体的活检,并易获得假阳性结果。仅在存在持续性腮腺肿大的患者,才考虑对受累腺体进行活检,并应密切随访。如果肿大腺体存在从软性弥漫性水肿到坚硬的结节改变,提示有恶性转化的可能。对腺体持续增大并出现血清单克隆γ球蛋白波峰的SS患者腺体应迅速活检,活检组织的免疫表型有助于良性和恶性病变的鉴别。

三、眼科诊断

角膜和结合膜的表面是由非角化的鳞状上皮组成,正常情况下由泪液所湿润。角膜无血管结构,依靠泪液提供营养物质和氧合作用,提供白细胞、溶菌酶等预防感染,修复创伤。泪液分泌不足或缺乏则发生干燥性角膜结膜炎(keratoconjuctivitis sicca,KCS),眼干一词多为患者的主诉而不是医生的临床诊断。

(一)眼表体征

1. 泪液黏稠度的观察

正常的泪液产生在睑缘和下方球结膜之间形成一种连续性、饱满和轻凹的弯液面(menisus),宽约0.5 mm。在水液层缺乏的个体,弯液面就会变窄或消逝,也可能含有碎屑或黏液。

2. 荧光检查

将荧光染料条与下方球结膜接触后,可显示眼表面的湿润程度;泪膜着染,易于观察泪膜的黏稠度,并提供有关眼表面上皮完整的信息。荧光染料可使因细胞间连接结构破坏致荧光渗透性增加的病变上皮着染,也可使上皮层脱落区的结缔组织着染。KSC患者在睑裂暴露区多观察到点状或斑点状角膜着染,偶尔结膜也发生着染。密集的下方角膜着染是典型的着染方式。

3. 玫瑰孟加拉红染色

玫瑰孟加拉红染料可使失去黏蛋白层保护的上皮细胞着色。将10%孟加拉红或2%荧光素1滴,滴入睑结膜囊内,随即用生理盐水冲洗,裂隙灯检查角膜和结膜。角膜表面点状或丝状着色为阳性,证实泪液分泌减少。SS患者的角膜和结膜上皮层可以观察到轻度至重度的玫瑰孟加拉红染色。上皮层着染的模式根据病情的轻重而发生不同的变化。轻度病例,多在睑裂区的结膜出现细点状着色;中度病例,多在球结膜和下方角膜出现粗糙的斑点状着染;而严重病例,多出现弥散性角膜着染。玫瑰孟加拉红染色是KSC最特异性的诊断试验之一,可以作为SS诊断、确定严重程度和判断疾病进展程度的关键性临床参数。

4. 二碘曙红染色

也是一种简便易行的方法。用1%二碘曙红滴眼,随即用生理盐水洗去。这种苯胺类染料(aniline dye)也能使生活能力弱或受创伤的角膜和结膜着色,呈现为基底缘在角膜、结膜上形成的红色三角区。据一些研究报告其敏感性优于Shirmer试验。

5. 泪膜破裂时间

在结膜囊内滴入荧光染料后,指示患者作瞬目动作,然后尽可能地长时间张开眼睑,测定泪膜破裂时间(tear film breakup time,TBUT)。在裂隙灯下观察,在一次完全眨眼后到角膜出现第1个干燥斑所需时间称为泪膜破裂时间。正常人的TBUT通常为10秒或更长。KSC患者的TBUT仅可能为数秒或更短。一般认为TBUT为10秒或低于10秒为泪膜不稳定。其原因具有多样性,泪液分泌减少、泪膜脂质层、水液层和黏蛋白层的改变都可造成泪膜的不稳定性。因此,该方法对SS的诊断也具有特异性。

(二)泪液分泌量的检查

1. Schirmer试验

是定量泪液产生最常用的客观性临床试验。在进行Schirmer试验时,将一种标准的滤纸条5 mm×35 mm置于颞侧下睑缘的泪膜中或睑裂内1/3和中1/3交接处作为"灯芯"通过虹吸作用吸取泪液,5分钟后测定滤纸湿润的长度(mm)。Ⅰ型Schirmer试验是在非麻醉状态的正常眼放置滤纸条,刺激反射性泪液分泌,测定了基础性泪液分泌和反射性泪液分泌。Ⅰ型试验70%的无眼部刺激的正常受试者5分钟的测定值为10 mm或10 mm

以上，在同一眼重复测试可以获得不同的结果。当Ⅰ型 Schirmer 数值在 5～10 mm 之间时，应考虑存在轻度的水液层缺乏。当 Schirmer 数值低于 5 mm 或更小，为严重水液层缺乏的患者。由于Ⅰ型试验值的变异及滤纸条规格和质量的不同，Schirmer 试验的正常下限值没有一个统一的数值。强迫性 Shirmer 泪流量试验是在进行 Schirmer 试验期间刺激鼻腔(将 10%氨水或其他刺激物置于鼻腔下方 15 cm 处，令患者吸入，以刺激泪液分泌)，以测量反射性泪液分泌。强迫性 Shirmer 泪流量试验对于 SS 的诊断比单纯的Ⅰ型 Schirmer 试验更具有特异性，KSC 患者在病程早期就已失去反射性泪液分泌的能力。

2. 荧光稀释试验

评估荧光染料在泪膜中的清除速度是定量评价泪液产生的临床参数。荧光光度计可以准确测定荧光浓度的变化，但设备昂贵。另外一种实用但不太准确的荧光浓度定量方法，是滴入荧光染料后直接观察不同时间置入泪湖的 Schirmer 试验条的荧光染色。泪液产生和引流正常的患者，在下结膜囊滴入 5 μl 1%的荧光溶液 20 分钟后在泪膜内将测不到荧光。而 KSC 患者的荧光清除明显延迟，在滴入荧光染料 30 分钟后在滤纸条上常能检测到荧光的存在，提示其泪液产生减少。

3. 泪液溶菌酶和乳铁蛋白试验

溶菌酶和乳铁蛋白是由泪腺腺泡产生并分泌入泪液的两种抗微生物蛋白。在泪液缺乏的 SS 患者其蛋白浓度下降，因此可以通过定量测定泪液中这些蛋白的浓度来评估泪腺的分泌功能。用滤纸条收集泪液的溶菌酶标本，然后放入接种有标准悬液的琼脂培养基，培养基上抑制生长区的存在提示溶菌酶的存在，测定标准细菌悬液的光密度可以定量测定其浓度。乳铁蛋白免疫试剂盒可以测定泪液的乳铁蛋白。此外，SS 患者的泪液 β_2 微球蛋白浓度升高。

4. 测定泪液渗透压

正常的泪液渗透压为 302±6.3 mOsm/L。由于 SS 患者的泪液减少，其泪膜渗透压将会增加到 330～340 mOsm/L。但这种方法费用高，微量渗透计难以获得，从而限制了该方法的临床应用。

(三)结膜上皮细胞的细胞学检查

1. 结膜印记细胞学检查

印记细胞学是一种简单和非介入性的评估表面上皮层病理性改变的技术。用硝酸纤维素滤膜放在结膜表面来获取表层上皮细胞，进行病理检查，可见颞侧和下方球结膜发生鳞状组织转化，细胞浆/核比例增大，颞侧球结膜广泛性杯状细胞消失，结膜上皮层有黏液聚集，下睑结膜有炎细胞存在。

2. 结膜刮片

结膜刮片的 Giemsa 染色也可显示杯状细胞丢失，上皮化生和角化细胞的特征性改变。有时也可观察到细胞碎屑和黏液丝条。

四、实验室检查

对于上述检查异常的患者，相应的实验室检查应定期追随。

(一)血常规检查

原发 SS 合并多种血液学异常，其中贫血最常见，为正色素性贫血占 51%，单纯贫血占 34%，白细胞减少占 25%，血小板减少占 23%，全血细胞减少占 7.7%。白细胞分类中嗜酸性粒细胞增多占 10%～25%，NK 细胞减少。60%～90%的患者血沉增快，病变越重，增快越高。血浆球蛋白主要是 γ 球蛋白增高，血浆白蛋白与球蛋白比值相等或倒置。但 C 反应蛋白增高只有 6%。经皮质激素治疗后，外周血及骨髓象均有不同程度的改善。pSS 的血液系统异常与免疫因素有关。

(二)自身抗体

免疫学检查异常表现极其复杂多样。本病最常见的自身抗体为类风湿因子，多数为 IgM，阳性率 67%～98%；其次是抗核抗体(ANA)(Hep-2 细胞底物法＞1∶80)阳性率 80%～90%；免疫扩散法测得 SS 患者抗 SS-A 抗体和抗 SS-B 抗体的阳性率分别为 75%及 40%，酶联免疫吸附法的阳性率可高达 95%及 85%。免疫印迹法属非常规检查，在某些特殊情况下有助于诊断，例如同为 SS-A 抗原，SS 患者多为抗 52 kD 多肽的抗体，而系统性红斑狼疮患者多为抗 60 kD 的抗体。

SS 合并系统性红斑狼疮常有 SS-B 抗体。SS 合并类风湿性关节炎与 pSS 相反，常有 SS-C 和抗唾液腺小管抗体。少数患者其他自身抗体亦可阳性，例如抗 Sm 抗体、抗线粒体抗体。抗 SS-A 抗体阳性的孕妇分娩时可能发生传导阻滞，婴儿的危险性增高，因此对这类情况要仔细监护。

(三)血清蛋白

高丙种球蛋白血症是本病特点，约 90%患者有此征象。血清蛋白电泳检查为常规检查，在单纯 SS 较 SS 合并类风湿性关节炎多见。血清 3 种主要免疫球蛋白皆可增高，以 IgG 增高较为显著，少数患者 IgM 也增高，IgM 常预示疾病进展。少数患者有巨球蛋白血症和冷球蛋白。冷球蛋白以混合型为主，二者均可引起高黏综合征。

多数 pSS 的血清免疫球蛋白 IgM、IgG 的升高呈多克隆性。如果多克隆性转为单克隆性，继之出现血 IgM 降低，或 IgM 类风湿因子由原高效价转为低效价或转为阴性，多预示有发生恶性淋巴增殖的可能。

血清 β_2M 浓度在疾病活动期升高，缓解期降低。故定期检查血清 β_2M 可作为疾病活动性的判断指标。

(四)唾液蛋白质

唾液中的免疫球蛋白和类风湿因子的主要部分来自血清。患者唾液中 IgG 与 IgM 水平增高，放射免疫法可发现 SS 患者唾液中的 IgA 和 IgM 类风湿因子水平增高。另外，SS 患者唾液中的 β_2 微球蛋白(β_2M)浓度较血清中增高，唾液 β_2M 微球蛋白浓度与唇腺活检的炎症细胞浸润程度呈正性关系，提示它是从组织中的淋巴细胞分泌至唾液中的，因此唾液 β_2M 测定可用来估计唾液腺慢性炎症细胞的浸润程度。

(五)血清补体

SS 患者血清补体水平正常，但并发血管炎时，可发生重度低补体血症；合并类风湿性关节炎时升高。

(六)免疫复合物

85% SS 患者的免疫复合物阳性。

(七)网状内皮系统功能

网状内皮系统 Fc 受体功能缺陷。SS 患者网状内皮系统 Fc 受体功能缺陷与临床表现相关，但 SS 中 Fc 受体功能缺陷的原因未明。

(八)细胞免疫

淋巴细胞转化率降低以及皮肤超敏反应不敏感多见于 SS 合并淋巴瘤、假性淋巴瘤或 SS 合并类风湿性关节炎的病例。体外血淋巴细胞悬液加胸腺素进行培养，E 花环形成细胞增加，说明 SS 可能有 T 细胞成熟障碍。75%患者均有 CD4/CD8 比值失调。

五、其他检查

一部分 pSS 存在器官损伤，需相关的特殊检查。

呼吸功能改变是肺被累及的最早表现，此时患者可能没有任何呼吸道症状。最早期肾改变患者可能没有泌尿系统症状或尿常规检查异常，亚临床肾小管受累可以采用氯化铵负荷试验或多次查尿 pH 值检测，蛋白尿提示间质性肾炎的可能。pSS 的中枢神经系统损伤，除临床诊断外，脑 CT 及血管造影的异常率低(<20%)，脑电图可达 50%异常。但为测出早期或小的病灶，宜同时检查激发反应试验(evoked response testing)。脑电图及磁共振显影较敏感，甚至可发现亚临床型或多灶性中枢神经受累。脑脊液可有蛋白增加及细胞轻度增加，脑脊液的 IgG 指数、寡克隆带图型和细胞学检查最具有诊断意义。IgG 指数提示鞘内 IgG 合成，在活动性中枢神经系统疾病中存在 70%异常，而无活动性中枢神经疾病者只有 20%异常。脑脊液琼脂糖电泳显示在有活动性中枢神经疾病者，86%有 IgG 移动区寡克隆带，而对照无活动者只有 17%。细胞学检查在活动性疾病患者的脑脊液中可见反应性小圆淋巴细胞、浆细胞、淋巴母细胞样细胞及非典型单核细胞，该细胞细胞核屈曲、染色质不规则聚集、细胞浆均匀稀薄。

第七节　鉴别诊断

（一）涎腺肿瘤

结节性SS可扪及肿块，需与肿瘤鉴别。涎腺肿瘤肿块明显、局限，界限清楚，无眼干、口干症状。SS的肿块界限常不明确，有时出现多个肿块，患者常有口干、眼干症状，涎腺造影可见末梢导管扩张及排空功能迟缓。

（二）腮腺良性肿大

常为双侧腮腺弥漫性肿胀，质软，界限不明确，扪诊可有韧感，无眼干、口干唇裂症状；腮腺造影可有排空功能稍迟缓，但无明显的末梢导管扩张。但对于中年女性的双侧腮腺肿大，造影显示排空功能迟缓，应密切观察，或进一步检查，以便排除可疑SS。

（三）成人复发性腮腺炎

腺体反复肿胀，球蛋白增高，组织学表现与干燥综合征类似。挤压腺体导管口可流出混浊黄白色黏液脓性分泌物，急性发作时局部有红肿发热疼痛。造影可见末梢导管扩张，排空功能迟缓，易与SS混淆。但成人复发性腮腺炎有儿童期发病史，无眼干、口干等症状。免疫检查无异常。

（四）嗜酸性淋巴肉芽肿

好发于腮腺咀嚼区，呈包块状，造影表现为良性肿瘤改变，末梢血中嗜酸性粒细胞增多。SS的个别病例中也存在嗜酸性粒细胞增多，易使诊断混淆。但嗜酸性淋巴肉芽肿常有皮肤局部瘙痒症状，色素沉着及潜在淋巴结肿大等体征，无眼干、口干等症状。

（五）系统性红斑狼疮（systemic lupus erythematosus，SLE）

SS合并SLE与SLE合并SS有许多相似之处，但也有不同的表现（表17-7）。

（六）SS的淋巴细胞增生与恶性淋巴细胞瘤的鉴别（见表17-8）

表17-7　SS＋SLE与SLE＋SS的鉴别诊断

	SS＋SLE	SLE＋SS
来源	为SS的变型	为SLE的变型
临床表现	SS仅有5%呈SLE表现	SLE患者的泪腺和唾液腺常见SS的组织病理改变或功能障碍
	皮肤血管炎，周围神经系统侵犯，间质性肾炎，肺部侵犯，淋巴结肿大，肝脾肿大	临床病情较重，有各种炎症性皮损，多发性浆膜炎，中枢神经系统侵犯，肾小球肾炎
血清抗Ha抗体	血清中抗Ha抗体阳性率高，为85%	阳性率仅为3%
血清ds-DNA	血清该抗体阴性，罕见阳性	血清ds-DNA抗体常阳性

表17-8　SS的淋巴细胞增生与恶性淋巴细胞瘤的鉴别诊断

	淋巴细胞增生	恶性淋巴细胞瘤
患者	轻度SS患者	重度SS患者
肿瘤	良性，少数可由良性转变为恶性	恶性
浸润程度	淋巴细胞浸润一般是轻度的，但有时可特别明显。淋巴细胞可扩增到腺外组织，类似肿瘤性，为假性淋巴瘤	淋巴细胞重度浸润，淋巴结的正常结构破坏，浸润超出淋巴结的包膜，为恶性淋巴瘤表现

续表

	淋巴细胞增生	恶性淋巴细胞瘤
部位	淋巴腺肿大；肺部浸润；肝肿大；脾肿大；肾浸润；唾液腺浸润	腮腺肿大；脾肿大；淋巴腺肿大；血管炎和神经病变为发生恶性增生的危险因子
淋巴细胞	正常的细胞形态	恶变细胞形态

（七）其他

众多的其他疾病也可引起口干、眼干的症状。恶性肿瘤的放射治疗可损伤唾液腺而导致口干的发生，但不同于 SS 的腺体炎症浸润和功能障碍。淋巴瘤、淀粉样变、血铁素病由于浸润取代唾液腺、泪腺实质而发生干燥。糖尿病、胰腺炎、肝硬化、高甘油三酯血症可导致唾液腺、泪腺脂肪沉积、肿大而发生干燥。结核杆菌、梅毒、人嗜 T 淋巴细胞病毒Ⅰ型（HTLV-1）及人类免疫缺陷病毒（HIV）都可侵犯前述腺体引起干燥症状。0.5％成人 HIV 患者存在弥漫性浸润性淋巴结病（diffuse infiltrative lymphadenopathy syndrome，DILS），DILS 与 SS 不同之处在于唾液腺浸润细胞主要为 CD8＋ T 细胞，而且抗 SS-A、抗 SS-B 等对核抗原抗体阴性。丙型病毒性肝炎可有自身免疫表现，包括干燥症状及混合性冷球蛋白血症。结节病及多发性硬化也出现干燥症状，结节病虽有唾液腺、泪腺肿大及干燥症，但前葡萄膜炎是更为多见的眼部表现，淋巴结活检显示非干酪性肉芽肿性浸润，血管紧张素转化酶及胸片异常可资鉴别。胆碱能供神经障碍所致的多发性硬化症的核磁共振显影及脑扫描显示异常是由于脑内淋巴细胞浸润。多种药物抗胆碱能的副作用亦可引起干燥症状，例如抗高血压药物（如利血平、甲基多巴、心得安、胍尼丁等）、抗忧郁药物、抗心律不齐药（disopyramide mexilentine）、抗帕金森病药物、抗溃疡药（阿托品）、抗肌肉痉挛药及抗充血药（麻黄素）等。鉴别时停用药物后干燥症状缓解。

第八节　预防和预后

（一）预防

(1)加强体育锻炼，提高身体素质，增强自身抗病力。

(2)生活规律，心情舒畅，避免劳累。

（二）预后

SS 起病隐匿，病情进展相对缓慢。病变仅局限于外分泌腺者预后良好，对症治疗即可，生存时间接近普通人群；有内脏损害者经适当治疗后，大多数可以控制病情或达到缓解，但停止治疗后易复发。而出现肺间质纤维化、肾小球损害、中枢神经系统病变以及演变为恶性淋巴瘤者预后差，需要积极的激素及免疫抑制剂治疗。pSS 患者的死亡原因主要为肺间质纤维化、肺动脉高压、肾功能衰竭、恶性淋巴瘤、中枢神经系统病变等。

第九节　治　疗

SS 的成功治疗要求多学科知识的合理和联合应用，口腔医生在诊断和治疗这种疾病中起着相当重要的作用。由于病因尚未明确，缺乏理想的治疗方法。

治疗原则：

改善症状，控制和延缓因免疫反应而引起的组织器官损害的进展及继发感染；

局部采用替代品保持口腔、眼、鼻腔、皮肤、阴道的湿润；

口服乙酰胆碱能受体激动剂药物刺激内源性分泌；

严重系统性病变患者需要糖皮质激素或细胞毒性药物。

一、全身治疗

全身治疗包括促进腺体分泌、改善患者的全身免疫情况及调控腺体细胞的基因表达等方法。目前，免疫治疗的结果尚不确定，应慎重使用。B淋巴细胞靶向治疗，主要是抗CD_{20}单克隆抗体——利妥昔单抗治疗pSS。

(一)免疫抑制剂

1. 皮质激素(corticosteriods)

尽管皮质激素广泛应用于自身免疫性疾病和风湿病的治疗，但至今为止不能确定此类药物能够改善SS的腺体损害，因此对病情稳定、进展缓慢的SS患者，应避免皮质激素治疗。当SS合并其他结缔组织病，例如SS合并SLE、硬皮病(PM)、混合结缔组织病，或伴发血管炎、肾损害、神经病变、弥漫性间质性肺纤维化、冷球蛋白血症等，可应用皮质激素。常用的皮质激素制剂为强的松，起始剂量为40～60 mg/d，分次口服，缓解后递减剂量或3周后逐渐递减剂量，可每周递减10%或每2周减2.5 mg。注意观察，在病情稳定后尽早撤除激素。如果病情需要维持治疗，以隔日用药为妥。皮质激素治疗后疗效不明显时，加用免疫抑制剂可增强激素疗效。研究认为，小剂量(低于15 mg/d)强的松可以改善腺体的浸润和口干症状，并可降低相关的血清学参数值，但不能阻止疾病的进程。

2. 环磷酰胺、硫唑嘌呤和6-巯基嘌呤(6 MP)

环磷酰胺的治疗剂量为每日2～4 mg/kg，硫唑嘌呤为每日2～3 mg/kg，6-MP为每日1～2 mg/kg。缓解后如需维持剂量，应选最小维持剂量。治疗期间每周定期观察血象，如果治疗中发现白细胞总数低于4 000/mm^3或血小板低于10万/mm^3，应停药观察，必要时需服用升高白细胞和血小板的药物使血象恢复正常。烷化剂和硫唑嘌呤的致癌作用已在动物和人类其他疾病中证实，因此，应用时应严格选择适应证。

3. 环孢菌素A(cyclosporine A，CsA)

该药是一种有效的T细胞免疫抑制剂，临床常用于器官移植后的抗排斥反应，也用于自身免疫性疾病及SS的治疗。它对T细胞亚群具有选择性抑制，主要抑制静止T辅助细胞(Th)的分化、增殖，对成熟的Th细胞功能无影响；它可抑制抗原或有丝分裂原等其他因素刺激Th细胞产生IL-2、IL-3、IL-4，干扰素(interferons-γ，IFN-γ)，肿瘤坏死因子(tumor necrosis factors，TNF-α，β)等细胞因子，而对这些因子受体表达无明显影响。作为一种T细胞/IL-2调节剂，tacrolimus、sirolimus和pimecrolimus可能具有相似的作用。局部使用2%CsA溶液可成功治疗sSS合并类风湿性关节炎的周边角膜溃疡。比较CsA全身应用临床效果的不确定性，局部应用减少毒副作用，值得重视。

CsA的常用剂量是每日5～10 mg/kg，该剂量有一系列毒副作用，如肾功能损害、发热、头痛、关节痛、多毛症、牙龈肥大等。极低剂量为每日1 mg/kg，具有一定的有效性和安全性。该药临床的大规模应用尚需更进一步的试验和临床证实。

4. 羟基氯奎(hydroxychloroquine，HCQ)

用于治疗pSS。Fox报道给予SS患者羟基氯奎每日(6～7)mg/kg，连续服用两年以上，患者的口眼干燥症状及全身关节痛、肌肉痛症状明显改善，实验室检查红细胞沉降率(ESR)和IgG水平有显著改变，没有观察到明显的毒副作用。研究发现该药可以降低SS患者高丙种球蛋白血症及自身抗体水平。HCQ治疗SS似有一定价值，但未见其改善腺体功能的证据。目前仍需大量双盲试验对其远期疗效，特别是阻止腺外损害及淋巴瘤发生发展方面的疗效加以评价。

(二)免疫增强剂

部分免疫力低下或免疫紊乱的病例使用转移因子可缓解症状。转移因子每周1～2次，每次1支，注射于上臂或大腿内侧皮下淋巴组织较丰富部位。辅酶Q每日5～10 mg肌肉注射也可缓解部分患者的症状。胸腺素促进T前身细胞的分化与成熟，加强T细胞亚群的免疫功能，因此有纠正免疫失衡的作用，在临床上用于治疗自身免疫性疾病，对于SS也有一定的治疗作用。胸腺素在胸腺肽肌肉注射，每次 40 mg，隔天注射 1 次，3 个月 1 疗程。SS 的免疫紊乱十分复杂，常需 2～3 个月甚至更长的时间才能达到治疗作用。

（三）生物反应调节剂

1. 单克隆抗体

单克隆抗体的特异性强，可特异性地针对参与自身免疫病的某些成分发挥作用，而不影响其他成分。目前 SS 治疗中研究较多的单抗主要是抗 CD4＋单抗、抗细胞因子单抗及抗独特型单抗。

（1）抗 CD4＋单抗和抗 CD20 单抗：抗 CD4＋单抗对系统性红斑狼疮、类风湿性关节炎、多发性硬化症、重症肌无力、糖尿病等自身免疫病的鼠模型有一定治疗作用，但在人类自身免疫病的临床试验中，各家报道不一，需进一步的试验证实其作用。抗 CD20 单克隆抗体（利妥昔）可提高刺激后唾液流量。

（2）抗细胞因子单抗：SS 的病损中存在着促进炎症发生的细胞因子，因此该单抗在 SS 的治疗中有一定的应用前景。尤其是抗促进炎症发展的细胞因子或调控抑制炎症发展的细胞因子（如 TGF-β 或 IL-10）的单抗对于 SS 的治疗可能有较大的实用价值。

（3）抗独特型单抗：原发性 SS 与某些免疫独特型表型相关。如果将这些抗原识别和纯化，制备出相应抗体，可以消除 SS 患者的多克隆 B 细胞增殖。

2. 细胞因子

IFN-α 由白细胞产生，为多基因产物，有十几种不同亚型。研究报道每周肌注 IFN-α 10^6 IU，可增加 SS 患者唾液量，治疗 SS 引起的口干。近年发现口服 IFN-α 每次 150 IU，每日 3 次，连服 6 个月，较对照组涎腺功能明显增加。治疗组腮腺切片观察，淋巴细胞浸润程度明显下降，无浸润腺体比例增加。

（四）促进腺体分泌的药物

研究证实，此类药物可增高腺体分泌，但对 SS 的自身免疫反应炎症进程并无改善。

1. 毛果芸香碱（pilocarpine，匹鲁卡品）

是一种直接作用于 M 受体的拟胆碱药物，对平滑肌、外分泌腺组织（涎腺、泪腺）有很强的作用，可刺激唾液分泌。每次 5 mg，每日 3～4 次，有催涎作用，适用口干症状严重者。该药治疗口干、眼干安全有效，但有一定的副作用，对于闭角型（narrow-angle）青光眼、哮喘、胃溃疡、高血压及其他心血管疾病禁用。副作用是出汗、视力障碍、尿频和腹痛。

2. cevimeline

是另一种新型的类胆碱能收缩药物，乙酰胆碱派生的奎宁环（quinuclidine）。它选择性地作用于唾液腺 M_1 和 M_3 受体且具有比毛果芸香碱更长的半衰期。由于它显示出更长的受体占有时间，作用渐进和持久，因此减少毛果芸香碱的副作用。cevimeline 每次 30 mg，每天 3 次。常见的副作用是出汗，对于无法控制的哮喘、急性刺激性或闭角型青光眼禁用。

3. sialor（anethole dithiolethion）

又称舒雅乐。它的活性成分为环戊硫酮，研究表明 sialor 的催涎机制是增加涎腺胆碱能受体，清除自由基，促进谷胱甘肽（GSH）的浓缩。此药对非涎腺病变引起的口干及由涎腺病变引起但唾液总流率在 3 ml/6 min 以上的患者有明显缓解作用。Sialor 为催涎剂，不对涎腺新生起作用，对轻度涎腺破坏起作用但对于严重者无明显效果。临床上常用舒雅乐口服，每日 3 次，每次 1 片。其副作用轻微，可忽略不计。

4. 溴己铵（bromhexine）

又称溴己新或溴苄环己铵，是一种黏液溶解剂，可以刺激泪液的产生和增加 SS 患者泪膜的稳定性。但临床试验结果并未发现对眼表面玫瑰孟加拉红染色的降低作用或眼刺激症状的主观改善。

（五）基因治疗

目前涎腺基因研究正处于基础研究阶段。Bruce 等提取动物和人的涎腺细胞体外培养，将腺病毒介导的外源基因转染细胞，有相应的基因产物表达；将外源基因经大白鼠主导管灌注到腺体内，也有相应的基因产物表达。可见人类和动物的涎腺都能转染和表达外源基因，并在分泌成分上有相应变化。

（六）清除技术（apheresis）

所谓清除技术是一种将血液循环中的一部分

成分清除出去的方法，目的是除去免疫反应的成分，如免疫球蛋白、免疫复合物、细胞因子及相关细胞成分。常用血浆清除术(plasmalpheresis)。清除术是一个非特异性过程，且大量淋巴细胞存在血管外，SS的抗体形成又是一个渐进的缓慢过程，免疫反应的可溶性成分或细胞很难清除，该技术的有效性尚需进一步的系统研究加以证实。

二、局部治疗

(一)口腔

口腔治疗要根据患者的需要和唾液腺功能障碍的严重性制定合理的治疗方案。

1. 口腔干燥的治疗

目前尚无十分有效的治疗方法，一般采用的方法可缓解症状。

(1)选择和使用唾液替代品：液体湿润口腔是缓解症状的简便方法，这种方法的作用是有限的和局部的。对于口腔溃疡的患者比较适用，戴用活动义齿的患者也需要唾液替代品。唾液替代品有多种，国内常用1%甲基纤维素，涂抹口腔，每日3～4次。

以黏蛋白为基质的人工唾液较非黏蛋白为基质的唾液其流变学特征与天然唾液更为接近，更能缓解口干症状。唾液黏蛋白是人类唾液的有机成分，可选择吸附到口腔黏膜和牙齿表面，有防止口腔干燥、润滑口腔以及抵抗潜在病原感染的保护作用。目前纯化和合成具有生物活性的黏蛋白正在进一步研究中。

(2)促进唾液分泌：促进唾液分泌的方法包括生理刺激和药物刺激。生理刺激包括味觉和咀嚼刺激，例如咀嚼口香糖。刺激物应为不含糖食品以减少龋齿的发生，少用柠檬滴剂(lemon drops)及柑橘糖，因为它们对牙齿具有潜在的脱矿性。局部刺激药物为类胆碱能收缩药物，毛果芸香碱(pilocarpine)控释剂是其中一种，此局部用药可改善催涎剂全身用药的药效小、作用时间短、副作用较多等不足之处。每次局部给药后1小时后腮腺唾液流量和全唾液流量都有明显增加，且药效可维持10小时。

(3)其他：保证合适的饮水量和维持高水平的水合作用有助于减轻口干症状，但过度的饮用水，尤其是液体点滴可增加水和电解质的丢失，甚至出现电解质失衡。

2. 预防和治疗口腔龋坏和牙周病

SS患者应定期进行口腔检查，保持口腔卫生，有助于防止和延缓龋齿发生；经常使用含氟牙膏及氟化治疗；定期进行牙周检查，必要的情况下应定期实施洁治和刮治以保证牙周组织健康；使用软毛刷刷牙。

3. 口腔黏膜继发感染的治疗

口腔唾液减少易发生感染，常见口腔黏膜念珠菌感染(口角炎、舌炎和唇炎)和过敏性口炎(allergic mucositis)。白念感染可采用抗真菌治疗方案，用制霉菌素软膏局部敷用、含漱4%碳酸氢钠(小苏打)或制霉菌素混悬液50万U/5 ml；制霉菌素片剂含化，每日3次。唾液分泌减少所致化脓性腮腺炎，应及时使用抗生素治疗，避免切开引流。戴口腔义齿的患者应注意义齿的清洁和消毒，每天应用碱性清洁剂冲刷牙齿。

(二)眼

目前主要治疗策略是缓解症状。具体措施是润滑眼表面和保存内生泪液，局部使用润滑液和眼膏。这些治疗措施提供暂时性的症状缓解，并不能逆转眼表面的细胞病理改变。

1. 干燥性角膜炎的治疗

用0.5%羧甲基纤维素或3%的甲基纤维素点眼，每日3～5次；感染时可与抗生素眼药水交替使用。滴眼可以形成人工泪，使50%患者缓解症状，防止眼部并发症。目前推出一种持续释放润滑剂的制剂，轻度和中度泪液缺乏患者可以耐受这种制剂，其主要成分是羟脯氨酰基纤维素(hydroxyproply cellulose)，当置于眼表面后缓慢溶解可持续6～12小时。严重的干眼患者缺乏足够的泪液水化和溶解多聚物，且多聚物可增加泪液黏稠度并导致视力模糊，故对症状严重者应慎用。

对于使用润滑剂但仍有症状的患者，可以采用保留现存泪液的手段。增加周围环境的湿度以减少泪液的蒸发。配戴具有侧翼封闭的眼镜也能抑制泪液蒸发。夜间遮眼可减少泪液的蒸发。

2. 泪点堵塞技术

是保存泪液的最有效的治疗措施之一，该技术可增加泪液的体积，泪液的存留也会增加泪液中生物活性成分的浓度。临床研究结果证明，经过这种治疗后眼部症状和眼表面体征在某种程度得以缓解。

(1)永久性泪点堵塞：对尚保存部分泪腺功能的严重泪液缺乏患者，用电凝固法闭塞鼻泪管，可使有限泪液聚集，缓解干燥症状。永久性泪点堵塞通常在局麻下通过热烧灼术完成。在实施永久性泪点堵塞前，先使用胶原塞、塑料塞或镀铬缝线进行暂时性泪点堵塞，以确立患者对泪点堵塞后泪溢的耐受程度。一般轻度患者用羧甲基纤维素滴眼较为方便，不需作这种手术。

(2)非永久性泪点堵塞：可用氩激光技术实施堵塞术。激光技术的一个优点是围绕泪点烧灼，造成泪点狭窄而非永久性闭锁。

3. 药物

国际上还没有能刺激泪腺分泌泪液的治疗性药物。眼部干燥易发生细菌和霉菌感染，如有发生，应积极使用抗生素治疗。可的松眼膏有促使角膜溃疡穿孔的可能，应避免使用。

(三)其他干燥症状的治疗

鼻腔干燥可用生理盐水滴鼻，不可使用含油制剂和润滑剂，以免吸入，引起类脂性肺炎。皮肤干燥一般不需治疗。

三、手术治疗

(一)自体血管化颌下腺移植治疗角结膜干燥症

对重症角结膜干燥症患者，采用显微外科技术，将自身颌下腺摘除后移植到颞部，颌下腺的动静脉分别与颞浅动静脉吻合，颌下腺导管转移至眼穹隆部。以颌下腺分泌液代替泪液。移植成功的患者，观察3个月至2年，角结膜干燥症状消失，畏光怕风症状减轻，可停用人工泪液。自体血管化颌下腺移植是重症角结膜干燥症行之有效的治疗方法。

(二)结节型SS的手术治疗

对于SS患者腺体出现结节改变，可以采用切除受累腺体，防止恶性变。单发性病变腺体破坏严重或继发感染明显者，也可以考虑切除手术切除患侧腮腺。有报告认为手术可以去除部分自身抗原，阻止病情发展。术后病理检查有恶变时，应按相关方案进行治疗。

四、中医中药治疗

SS是一种自身免疫系统疾病，其治疗较为棘手。中医认为SS的主要病因是正虚感邪、阴虚津亏、瘀血阻络和燥盛成毒等引起津液损伤或运输障碍，造成机体津液绝对或相对不足，并与女性本身的生理特点有一定的相关性。本病的病理特点是阴虚内热、血瘀津滞和燥毒内盛三者相互交错，相互影响，并贯穿于整个疾病过程中，脾气虚和肝肾阴虚引起的津液盛衰和敷布异常是发病的关键。这是其病程慢长、缠绵难愈的重要因素。

治疗原则以生津增液、滋阴润燥为基本原则，可以饮用增液汤剂类；滋阴润燥可与其他治法配合应用：如润燥养血活血用生血润肤饮等；润燥清营解毒应用三紫汤(紫草、紫竹根、紫丹参)、犀角地黄汤加减；润燥益气用七味白术汤；润燥通络用大黄䗪虫丸等；润燥养目用杞菊地黄类。解毒清燥宜贯穿始终。也可试用土茯苓、生干草、绿豆、滋石、紫草等中药。

(一)内治

1. 阴虚型

症状：口咽干燥，口渴不欲多饮，进干食需水送下，面色潮红，五心烦热，失眠头晕，肌肤色斑，齿龈出血，舌体瘦，干红少津，少苔或无苔，脉细数。

治法：养阴润燥，生津止渴，养肝益肾。

方药：一贯煎和益胃汤加减。生地15 g，麦冬15 g，玉竹12 g，枸杞子12 g，天花粉18 g，葛根12 g，白芍12 g。偏肺阴虚，症见咳无痰或痰黏稠，失音加百合、辽参、芦根、川贝母；偏胃阴虚症见干呕、纳差、便干加石斛、南沙参、谷芽；偏于肝阴虚症见眩晕、关节酸痛加菊花、珍珠母、木瓜、鸡血藤；两颐肿大加牛膝、川楝子；偏于肾虚症见骨蒸潮热者加地骨皮、青蒿。

2. 阴阳两虚

症状：形倦神疲，语声低微，少气懒言，口咽干燥少津，眼干涩无泪，视物昏花，腰膝酸软，手足心热或手足逆冷，舌淡嫩少苔，脉沉细弱。

治法：阴阳双补。

方药：右归丸和二仙汤加减。生黄芪 30 g，茯苓 10 g，肉桂粉 3 g，枸杞子 10 g，当归 10 g，仙茅 10 g，仙灵脾 10 g，石斛 10 g，玉竹 10 g，生地 15 g，甘草 6 g。

3. 脾胃气虚

症状：口干咽燥，渴不欲饮或饮后胃脘胀闷不舒，心烦，呕吐，腹胀便溏，身倦乏力，四肢浮肿，舌苔黄腻，脉细滑。

治法：健脾益胃，清利湿热。

方药：参苓白术散加减。太子参 12 g，云苓 15 g，炒白术 12 g，陈皮 9 g，葛根 15 g，扁豆 12 g，藿香 12 g，炒谷芽 10 g，神曲 10 g，甘草 6 g。

4. 肝郁气滞血瘀

症状：两颐肿大，口干咽燥，饮不解渴，头晕目眩，目干涩无泪，视物昏花，畏光眼红，面色皖白，皮肤发斑色暗，下肢可见红色斑点。舌青紫或暗淡，有瘀点，少津，脉细涩。

治法：疏肝解郁，去斑生新，养血活血。

方药：桃红四物汤加减。桃仁 12 g，红花 15 g，熟地 18 g，当归 18 g，白芍 12 g，川芎 12 g。

（二）外治

口唇干裂可含鲜石斛、鲜麦冬。乌梅 15 g，甘草 6 g，煎汤含饮，在口腔内含几分钟咽下，每日 5～8 次，可迅速缓解症状。

（三）针灸治疗

可选取以下穴位：曲泽、大陵、三间、少商、承浆、完骨、契脉、翳风、颊车、足三里、三阴交等。

（四）单验方

1. 益气生津汤加减

炙黄芪，党参，炒白术，麦门冬，生地黄，玄参，石斛，北沙参，白芍药，熟地黄，女贞子。

2. 玉液汤加减

黄芪，山药，玄参，知母，麦门冬，生地黄，五味子，天花粉，乌梅，鸡内金，葛根。

3. 养阴清肺汤加减

白芍药，牡丹皮，甘草，薄荷，生地黄，玄参，麦门冬。加清开灵注射剂合用。

4. 益气养阴方

南沙参，北沙参，天冬，麦冬，太子参，白芍，玄参，生地，生黄芪，甘草，五味子，鲜石斛。

5. 加味引火汤加减

熟地黄，巴戟天，麦门冬，茯苓，石斛，沙参，五味子。

6. 清热解毒方加减

板蓝根，大青叶，土茯苓，连翘，拳参，鸭跖草，半支莲，玄参。应加大补阴丸治疗。

（陈谦明　魏　昕）

参考文献

1. 陈敏章．中华内科学（下册）．北京：人民卫生出版社，1999
2. Talal N. What is Sjogren' syndrome and why is it important? J Rheumatol 2000，27(supplement 61)：1～3
3. 李志杰，彭广华，李辰．眼免疫性疾病．郑州：河南科学技术出版社，2001
4. Rose NR，Mackay IR. The autoimmune disease. 3rd ed. San Diego：Academic Press，1998：381
5. Robert L. HLA in health and disease. 2nd ed. London：Academic Press，2000：353
6. AI-Hashimi I，Khuder S，Haghighat N，et al. Frequency and predictive value of the clinical manifestations in Sjogren's syndrome. J Oral Pathol Med，2001，30：1～6
7. 黄洪章．现代口腔颌面外科学．北京：科学技术文献出版社，2001
8. Fox PC，Brennan M，Pillemer S，et al. Sjogren's syndrome：a model for dental care in the 21st century. J Am Dent Assoc，1998，129 (6)：719～728
9. Steven E. Carsons. Rheumatic disease clinics of North America. Elsevier Inc. 2008
10. Byung Ha Lee，Mauro A. Tudares and Cuong Q. Nguyen. Sjogren's syndrome：An old tale with a new twist. Arch Immunol Ther Exp，2009，57，57～66

第十八章　系统疾病的口腔表征

系统性疾病与口腔黏膜存在着十分重要的联系，前者既可在口腔表现出早期症状，引起口腔黏膜的广泛损害，又可在其发展过程中出现明显的口腔症状，因此，不少患有系统性疾病患者常就诊于口腔科。对于口腔科医师来说，认识系统性疾病，并熟悉系统疾病在口腔的表现特征(尤其是某些恶性疾病的早期表现)对于疾病的诊治具有重要的意义。

第一节　造血系统疾病

一、贫血

(一)缺铁性贫血

缺铁性贫血(iron deficiency anemia)是指导致体内可用于制造血红蛋白的贮存铁已被用尽，红细胞生成受到障碍时所发生的低色素性贫血，是贫血中最常见的类型。可发生在任何年龄，尤其多见于中青年妇女。

1. 病因

主要原因是铁的摄入不足或吸收不全，如发生在胃肠疾病、胃酸缺乏症、严重肝肾疾病、甲状腺功能不足症等；铁的需要量增加，可发生于寄生虫病、慢性感染、肿瘤、妊娠和哺乳期妇女等；失血使铁质过度丧失，如月经过多、其他急慢性出血等，都可造成缺铁性贫血。

2. 临床特征

与贫血程度和起病缓急有关。其临床表现不完全一样，轻者可无任何临床表征，重者可出现皮肤和黏膜苍白、干燥，毛发干枯、脱落，薄甲、反甲；常有疲倦、乏力、头痛头昏、眼花耳鸣、低热浮肿等；有时可出现呼吸系统、消化系统和内分泌系统症状，如心悸、气短、活动后加重、食欲不振、恶心呕吐、腹泻、月经失调、闭经、性欲减退等。

3. 口腔表征

口腔黏膜苍白，以唇、舌黏膜及牙龈尤为明显。口腔黏膜对外界刺激的敏感性增加，有舌灼痛、口干、异物感及味觉迟钝或丧失。有些患者可出现萎缩性舌炎，舌背丝状乳头和菌状乳头逐渐消失，舌面鲜红光亮，还可伴口角炎或口炎。严重者，舌或唇颊黏膜可出现多处浅表糜烂或溃疡，口咽黏膜萎缩，造成吞咽困难。

4. 诊断

根据病史、临床特征及血象检查即可作出诊断。这类贫血属于低血色素型小细胞贫血，血红蛋白减少，血清含铁量降低，常低于 9.0 μmol/L。须注意与局限性舌炎以及由 B 族维生素缺乏所致的舌炎相鉴别。

5. 治疗

(1)全身治疗：硫酸亚铁，口服，每次 0.5～1.0 g，每日 3 次，同时服用复合维生素 B；高蛋白饮食；病因治疗如治疗胃肠炎、驱虫、止血等。有研究报道，维生素 A 和 β 胡萝卜素可增加谷类食物中非血红素铁的吸收率，采用维生素 A 和铁剂同时补充对改善贫血效果更好。

(2)局部治疗：注意口腔卫生，对已有的口腔损害进行对症处理，防止继发感染。

卜拉蒙-文生综合征(Plummer-Vinson syndrome)：又称为 Paterson-Brown-Kelly syndrome，该病好发于中年女性，病因不明，遗传因素与营养不良在发病过程中起到一定作用。其临床特征和口腔表征与缺铁性贫血相似，表现舌灼痛、萎缩性舌炎、口角炎，伴有吞咽困难及疼痛，可出现牙齿早脱落现象，皮肤瘙痒、苍白、萎黄干燥，指甲扁平成匙状反甲，眼角皲裂、眼睑炎、结膜炎，阴唇炎，脾肿大等症候群。X 线或上消化道内镜检查可见食管网，血液检查为小细胞低色素性贫血，与缺铁性贫血表现一致。局部组织活检示食管黏膜萎缩，并伴有上皮异常增生及不同程度的黏膜下慢性炎症。患者罹患口腔、食管及下咽部鳞状细胞癌的危险性增加，因此已将该综合征列为一种癌前状态。

（二）巨幼红细胞性贫血

巨幼红细胞性贫血（megaloblastic anemia）是指叶酸、维生素 B_{12} 缺乏或由其他原因引起的 DNA 合成障碍所致的一类贫血。

1. 病因

维生素 B_{12} 或叶酸缺乏。其发生机制尚未完全阐明，可能与遗传或自身免疫因素影响了胃内因子的正常分泌，使机体对维生素 B_{12} 吸收不良有关。

2. 临床特征

皮肤、黏膜苍白，衰弱乏力，食欲不振，腹胀，腹泻，还可出现手足麻木或刺痛感等周围神经症状、共济失调、感觉迟钝及下肢强直行走等。

3. 口腔表征

常出现明显的舌炎。急性期：舌尖、舌侧缘或舌背黏膜广泛或不均匀充血伴疼痛，且易受创伤而出现小血疱、浅小糜烂。慢性期：舌背丝状乳头和菌状乳头明显萎缩消失，舌面光滑红亮，可伴有味觉迟钝或丧失。这种萎缩性舌炎又称亨特（Hunter）舌炎或莫列（Moeller）舌炎，在某些病例，特别是吸烟患者，可能发生舌白斑。

4. 诊断

根据病史、舌痛、舌炎体征以及血象、骨髓象和特殊检查（如维生素 B_{12} 和叶酸测定、维生素 B_{12} 吸收试验等）可确诊。骨髓检查可见典型的巨幼红细胞。

5. 治疗

(1) 全身治疗：维生素 B_{12}，肌内注射，每次 0.5 mg，隔日 1 次，连续 2～3 周；叶酸，口服，每次 5～10 mg，每日 3 次；维生素 C，口服，每次 100 mg，每日 3 次；注意休息，多食肉类食物及新鲜绿叶蔬菜，以增加维生素 B_{12} 和叶酸摄入量。

(2) 局部治疗：若舌痛明显，可用消炎止痛薄膜敷贴或局部涂搽 0.5% 达克罗宁液，也可用 0.5% 普鲁卡因液含漱，余参见缺铁性贫血。

斯泼卢病（Sprue）又称口炎性腹泻或脂肪泻，其血象与巨幼红细胞性贫血相似，小肠对叶酸的吸收不良或由于食物中摄入量不足所引起的叶酸缺乏是其发病原因之一。临床表现为慢性腹泻，排泄腐臭及泡沫状脂滴粪便，口腔出现较严重的舌炎、舌丝状乳头和菌状乳头萎缩消失，口腔黏膜烧灼感，也可发生口腔黏膜小疱性或糜烂性损害。

（三）再生障碍性贫血

再生障碍性贫血（apiastic anemia）是由多种原因致造血干细胞的数量减少和（或）功能异常，从而引起全血细胞减少的一种进行性贫血，以青壮年患者居多，男性略多于女性。

1. 病因

原发性再生障碍性贫血，其原因尚不清。继发性再生障碍性贫血，目前已查明的可能诱发因素有：化学因素（如苯、有机砷、抗肿瘤药物、抗生素、磺胺类药物、抗风湿药等），物理因素（如 X 线、放射性同位素等各种电离辐射），生物因素（如细菌、病毒感染，寄生虫等），某些慢性疾病（如长期未经治疗的贫血、慢性胃功能衰竭等）。

2. 临床特征

造血功能障碍、出血和反复继发感染是本病的 3 大特点。按病情常分为急性和慢性两型，以后者较常见。急性的病情严重，除贫血迅速加重外，常伴有严重的出血和感染，大多数的患者在 1 年内死亡；慢性表现为慢性贫血过程，出血和感染较轻。常见的出血表现有皮肤黏膜瘀斑、鼻衄和月经过多，严重者可有消化道、泌尿道出血。

3. 口腔表征

口腔黏膜苍白，并可见紫色瘀点、瘀斑、血疱或血肿。牙龈易出血，特别是在患该病之前已有牙周病者，其牙龈出血更严重。口腔黏膜对感染的易感性增高，特别是在易受刺激或创伤的部位常反复发生感染，可出现严重的口腔黏膜坏死性溃疡或咽部溃疡。

4. 诊断

根据病史、临床特点及实验室检查即可作出诊断。血象检查可见红细胞、粒细胞、血小板全血细胞明显减少，出血时间延长，血块收缩不良等；骨髓检查显示增生减低。

5. 治疗

(1)全身治疗：去除病因，多次少量输血，提倡成分输血；采取保护性隔离，以免交叉感染；可用免疫抑制剂，同种异体骨髓移植进行治疗。

(2)局部治疗：注意口腔卫生，避免局部损伤，防止继发感染；局部止血可用牙周塞治剂、明胶海绵、淀粉酶纱布压迫止血，也可用肾上腺素、止血粉、云南白药等止血药物，余参见缺铁性贫血。

二、血细胞异常

(一)红细胞增多症

红细胞增多症(polycythemia)是指周围血液中红细胞和血容量异常增多的慢性进行性造血系统疾病，临床较少见。

1. 病因

确切病因不明。一般认为原发者是红细胞系类似白细胞的肿瘤，由于异常的多能干细胞克隆增殖所造成。继发者多因长期生活在高原地区或患有先天性心脏病、肺部疾患等所致。

2. 临床特点

皮肤、四肢末端呈紫红色，脸色红润，眼结合膜充血，脾大常是本病的突出特征，可有血管(血管栓塞)和神经症状。

3. 口腔表征

口腔黏膜呈深红或紫红色，牙龈肿胀、着色深，偶有瘀血点，轻微创伤可引起出血，可有自发性出血倾向，舌肿大，舌下静脉曲张。

4. 诊断

根据典型的临床特点可做出诊断如皮肤呈紫红色、脾肿大、红细胞计数增多等。

5. 治疗

(1)全身治疗：可静脉放血(须在内科或外科医生协助下进行)，可在较短时间内使血容量降至正常，症状减轻，减少出血及血栓形成机会；用放射性核素治疗或骨髓抑制药物如环磷酰胺等。

(2)口腔局部对症治疗。

(二)粒细胞缺乏症

粒细胞缺乏症(agranulocytosis)是指外周血及骨髓中的中性粒细胞极度减少，甚至完全缺失，常伴有严重的难以控制的感染。中性粒细胞绝对计数低于1 800～2 000/mm³称为粒细胞减少症(neutropenia)；低于500～1 000/mm³称为粒细胞缺乏症。

1. 病因

原发性粒细胞缺乏症的原因不明。继发性粒细胞缺乏症可由以下因素引起：某些药物或化学物质(如巴比妥酸盐、氯霉素、非那西汀、磺胺类、苯、铋等)，由细菌、病毒和寄生虫等引起的严重感染以及放射性损害等。

2. 临床特征

急性期常伴高热、寒战、头痛、咽喉痛，可出现机体各部位的感染，严重者可出现广泛的组织坏死或小脓肿，肺、泌尿系、口咽部和皮肤最易发生感染。慢性期为全身衰弱、低热，可有咽喉痛，一般不出现溃疡。

3. 口腔表征

口腔及咽喉部常出现坏死性溃疡，严重者其坏死表面可呈现灰黑色坏疽。由于患者抗感染能力明显降低，所以其口腔黏膜和牙龈易继发感染，可出现梭形杆菌和奋森螺旋体感染所致的坏死性龈口炎，出现腐败性口臭，伴有局部疼痛、流涎、淋巴结肿大、低热等。

4. 诊断

早期损害常发生于口腔，故早期发现口腔损害极为重要。血象检查有助于诊断，白细胞计数是最主要的实验诊断依据。须注意与白喉、急性坏死性龈口炎相鉴别。

5. 治疗

(1)全身治疗：继发性粒细胞减少者应积极治疗基础疾病，中止可疑药物或毒物接触。根据不同的病理机制选用治疗方法。患者一旦有发热即应做血、尿和其他有关的培养，并立即给予广谱抗生素治疗。待证实病原体后再改用针对性的制剂。如未能证实病原体则广谱抗生素的经验性治疗必须给足疗程，并应注意防治二重感染，如霉菌、厌氧菌等。对急性粒细胞缺乏症者必须给予严格的消毒隔离保护，最宜于置入空气净化的无菌室内，加强皮肤、口腔护理，以防交叉感染。粒细胞缺乏症者抗感染治疗常为抢救成功与否的关键。

(2)局部治疗：参见缺铁性贫血的局部治疗。

(三)周期性嗜中性粒细胞减少症

周期性嗜中性粒细胞减少症(periodic neutropenia)以周期性嗜中性粒细胞减少为特征。主要发生于儿童,临床较少见。

1. 病因

不明。

2. 临床特征

病程可迁延数年,发病有周期性,每隔3周左右发作一次,持续1周左右,中性粒细胞可降至零,约3～4天后能自然恢复到正常水平。患者在粒细胞减少期间容易感染,其临床表现与粒细胞缺乏症相似。

3. 口腔表征

主要表现为口腔黏膜和咽喉部的溃疡,可伴龈炎和牙周炎。

4. 诊断

根据病史(不明原因的嗜中性白细胞周期性减少)和连续白细胞计数及分类检查即可诊断。

5. 治疗

使用抗生素防治继发感染;口腔局部对症治疗。

(四)白血病

白血病(leukemia)是造血系统的一种恶性疾病,其特点为体内有大量白血病细胞广泛而无控制地增生,出现于骨髓和许多其他的器官和组织中,并进入外周血液。

1. 病因

不清,可能与病毒、放射损害、化学药物、毒物和遗传因素等综合因素有关。

2. 临床特征

急性型,发病急,病情严重,发热,贫血,出血,白细胞浸润,全身淋巴结肿大,肝脾肿大,胸骨压痛。慢性型,全身衰竭,低热,盗汗,明显的肝脾肿大。

3. 口腔表征

各型白血病都可以出现口腔损害,其中,最容易受损的是牙龈组织,其症状以急性型更为明显,故有不少病例的早期诊断是由口腔科医师做出的;或发现在拔牙、洁刮治术后出血不止而进一步确诊。其主要表征有:牙龈出现明显增生、肿大,接近咬颌面,外形不规则,质地松软。牙龈和口腔黏膜常自发性出血,可见龈缘有血凝块,口腔黏膜形成淤点、淤斑或血肿等。有时可见牙龈和口腔黏膜颜色苍白,可有不规则的浅表溃疡,常难愈合。口腔黏膜易继发细菌、病毒、真菌感染。由于白细胞浸润牙周和牙髓组织,可出现牙周破坏和牙痛等。

4. 诊断

根据临床特点及血、骨髓检查结果诊断并不难,后两项检查可见白细胞异常增生。须注意与坏死性龈炎、肥大性龈炎、再生障碍性贫血相鉴别。应强调的是:白血病患者常在发病的早期出现口腔表征或在疾病的发展过程中出现顽固性口腔损害,对常规治疗措施反应欠佳,应引起口腔科医师的警惕。

5. 治疗

(1)全身治疗:由内科医师采用综合性措施进行治疗。在使用化学药物进行治疗时,要注意可能产生的毒副作用如皮肤红疹、紫癜、口腔黏膜和牙龈溃疡及广泛坏死,若出现上述反应即暂停或减量或更换其他化学药物。

(2)局部治疗:严格保持口腔卫生;对牙髓病、牙周病尽可能姑息治疗,待疾病缓解后才给予较彻底的治疗;局部止血参见再生障碍性贫血。对白血病患者进行口腔治疗时,须十分谨慎,禁用具有刺激性或腐蚀性的药剂,尽量避免在操作时引起出血和继发感染,否则将给患者带来更大痛苦,甚至危及生命。

三、出血性疾病

(一)血小板减少性紫癜

血小板减少性紫癜(throbocytopenic purpura)是临床上常见的出血性疾病之一,是指外周血血小板减少,引起自发性皮肤淤点或淤斑、黏膜和内脏出血。

1. 病因

原发性血小板减少性紫癜原因不明,现认为可能和免疫因素有关;继发性血小板减少性紫癜可因骨髓疾病或严重感染、药物、放射线等因素导致血小板生成障碍,血小板数量显著减少。

2. 临床特征

有急性和慢性两种类型,以后者多见,主要表现为皮肤淤点、淤斑或血肿,鼻衄,月经过多,严重者可有内脏或其他组织出血。

3. 口腔表征

牙龈自发性出血常是本病的早期表现，吮吸、刷牙、洁牙、拔牙或轻微外伤可加重出血。口腔黏膜，特别是唇红部、舌缘、颊、腭、口底黏膜易出现淤点、淤斑或血疱，血疱可自行破溃或由于食物摩擦而破裂出血，遗留边缘清晰的圆形或椭圆形的糜烂面，若继发感染则出现感染性口炎。

4. 诊断

根据病史、临床特点及血象检查即可诊断。血象检查可见血小板减少，血小板平均容积（MPV）增大，分布宽度（PDW）改变显著及形态异常，可见大型血小板、颗粒减少和染色过深。出血时间延长而凝血时间正常，毛细血管脆性实验阳性可辅助诊断。须注意与牙龈炎、过敏性紫癜、再生障碍性贫血相鉴别。

5. 治疗

(1)全身治疗：由内科医生主持。

(2)局部治疗：注意口腔卫生，用1%～3%的过氧化氢液、氯已定液交替含漱；皮肤黏膜出血可缝合止血或注射维生素 K_1、维生素 K_3 等，牙龈止血参见再生障碍性贫血；用抗生素控制继发感染。

（二）血友病

血友病（hemophilia）是最常见的由性染色体基因所遗传的出血性疾病。以男性最多见，患者在受到轻微创伤之后，即有出血倾向。

1. 病因

是一种遗传性出血疾病，系由凝血因子Ⅷ、Ⅸ、Ⅺ缺乏所致。

2. 临床特征

出血症状可从婴儿或儿童开始，持续终身。多见于易受伤的皮下或黏膜下组织，如牙龈、唇、舌以及四肢皮下组织，有时可见胃肠道、泌尿道出血。

3. 口腔表征

牙龈出现自发性出血，轻微刺激如刷牙、食物摩擦等即可引起出血或渗血，可持续数小时甚至数日。血凝块松软、易脱落而再次出血。口腔黏膜，特别是舌缘、硬软腭交界处，唇颊内侧黏膜等部位易受到创伤，可迅速出现淤斑或黏膜下血肿，血肿破裂引起长时间出血，创伤愈合延迟或继发感染。临床上有时会遇到洁牙、拔牙、脓肿切开术后出血不止的情况，应注意排除血友病的可能。

4. 诊断

根据反复出血史及血象检查即可做出诊断。血象检查可见凝血时间显著延长而出血时间、血小板计数正常。

5. 治疗

参见血小板减少性紫癜。

第二节　维生素缺乏症

维生素缺乏时，常出现口腔表征，特别是维生素 B_2、维生素C缺乏时口腔表征很明显（表18-1）。

表 18-1　维生素对口腔黏膜的影响

维生素缺乏	口腔黏膜的病变
A	过度角化症、良性白斑
B_1（硫胺素）	口腔黏膜的过敏性
B_2（核黄素）	萎缩性舌炎、口炎、口角炎、唇炎
B_6（吡多醇）	舌炎、口炎、口角炎
PP（烟酸）	萎缩性舌炎、口炎、牙龈炎、口角炎
叶酸	舌炎、口角炎

续表

维生素缺乏	口腔黏膜的病变
泛酸	舌炎、口角炎
C	牙龈炎、出血、增生肥大、伤口愈合迟缓
D	萎缩性舌炎、口炎、牙龈炎、口角炎

一、维生素A缺乏症（vitamin A deficiency）

维生素A对角朊细胞的新陈代谢具有重要作用，还有维持上皮和腺组织的结构、抵御感染等功能。据报道维生素A是世界范围内，尤其是发展中国家最常见的微量营养素缺乏症之一，妇女和儿童是最易受影响的人群。维生素A缺乏除导致眼部疾病外，还与机体免疫功能低下、儿童生长发育迟缓、缺铁性贫血等有关，因此，将其定义为维生素A缺乏性疾病（vitamin A deficient disorders）。

（一）病因

食物中维生素A含量不足是本病发生的主要原因；维生素A的需要量增加（孕妇、发育期）、摄入量不足（偏食、烹调方法不当等）、消耗或损失过多（腹泻或其他慢性疾病）、胃肠吸收障碍（慢性胃肠疾病）均可引起本病。此外，当肝功能不全时，不能利用和贮藏维生素A，亦可造成维生素A的缺乏。

（二）临床特征

眼：出现夜盲、眼干、眼痒、畏光及角膜软化等；

皮肤：出现过角化、毛囊角化，皮肤干燥粗涩，并形成白色小刺或鳞屑；

其他：骨质生长发育迟缓，各器官（特别是呼吸道）上皮鳞状化。

（三）口腔表征

维生素A缺乏时的口腔表征多来自动物实验的资料，如牙发育不全、恒牙萌出迟缓、龈炎、牙周炎以及口腔黏膜过角化。但人类的口腔表征并不突出，缺乏典型症状，所以，根据单纯的口腔表征较难确定是否由维生素A缺乏所致。

（四）诊断

根据临床特征和血液中维生素A的浓度即可诊断。血浆维生素A含量测定是最可靠的指标，低于0.68 μmol/L（<200 μg/L）为维生素A缺乏。

（五）治疗

1. 全身治疗

除去可能的发病因素；给予维生素A含量丰富的食物，如鱼肝油、蛋类、奶油、胡萝卜、菠菜等；口服维生素A，每日10万～20万U，亦可肌内注射。有文献报道锌和维生素A具有协同作用，二者联合应用可加强治疗效果。

2. 局部治疗

注意口腔卫生，对口腔黏膜白斑或过角化病，可采用维生素A酸软膏涂擦，使白色角化层减轻或消失。

二、维生素 B_1 缺乏症（vitamin B_1 deficiency）

维生素 B_1 在体内为重要生物催化剂，以辅酶形式参与多种酶系统活动，尤其在碳水化合物氧化产能过程中起重要作用。维生素 B_1 缺乏症，又称脚气病（beriberi），可出现血液和组织中焦性葡萄糖酸含量升高，表现为多发性周围神经炎和心脏病等。

（一）病因

饮食中维生素 B_1 含量不足或对食物的加工过于精细导致维生素 B_1 损失过多。此外，机体需求的增加或胃肠吸收功能障碍亦可诱发本病。

（二）临床特征

主要表现为多发性神经炎，以下肢多见，可从足、踝处开始感觉过敏、灼痛、针刺感，夜间尤甚，下肢皮肤潮红，随后过敏带逐渐向上发展，皮肤感觉可逐渐消失，肌力下降，行走困难。喉返神经瘫痪，发声嘶哑。严重者视神经、听神经均可受累。还可出现脚气性心脏病（以婴幼儿和青少年多见），运动后心悸、心动过速等。有时出现浮肿和浆液渗出，先发在手足踝部，皮肤略红，可逐渐发展到膝和腿部，最后累及全身。

（三）口腔表征

一般不明显，可能有口腔黏膜过敏感和非特异口炎。可出现烧灼样舌痛、牙神经痛以及牙本质过敏症，亦可出现口腔疱疹。有学者指出，维生素 B_1 缺乏，可导致舌肌张力减退，舌体肥大，菌状乳头充血、肿大，舌缘齿印，牙龈点彩消失，口腔黏膜水肿，甚至可出现面瘫和三叉神经痛。

（四）诊断

根据营养史、临床特征和血液中丙酮酸测定值可诊断。疑有本病者，应立即给予维生素 B_1 试验性治疗。本病在治疗后迅速好转，可作为确诊的有力依据。

(五)治疗

1. 全身治疗

由内科医师主持，多食富含维生素 B_1 的食物(如糙米、麦类)，注意淘米和烹调方法。口服维生素 B_1，每次 5～10 mg，每日 3 次；肌内注射维生素 B_1，每日 50～100 mg，同时给酵母片或复合维生素 B。

2. 局部治疗

注意口腔卫生，对症治疗，一般不需做特殊处理。

三、维生素 B_2 缺乏症(vitamin B_2 deficiency)

维生素 B_2(核黄素)是黄素酶类的重要组成成分，在细胞氧化反应中起重要作用。若维生素 B_2 缺乏，则可致组织的呼吸能力减弱，新陈代谢出现障碍，导致眼睛、皮肤、口腔、生殖器等多器官的病变。

(一)病因

主要是饮食中维生素 B_2 含量不足，还可由于胃肠道吸收障碍或烹调、食用方法不当引起。

(二)临床特征

眼睛：主要为血管增生性角膜炎；

皮肤：主要为干痒性皮炎或脂溢性皮炎；

生殖器：阴囊及会阴皮肤湿痒，出现红斑、鳞屑、丘疹。

(三)口腔表征

为该病突出的早期损害，表现为口角炎、唇炎和舌炎。

1. 口角炎

常为双侧对称性的湿白糜烂和裂纹，当过度张口或继发感染时，可出现疼痛。

2. 唇炎

主要表现为唇部从鲜红色、火红色到暗紫色的的变化，早期为红肿，纵裂纹加深，后则干燥、皲裂及色素沉着，主要见于下唇。

3. 舌炎

早期有舌干燥、烧灼感或刺痛感，尤以进食酸、辣、热的食物为甚，舌体呈鲜红色，菌状乳头肿胀、充血。病程长者，舌背丝状乳头、菌状乳头萎缩，有时可呈现地图舌。

(四)诊断

根据营养史、临床特点(角膜炎、皮炎、外阴湿痒及口腔病损)及实验室检查进行诊断。目前常采用尿核黄素/肌酐测定、尿排泄负荷试验及红细胞谷胱甘肽还原酶(erythrocyteglutathionreductase，EGR)的活性系数测定。注意：对称性口角炎并非维生素 B_2 缺乏的独有现象，维生素 PP(烟酸)、维生素 B_6 缺乏症也可出现该病变。

(五)治疗

1. 全身治疗

维生素 B_2，口服，每次 5 mg，每日 3 次，同时口服复合维生素 B，每次 2 粒，每日 3 次。注意：不宜单用维生素 B_6，因为它可加速维生素 B_2 的排泄，从而加重维生素 B_2 的缺乏；改善烹调方法，多食用富含维生素 B_2 的食物如牛奶、肝、菠菜、胡萝卜、白菜等。

2. 局部治疗

参见巨幼红细胞性贫血。

四、维生素 PP 缺乏症(vitamin PP deficiency)

维生素 PP(烟酰胺和烟酸)是细胞内重要的辅酶，参与体内许多新陈代谢过程。烟酰胺在体内与腺嘌呤、核糖和磷酸结合构成辅酶Ⅰ和辅酶Ⅱ，在生物氧化还原反应中起电子载体或递氢体作用，也是葡萄糖耐量因子的组成成分。维生素 PP 缺乏症又名糙皮病(pellagra)，是由于多种因素导致机体缺乏维生素 PP，从而出现皮炎，消化系统、精神神经系统的征候群。

(一)病因

主要是饮食中缺乏烟酸，常发生在以玉米为主食的地区。但胃肠道疾病、酒精中毒、妊娠以及一些慢性疾病均可能成为发病的诱因。

（二）临床特征

起病缓慢，一般有前驱症状如皮肤瘙痒、腹泻、无力、食欲减退、精神抑郁等，随后出现皮炎、腹泻、痴呆等典型症状。

（三）口腔表征

出现严重的舌炎，舌背丝状乳头、菌状乳头萎缩，舌面发红光亮。舌体对创伤或其他刺激特别敏感，易患创伤性溃疡，可有舌灼痛、触痛甚至自发性痛。至晚期，唇、颊、腭、口底、喉等黏膜均可受累。易发生牙周病，由于口腔黏膜对梭形杆菌及螺旋体的抵抗力降低，可发生坏死性龈口炎。本病亦可合并核黄素缺乏症，称烟酸-核黄素缺乏症，可出现口角炎、唇炎、舌炎等症状。

（四）诊断

根据营养史、生活习惯及临床特点即可做出诊断。

应当指出：缺乏 B 族维生素的患者，往往同时具有几种维生素 B 缺乏的特征，如维生素 B_6（吡多辛）缺乏时，也可出现像维生素 B_2 或烟酸缺乏所引起的口角炎、唇炎、舌炎等口腔表征。所以，在诊断时，必须结合全身症状进行分析，也可试探性采用维生素 PP 治疗，若损害迅速消失，即可协助诊断。

（五）治疗

1. 全身治疗

烟酸，口服，每次 25～100 mg，每日 2～3 次；调整饮食，多食用含有丰富烟酸的肉类、豆类、新鲜绿色蔬菜。

2. 局部治疗

参见巨幼红细胞性贫血。

五、维生素 C 缺乏症（vitamin C deficiency）

维生素 C 在体内参与多种反应，如参与氧化还原过程，在生物氧化和还原作用以及细胞呼吸中起重要作用。从组织水平看，维生素 C 的主要作用是与细胞间质的合成有关，包括胶原，牙和骨的基质，以及毛细血管内皮细胞间的接合物。因此，当维生素 C 缺乏引起的坏血病（scurvy）时，机体所有结缔组织的细胞间胶原体不能形成或形成不良，以致出现出血倾向、伤口愈合迟缓、骨形成障碍等症。

（一）病因

主要是饮食中长期缺乏维生素 C 所引起的一种营养缺乏症。有学者报道，长期滥用药物（如吸毒）者也易引起维生素 C 缺乏。

（二）临床特征

首先出现乏力、抑郁、体重减轻，随后出现以下典型症状：全身有出血点，内脏也可有出血现象如血尿、便血、月经过多等，营养不良，贫血，伤口愈合延迟。

（三）口腔表征

牙龈炎、牙龈出血是早期出现的突出表征。牙龈肿大、松软，呈暗紫红色，肿大的牙龈可覆盖牙冠，还可出现牙龈表面糜烂、溃疡及继发感染，常伴有疼痛和血腥样口臭。若存在局部刺激因素或口腔卫生不良，可使症状加重，逐渐发展成牙周炎，最后牙齿松动脱落。特别是原有牙龈炎或牙周炎的患者，在短期内牙齿即可因牙槽骨吸收而脱落。偶有腭部、颊黏膜、舌缘出血点或淤斑。若颞下颌关节出血或血肿形成，患者张口时可发生关节区疼痛。X 线检查可见牙槽骨吸收。伤口愈合迟缓，对感染的易感性增加，可并发坏死性龈口炎。

（四）诊断

根据营养史、不恰当烹调史、典型的临床特征和实验室检查即可做出诊断。实验室检查可见毛细血管脆性实验阳性，大便潜血阳性，尿中出现红细胞等；亦可给予维生素 C 进行诊断性治疗，坏血病经维生素 C 治疗见效迅速，有助于诊断。本病需与牙龈炎、血小板减少性紫癜、血友病等进行鉴别诊断。

（五）治疗

1. 全身治疗

维生素 C，口服，每次 100～200 mg，每日 3 次；选择富含维生素 C 的水果、蔬菜和肉类食物，改进烹调方法。营养学家已证实，补充含有大量维生素C的膳食可以降低心血管疾病、癌症（尤其是口腔癌、食管癌、胃癌等）和神经退行性疾病的发病率。

2. 局部治疗

用1/5 000的氯己定液、2%～4%碳酸氢钠液交替含漱，用碘甘油涂搽牙龈；牙龈止血参见再生障碍性贫血；待牙龈炎症及出血基本控制后，再行洁治、刮治术及其他牙周治疗。

六、维生素D缺乏症（vitamin D deficiency）

维生素D是一组抗佝偻病物质，其主要作用是促进钙、磷在肠道内的吸收。当维生素D缺乏时，则机体对钙、磷的吸收能力降低，血清中钙、磷水平下降，血钙降低刺激甲状旁腺激素（PTH）分泌增加，加速旧骨吸收，骨盐溶介，释放出钙、磷，使血钙得到补偿，维持在正常或接近正常水平；同时大量的磷经肾排出，使血磷降低，钙磷沉积下降，当钙磷沉积降至40以下时，骨盐不能有效地沉积，致使骨样组织增生，骨质脱钙，碱性磷酸酶分泌增多，临床上产生一系列骨骼症状和血生化改变。婴幼儿缺乏维生素D可发生佝偻病，成人则可发生骨软化病。

（一）病因

主要是人体摄入维生素D不足或缺乏阳光照射，使皮肤中胆固醇合成维生素D减少。此外，小肠吸收功能不足时，也可引起维生素D缺乏。

（二）临床特征

主要表现在骨骼方面，常有方头、鸡胸、膝外翻（X型）、膝内翻（O型）、腕踝膨大、脊柱弯曲等症。这些钙化不良的骨骼易发生骨折。有学者报道，婴儿不明原因的哭闹与维生素D缺乏有关。

（三）口腔表征

无明显的表征，可有牙发育障碍、萌出迟缓而导致错颌。易患龋病和牙周病。

（四）诊断

根据临床特征及X线骨骼检查即可诊断。但对活动早期尚未出现骨骼体征之前不易诊断，应测定血清钙、磷及碱性磷酸酶，并作骨骼X线摄片。碱性磷酸酶多在骨骼体征和X线改变之前已增高，有助于早期诊断。血液25-(OH)D_3（正常值10～80 ng/ml）和1,25-(OH)2D_3（正常值0.03～0.06 ng/ml）在佝偻病活动早期已明显降低，是评价维生素D营养状况及诊断佝偻病的敏感指标。

（五）治疗

1. 全身治疗

服鱼肝油，加强营养；多进行日光浴和呼吸新鲜空气；亦可口服维生D，每日1万～2万U。

2. 局部治疗

主要进行对症治疗。

第三节　内分泌及代谢疾病

一、垂体病

（一）肢端肥大症（acromegaly）

肢端肥大症是脑垂体因增生或肿瘤而引起生长激素分泌过多引起的皮肤及骨骼异常增生性疾病。

1. 病因

由垂体前叶功能亢进引起。多发生于青春期后骨骼已融合者，垂体分泌生长激素过多，引起软组织、骨骼、内脏的增生肥大以及内分泌代谢紊乱。妊娠也可引起本症。

2. 临床表现

20～30岁开始发病，起病大多缓慢，引起手、足、面部增大，面貌粗陋，但身高不再增长。严重的有头痛、畏光、疲乏、心脏扩大、肝脾肿大、基础代谢率增高、X线上可见蝶鞍扩大等。

3. 口腔表征

下颌骨巨大，使下颌牙列稀疏；上颌骨增大不明显，导致反殆、错殆，严重的错殆可引起牙周病。舌体增大呈巨舌，舌缘齿痕明显，X 线显示骨组织增长、骨小梁粗大，但钙化低，骨质疏松。

4. 诊断

根据临床特征和口腔表征即可作出诊断，血清中生长激素水平升高以及 X 线检查可辅助诊断。

5. 治疗

(1)全身治疗：放射疗法最为常用，药物可选用己烯雌酚、溴隐亭和赛庚啶等，也可手术切除垂体瘤。

(2)局部治疗：注意保持口腔卫生，常用 3%过氧化氢溶液、1/5 000 氯己定液交替含漱，防止牙周病的发生。

(二)垂体性侏儒症(pituitary dwarfism)

1. 病因

是由于垂体前叶功能减退，发生于青春期前，引起软硬组织均匀地减少，成为垂体性侏儒症。病因尚不明确，可由先天发育不全所致。少数病例可因颅咽管瘤等压迫垂体致其萎缩引起，有的病例发生于上呼吸道感染、伤寒、猩红热、寄生虫病等疾病之后。

2. 临床表现

婴儿或儿童期开始发病，身材矮小，上身长下身短，毛发稀少，智能正常。可有尿崩症，皮肤常出现皱纹。多数患儿性腺发育不全，第二性征缺乏，甲状腺、肾上腺皮质功能亦往往偏低，但临床症状常不明显。

继发性垂体性侏儒症可发生于任何年龄，得病后生长发育开始减慢并伴有原发病的症状，患颅内肿瘤者可见颅内压增高和视神经受压迫的症状及体征，如头痛、呕吐，视野缺损或缩小等，甚至由于垂体后叶或下丘脑也受损害而并发尿崩症。

3. 口腔表征

颌面部生长发育差，骨化中心发育迟缓，颌骨体积小，牙萌出迟缓，乳牙迟脱，造成牙列拥挤，甚至错殆。X 线显示牙根尖闭锁不全。

4. 诊断

具有上述典型特征的病例诊断不难，血清中生长激素浓度测定有助于诊断。但须注意与其他疾病(如结核、慢性肝炎、幼年型黏液性水肿等)所致的侏儒和发育障碍相鉴别。

5. 治疗

(1)全身治疗：生长激素为特效疗法，隔日肌内注射 2～3 mg，用 2 周，停 2 周，数月后测量，维持 2 年以上；可手术切除早期肿瘤。

(2)局部治疗：注意保持口腔卫生，1/5 000 洗必泰液含漱；矫正牙列拥挤及错殆。

二、甲状腺及甲状旁腺病

(一)甲状腺功能亢进症(hyperthyroidism)

1. 病因

病因不清，但多系由甲状腺肿瘤、甲状腺弥漫性增生、脑垂体功能亢进致甲状腺激素分泌过多所致；也有人认为是自身免疫性疾病。

2. 临床表现

多发于中青年女性，出现精神紧张、易激动、食欲亢进但体重明显减轻、乏力、突眼、甲状腺肿大、基础代谢增高等症。

3. 口腔表征

牙萌出较早，患龋率增高。钙排出增加，破骨作用加强，骨质疏松，可引起或加重牙周病。舌出现纤细震颤，伴有麻刺或灼痛感，舌正常动态也可能丧失。

4. 诊断

根据典型的临床表现及实验室检查如基础代谢率增高、血清蛋白结合碘(PBI)和血总甲状腺(总 T_4)增高即可确诊。

5. 治疗

(1)全身治疗：支持疗法，注意休息和营养；抗甲状腺药物多选用甲硫咪唑(他巴唑)或卡比马唑(甲亢平)，一般每日 30～60 mg；根据具体情况决定是否手术切除甲状腺。

(2)局部治疗：注意口腔卫生，用 1%～2%过氧化氢液，1/5 000 洗必泰液含漱，积极治疗牙体、牙周病。

(二)克汀病(cretinism)

1. 病因

由于脑垂体前叶功能减退引起，或甲状腺的炎症、肿瘤、萎缩所致的甲状腺激素合成或分泌不足，且甲状腺功能减退始于胎儿或新生婴儿，又称呆小病。

2. 临床表现

主要特点有三：智力迟钝、生长发育迟缓及基础代谢率低下。患儿颜面发育畸形，头颅大，颌骨小，比例失调，塌鼻梁，眼距增宽，皮肤干燥起皱。

3. 口腔表征

颌骨发育不良，骨体小，甚至有部分缺陷。牙萌出迟缓，引起牙列拥挤或错𬌗，严重错𬌗可致牙周病。双唇肥厚，巨舌，舌缘齿痕明显，舌常伸出口外，言语不清。口腔易发生白色念珠菌感染。

4. 诊断

根据典型的临床表现及实验室检查如血清 T_3、T_4 及 TSH 下降，甲状腺吸收^{131}碘率明显降低即可确诊。

5. 治疗

(1)全身治疗：支持疗法，预防并发症的发生；甲状腺素替代疗法多选用甲状腺片剂或粉剂、左甲状腺素钠等。

(2)局部治疗：注意保持口腔卫生，防治龋病、牙龈增生和牙周炎；用2%～4%碳酸氢钠液和制霉菌素糊剂治疗口腔白色念珠菌感染。

(三)甲状旁腺功能减退症(hypoparathyroidism)

甲状旁腺功能减退症是由于甲状旁腺素(PTH)分泌过少而引起的一组临床症群，表现为神经肌肉兴奋性增高、低钙血症、高磷血症与血清PTH减少或不能测得。

1. 病因

多为甲状腺手术时不慎将甲状旁腺切除所致，少数病因不明(特发性)，有人认为与自身免疫因素有关。

2. 临床特征

临床表现首先可出现指端或嘴部麻木和刺痛，手足与面部肌肉痉挛，随即出现手足搐搦(血清钙一般在 2 mmol/L 以下)，典型表现为双侧拇指强烈内收，掌指关节屈曲，指骨间关节伸张，腕、肘关节屈曲，形成鹰爪状，有时双足也呈强直性伸展。膝髋关节屈曲。发作时可有疼痛，但由于形状可怕，患者常异常惊恐，因此搐搦加重；有些轻症或久病患者不一定出现手足抽搐。其神经肌肉兴奋性增高主要表现为 Chevostek 征与 Trousseau 征阳性。头颅摄片可发现多数患者有基底节钙化，并可出现锥体外神经症状，包括典型的帕金森病的表现。慢性甲状腺功能减退症患者可出现神经症状，包括烦躁、易激动、抑郁或精神病。儿童患者常有智力发育迟缓。

3. 口腔表征

牙釉质发育不全及错𬌗，口腔黏膜易发生白色念珠菌感染。

4. 诊断

根据典型的临床表现及实验室检查可确诊。实验室检查如有血钙降低(常低于 2 mmol/L)、血磷增高(常高于 2 mmol/L)，且能排除肾功能不全者，诊断基本上可以确定，如血清 PTH 测定结果明显降低或不能测得诊断可以肯定。

5. 治疗

(1)全身治疗：目前主要采用维生素 D 与补充钙剂，使血清钙基本接近正常，血清磷下降，防止手足抽搐发作与异位钙化。

(2)局部治疗：参见呆小病。

三、肾上腺皮质病

(一)库欣综合征(Cushing syndrome)

又称皮质醇增多症(hypercortisolism)，是指各种原因引起肾上腺皮质分泌过多糖皮质激素所致疾病的总称。

1. 病因

由于肾上腺皮质激素分泌过多所致，主要是皮质素及皮质醇分泌过多，其原因如两侧肾上腺皮质增生、腺瘤、垂体嗜碱性细胞瘤等。

2. 临床特征

20～40 岁女性多发，向心性肥胖，满月脸，水牛背，四肢相对瘦小，皮肤细薄，色素沉着，出血倾向，伤口愈口迟缓，衰弱无力，高血压，电解质紊乱(低血钾及高血钠)。女性患者还可出现多毛、痤疮、月经紊乱、闭经等症。

3. 口腔表征

舌和咀嚼肌活动减退，口腔黏膜可出现棕褐色色素沉着。

4. 诊断

根据典型临床表现诊断不难，由于各种原因所致之皮质醇症的表现十分相似，单靠临床表现往往不能确定病因。需依靠实验室检查，区别病因是垂体性、肾上腺性或异源性 ACTH 分泌异常。

5. 治疗

(1)全身治疗：根据不同病因治疗。药物治疗可选用肾上腺皮质抑制剂如美替拉酮(甲吡酮)，口服，每次 250～1 000 mg，每日 3～4 次。

(2)局部无特殊处理方法。

(二)阿狄森病(Addison disease)

又称慢性肾上腺皮质功能减退症。是由肾上腺皮质组织破坏所引起。

1. 病因

病因多为自身免疫和肾上腺皮质结核，其他如感染、炎症、破坏性肿瘤和肾上腺的淀粉样变等引起的肾上腺皮质功能减退，造成皮质醇与醛固酮分泌减少，血清中促黑色素细胞激素浓度增加，引起皮肤黏膜黑色素沉着。

2. 临床特征

起病缓慢，中年及青年为多，常为隐袭性，且以原因未明的胃肠道症状，如食欲减退、腹痛、腹泻为首发症状。主要为缺乏皮质激素表现，如：肌无力、虚弱、极易疲劳、心动微弱，经常恶心、呕吐，低血糖，体重减轻，血 Na^+ 降低、血 K^+ 升高，失水、低血容量、低血压，肾功能障碍及抵抗力降低等。此外，还有特征性的皮肤、黏膜色素沉着。色素沉着以面部、关节屈伸面和皮肤皱褶而受摩擦处，以及乳头、乳晕、生殖器、肩腋部、下腹中线、指(趾)甲根部等处最明显。

3. 口腔表征

口腔黏膜黑色素沉着过多，以牙龈、颊、软硬腭黏膜为主要部位，色素呈灰褐色或蓝黑色的点、片或条纹，也可波及舌、唇红部，呈棕色，口角处呈边界不清的色素斑，易发生口腔白色念珠菌感染。

4. 诊断

根据临床表现，典型的色素沉着以及血、尿中 17-羟醇水平降低即可诊断。

5. 治疗

(1)全身治疗：本病治疗原则为：①纠正本病中代谢紊乱；②内分泌替代补充治疗；③病因治疗；④避免应激，预防危象。食用含糖类、蛋白质、维生素以及多钠少钾盐食物；内分泌替代疗法可选用可的松，口服，每次 5～10 mg，每日 3 次；中医辨证施治。

(2)局部治疗：保持口腔卫生，防止继发感染，用 2%～4%碳酸氢钠液和制霉菌素糊剂治疗口腔白色念珠菌感染，口腔黏膜色素无需治疗。在进行口腔外科手术前，应给予抗生素、维生素等，防止发生危象。

四、卵巢疾病

性腺的功能状态与口腔软组织的变化密切相关，卵巢功能减退是常见病症之一，可能由遗传性疾病和绝经期激素水平降低所致。

(一)临床特征

月经稀少、不规则甚至闭经，不孕。

(二)口腔表征

口腔黏膜有烧灼感，以舌灼痛最为明显，对外界刺激的敏感性增高，舌乳头萎缩，味觉异常，感觉口干、口苦或有金属味。

(三)诊断

根据临床表现及实验室检查如雌激素试验即可诊断。

(四)治疗

1. 全身治疗

可选用雌激素如已烯雌酚，口服，每次 0.5 mg，每晚 1 次，连服 20 天。

2. 局部治疗

可用雌激素软膏涂搽；若疼痛明显，可涂布 0.5%达克罗宁液。

五、糖尿病(diabetes mellitus)

(一)病因

因胰腺病变、胰岛素分泌缺乏所致，另外与遗传及环境因素密切相关，是一组内分泌紊乱的征候群。

（二）临床特征

出现多饮、多食、多尿、疲劳消瘦或体重增加等症，严重者可发生酮症酸中毒，常发生化脓性感染、肺结核、动脉硬化等并发症。

（三）口腔表征

出现较严重的牙周病，易发生多发性牙周脓肿，龋齿、牙髓炎、根尖周炎的发生率增高。唾液少而黏稠，口腔黏膜干燥，失去正常红润色泽，黏膜对外界刺激的防御力下降，常发生溃疡性损害。舌刺痛肿大，丝状乳头萎缩，菌状乳头充血肥大，唇红部可发生皲裂、脱屑，患者常感黏膜灼痛、口干及味觉异常，重者有酮味口臭。常伴发细菌和真菌感染，并有组织坏死、坏疽倾向，创口愈口迟缓，即使轻微创伤，也可导致炎症扩散及广泛的组织坏死。

（四）诊断

根据典型的临床表现及实验室检查如血糖升高、尿糖及糖耐量试验即可确诊。

（五）治疗

1. 全身治疗

适当节制饮食；根据情况选用降糖药物或胰岛素治疗。

2. 局部治疗

注意保持口腔卫生，用3%过氧化氢液、1/5 000洗必泰液交替含漱，防止细菌感染；用2%～4%碳酸氢钠液和制霉菌素糊剂防治口腔真菌感染；及时治疗牙体、根尖周及牙周疾病，手术操作应细致，并于术前给予抗生素、维生素，以防止术后感染或组织坏死。

第四节　急性传染病

一、猩红热（scarlet fever）

（一）病因

由A群乙型溶血性链球菌所致的急性传染病，带菌者或患者的鼻咽分泌物含有病原菌，通过飞沫传播，多数病例集中在冬季和春季，其他季节也可发生。

（二）临床特征

儿童多发，潜伏期平均2～4天，起病急，突然高热、头痛、咽痛、脉速等。1～2天后，全身出现弥漫性鲜红色斑疹并波及面部，皮疹1～2天达高峰，于3～4天内消退，平均1周左右退热，病情逐渐缓解。

（三）口腔表征

面部皮肤潮红但无皮疹，红晕以两颊最明显，与口唇对照，唇的四周皮肤明显苍白，称“口周苍白圈”，这是本病的特征。口腔及咽喉黏膜红肿明显，上覆灰黄色渗出物，悬雍垂及腭部可出现显著红斑。病初，舌部明显水肿，有较厚白苔，菌状乳头充血肿大，形成“白色杨梅舌”，此为猩红热的典型特征。3～4天后，白苔可自行脱落，菌状乳头呈鲜红色或紫红色，水肿明显，形成“红色杨梅舌”。

（四）诊断

根据典型的临床表现及咽拭子培养分离出A群乙型溶血性链球菌即可确诊。

（五）治疗

1. 全身治疗

隔离患儿，全身支持疗法，卧床休息，予以易消化、营养丰富的食物，给予抗生素，首选青霉素G，对严重者应加大用量和联合应用其他抗生素。

2. 局部治疗

口腔局部对症处理。

二、白喉（diphtheria）

（一）病因

是由白喉杆菌引起的呼吸道急性传染病。本

病的传染源是患者和带菌者，主要通过上呼吸道、污染的食具、口腔与喉科的医疗器械等传染。人群对本病普遍易感，而儿童易感性最高。目前已能用预防接种的方法控制该病。

(二)临床特征

常在秋冬季流行，1～5 岁儿童多发。出现高热、头痛、咳嗽、声嘶、精神委靡等症，可并发心肌炎和周围神经麻痹。重症者颈淋巴结肿大，软组织水肿明显，形如“牛颈”，有不同程度的呼吸困难，甚至出现严重衰竭，可因广泛毒血症或窒息死亡。

(三)口腔表征

口腔黏膜、悬雍垂、扁桃体区及咽喉出现大面积灰白色、不易拭落的假膜，若用镊子强行撕去，则留下出血创面。

(四)诊断

根据白色厚假膜首发于咽喉部、全身中毒症状较重、涂片检查以及致病菌培养阳性即可确诊。本病应同以下疾病鉴别：

1. 急性扁桃体炎

本病较白喉起病急，热度高，咽痛剧烈，红肿显著，扁桃体上的点或片状黄白色渗出物松散易剥去且不易出血。

2. 鹅口疮

多见于消化与营养不良体质虚弱的婴幼儿，可伴发热，膜洁白像豆腐渣，且多在口腔前部涂片可检见念珠菌。

3. 传染性单核细胞增多症

咽部也可有白膜，但症状多轻，且血涂片可发现异常淋巴细胞增高，血清嗜异性凝集试验阳性。

(五)治疗

1. 全身治疗

患儿应严格隔离消毒；注射白喉抗毒素；及早足量给予青霉素，一般可用 2 万～4 万 U，重者 6 万～8 万 U；根据气道阻塞程度决定是否行气管切开术。

2. 局部治疗

口腔局部保持清洁及对症处理。

三、麻疹(measles)

(一)病因

由麻疹病毒引起的急性传染病，其传染性极强。麻疹病毒为单股核糖核酸型副黏液病毒，急性患者是惟一的传染源，从潜伏期最后 1～2 天至出疹后 5 天内都具有传染性。患者的口、鼻、咽、眼的分泌物均含有病毒，呼吸道飞沫为主要传播途径。病毒随飞沫侵入呼吸道和眼结膜上皮，细胞内小量繁殖，引起局部炎症，并由局部入血形成病毒血症，引起广泛病变。

(二)临床特征

儿童多发，前驱期主要表现为中度以下发热、咳嗽、流涕、畏光、流泪、结合膜充血、精神委靡等，3～4天后，口腔出现损害，再经 1～2 天，皮肤出现红色斑丘疹。发热增高，从耳后发际开始出现直径为 1～3 mm 大小的淡红色斑丘疹，逐渐蔓延至颈部、躯干，直至四肢。疹间皮肤正常，压之褪色，重者皮疹密集成暗红色。此期全身中毒症状加重，可出现惊厥、抽搐、谵妄；体查浅表淋巴结及肝脾可肿大，重者肺部可闻湿啰音，胸片可见弥漫性肺部浸润小点。出疹高峰后，发热渐退，病情缓解，皮疹依出疹先后顺疗隐退，留有棕褐色斑痕，1～2 周消失，整个病程约 10 天。成人麻疹较小儿重、发热高、皮疹多，但并发肺炎者少。

(三)口腔表征

口腔黏膜充血、粗糙，与第二磨牙相对应的颊黏膜上出现针头大小的蓝白色或紫色小点，周围有红晕环绕，此为“麻疹黏膜斑”(Koplik 斑点)，为本病早期特征之一。

(四)诊断

根据典型的临床表现如“麻疹黏膜斑”即可确诊。

(五)治疗

隔离患儿至皮疹全部消退；全身给予支持、对症治疗，预防并发症；中医辨证施治；口腔局部保持清洁及对症处理。

第五节　川崎病

川崎病(Kawasaki disease)又名急性发热性黏膜皮肤淋巴结综合征，是一种以全身血管炎变为主要病理的急性发热性出疹性小儿疾病，可造成多器官损伤，病变涉及黏膜、皮肤、淋巴结及心脏等。1967年日本川崎富作医生首次报道，由于本病可发生严重心血管病变，引起人们重视。

一、病因

不明，尚未分离出特定病原体，曾疑为细菌、钩端螺旋体、立克次体等感染。其发病与免疫系统失调有关，亦有人认为与环境污染有关(尤其与汞)。

二、临床特征

多发于学龄前儿童，以1岁最多见。出现持续性高热(可达40℃)、球结膜充血，抗生素及解热镇痛药无效。急性期，皮肤出麻疹、猩红热样或多形性红斑样皮疹，伴有手足弥漫性红肿和硬性浮肿，手掌和足底早期出现潮红，10天后出现特征性趾端大片状脱皮，出现于甲床皮肤交界处。颈部淋巴结一过性非化脓性肿大，以前颈部最为显著，直径约1.5 cm以上，大多在单侧出现，稍有压痛。内脏损害往往出现心脏损害，主要有心肌炎、心包炎、冠状动脉病变，部分患儿可发生猝死。其他还可能出现关节炎及一般消化道、呼吸道症状。大多数患者在第4周进入恢复期，一般病程为21～60天，临床症状消退，如无明显冠状动脉病变即逐渐恢复；有冠状动脉瘤则仍可持续发展，可发生心肌梗死或缺血性心脏病。

三、口腔表征

初起唇部充血、干燥，口腔黏膜及咽部潮红水肿，继之唇红部皲裂、渗出、结痂。舌充血水肿，菌状乳头明显增大，形成“红色杨梅舌”，口腔黏膜一般不发生水疱溃疡。

四、诊断

诊断标准为：①不明因发热超过5天；②球结膜充血；③口腔及咽部黏膜弥漫充血，唇发红及干裂，并呈杨梅舌；④发病初期手足硬肿和掌跖发红，以及恢复期指趾端出现膜状脱皮；⑤皮肤多形性皮疹而无水疱；⑥颈部淋巴结非化脓性肿大。凡具备上述6条中的5条即可诊断，但必须有发热。如二维超声心动图或冠状动脉造影查出冠状动脉瘤或扩张，则4条主要症状阳性即可确诊。近年报道不完全性或不典型病例增多，约为10%～20%。仅具有2～3条主要症状，但有典型的冠状动脉病变。多发生于婴儿。典型病例与不典型病例的冠状动脉瘤发生率相近。一旦疑为川崎病时，应尽早做超声心动图检查。

五、治疗

关键在于早发现、早治疗，预防并发症的发生，及时发现心肌病变，防止猝死和冠状动脉病后遗症；全身支持疗法；各种抗生素均无效，皮质类固醇激素、阿司匹林及适当应用抗凝剂可退热；动脉瘤、大血管栓塞需施行手术治疗；口腔局部保持清洁并对症处理。

(周红梅　申　俊　郑　华　何　园　林　梅)

参 考 文 献

1. 李秉琦. 口腔黏膜病学. 第2版. 北京：人民卫生出版社，2003年

2. MARTIN S. GREENBERG, MICHAEL GLICK. Burket's Oral Medicine: Diagnosis & Treatment. BC Decker Inc, 2003, Tenth Edition
3. 陆再英．内科学．第 7 版．北京：人民卫生出版社，2008 年
4. 陈灏珠．实用内科学．第 12 版．北京：人民卫生出版社，2005 年
5. J. Claude Bennett, Fred Plum. Cecil Textbook of Medicine. Saunders. 2007. 23rd Edition

第十九章　口腔黏膜疾病常用药物和方法

一、抗微生物药物

(一)抗生素和合成抗菌药

抗菌药物是广泛用于各种微生物感染性疾病的药物,在防治微生物感染性疾病方面起着重要的作用。感染性疾病的现代化治疗起始于 1936 年磺胺类药物的临床应用,而抗菌药物治疗的黄金时代是从 1941 年生产青霉素 G 开始,并从 20 世纪 40 年代开创了抗菌药物的新里程碑,随后即迅猛发展,不断出现各类新型的抗菌药物。自从青霉素首次应用于临床,半个世纪以来陆续研制在临床上应用的抗生素约 250 余种,每年有 10～20 种进入临床,主要分类如下:

第一类为 β 内酰胺类抗生素,分为青霉素类和头孢菌素类。这类抗生素在各种感染的治疗中占主要地位。发展的新品种较多,特别是青霉素类已从抗阳性窄谱品种发展到广谱品种,头孢菌素类也从第一代向第四代发展。本类抗生素的特点是杀菌力强、毒性低,但容易产生过敏反应,所以青霉素类必须做皮肤敏感试验,皮试阴性后方可应用。头孢菌素类大多与青霉素类有交叉过敏。治疗时以"最小有效剂量、最短必需疗程"为原则。

第 2 类为氨基糖苷类抗生素,本类抗生素包括链霉素、新霉素、庆大霉素、卡那霉素、丁胺卡那霉素等,主要以抗革兰阴性杆菌和金葡菌为特点,但有耳毒性和肾毒性为其特点。

第 3 类为大环内酯类抗生素,主要包括红霉素、克拉霉素、阿奇霉素、螺旋霉素、交沙霉素、罗红霉素等。本类抗生素为抑菌药,但对军团菌、支原体、衣原体和立克次体等微生物感染有很好的治疗作用。所以,临床上主要用于化脓性球菌引起的轻、中度感染以及军团病、支原体、衣原体和立克次体等微生物感染。

应用抗菌药物时需从所感染的微生物种类、患者的机体状态以及药物的抗菌谱、选择性、抗菌作用和对人机体的影响等方面进行全面综合考虑后,选择最佳的抗菌药物和制订最佳治疗方案。如果忽略了任何一个方面,除了会发生类似其他类别药物的不良反应而影响患者的健康以外,还会产生抗菌药物的独特的"微生物抗药性"。

抗菌药物主要用于口腔黏膜细菌感染性疾病如膜性口炎、坏死性龈口炎、坏疽性口炎、性传播疾病、全身系统疾病的口腔表征。由其他口腔黏膜病引起的局部组织糜烂、溃疡而继发细菌感染者也可选用。由于口腔感染常系多种细菌混合致病,一般应首选广谱抗菌药物,中重度感染可联合用药,对青霉素过敏者可选用其他抗菌药物,应尽量做药敏试验,有利于、有针对性地选用药物。口腔黏膜病常用抗菌药物见表 19-1。

表 19-1　口腔黏膜病常用抗菌药物一览表

名称		剂量		副作用
		成人	儿童	
青霉素 G 钠(钾)	肌注	80～240 U/d	10 万 U/(kg·d)	过敏反应
新青霉素Ⅱ	肌注	0.5～1.0/次,2～4 次/日	50～100 mg/(kg·d)	过敏反应
羟氨苄青霉素	口服	1～4/日,分 3～4 次服	50～100 mg/(kg·d)	过敏反应
新霉素	口服	0.5～1/次,3～4 次/日	25～50 mg/(kg·d)	胃肠道反应
阿莫西林/克拉维	外用	0.5%软膏涂于皮肤黏膜患处	2～3 次/日	过敏反应
酸钾		0.375/次,3 次/日	孕妇及儿童忌用	

续表

名称		剂量		副作用
		成人	儿童	
阿莫西林/双氯西林钠	口服	0.375/次,3次/日	剂量减半	过敏反应
罗红霉素	口服	150 mg/次,2次/日	2.5～5 mg/(kg·d)	胃肠道反应
阿奇霉素分散片	口服	0.5/次,1次/日	12 mg/(kg·d)	胃肠反应及皮疹
乙酰螺旋霉素	口服	0.4/次,2～4次/日	20～30 mg/(kg·d)	胃肠道反应及皮疹
复方SMZ	口服	1/次,2次/日	25～30 mg/(kg·d)	胃肠道反应及过敏
氧氟沙星	口服	0.1/次,2～3次/日	孕妇及儿童忌用	胃肠道反应
培氟沙星	口服	400 mg/次,2次/日	孕妇及儿童禁用	胃肠道反应及过敏
甲硝唑	口服	0.2/次,3次/日	7.5 mg/(kg·d)	胃肠道反应及过敏
替硝唑	口服	1/次,1次/日	50 mg/kg　1次/日	胃肠道反应
奥硝唑	口服	0.5/次,2次/日	每12小时10 mg/kg	胃肠道反应

(二)抗病毒药

病毒是病原微生物中最小的一种,在细胞内繁殖,其核心是核糖核酸(RNA)或脱氧核糖核酸(DNA),外壳是蛋白质,不具有细胞结构。病毒寄生于宿主细胞内,依赖宿主细胞代谢系统进行增殖复制。在病毒基因提供的遗传信息调控下合成病毒核酸和蛋白质,然后在胞浆内装配为成熟的感染性病毒体,以各种方式自细胞释出而感染其他细胞。多数病毒缺乏酶系统,不能独立自营生活,必须依靠宿主的酶系统才能使其本身繁殖(复制),病毒核酸有时整合于细胞,不易消除,因此抗病毒药研究发展缓慢。

抗病毒感染的途径很多,如直接抑制或杀灭病毒、干扰病毒吸附、阻止病毒穿入细胞、抑制病毒生物合成、抑制病毒释放或增强宿主抗病毒能力等。该类药物主要用于口腔黏膜病毒感染性疾病如疱疹性龈口炎、三叉神经带状疱疹、手-足-口病、疱疹性咽峡炎等。至于口腔扁平苔藓、复发性阿弗他溃疡等是否与病毒感染有关,尚待进一步研究。

1. 阿昔洛韦

【作用用途】为广谱高效的抗病毒药,本品抗疱疹病毒活性强。在宿主正常细胞的磷酸激酶作用下,转化为具有抗病毒活性的三磷酸阿昔洛韦,对单纯性疱疹病毒最敏感,对水痘-带状疱疹病毒、乙型肝炎病毒、EB病毒和巨细胞病毒均有抑制作用。不仅可用于局部,还可用于全身的治疗或预防疱疹病毒性感染,毒性较低、起效快。对Ⅰ、Ⅱ型单纯疱疹病毒及带状疱疹病毒均有效,对病毒DNA聚合酶有选择性抑制作用,使病毒复制停止,而对正常细胞作用较小。

【适应证】口腔单纯疱疹感染、三叉神经带状疱疹,可用于器官移植者和肿瘤患者化疗时预防病毒感染。

【用法用量】口服,0.2 g/次,每日5次,连服5～10日。3%霜剂涂敷唇部和口周皮肤患处,每日4～6次。

【毒副作用】较小,可有头晕、头痛、恶心、白细胞下降等,偶有皮疹、血尿、蛋白尿、一过性肾功能障碍。

【注意事项】肾功能异常、对该药过敏及孕妇禁用。

【制剂规格】片剂:每片100 mg、200 mg;3%霜剂。

2. 泛昔洛韦

【作用用途】本品在体内迅速转化为有抗病毒活性的化合物喷昔洛韦,后者对Ⅰ、Ⅱ型单纯疱疹病毒以及水痘带状疱疹病毒有抑制作用。

【适应证】用于治疗单纯疱疹、带状疱疹和原发性生殖器疱疹。

【用法用量】口服，成人一次0.25 g，每8小时1次。治疗带状疱疹的疗程为7日，治疗原发性生殖器疱疹的疗程为5日。肾功能不全患者应根据肾功能状况调整剂量，推荐剂量如下：

肌酐清除率	剂量
≥60 ml/分钟	成人一次0.25 g，每8小时1次
40～59 ml/分钟	成人一次0.25 g，每12小时1次
20～39 ml/分钟	成人一次0.25 g，每24小时1次
<20 ml/分钟	成人一次0.125 g，每48小时1次

【毒副作用】常见不良反应是头痛和恶心。

【制剂规格】每片0.125 g、0.25 g。

3. 更昔洛韦

【作用用途】核苷类抗病毒药。本品进入细胞后迅速被磷酸化为单磷酸化合物，然后经细胞激酶的作用成为三磷酸化合物，在已感染巨细胞病毒的细胞内其磷酸化较正常细胞更快。更昔洛韦可竞争性抑制DNA多聚酶，并掺入病毒及宿主细胞的DNA中，从而抑制DNA合成。本品对病毒DNA多聚酶的抑制作用较宿主细胞多聚酶为强。

【适应证】预防及治疗免疫功能缺陷患者的巨细胞病毒感染，如艾滋病患者，接受化疗的肿瘤患者，使用免疫抑制剂的器官移植患者。

【用法用量】①诱导期：静脉滴注，按体重一次5 mg/kg，每12小时1次，每次静滴1小时以上，疗程14～21日，肾功能减退者剂量应酌减。肌酐清除率为50～69 ml/min时，每12小时静脉滴注2.5 mg/kg；肌酐清除率为25～49 ml/min，每24小时静脉滴注2.5 mg/kg；肌酐清除率为10～24 ml/min时，每24小时静脉滴注1.25 mg/kg；肌酐清除率<10 ml/min时，每周给药3次，每次1.25 mg/kg于血液透析后给予。②维持期：静脉滴注，按体重一次5 mg/kg，每日1次，静滴1小时以上。肾功能减退者按肌酐清除率调整剂量：肌酐清除率为50～69 ml/min时，每24小时静脉滴注2.5 mg/kg；肌酐清除率为25～49 ml/min时，每24小时静脉滴注1.25 mg/kg；肌酐清除率为10～24 ml/min时，每24小时静脉滴注0.625 mg/kg；肌酐清除率<10 ml/min时，每周给药3次，每次0.625 mg/kg于血液透析后给予。

【不良反应】白细胞及血小板减少最常见，少见的有贫血，发热，皮疹，肝功能异常，浮肿，感染，乏力。

【注意事项】孕妇及哺乳期妇女禁用，儿童慎用。

【制剂规格】0.25 g/支。

4. 聚肌胞

【作用用途】本品为一种合成的双链RNA，可诱导产生内源性干扰素，可刺激吞噬作用，增强抗体形成，对免疫系统起调节作用。还有广谱抗病毒、抗肿瘤作用。

【适应证】口腔单纯疱疹感染、三叉神经带状疱疹。

【用法用量】肌内注射，每次2 mg，每2～3日一次。

【毒副作用】个别患者有轻微不适、过敏等。

【制剂规格】针剂：1 mg/2 ml，2 mg/2 ml。

5. 干扰素

【作用用途】通过细胞产生新的多肽或蛋白质来干扰病毒的转录、翻译过程。有提高抗病毒感染和抗增殖效应及免疫调节等多种作用。

【适应证】适用于多种病毒感染性疾病，如单纯疱疹、带状疱疹、尖锐湿疣等。

【用法用量】成人肌注每天20万～30万U/次，连续10天，以后每周1次，1～3个月为1疗程。

【毒副作用】发热等。

【制剂规格】100万U/支、300万U/支、500万U/支粉剂。

6. 其他抗病毒药(表19-2)

表19-2　用于口腔黏膜病的其他抗病毒药物

药名	用法	制剂剂量(成人)	副作用
利巴韦林(病毒唑)	口服	0.3/次，每日3次	口干、稀便
阿糖腺苷	静滴	5～15 mg/(kg·d)	药疹、肠胃不适
碘苷(疱疹净)	涂搽唇部	0.1%滴眼剂，1%～6%外用药水	

（三）抗真菌药

该类药物主要用于口腔念珠菌病和与念珠菌感染有关的正中菱形舌炎、念珠菌性白斑病等。对其他深部真菌感染如组织胞浆菌病、芽生菌病、隐球菌病等，应选择适宜的抗真菌药物进行治疗。长期及超量使用免疫抑制剂、广谱抗生素等常可引起菌群失调，导致口腔真菌感染，故可使用该类药物进行预防。见表 19-3。

表 19-3　口腔黏膜真菌性感染常用药物一览表

药名	用法	剂量		作用
		成人	小儿	
伊曲康唑	口服	100 mg/次，每日 1 次		胃肠道反应及过敏
氟康唑	口服	100 mg/次，每日 1 次		胃肠道反应及皮疹
制霉菌素	口服	200～400 万 U/日	20～50 万 U/日	胃肠道反应
	局部使用	混悬剂：10 万 U/ml	软膏：10 万 U/g	
克霉唑	口服	0.5/次，每日 3 次	20～60 mg/(kg·d)	胃肠道反应多见
	局部使用	药膜，1%霜剂	1%～5%软膏	

（四）抗结核药

口腔结核原发者较少，大多数继发于身体其他部位的结核病灶。口腔软组织的结核病损包括：结核初疮、结核性溃疡、寻常狼疮。口腔结核要积极治疗可能存在的原发病灶，坚持规律用药和足够的用药时间，也就是适量、规律、全程用药。

1. 异烟肼

【作用用途】为高效、低毒、价廉的第一线抗结核药物，抗菌作用较强，能透入细胞对结核杆菌进行抑制和杀灭。

【适应证】用于口腔结核病情较轻者，痰菌阴性，肺部病灶稳定。

【用法用量】口服，每日 0.2～0.9 g，一次顿服或分 2～3 次服用。结核活动期每日需用药，静止期时每周用药 2 次，同时服用维生素 B_6。异烟肼和链霉素联合方案：适用于有活动性肺部病灶或临床有中毒症状的口腔结核患者，链霉素剂量每日 1 g，疗程 1～3 个月。

【毒副作用】与药物剂量有关，除胃肠道刺激症状如恶心、呕吐、食欲不振外，还可有外周神经炎、中枢神经兴奋、失眠、抽搐、昏迷及肝脏损害。

【注意事项】在服药期间应定期检查肝功，癫痫、有精神病史及肝功能不良者禁用。

【制剂规格】片剂：每片 0.05 g，0.1 g。

2. 利福平

【作用用途】能阻碍细菌的 RNA 合成。单独使用易产生耐药菌，故主要与其他抗结核药合并使用。

【适应证】用于口腔结核和寻常狼疮。

【用法用量】成人，0.45～0.6 g，每日早晨空腹顿服，连服 6 个月；儿童，20 mg/(kg·d)，早晨顿服。

【毒副作用】有湿疹、药热、恶心、白细胞和血小板减少等。对动物有致畸作用，故孕妇、幼儿禁用。

【注意事项】与异烟肼、对氨基水杨酸钠合用时，易发生肝损害，应慎重使用，必要时减量。

【制剂规格】胶囊：每粒 0.15 g。

3. 链霉素

【作用用途】能抑制结核菌的生长，碱性环境下作用增强，但易产生耐药性，多联合用药或局部使用。

【适应证】用于有孤立而深在的黏膜结核溃疡。

【用法用量】链霉素 0.5 g 和（或）异烟肼 100 mg 加入等渗生理盐水或 1%普鲁卡因 1～2 ml 中，行病灶周围及基底部注射，每周 2～3 次。

【毒副作用】最严重的是对听神经的损害，儿童应慎用。还可有恶心、呕吐、药疹、口周麻木、药热及过敏性休克，使用前应做过敏试验。

【注意事项】肝、肾功能损害的患者应慎用，有耳病的患者不宜使用。

【制剂规格】针剂：0.5 g，1 g/1 ml。

4. 乙氨丁醇

【作用用途】具有杀结核菌作用，对生长繁殖期细菌有较强活性，对静止期细菌几无作用，并能在细胞内外发挥作用。结核杆菌对本品产生耐药性较慢，与其他抗结菌药无交叉耐药性，对耐异烟肼及链霉素的结核菌同样有抑制作用。

【适应证】各型肺结核及肺外结核，常和利福平或异烟肼合用。对异烟肼及链霉素耐药的结核菌感染尤为适用。

【用法用量】①成人常用量：与其他抗结核药合用，结核初治，按体重 15 mg/kg，每日 1 次顿服；或每次口服 25～30 mg/kg，最高 2.5 g，每周 3 次；或 50 mg/kg，最高 2.5 g，每周 2 次。结核复治，按体重 25 mg/kg，每日 1 次顿服，连续 60 天，继以按体重 15 mg/kg，每日 1 次顿服。非典型分枝杆菌感染，每日 15～25 mg/kg，一次顿服。②小儿常用量：13 岁以下不宜应用本品；13 岁以上儿童用量与成人相同。

【毒副作用】①球后视神经炎：是乙胺丁醇主要的毒性反应，常规剂量很少发生。当每日剂量过大时，在用药后 2～6 个月可出现视力下降，视野缩小，中心暗点，红绿色弱。停药后多能恢复，个别可致失明。可用大剂量维生素 B_1 和血管舒张药治疗。②胃肠道反应：恶心、呕吐、腹泻等。③其他：皮疹、药物热、粒细胞减少、肝功能轻度损害、外周神经炎、头痛、关节痛等，多不严重。

【注意事项】①糖尿病患者、乙醇中毒者及婴幼儿禁用。②有视神经炎、视力减退者禁用。③孕妇、哺乳期妇女、老年患者、麻风、肾功能减退者慎用。④不宜与 PAS 合用，因可加剧不良反应且疗效并无提高。⑤用药过程中，应每月作眼科检查。⑥服用本品可使血尿酸升高。⑦不单独用药，须与其他抗结核药合用。

【制剂规格】片剂：0.25 g。

5. 吡嗪酰胺

【作用用途】本品对人型结核杆菌有较好的抗菌作用，在 pH5～5.5 时，杀菌作用最强，尤其对处于酸性环境中缓慢生长的吞噬细胞内的结核菌是目前最佳杀菌药物。作用机制可能与吡嗪酸有关，吡嗪酰胺渗透入吞噬细胞并进入结核杆菌菌体内，菌体内的酰胺酶使其脱去酰胺基，转化为吡嗪酸而发挥抗菌作用。

【适应证】①其他一线抗结核药治疗失败的复治病例。②抗结核病短程化疗：和其他一线抗结核药合用。

【用法用量】口服。成人常用量，与其他抗结核药联合，每日 15～30 mg/kg 顿服，或 50～70 mg/kg，每周 2～3 次；每日服用者最高每日 2 g，每周 3 次者最高每次 3 g，每周服 2 次者最高每次 4 g。

【毒副作用】①肝脏损害：如转氨酶升高甚至黄疸，与药物剂量有关，可停药并积极保肝治疗。②关节痛：症状如痛风，多在用药后 1～2 个月时出现，为吡嗪酰胺促进肾小管对尿酸的重吸收，使血清尿酸增高所致。③过敏反应：如发热和皮疹，宜停药抗过敏治疗。④胃肠道反应：食欲不振、恶心、呕吐等。

【注意事项】用药期间应注意肝功能，孕妇及痛风患者禁用，儿童慎用。

【制剂规格】片剂：0.25 g、0.5 g。

二、糖皮质激素

(一)适应证及用法

糖皮质激素为维持生命所必需，对蛋白质、糖、脂肪、水、电解质代谢及多种组织器官的功能有重要影响。超生理量的糖皮质激素具有抗炎、抗过敏和抑制免疫等多种药理作用，是临床上治疗口腔黏膜病的常用药物之一，主要的用药途径有全身给药、病变区注射和局部敷贴。

全身用药的主要形式是口服给药，适应证是各型天疱疮、重型多形性红斑、药物过敏性口炎、血管神经性水肿、盘状红斑狼疮、糜烂型扁平苔藓、白塞病、腺周口疮、带状疱疹（病损累及眼睛时）等。见表 19-4。

表 19-4　口服糖皮质激素一览表

名称	商品名或别名	制剂含量
氢化可的松	可的索	20 mg
泼尼松	强的松，去氢可的松	5 mg
氢泼尼松	强的松龙	5 mg
地塞米松	氟美松	0.75 mg
倍他米松		0.5 mg
去炎松	氟羟氢泼尼松	1 mg、2 mg、4 mg
抗炎松		25 mg

病变区注射，常用于盘状红斑狼疮、糜烂型扁平苔藓、腺周口疮、变态反应性唇炎等。局部用药

的适用范围较广，上述各种情况均可酌情使用，如果在制剂中加入抗生素类药物，还可应用于疱疹性口炎。

糖皮质激素的用量主要根据病情和患者全身情况而定，危重患者的初始剂量可较大，待病情控制后再逐渐减量至维持量，至最终停用。目前主张用间歇疗法，即每周按量服药 5 天，每晨 1 次将全日量服下，停药两天。也可用隔日疗法，即两日量一次晨服，均可减少副作用。患有高血压、糖尿病、动脉粥样硬化、消化道溃疡者应避免使用。

各种常用激素的等效用量为可的松 25 mg、氢化可的松 20 mg、强的松 5 mg、地塞米松 0.75 mg、倍地米松 0.5 mg。

局部注射糖皮质激素时，多与等量 2%利多卡因混合，糖皮质激素的总量每次不超过 1 ml，可分点注射。

可供局部涂敷的糖皮质激素可参见表 19-5、表 19-6。

表 19-5　局部注射用糖皮质激素一览表

名称	制剂含量
氢泼尼松(强的松龙)	混悬液 125 mg/5 ml
地塞米松(氟美松)	针剂 2 mg,5 mg/1 ml
去炎松(氟羟氢泼尼松)	混悬液 125 mg/6 ml
去炎舒松(确炎舒松 A)	混悬液 50 mg/6 ml
曲安缩松	混悬液 40 mg/1 ml
倍他米松	混悬液 5 mg/1 ml

表 19-6　局部涂敷用糖皮质激素一览表

名称	剂型	制剂含量
氢化可的松	乳膏、霜剂、糊剂	0.5%～1%
倍他米松	糊剂、霜剂	0.05%～0.1%
地塞米松	糊剂、霜剂、贴片	0.05%～0.1%,0.3 mg
去炎松	糊剂，药膜	0.025%,0.05%,0.1%
去炎舒松	乳膏、霜剂	0.025%,0.05%,0.1%
氟轻松	霜剂、乳膏，洗剂	0.01%,0.025%
醋酸泼尼松	贴片	0.1 mg
氟羟强的松龙	凝胶	1 mg

糖皮质激素可与抗生素类药制成复合制剂，后者可为庆大霉素、新霉素、制霉菌素、短杆菌肽、多黏菌素和四环素等。

（二）不良反应

糖皮质激素在应用生理剂量替代治疗时无明显不良反应，不良反应多发生在应用药理剂量时，而且与疗程、剂量、用药种类、用法及给药途径等有密切关系。常见不良反应有以下几类。

1. 过敏反应

静脉迅速给予大剂量可能发生全身性的过敏反应，包括面部、鼻黏膜、眼睑肿胀，荨麻疹，气短，胸闷，喘鸣。

2. 长程用药可引起以下副作用

库欣综合征面容和体态(满月脸、水牛背、向心性肥胖等)、体重增加、下肢浮肿、紫纹、易出血倾向、创口愈合不良、痤疮、月经紊乱、肱骨头或股骨头缺血性坏死、骨质疏松或骨折(包括脊椎压缩性骨折、长骨病理性骨折)、肌无力、肌萎缩、低血钾综合征、胃肠道刺激(恶心、呕吐)、胰腺炎、消化性溃疡或肠穿孔，儿童生长受到抑制，青光眼、白内障，良性颅内压升高综合征、糖耐量减退和糖尿病加重。

3. 患者可出现精神症状

欣快感、激动、不安、谵妄、定向力障碍，也可表现为抑制。精神症状尤易发生于患慢性消耗性疾病的人及以往有过精神不正常者。在用量达每日强的松 40 mg 或更多，用药数日至 2 周即可出现。

4. 并发感染为糖皮质激素的主要不良反应

以真菌、结核菌、葡萄球菌、变形杆菌、绿脓杆菌和各种疱疹病毒感染为主。多发生在中程或长程疗法时，但亦可在短期用大剂量后出现。

5. 下丘脑-垂体-肾上腺轴受到抑制

为激素治疗的重要并发症，其发生与制剂、剂量、疗程等因素有关。每日用强的松 20 mg 以上，历时 3 周以上，以及出现医源性库欣综合征时，应考虑肾上腺功能已受到抑制。

6. 糖皮质激素停药后综合征可有以下各种不同的情况

①下丘脑-垂体-肾上腺功能减退。可表现为乏力、软弱、食欲减退、恶心、呕吐、血压偏低等。②停药后原来疾病已被控制的症状重新出现(反跳现象)。为了避免反跳现象，在长程激素治疗后应缓

慢地逐渐减量，并由原来的一日服用数次，改为每日上午服药1次，或隔日上午服药1次。③糖皮质激素停药综合征。有时患者在停药后出现头晕、昏厥倾向，腹痛或背痛，低热，食欲减退，恶心、呕吐，肌肉或关节疼痛、头痛、乏力、软弱，经仔细检查，如能排除肾上腺皮质功能减退和原来疾病的复燃，则可考虑为对糖皮质激素的依赖综合征。

（三）临床使用注意事项

1. 妊娠期用药

糖皮质激素可通过胎盘，人类使用药理剂量的糖皮质激素可增加胎盘功能不全、新生儿体重减少或死胎的发生率。妊娠时曾接受一定剂量的糖皮质激素者，所产的婴儿需注意观察是否出现肾上腺皮质功能减退的表现。对早产儿，为避免呼吸窘迫综合征，而在分娩前给母亲使用地塞米松，以诱导早产儿肺表面活化蛋白的形成，由于仅短期应用，对幼儿的生长和发育未见有不良影响。

2. 哺乳期用药

如果哺乳期妇女接受药理性大剂量的糖皮质激素，则不应哺乳，由于糖皮质激素可由乳汁中排泄，对婴儿造成不良影响，如生长受抑制、肾上腺皮质功能受抑制等。

3. 小儿用药

小儿如长期使用肾上腺皮质激素，需十分慎重，因激素可抑制患儿的生长和发育，如确有必要长期使用，应采用短效（如可的松）或中效制剂（如强的松），避免使用长效制剂（如地塞米松）。口服中效制剂隔日疗法可减轻对生长的抑制作用。儿童或少年患者长程使用糖皮质激素必须密切观察，患儿发生骨质疏松症、股骨头缺血性坏死、青光眼、白内障的危险性都增加。

4. 老年用药

老年患者用糖皮质激素易发生高血压、糖尿病等。老年患者尤其是更年期后的女性应用糖皮质激素易发生骨质疏松。

5. 糖皮质激素与感染

一方面，非生理性糖皮质激素对抗感染不利。生理剂量的肾上腺皮质激素可提高肾上腺皮质功能减退症患者对感染的抵抗力。非肾上腺皮质功能减退患者接受药理剂量糖皮质激素后易发生感染，这是由于患者原有的疾病往往已削弱了细胞免疫及（或）体液免疫功能，长疗程超生理剂量皮质类固醇使患者的炎性反应、细胞免疫、体液免疫功能减弱，由皮肤、黏膜等部位侵入的病原菌不能得到控制。在激素作用下，原来已被控制的感染可活动起来，最常见者为结核感染复发。但另一方面，在某些感染时应用激素可减轻组织的破坏、减少渗出、减轻感染中毒症状，但必须同时用有效的抗生素治疗、密切观察病情变化，在短期用药后，即应迅速减量、停药。

6. 对诊断的干扰

（1）糖皮质激素可使血糖、血胆固醇和血脂肪酸、血钠水平升高，使血钙、血钾下降。

（2）对外周血象的影响为淋巴细胞，单核细胞及嗜酸性、嗜碱性粒细胞数下降，多核白细胞和血小板增加，后者也可下降。

（3）活性较强的糖皮质激素（如地塞米松）可使尿17-羟皮质类固醇和17-酮类固醇下降。

（4）长期大剂量服用糖皮质激素可使皮肤试验结果呈假阴性，如结核菌素试验、组织胞浆菌素试验和过敏反应皮试等。

（5）还可使甲状腺^{131}I摄取率下降，减弱促甲状腺激素（TSH）对TSH释放素（TRH）刺激的反应，使TRH兴奋试验结果呈假阳性。干扰促黄体生成素释放素（LHRH）兴奋试验的结果。

（6）使同位素脑和骨显像减弱或稀疏。

7. 下列情况应慎用

心脏病或急性心力衰竭、糖尿病、憩室炎、情绪不稳定和有精神病倾向、全身性真菌感染、青光眼、肝功能损害、眼单纯性疱疹、高脂蛋白血症、高血压、甲状腺功能减退症（此时糖皮质激素作用增强）、重症肌无力、骨质疏松、胃溃疡、胃炎或食管炎、肾功能损害或结石、结核病等。

8. 以下情况禁用糖皮质激素

严重的精神病史，活动性胃、十二指肠溃疡，新近胃肠吻合术后，较重的骨质疏松，明显的糖尿病，严重的高血压，未能用抗菌药物控制的病毒、细菌、霉菌感染。

9. 随访检查

长期应用糖皮质激素者，应定期检查以下项目：①血糖、尿糖或糖耐量试验，尤其是有糖尿病或糖尿病倾向者;②小儿应定期监测生长和发育情况;③眼科检查,注意白内障、青光眼或眼部感染的发生;④血清电解质和大便潜血;⑤高血压和骨质疏松的检查,老年人尤应注意。

三、免疫抑制剂

免疫抑制剂是对机体的免疫反应具有抑制作用的药物,是能抑制与免疫反应有关细胞(T细胞和B细胞等)的增殖和功能,能降低抗体免疫反应的制剂。

不同的免疫抑制剂(包括一部分抗肿瘤药)可作用于免疫系统的不同环节,所以,有选择性地单独或联合使用该类药物,对一些口腔黏膜病(与免疫功能紊乱密切相关)具有较好疗效。

1. 糖皮质激素(以泼尼松为代表说明)

【作用用途】泼尼松具有抗炎及抗过敏作用,能抑制结缔组织的增生,降低毛细血管壁和细胞膜的通透性,减少炎性渗出,并能抑制组胺及其他毒性物质的形成与释放。本品还能促进蛋白质分解转变为糖,减少葡萄糖的利用。当严重中毒性感染时,与大量抗菌药物配合使用,可有良好的降温、抗毒、抗炎、抗休克及促进症状缓解作用。其水钠潴留及排钾作用比可的松小,抗炎及抗过敏作用较强,副作用较少,为最常用的糖皮质激素之一。

【适应证】可用于天疱疮、类天疱疮、白塞病、硬皮病、舍格伦综合征、多形性渗出性红斑、扁平苔藓、盘状红斑狼疮、腺周口疮、药物过敏性口炎、光化性唇炎等病。

【用法用量】对大多数口腔黏膜疾病而言,仅局部使用即可,少数病情较严重者需全身和局部联合用药,药物剂量及疗程应视病种、病情轻重程度、患者全身状况等因素而定。①天疱疮:口服,起始量一日60~80 mg,待口腔损害控制7~10日后开始减量,每2~4周减量1次,一次减掉原剂量的10%或5 mg,维持量不低于一日5 mg。②白塞病:短期疗法适用于急性和较严重病例,起始量一日30~60 mg,1周后减为一日20~30 mg,随后每隔3~4日减少5 mg至维持量或停药。长期疗法适用于复发迁延、较顽固病例,起始量一日30~40 mg,病情控制后每7日减少5~10 mg至维持量。③腺周口疮:第1周,一日20~40 mg,第2周剂量减半。一日剂量应在早晨一次性服完。疗程一般不超过4周。

【毒副作用】长期使用可致类肾上腺皮质功能亢进症,出现中心性肥胖等,并发和加重感染,诱发和加重消化道溃疡、高血压、糖尿病等。

【注意事项】禁用于患有糖尿病、高血压、精神病、肾功能不全、消化道溃疡活动期者。待疗程结束时,应将剂量逐渐减少,不可骤然停药,以免出现戒断综合征。

【制剂规格】片剂:每片5 mg。

2. 环孢菌素A

【作用用途】环孢菌素A的化学结构为环寡肽,是一种亲脂性的11环肽,白色粉末状,理化性质稳定。是一种由真菌产生的具有生理活性的代谢产物。环孢菌素A为一种选择性作用于T淋巴细胞的免疫抑制剂,对细胞免疫和胸腺依赖性抗原的体液免疫均有较强的抑制作用。当激素抵抗、依赖或长时间使用肾上腺皮质激素发生严重的副作用,而合并使用细胞毒药物疗效不佳时,可考虑使用环孢菌素A。

【适应证】可用于白塞病、盘状红斑狼疮、扁平苔藓、重型阿弗他溃疡。

【用法用量】在黏膜病的治疗中多为局部使用,配成0.05%的溶液,含漱,每日3次。

【毒副作用】肾毒性为最主要的不良反应,其次有多毛、牙龈肿胀及胃肠道不适等。

【注意事项】部分患者可发生与本品有关的抽搐、癫痫样发作,可能与低镁血症有关,孕妇及哺乳期妇女禁用。

【制剂规格】胶囊:每粒25 mg,100 mg。

针剂:50 mg/1 ml,50 mg/5 ml。

3. 环磷酰胺

【作用用途】细胞周期非特异性细胞毒药物,对体液、细胞免疫均有强而持久的抑制作用,同时具有抗炎作用。

【适应证】较少单独使用,常与糖皮质激素合用治疗天疱疮、类天疱疮、白塞病、盘状红斑狼疮、多形性红斑等病。

【用法用量】口服,每次25~50 mg,每日2次;静注,2~4 mg/kg,每日或隔日1次。

【毒副作用】胃肠道反应、脱发、白细胞和血小板下降，偶有肝肾功能损害，大剂量可出现肺纤维化及心肌损害。

【注意事项】服药期间应检查血象及肝肾功能。

【制剂规格】片剂：每片 50 mg。
粉针剂：100 mg，200 mg。

4. 硫唑嘌呤

【作用用途】为嘌呤类抗代谢药，对细胞免疫的抑制作用强于对体液免疫的作用，抗炎作用强于环磷酰胺。

【适应证】同环磷酰胺。

【用法用量】口服，每次 25～50 mg，每日 2～3 次。

【毒副作用】胃肠道刺激症状、皮疹、脱发、关节痛、粒细胞降低，骨髓抑制作用较环磷酰胺轻。

【注意事项】服药期间应定期检查肝肾功能及血常规，孕妇禁用。

【制剂规格】片剂：每片 50 mg。

四、免疫增强剂

通过不同方式，达到增强机体免疫力的一类免疫治疗药物。临床上常用于治疗与免疫功能低下有关的疾病及免疫缺陷病。由于部分口腔黏膜病患者的全身情况欠佳、机体免疫功能低下，因此，免疫增强剂也是常用药物之一。该类药物种类较多，应根据患者的具体情况进行选择，避免盲目滥用。体液免疫增强剂和细胞免疫增强剂可配合使用。

1. 胸腺素

【作用用途】是从小牛或猪等动物胸腺中提取的一组多肽类混合物，包含多种成分，主要作用是促进体内免疫活性淋巴细胞的成熟与转化，因而具有增强细胞免疫功能及调节机体免疫平衡的作用。

【适应证】可用于治疗复发性阿弗他溃疡、白塞病、口腔扁平苔藓、复发性疱疹性口炎、带状疱疹、慢性皮肤黏膜真菌感染等疾病。

【用法用量】肌内注射，每次 2 mg，一日或隔日 1 次，5～10 次为 1 疗程。注射前需做皮试。口服，每次 5～15 mg，每日 1～3 次，1～2 个月为 1 疗程。

【毒副作用】个别患者有过敏现象，停药后即可消失。

【注意事项】细胞免疫功能亢进者、胸腺功能亢进者禁用。

【制剂规格】片剂：每片 5 mg，15 mg，30 mg。
注射剂：2 mg/2 ml，5 mg/2 ml。
粉针剂：2 mg，4 mg。

2. 转移因子

【作用用途】从健康人白细胞溶解产物中提取的小分子多核苷酸肽素物质，可将供体细胞免疫活性转移给免疫反应阴性的受体，提高受体的细胞免疫功能。还能增强单核巨噬细胞的趋化性和吞噬功能。

【适应证】同胸腺素。

【用法用量】行上臂内侧或腋窝皮下注射，每次 1～2 U，每周 1～2 次，8～10 次为 1 疗程。

【毒副作用】较少，偶有皮疹、瘙痒、短暂发热等。

【注意事项】本品应在低温下（−20 ℃）保存。

【制剂规格】粉针剂：1 U，2 U，4 U。

3. 左旋咪唑

【作用用途】具有免疫双向调节作用，小剂量可增强免疫功能，大剂量则抑制免疫功能。对免疫功能正常者，几乎无作用，因而使用安全。

【适应证】同胸腺素。

【用法用量】口服，每次 50 mg，每日 3 次，服 2 天停 5 天，1～3 个月为 1 疗程。

【毒副作用】食欲不振、恶心、药疹、味觉异常，偶有粒细胞、血小板减少。

【注意事项】肝功能不全、消化道溃疡者慎用，用药期间应定期检查血象。

【制剂规格】片剂：每片 25 mg，50 mg。

4. 卡介苗多糖核酸

【作用用途】本品系用卡介菌经热酚法提取多糖、核酸，配以灭菌生理盐水的卡介菌多糖核酸注射液。本品作为一种新型免疫调节剂，可同时增强细胞和体液免疫，增强机体的抗感染和抗过敏能力。

【适应证】同胸腺素。

【用法用量】肌注，每次 0.5 mg，隔日 1 次，18 次为 1 疗程。

【毒副作用】注射部位偶有皮下硬结，极少出现发热、乏力等现象，停药后即可消失。

【注意事项】孕妇及哺乳期妇女慎用。

【制剂规格】针剂：0.5 mg/1 ml。

5. A 型链球菌甘露聚糖

【作用用途】本品是从 A 型溶血性链球菌深层发酵培养液中提取的 α 肽甘露聚糖，具有免疫增强作用。能增强巨噬细胞功能，增加外周血细胞数量，提高机体的应激能力。

【适应证】同胸腺素。

【用法用量】口服，每次 5～10 mg，每日 3 次。

【毒副作用】少数患者有一过性发热，偶见皮疹。

【注意事项】风湿性关节炎、风湿性心脏病患者禁用。

【制剂规格】片剂：每片 5 mg。

6. 干扰素

【作用用途】为一类具生物学活性的蛋白质，可调节机体的免疫监视、防御和稳定功能。

【适应证】同胸腺素。

【用法用量】肌内注射，$(3\times10^6)\sim(6\times10^6)$ U，每日或隔日 1 次。抗病毒治疗用药 1 周，免疫治疗用药为 2 周。

【毒副作用】发热、乏力、白细胞及血小板减少、过敏反应、肝肾功能损害。

【注意事项】过敏体质、严重肝肾功能不全者慎用。

【制剂规格】粉针剂：10^6 U，(2×10^6) U，(3×10^6) U。

五、维生素和微量元素

维生素是生物生长和代谢所必需的具有复杂结构的有机物。它对人体的作用不同于糖类、蛋白质和脂肪，既不能给体内提供能量，也不是人体中主要组织的成分。人体对维生素的需要量很少，少到只能用毫克或微克来计算。虽然量小，作用却很大。它的生理作用是主宰体内营养成分的分配，调节体内的生理机能，充当辅助酶素，促进体内各类生物化学反应的顺利进行，促进人体的的生长发育。体内一旦缺少维生素，就会引起物质代谢的紊乱，发生某些疾病。微量元素虽然在人体内的含量不多，但与人的生存和健康息息相关。它们的摄入过量、不足或缺乏都会不同程度地引起人体生理的异常或发生疾病。微量元素最突出的作用是与生命活力密切相关，仅仅像火柴头那样大小或更少的量就能发挥巨大的生理作用。

1. 维生素 A

【作用用途】具有促进生长、维持上皮组织正常结构和功能的作用，参与体内许多氧化过程。缺乏维生素 A 可导致上皮组织的角化异常。

【适应证】口腔黏膜过角化病如烟碱性口炎、白角化病、白斑病等。

【用法用量】口服，2.5 万 U，每日 1 次；老年人每月服用 10 天，症状改善后减量。也可局部涂布，以用清鱼肝油制剂较为方便经济。

【毒副作用】若成人一次剂量超过 100 万 U、小儿一次剂量超过 30 万 U 可致急性中毒，如呕吐、头痛等；每日 10 万 U，连续服用 6 个月以上，可致慢性中毒，如厌食、皮疹、脱发、腹泻、呕吐等。

【制剂规格】胶丸剂：每粒 5 000 U，2.5 万 U。

2. 维生素 B_1（盐酸硫胺）

【作用用途】维持神经组织、心肌及消化系统的代谢和功能。

【适应证】灼口综合征。

【用法用量】口服，10～20 mg，每日 3 次。局部封闭（一般采用舌神经封闭），每次 50～100 mg（1 ml），每周 1～2 次。

【毒副作用】毒性低，但大剂量可出现头痛、疲倦、食欲下降、心律失常等。

【注意事项】不宜静注，注射时偶有过敏反应发生。

【制剂规格】片剂：每片 5 mg，10 mg。

针剂：50 mg/1 ml，100 mg/2 ml。

3. 维生素 B_2（核黄素）

【作用用途】参与机体代谢，在生物氧化过程中起重要作用。

【适应证】治疗营养不良性口角炎、舌炎，用于辅助治疗疱疹性口炎、雪口病、复发性阿弗他溃疡、扁平苔藓、灼口综合征等病。

【用法用量】口服，每次 5～10 mg，每日 3 次。肌注或局部封闭，每次 5～10 mg，每日或隔日 1 次。

【注意事项】宜在进食时或进食后立即服用，服药后尿呈黄绿色。

【制剂规格】片剂：每片 5 mg，10 mg。

针剂：1 mg，5 mg，10 mg/2 ml。

4. 维生素 B_6（吡多辛）

【作用用途】作为辅酶参与氨基酸合成及脂肪代谢。

【适应证】配合其他治疗药物以减轻胃肠道反应，可作为感染性口炎、口角炎、舌炎、扁平苔藓等病的辅助治疗药物。

【用法用量】口服，每次 10～20 mg，每日 3 次。

【毒副作用】较少，偶有皮疹，大剂量可引起头痛、腹痛。

【制剂规格】片剂：每片 10 mg。

5. 维生素 B_{12}（氰钴胺）

【作用用途】作为辅酶广泛参与蛋白质和脂肪代谢，维持消化道上皮细胞及神经髓鞘的正常功能。

【适应证】作为舌炎、灼口综合征、复发性阿弗他溃疡的辅助治疗药物。

【用法用量】常用于局部封闭（舌神经或病灶部位），每次 100 μg，每周 2～3 次。

【毒副作用】可引起过敏反应，长期应用可引起缺铁性贫血，应补充铁剂。

【制剂规格】针剂：100 μg/ml。

6. 烟酰胺（维生素 PP）

【作用用途】参与组成辅酶Ⅰ，能促进组织呼吸、生物氧化和新陈代谢；对维持皮肤、消化道和神经系统完整性有重要意义。

【适应证】烟酸缺乏性舌炎和口炎，坏死性龈口炎，也可辅助治疗感染性口炎。

【用法用量】口服，每次 25 mg，每日 3 次。

【毒副作用】皮肤潮红、瘙痒，胃肠道刺激症状，可加重消化道溃疡病，可致血糖异常及肝功能损害，偶有过敏性休克。

【注意事项】溃疡病患者禁用。

【制剂规格】片剂：每片 50 mg，100 mg。

7. 叶酸（维生素 M）

【作用用途】是机体细胞生长和分裂所必须的物质，参与体内氨基酸代谢。

【适应证】复发性阿弗他溃疡（可能有铁、维生素 B_{12} 及叶酸吸收、代谢障碍），萎缩性舌炎，灼口综合征，叶酸缺乏性口炎（斯泼卢病）。

【用法用量】口服，每次 5～10 mg，每日 3 次；肌注，15～30 mg，每日 1 次。

【制剂规格】片剂：每片 5 mg。

针剂：15 mg/ml。

8. 维生素 C（抗坏血酸）

【作用用途】参与体内氧化还原反应以及胶原蛋白、组织细胞间质的合成，可促进免疫球蛋白的合成，增强吞噬功能和机体抵抗力，具有抗病毒和抗过敏的作用，是治疗多种口腔黏膜病的辅助用药。

【适应证】用于药物过敏性口炎、多形性渗出性红斑、唇炎、急性感染性口炎、复发性阿弗他溃疡等的辅助治疗。

【用法用量】口服，每次 100～200 mg，每日 3 次，饭后服。也可加入 5%～10% 葡萄糖液中静脉滴注，每日 250～500 mg。

【注意事项】与肝素并用可引起凝血酶原时间缩短。

【制剂规格】片剂：每片 50 mg，100 mg。

针剂：0.1 g/2 ml，0.5 g/5 ml。

9. 维生素 E（生育酚）

【作用用途】具有抗氧化作用，参与上皮的正常代谢，还具有改善局部微循环、维持毛细血管正常通透性的作用。动物实验发现还能抑制肿瘤的生成。

【适应证】可用于口腔白斑、扁平苔藓、复发性阿弗他溃疡、灼口综合征、慢性盘状红斑狼疮等病的辅助治疗。

【用法用量】口服，每次 50～100 mg，每日 1～2 次，常用量每日不应超过 100 mg。可配入药膜、糊剂、软膏等局部制剂，但需用脂溶性基质。

【毒副作用】可能有致敏作用，但罕见。若摄入过多，易引起血小板聚集和血栓形成。

【制剂规格】胶丸剂：每粒 50 mg，100 mg。

10. 硫酸亚铁

【作用用途】是具有生理功能的酶系统和蛋白质系统的关键成分，对核酸、细胞膜等起着稳定或激活的作用，铁缺乏可引起上皮细胞代谢障碍。

【适应证】用于复发性阿弗他溃疡和患有缺铁性贫血者。

【用法用量】口服，每次 0.3 g，每日 3 次，饭后服用。

【制剂规格】片剂：每片 0.3 克。

11. 硫酸锌

【作用用途】是机体主要酶系统的重要组成部分，锌缺乏时，蛋白质合成将受到抑制，形成黏膜皮肤慢性溃疡，此时血清锌含量常下降，补充锌则能改善症状。

【适应证】复发性阿弗他溃疡、地图舌、口腔单纯性疱疹(局用)。

【用法用量】口服，每次 100 mg，每日 3 次，疗程 2～4 周。可配制成药膜或霜剂等局部制剂。

【制剂规格】1%硫酸锌糖浆。

12. 甘草锌

【作用用途】同硫酸锌。

【适应证】复发性阿弗他溃疡、地图舌。

【用法用量】口服，每次 250 mg，每日 3 次，宜饭后服用。

【毒副作用】可有轻微口干及胃肠不适。

【制剂规格】片剂：每片 250 mg。

六、抗焦虑药

抗焦虑药又称弱安定剂，是一组主要用以消除紧张和焦虑症状的药物。特别是苯二氮䓬类在治疗量时具有镇静、抗焦虑、抗癫痫和松弛肌肉作用，剂量较高时有催眠作用。其药理主要是通过增加γ-氨基丁酸(GABA)和甘氨酸两种抑制性神经递质的活性而产生的，抗焦虑作用与抑制脑干网状结构及边缘系统的 5-HT 活性有关。

1. 地西泮(安定)

【作用用途】具有抗焦虑、镇静、催眠作用，适用于神经官能症、睡眠失调等。

【适应证】与更年期有关的口腔黏膜灼痛，异常感觉，恐癌症及其他明显焦虑、失眠的患者。

【用法用量】口服，每次 2.5～5 mg，睡前服用。

【毒副作用】长期使用可出现认知障碍和依赖性。

【注意事项】有青光眼病史和重症肌无力者禁用。

【制剂规格】片剂：每片 2.5 mg，5 mg。

2. 利眠宁

【作用用途】同安定。

【适应证】同安定。

【用法用量】口服，每次 5～10 mg，睡前服用。

【毒副作用】有嗜睡、便秘，长期大量服用可产生耐受性并成瘾。

【注意事项】肝肾功能减退者、老年患者慎用，孕妇及哺乳期妇女禁用。

【制剂规格】片剂：每片 5 mg，10 mg。

3. 艾司唑仑

【作用用途】具有较强的镇静催眠作用，有用量小、安全等优点。

【适应证】同安定。

【用法用量】口服，每次 1～2 mg，睡前服用。

【毒副作用】个别患者偶有轻度疲乏、嗜睡等反应。

【注意事项】年老体弱者量酌减。

【制剂规格】片剂：每片 1 mg，2 mg。

4. 谷维素

【作用用途】具有调节自主神经功能、减少内分泌平衡障碍、改善精神神经失调症状的作用。

【适应证】可用于经前期阿弗他溃疡、糜烂型扁平苔藓、灼口综合征等。

【用法用量】口服，每次 10～20 mg，每日 3 次。

【毒副作用】偶有口干、皮疹、脱发、肠胃道不适反应。

【制剂规格】片剂：每片 10 mg。

七、抗组胺药

抗组织胺药主要用于治疗变态反应性口腔黏膜病如药物过敏性口炎、接触性唇炎、血管神经性水肿、多形性渗出性红斑等。因可能有致畸作用，妊娠期妇女不宜使用。见表 19-7。

表 19-7 常用抗组胺药一览表

药物名称	用法	剂量 成人	剂量 儿童	毒副作用
氯苯那敏	口服	4 mg/次，1～3 次/日	0.35 mg/(kg·d)	较小，宜用于儿童
息斯敏	口服	10 mg/次，1 次/日		较小
苯海拉明	口服	25～50 mg/次，3 次/日	2～4 mg/(kg·d)	嗜睡，口干较明显
赛庚啶	口服	2～4 mg/次，2～3 次/日	250 mg/(kg·d)	青光眼禁用
非那根	口服	12.5～25 mg，	1 mg，2 次/日	嗜睡，口干
酮替芬	口服	1～3 次/日		镇静，嗜睡，口干

续表

药物名称	用法	剂量		毒副作用
		成人	儿童	
维生素 C	静注	100～500 mg/次,1次/日		较小
10%葡萄糖酸钙	静注	10 ml/次,1次/日		较小

八、局部麻醉药

局部麻醉药是一类局部应用于神经末梢或神经干周围的药物,能暂时、完全和可逆性地阻断神经冲动的产生和传导,使局部痛觉暂时消失,用于消除各种黏膜病变引起的疼痛症状。

1. 利多卡因

【作用用途】麻醉效果较普鲁卡因强,维持时间长1倍,且有表面麻醉作用。

【适应证】主要用于封闭疗法的病例及口腔溃疡糜烂病例的局部止痛。

【用法用量】①用2%的利多卡因与糖皮质激素等治疗药物等量混合,行病灶基底部注射;也可与适量维生素 B_1、维生素 B_{12} 混合,行双侧舌神经封闭。②1%～2%溶液可作口腔黏膜喷雾、涂布或敷贴。

【毒副作用】心、肝功能不全者应注意减少用药剂量。

【制剂规格】针剂:每支2% 5 ml或20 ml。

2. 达可罗宁

【作用用途】常用的盐酸盐能溶于水,毒性低,对黏膜穿透力强,作用迅速,并有杀菌作用,是目前较安全有效的黏膜表面麻醉止痛药。

【适应证】口腔溃疡糜烂病损的麻醉止痛。

【用法用量】取适量药液涂布患处,每天数次,或掺入含漱剂中含漱,每次用量不超过200 mg。

【制剂规格】溶液剂:0.05%。

3. 苯佐卡因

【作用用途】本品为酯类表面麻醉药,全身毒性作用小,故临床常用作表面麻醉止痛。

【适应证】口腔溃疡糜烂病损的暂时性止痛。

【用法用量】可配成5%～10%糊剂涂敷局部病损。

九、其他药物

1. 羟氯喹

【作用用途】具有抑制免疫、抗炎、增强皮肤抗紫外线能力的作用。

【适应证】可用于治疗盘状红斑狼疮、口腔扁平苔藓、光化性唇炎等疾病。临床上常与糖皮质激素合用,以减少该类药物的用量和毒副作用。

【用法用量】口服,每次100 mg,每日2次,饭后服,同时服用维生素 B_6,以减轻胃肠道反应,2～4周为1疗程。

【毒副作用】出现头痛、乏力、胃肠道刺激症状、皮肤瘙痒、耳鸣等症,长期大量服用可致视网膜损害、视力下降、视野缩小、色觉障碍及耳聋,对心肌传导系统有抑制作用,还有致畸作用。羟氯喹的副作用较氯喹小。

【注意事项】孕妇及哺乳期妇女禁用,心脏病患者慎用,服用时应定期检查眼底、视力、听力、血常规。

【制剂规格】片剂:每片100 mg。

2. 沙利度胺(反应停)

【作用用途】具有抑制免疫、抗炎的作用,对多发性骨髓瘤的作用是当前研究的热点。

【适应证】对复发性阿弗他溃疡、白塞病、盘状红斑狼疮、天疱疮等疾病有一定疗效。

【用法用量】①发作频繁的复发性阿弗他溃疡:口服,每次50 mg,每日1～2次,或1日剂量在睡前1次性服完,疗程视病情轻重而定;②腺周口疮、白塞病:每日100 mg,分1～2次服用,待症状控制后用小剂量维持2个月。

【毒副作用】可致畸胎,可出现嗜睡、便秘、食量增加,少数患者出现肌无力、水肿、高血压、血细胞减少等症,长期使用可致多发性神经炎。

【注意事项】妊娠期妇女禁用,驾驶员、高空作业者慎用,不宜长期使用。

【制剂规格】片剂:每片25 mg。

3. 维A酸

【作用用途】本品系体内维生素A的代谢中间产物,其作用与细胞更新、角化过程有关,增进DNA合成,加快生发层的有丝分裂速度。上述改变是通过抑制张力纤维丝的合成,从而减少角质细胞间粘连性，使角化层易于脱落。局部使用本品，80%留在角化层内，仅有20%进入深层，故吸收较少。

【适应证】口腔白斑、扁平苔藓、银屑病等。

【用法用量】局部应用，可采用凝胶、涂膜、糊剂等形式，凝胶含量为0.01%～0.025%，霜剂含量为0.05%～0.1%，配合糖皮质激素或(和)抗生素，可增进疗效。口服：10 mg，每日3次，1个月为1疗程，服用前应查肝功能和血常规。

【毒副作用】局部应用可发生刺激性红斑、脱皮，有报告可能存在光敏致癌性。口服可产生头晕、头痛(配合谷维素，维生素 B_1、维生素 B_6，可减轻症状)、脱发等，少数可引起肝功能障碍。

【制剂规格】片剂：每片10 mg。

4. 秋水仙碱

【作用用途】是从百合科植物秋水仙的球茎和种子中提取的一种生物碱。可抑制细胞有丝分裂，有抗癌、消炎止痛、抑制多形核白细胞趋化活性的作用。

【适应证】对于白塞病病例，当眼、皮肤、黏膜均受到累及时，可选用。

【用法用量】口服，每次0.5 mg，每日1～2次，2个月为1疗程。本品可与沙利度胺合用，以增强疗效。

【毒副作用】抑制骨髓，致白细胞、血小板减少及贫血，可有恶心、肠麻痹、外周神经炎等。

【注意事项】服药期间应定期检查血常规，出现中毒症状应停药。

【制剂规格】片剂：每片0.5 mg。

5. 消炎痛

【作用用途】抑制前列腺素的合成，具有消炎、解热、镇痛作用，口服吸收和排泄均较迅速，能缓解各种原因引起的疼痛。

【适应证】可用于多形性渗出性红斑、天疱疮、类天疱疮或伴有发热的口腔黏膜急性炎性疾病。

【用法用量】口服，每次25～50 mg，每日3次，饭后服。

【毒副作用】可出现胃肠道反应、头晕、失眠、恶心等症。

【注意事项】有胃、十二指肠溃疡者及孕妇禁用。

【制剂规格】片剂：每片25 mg。

6. 布洛芬

【作用用途】与消炎痛相似，副作用小，对血液及肾功能无明显影响。

【适应证】同消炎痛。

【用法用量】口服，每次0.2 g，每日3次，饭后服。

【毒副作用】有胃肠道反应，也可见皮疹、哮喘、一过性转氨酶升高和肾功能不全。

【注意事项】有哮喘和对阿司匹林过敏者禁用。

【制剂规格】片剂：每片0.2 g。

十、口腔黏膜病常用局部制剂

(一)药膜

1. 口腔消斑膜

【作用用途】维持上皮细胞的代谢功能，去角化，消斑。

【主要成分】维生素A、维生素E。

【适应证】口腔白斑、扁平苔藓、慢性盘状红斑狼疮角化程度较高者。

【用法用量】贴敷患处，每日3次，睡前用效果更好。

2. 复方维甲酸药膜

【作用用途】促进上皮细胞的代谢和更新，抗角化，同时有消炎、收敛、止痛的作用。

【主要成分】维A酸、地塞米松、硫酸锌、盐酸布比卡因。

【适应证】同口腔消斑膜。

【用法用量】贴敷患处，每日3次，待病情稳定后可减为每日1～2次。

3. 口疮膜

【作用用途】消炎、止痛、控制感染。

【主要成分】可卡因、四环素、强的松。

【适应证】由复发性阿弗他溃疡、扁平苔藓、盘状红斑狼疮等引起的口腔糜烂溃疡损害。

【用法用量】贴敷患处，每日3次。

4. 口腔溃疡膜

【作用用途】消炎、止痛、控制感染、增强黏膜局部的抵抗力。

【主要成分】可卡因、甲硝唑、左旋咪唑、醋酸氟美松。

【适应证】同口疮膜。

【用法用量】贴敷患处，每日 3 次。

5. 复方左旋咪唑药膜

【作用用途】保护创面、消炎、止痛、促进愈合。

【主要成分】左旋咪唑、地塞米松、丁卡因。

【适应证】同口疮膜。

【用法用量】贴敷患处，每日 3 次。

6. 洗必泰药膜

【作用用途】抗菌、消炎、止痛。

【主要成分】洗必泰、氢化可的松、达克罗宁。

【适应证】同口疮膜。

【用法用量】贴敷患处，每日 3 次。

7. 制霉菌素药膜

【作用用途】抗真菌、消炎、止痛。

【主要成分】制霉菌素、达克罗宁、维生素 A。

【适应证】口腔念珠菌病。

【用法用量】贴敷患处，每日 3 次。

(二)糊剂及软膏

1. 溃疡糊剂

【作用用途】祛腐生肌、促进愈合。

【主要成分】珍珠粉、薄荷。

【适应证】同口疮膜。

【用法用量】涂敷患处，每日 3 次。

2. 地塞米松溃疡糊剂

【作用用途】祛腐生肌、消炎、止痛。

【主要成分】珍珠粉、地塞米松、薄荷。

【适应证】非感染性口腔黏膜溃疡或糜烂性损害。

【用法用量】涂敷患处，每日 3 次。

3. 氨来呫诺糊剂

【作用用途】加速口腔溃疡治愈和消除疼痛。

【主要成分】氨来呫诺。

【适应证】免疫系统正常者口腔溃疡的治疗。

【用法用量】涂敷患处，每日 4 次。

4. 维甲酸糊剂

【作用用途】具有较强的角质溶解、消斑作用。

【主要成分】维甲酸。

【适应证】同口腔消斑膜。

【用法用量】涂敷患处，每日 3 次。

5. 制霉菌素糊剂

【作用用途】抗真菌。

【主要成分】制霉菌素。

【适应证】口腔念珠菌病。

【用法用量】涂敷患处，每日 3～5 次，将本品涂敷于义齿黏膜面后再戴上义齿，则效果更佳。

6. 克清糊剂

【作用用途】同制霉菌素糊剂。

【主要成分】克霉唑、清鱼肝油。

【适应证】口腔念珠菌病。

【用法用量】同制霉菌素糊剂。

7. 溃疡膏

【作用用途】消炎、止痛、促进愈合。

【主要成分】地塞米松、洗必泰、达克罗宁、氨苯砜。

【适应证】同口疮膜。

【用法用量】涂敷患处，每日 3～4 次。

8. 安西诺隆凝胶

【作用用途】消炎、止痛。

【主要成分】安西诺隆及口腔基质(oral base)，后者对口腔黏膜有良好的黏附性。

【适应证】同口疮膜。

【用法用量】取适量药物局部涂擦，每日 1～2 次，睡前使用效果更佳。

9. 复方曲安缩松霜

【作用用途】消炎、止痛、抗真菌及细菌。

【主要成分】曲安缩松、制霉菌素、短杆菌肽。

【适应证】盘状红斑狼疮的唇部损害、过敏性唇炎、肉芽肿性唇炎，当渗出较多时不宜使用。

【用法用量】取适量药物涂敷于唇部或口周皮肤患处，每日 2～3 次。

10. 去炎松软膏

【作用用途】消炎、止痛、抗过敏。

【主要成分】去炎松。

【适应证】同复方曲安缩松霜。

【用法用量】同复方曲安缩松霜。

(三)口含片

1. 地喹氯铵含片

【作用用途】具有广谱抗菌作用，对革兰阳性、阴性菌，真菌均有较强的抑制作用，对厌氧菌也有抑制作用。

【主要成分】地喹氯铵。

【适应证】治疗和预防各种口腔黏膜炎症和溃疡病变、咽喉炎、扁桃体炎。

【用法用量】含化，每次1片，每日6～8次。

2. 溶菌酶含片

【作用用途】抗菌、抗病毒、消炎、消肿。

【主要成分】溶菌酶。

【适应证】同地喹氯铵含片。

【用法用量】含化，每次1片，每日4～6次。

3. 西地碘含片

【作用用途】抗菌、消炎。

【主要成分】西地碘。

【适应证】同地喹氯铵含片。

【用法用量】含化，每次1片，每日3～5次。

4. 乙酰吉他霉素含片

【作用用途】抗菌、消炎。

【主要成分】乙酰吉他霉素。

【适应证】同地喹氯铵含片。

【用法用量】含化，每次1片，每日4～6次。

5. 制霉菌素含片

【作用用途】广谱抗真菌药，不易产生耐药性。

【主要成分】制霉菌素。

【适应证】口腔念珠菌病。

【用法用量】含化，每次1片，每日3～4次。

（四）喷剂

1. 口腔炎喷剂

【作用用途】清热解毒，消肿止痛。

【主要成分】蒲公英、皂角刺。

【适应证】各种口腔黏膜炎症和溃疡病变。

【用法用量】局部喷涂，每日3～4次。

2. 表皮生长因子喷剂

【作用用途】加速创面肉芽组织生成和上皮细胞增殖，促进创面愈合。

【主要成分】重组人表皮生长因子。

【适应证】各种口腔黏膜糜烂溃疡性损害。

【用法用量】待创面清洗干净后，局部喷涂，每日1～2次。

（五）含漱剂（见表19-8）

表19-8　常用含漱剂一览表

药名	制剂	作用与用途	注意
过氧化氢	3%水溶液	强氧化剂，有消毒、防腐及除臭作用，适用于坏死性龈口炎、冠周炎等	避光密封
高锰酸钾	1/1 000～1/5 000水溶液	强氧化剂，除臭，消毒，适用于坏死性龈口炎等，也可用于唇炎的湿敷	
氯己定	1/1 200～1/5 000水溶液	较强的杀菌消毒剂，可用于各种感染性口炎的含漱	
碳酸氢钠	2%～4%水溶液	碱性含漱剂，消除和分解产酸的滞留凝乳或糖类，抑制念珠菌的生长繁殖，适用于口腔黏膜念珠菌感染及唾液黏稠的黏膜溃疡、糜烂	
硼砂	复方硼砂溶液（多贝氏溶液）	弱碱性，能溶解腐败组织，有清洁病灶和消毒作用，可作为口腔含漱液	
聚维酮碘	0.5%～1%溶液	杀菌防腐剂，适用急性唇炎的湿敷，也可含漱。对细菌、真菌、病毒都有很强的杀灭能力，作用持久，无刺激性、毒性小	对碘过敏者忌用

十一、口腔黏膜病常用中成药

1. 昆明山海棠片

【作用用途】主要有效成分为山海棠碱A，有较强的免疫抑制作用和抗炎作用。

【适应证】白塞病、复发性阿弗他溃疡、盘状红斑狼疮、口腔扁平苔藓。

【用法用量】口服，每次0.5～0.75 g，每日3次，饭后服用。

【毒副作用】胃肠道反应、心慌、闭经等。

【注意事项】肾功能不全者慎用。

【制剂规格】片剂：每片 0.25 g。

2. 雷公藤多苷片

【作用用途】具有较强的抗炎和免疫抑制作用，且免疫抑制作用是可逆的。

【适应证】同昆明山海棠片。

【用法用量】口服，每次 10～20 mg，每日 3 次，饭后服。

【毒副作用】胃肠道刺激症状、月经紊乱或精子活力低下、白细胞下降、皮肤毛囊角化。

【注意事项】青年男性不宜长期使用。

【制剂规格】片剂：每片 10 mg。

3. 复方丹参片

【作用用途】活血化瘀，理气止痛。

【主要成分】丹参、三七、冰片。

【适应证】灼口综合征、扁平苔藓、盘状红斑狼疮、复发性阿弗他溃疡。

【用法用量】口服，每次 3～4 片，每日 3 次。

4. 三黄片

【作用用途】清热、泻火、通便。

【主要成分】黄连、黄芪、大黄。

【适应证】灼口综合征，口腔溃疡、舌乳头炎。

【用法用量】每次 4 片，每日 2 次。

【注意事项】孕妇及体弱者忌服。

5. 银翘解毒片

【作用用途】辛凉解表，清热解毒。

【主要成分】金银花、连翘、薄荷、荆芥、桔梗、芦根、淡竹叶、干草。

【适应证】灼口综合征、口腔溃疡、舌乳头炎。

【用法用量】每次 2 片，每日 4 次。

6. 牛黄解毒片

【作用用途】清热泻火，解毒止痛。

【主要成分】牛黄、大黄、雄黄、冰片、生石膏、黄芩、甘草。

【适应证】灼口综合征、口腔溃疡、咽喉肿痛、大便秘结。

【用法用量】每次 2～4 片，每日 2 次。

7. 生脉饮

【作用用途】益气养阴生精。

【主要成分】人参、麦冬、五味子。

【适应证】灼口综合征、唇舌干燥、心悸怔忡。

【用法用量】每次 10 ml，每日 2～3 次。

8. 口炎颗粒

【作用用途】清心胃火，解毒，养阴，利尿导热。

【主要成分】石膏、知母、地黄、玄参、儿茶、清蒿、芦根、板蓝根、甘草。

【适应证】复发性阿弗他溃疡、口腔单纯疱疹、糜烂型口腔扁平苔藓。

【用法用量】每次 3～6 g，每日 3 次。

9. 六味地黄丸

【作用用途】清热、消积、和胃、通便。

【主要成分】熟地、山药、泽泻、茯苓、丹皮、山萸肉。

【适应证】灼口综合征、扁平苔藓、盘状红斑狼疮、天疱疮、舍格伦综合征。

【用法用量】每次 6～8 片，每日 3 次。

10. 保和丸

【作用用途】消积、清热。

【主要成分】山楂、神曲、莱菔子、麦芽、半夏、陈皮、连翘。

【适应证】口舌生疮、有水肿糜烂渗出的口腔黏膜病。

【用法用量】每次 8 粒，每日 3 次。

11. 补中益气丸

【作用用途】补中益气。

【主要成分】黄芪、党参、甘草、当归、陈皮、升麻、柴胡、白术。

【适应证】经久不愈的口腔溃疡、扁平苔藓、白斑，口腔颌面部肿瘤术后。

【用法用量】每次 6～9 g，每日 3 次。

12. 青宁丸

【作用用途】清利温热，通利二便。

【主要成分】大黄、青盐、当归、生地黄、玄参、泽泻、车前子、知母、黄柏、牡丹皮。

【适应证】口舌生疮、有水肿糜烂渗出的口腔黏膜病。

【用法用量】每次 3 g，每日 1～2 次。

13. 防风通圣丸

【作用用途】清热、泻火、解毒。

【主要成分】防风、连翘、麻黄、栀子、川芎、当归、白芍、大黄、芒硝、石膏、甘草、桔梗、滑石、白术。

【适应证】多形性渗出性红斑、过敏性口炎、唇炎等。

【用法用量】每次 4～6 粒，每日 3 次。

十二、口腔黏膜病常用物理疗法

1. 直流电药物导入疗法

为通过直流电将药物导入口腔黏膜的治疗方法，是利用电极和药物电荷同性排斥作用而将药物导入黏膜下。若用中波透热后再用本疗法，则药物进入组织较深，药量也较多，效果较好。

【治疗方法】根据治疗部位选择适宜的衬垫及电极板。衬垫消毒干燥后，将药物如氯化钙（＋）、氯化锌（＋）、碘化钾（－）、四环素（＋）、可的松（＋）、维生素 B_1（＋）、维生素 B_2（＋）、维生素 C（－）等均匀浸渍于纱布内，使与治疗部位的黏膜紧密接触。电极板导线与治疗机相应极输出端连接，接通电流后缓慢调动旋钮，一般为 0.1～0.3 mA/cm^2，不宜超过 0.5 mA/cm^2，10～30 次为 1 疗程。

【适应证】多用于扁平苔藓、白斑、舌乳头炎、灼口综合征等。

【注意事项】药物应新鲜配制；事先明确导入药物的极性；青霉素导入应先行皮试。

2. 紫外线照射疗法

可根据波长将紫外线分为长、中、短 3 种，中、短波紫外线 76%～97% 均被表皮吸收，长波约 56% 被真皮吸收，波长愈长者穿透皮肤和黏膜愈深。紫外线的治疗作用主要为抑制 DNA 形成，增强网状内皮细胞的吞噬能力，并有止痛、消炎、灭菌的功能。

【治疗方法】首先测定患者的生物剂量，即机体经紫外线照射后，经 12 小时后观察出现可见红斑的最短照射时间（以秒为单位）。可于治疗前于患者前臂缚一纸片，上剪 6 个平行小孔，每孔之间隔为 1 cm，灯与皮肤距离为 50 cm，照射开始时用另一白纸片覆盖穿孔只露出一孔，每隔 30 秒依次将余孔全部暴露，12 小时后观察红斑反应。

口腔黏膜较皮肤的敏感性低，一般以 2～3 生物量开始，每天或间天一次，每次增进 1/2～1 个生物量，10 次为 1 疗程。

【适应证】复发性阿弗他溃疡、扁平苔藓、慢性唇炎（光化性唇炎除外）、带状疱疹、单纯疱疹等。

【注意事项】工作人员和患者须戴墨绿色护目镜；非照射区使用白巾遮盖。

3. 放射性同位素照射疗法

口腔黏膜病可用 P^{32} 和 Sr^{90} 治疗，此类穿透力较弱的放射性同位素具有延长细胞核分裂周期、止痒、镇痛等作用。P^{32} 的半衰期为 143 天，穿透力为 3～4 mm；Sr^{90} 的半衰期为 26.5 年，其穿透力随组织深度增加而迅速减少。

【治疗方法】将 P^{32} 或 Sr^{90} 置于滤纸上烘干，用火棉胶封固，置入密封塑料袋中备用。P^{32} 的剂量按滤纸面积与 P^{32} 的强度计算，一般剂量每次为 50～4 000伦琴，Sr^{90} 可稍大，照射 400 伦琴所需时间为 20 分钟，以后按半衰期计算，每天约递增 1 分钟，每日或隔日 1 次，5～10 次为 1 疗程。

【适应证】滤泡性唇炎、扁平苔藓、白角化病、白斑。

【注意事项】操作时应注意防护，病损周围正常皮肤和黏膜用铅片防护，两个疗程的间隔期，P^{32} 为 3～6 个月，Sr^{90} 为 2～3 个月。

4. 激光疗法

激光的生物学效应主要有热效应、压力效应、光效应与电磁场效应，目前多采用小功率 CO_2 激光或氦氖激光治疗口腔黏膜病，具有消炎、消肿、止痛、止痒、抑制渗出、促进结缔组织和上皮的正常代谢、调节神经血管功能、降低变态反应程度等作用。

【治疗方法】氦氖激光散焦照射：常用 20～50 mW/cm^2，将光束对准病变部位，每次每个部位 30 秒～5 分钟，每日或间日 1 次，6～10 次为 1 疗程。CO_2 激光照射：将激光束对准病变区，以有微热感为度，每次 15～20 分钟，每日或间日 1 次，6～10 次1 疗程。

【适应证】复发性阿弗他溃疡、慢性唇炎、扁平苔藓、剥脱性龈炎。

【注意事项】严格遵守操作规程，不应任意变换激光治疗种类或任意开大功率。工作人员及患者需注意防护，特别是注意防护眼睛，严禁直视激光束。

5. 冷冻疗法

利用低温来破坏皮肤黏膜病损的治疗方法，致冷剂有二氧化碳（干冰）和液氮两种，常用后者来治疗口腔黏膜病。

【治疗方法】治疗前先行局部麻醉，用棉签蘸液氮置口腔黏膜病变区，治疗时间一般为10秒～1分钟，一般仅需一次。治疗后组织发白，数分钟后解冻，出现肿胀、疼痛，1～2天内可起泡，局部组织腐坏，若无感染，则于2～4周后逐渐结痂愈合，但可产生少量瘢痕。

【适应证】口腔白斑、口腔赤斑、扁平苔藓、慢性盘状红斑狼疮。

【注意事项】注意保护邻近正常组织。冷冻时间应自冷冻区呈现白色边缘开始计算。黏膜病治疗时间最长不超过1分钟，表浅的病损应尽量缩短冷冻时间。

（周红梅　王　智　刘　英）

参考文献

1. 陈谦明，周曾同．口腔黏膜病学．第3版．北京：人民卫生出版社，2008
2. 史宗道，王晓娟．口腔临床药物学．第3版．北京：人民卫生出版社，2008
3. 周红梅．口腔科常见病用药指南．成都：四川科技出版社，1998
4. 魏立克．口腔黏膜病学．北京：科学出版社，2006
5. 王吉耀．内科学．北京：人民卫生出版社，2005

第二十章 口腔黏膜疾病诊疗过程的护理配合

口腔黏膜病病因复杂，病种繁多，除某些疾病单纯由局部因素引起外，大多数疾病均与全身因素有关，且心理因素常影响病情进展。在治疗口腔黏膜病的过程中，护理人员主要任务是配合医生进行各种检查和治疗，最大程度减少患者的痛苦，并使患者在身心两方面均处于最利于疾病康复的状态。因此，护理人员要掌握一定的口腔黏膜病相关知识和技能，做到与医生密切配合，更要发扬人道主义精神，同情、关心、爱护、体贴患者，使患者处于最佳治疗康复状态。

第一节 口腔黏膜病一般检查的护理配合

一、环境准备

保持空气清洁，开窗通气，使室内空气流通。室内温度控制在 22～24 ℃，湿度维持在 50%～60%，同时，定期做空气及物表的微生物检测。

二、心理准备

热情接待患者，使患者对诊室有良好的印象。应耐心解答他们的疑问，从而增加患者对治疗疾病的信心。

三、一般检查的护理

1. 检查器械和用品的准备

(1)漱口水杯 1 个

(2)检查盘 1 个(口镜、镊子、探针各 1 支)以及适量消毒棉签，纱球，以便医生扩展口腔并保持视野清晰，从而准确获取体征。

(3)薄膜手套 1～2 双。

(4)若要检查舌部疾病，需消毒纱布 1～2 块，用以牵拉患者舌部。

(5)病损不易分辨时，准备放大镜一个。

2. 诊疗过程中的护理

(1)安排患者就诊，调整椅位及灯光，为患者围好胸巾。

(2)对需测量血压、体温的患者进行检查并做好记录。

(3)协助医生对哭闹患儿进行检查治疗。

(4)在医生检查过程中主动巡视，及时了解并添加医生所需要的器械和物品。

(5)向患者及其家属介绍所用药物的使用方法和注意事项。如各种局部制剂的使用方式，使用量和次数。

(6)治疗结束时立即撤换污染器械和物品。

第二节 口腔黏膜疾病的护理配合

一、单纯疱疹的护理配合

(一)心理护理

向患者介绍单纯疱疹感染的病因、治疗方法、疗效及预后，以消除患者紧张、焦虑的情绪。

(二)口腔护理

1. 全口牙龈冲洗

准备 3%过氧化氢液、0.1%～0.2%醋酸氯己定溶液、0.9%生理盐水冲洗全口牙龈。冲洗后，嘱患者30分钟内勿漱口、饮水和进食，以保证药物的疗效。

2. 湿敷

(1)向患者解释湿敷的目的是软化及清除坏死痂皮，增强局部用药的效果。

(2)口周、唇部湿敷法：①剪取与唇部病损部位大小相同的消毒纱布3～5层。②用一次性塑料杯倒取适量湿敷剂并将备用小纱布浸入湿敷剂中。③将浸透湿敷剂的纱布小心覆盖于病损处。④用吸管或另一块纱布不断蘸取塑料杯中的湿敷剂，滴在覆盖于病损处的纱布上，使之保持湿润。⑤持续约20分钟，待痂皮浸泡至浮起去除纱布，用消毒棉签小心卷去浮起的痂皮，在去除痂皮的新鲜创面上涂擦药物。⑥待创面重新结痂后重复上述过程，依病情轻重，每日3～5次。

(3)口内湿敷法：①先用含漱液漱口。②剪取与创面相同的消毒纱布2～3层。③用液体药物将纱布浸湿，但无液体滴下。④再将此纱布小心置于口内黏膜病损区，放置时间约20分钟。⑤湿敷完成后，取下纱布，请患者吐出唾液。⑥根据病情的轻重每日3～5次。

3. 超声雾化治疗

根据病情和治疗方案配制雾化液，可包括抗生素、糖皮质激素、维生素、稀释剂等，如等渗盐水或蒸馏水500 ml＋庆大霉素80万U＋地塞米松液20 mg＋维生素C 1 ml等。

(三)对症护理

婴幼儿高热可用冰敷、酒精擦浴帮助退热。疼痛剧烈者可服止痛药。

(四)药物护理

熟悉常用抗病毒药物和免疫调节剂的作用、原理、剂型、剂量，并将药物使用时间和方法向患者解释清楚，如阿昔洛韦200 mg口服，每天5次，5天1疗程。嘱患者按医嘱用药，切勿滥用药物。

二、手-足-口病的护理配合

(一)隔离上报

嘱将患儿及时隔离，对患儿的各种用具，如餐具、玩具等应消毒处理，呕吐物及粪便用含氯消毒液处理。按规定及时登记上报并转入专科医院确诊治疗。

(二)心理护理

根据患儿的性格特点，做好心理护理。要用温和的态度，爱护体贴患儿，消除家长和患儿的恐惧感，保持情绪稳定。

(三)口腔护理

保持口腔清洁，加强口腔护理。每次进食前后，嘱家长用温水或生理盐水给患儿漱口或擦洗口腔。

(四)皮肤护理

保证患儿衣服、被褥清洁。衣服要宽大、柔软，床铺平整干燥，尽量减少对皮肤的各种刺激。剪短指甲，必要时包裹患儿双手，防止抓破皮疹；物理降温时动作要轻柔，以免擦破皮疹；皮疹或疱疹已破裂者，局部皮肤可涂抹抗生素药膏或炉甘石水剂；臀部有皮疹时要保持臀部干燥清洁，避免皮疹感染。

(五)密切观察病情变化，预防并发症发生

手-足-口病可并发心肌炎、脑膜炎等。嘱密切观察患儿有无呼吸急促、胸闷、头痛、昏睡、恶心、呕吐、脑膜刺激征等，定时测量体温、脉搏、呼吸及心率。

(六)饮食护理

给患儿进高蛋白、高营养、易消化的流质或半流质饮食，少食多餐，食物宜温凉、无刺激性。对于因拒食、拒水而造成脱水、酸中毒者，要给予补液，及时纠正水、电解质平衡紊乱。

(七)健康教育

宣传防病知识，指导家长做好婴幼儿卫生保健，做到饭前、便后洗手；对玩具、餐具要定期消毒；家庭室内保持空气新鲜。还要注意孩子的营养、休息，提高机体抵抗力。疾病流行期间儿童避免出入

公共场所，以减少感染机会。

三、婴幼儿雪口病的护理配合

（一）心理护理

向患者或患儿家属介绍本病的病因、诱发因素、治疗过程、预后及今后如何预防。做好解释工作，减轻心理负担，及时给予正确的指导。

（二）婴幼儿喂养卫生

告知患儿家长要重视喂养卫生，采取相应的预防措施，如餐具清洗及消毒，产妇哺乳前后洗手，用2%～4%碳酸氢钠溶液、清水清洗乳头，哺乳完后擦拭或洗涤患儿口腔，防止白色念珠菌的生长和繁殖。

（三）药物护理

(1)局部药物：用2%碳酸氢钠溶液、制霉菌素糊剂局部涂擦，每日3次。

(2)告知家长患儿症状即使消失，仍需继续用药7～10日，防止复发。

四、药物变态反应性口炎的护理配合

（一）心理护理

向患者解释本病发生的原因，治疗方法及治疗后的疗效。找出可疑致敏药物，并立刻停用，同时停用与可疑药物结构相似的药物，对可疑致敏的食物和药物进行详细记录。积极配合医生治疗。

（二）口腔护理

口周、唇部糜烂可参照单纯性疱疹疾病湿敷法和超声雾化吸入法。

（三）药物护理

熟悉常用的糖皮质激素类药物、抗过敏药物等，如：泼尼松每日15～30 mg，晨起顿服，病情一般在1～2周内可得到缓解。

五、天疱疮的护理配合

（一）心理护理

关心、体贴患者，做好解释工作，减轻患者心理压力，劝导家属以良好的心境对待患者，多安慰和鼓励患者，积极配合医生治疗。

（二）口腔护理

保持口腔清洁，每次进食前后均用清水漱口。可用软刷清除食物残渣、软垢，以减少口腔内感染。

（三）皮肤护理

尽可能保持皮肤干燥清洁，水疱直径超过2 cm者，用无菌注射器进行抽液处理，使疱壁紧贴创面，起保护作用；创面较大者可用具有收敛作用的复方地塞米松溶液湿敷。

（四）药物护理

天疱疮患者首选药物为糖皮质激素，定期检查血压、血糖、血常规、电解质、大便潜血、眼底、肝肾功能等，发现不良反应，如血压或血糖异常升高，及时报告医生。嘱患者按医嘱用药，不可擅自改变药物剂量或突然停药等。

（五）预防感染

各项治疗护理技术操作均应严格灭菌，合理应用抗生素，有效控制感染，防止并发症。

（六）饮食护理

给予高蛋白、高维生素、低盐的流质饮食，进食困难的可由静脉补充。视病情可少量多餐，增进患者食欲，保证机体的营养和维持水、电解质平衡，增强机体抵抗力，促进康复。

六、口腔扁平苔藓的护理配合

（一）心理护理

应加强与患者的沟通，详细询问病史，了解其家庭、生活、工作状况，帮助其调整心理状态。向患者讲述疾病的特点，增强治疗疾病的信心，劝其保持良好的心理状态，树立战胜疾病的信心。同时告诫患者该病是癌前状态，当病情控制、症状缓解后，不应忽略病情，仍应遵循治疗方案定期复查。

（二）口腔护理

保持口腔清洁，用软刷清洁食物残渣、软垢、牙石。去除局部刺激因素，如牙周洁治、去除不良修复体等。

（三）药物护理

1. 局部用药

（1）局部涂擦或者湿敷具有消除感染性炎症、促进糜烂愈合、减轻角化程度的药物，如糖皮质激素类、维A酸类药物。必要时局部抗真菌治疗。

（2）局部封闭治疗：部分糜烂面局限的糜烂型扁平苔藓可采用糖皮质激素局部封闭治疗。

1）做好心理护理：解释局部封闭的必要性，消除紧张情绪，避免空腹注射。

2）用物准备：口腔黏膜检查的基本器械、一次性2 ml或5 ml注射器、2%利多卡因、碘伏棉签。

3）严格"三查七对"制度和无菌操作原则，防止感染，遵医嘱配制药液，协助医生注射，并密切观察患者生命体征、面色、神志等。

4）注射完毕，用棉签按压针孔数分钟，注射完毕，观察数分钟后方可让患者离开。

2. 全身用药

向患者说明药物的作用、用法、不良反应等。注意观察药物的疗效和不良反应，长期用药者，定期进行实验室检查，以指导临床用药。合并念珠菌感染严重者，按医嘱使用抗真菌药物。

（四）调整生活节奏

保证充足睡眠，力求生活规律，限制烟酒及刺激性饮食，如辣椒、生葱、生蒜等。

七、复发性阿弗他溃疡的护理配合

（一）心理护理

应加强与患者的沟通，详细询问病史，了解其家庭、生活、工作状况。向患者解释本病发生的原因、发病特征、治疗方法及治疗后的疗效，使其了解疾病的特点，增强治疗疾病的信心。同时告诫患者当病情控制、症状缓解后，不应忽略病情，仍应合理控制饮食及规律生活。

（二）口腔护理

保持口腔清洁，用软刷清洁食物残渣、软垢、牙石。去除局部刺激因素，如调磨尖锐残冠根、去除不良修复体等。

（三）药物护理

向患者说明药物的作用、用法、不良反应等。注意观察药物的疗效和不良反应，长期用药者，定期进行实验室检查，以指导临床用药。

（四）健康教育

（1）局部涂用药物治疗和口内超声雾化治疗的患者，嘱其至少半小时内不能喝水、吃食物，以免影响药物局部治疗的效果。局部涂药治疗时，应教会患者自己用棉签局部干燥溃疡面，并局部涂药。

（2）口内超声雾化治疗的患者，告知其疗程及复诊时间，并督促其按时复诊。

（3）遵医嘱全身用药时，详细讲解各类药物的用法用量。

（4）因RAU的病因复杂，因此应从多方面给予防治，如建议患者积极检查治疗系统疾病、平衡膳食、合理安排作息时间、保持乐观平和的心态。

八、艾滋病口腔损害的护理配合

（一）消毒隔离

对怀疑感染HIV或实验室检查HIV抗体呈阳性的患者，治疗时应安置在单个房间的诊断室。房间门口放消毒垫，室内每天用紫外线消毒1次，约1小时。患者所接触过的物品表面及医疗、护理器械均要达到消毒后微生物学检测达标。准备好艾滋病患者专用的血压计、体温计、听诊器、止血带，并做好明显的红标记；其他口腔检查器械如口镜、探针均采用一次性用品。医护人员在接触患者口腔黏膜和皮肤时应带帽子、口罩、护目镜及双层乳胶手套。患者的分泌物如唾液应倒入不透水的密封袋，做好标记送出诊室消毒处理；检查中所用的一次性器械，如口镜、探针、镊子及棉签等检查用物用完后应集中于特定的容器里，然后统一毁形作无害化处理。被患者接触过的牙科综合治疗台可用2%次氯酸钠浸泡的抹布擦拭消毒，地板也要用5%次氯酸钠拖洗。在接触患者后用2%次氯酸钠浸泡手5分钟，再用流水冲洗干净，并按规定及时登记上报，转入专科医院确诊治疗。

（二）心理护理

1. 患者的心理护理

当患者获知病情后，将恐惧死亡的来临，表现为情绪激动；有的患者担心受到亲友、社会的歧视，表现为情绪消沉，不愿与人交谈，拒绝治疗甚至有轻生的念头。作为护理人员要了解患者的心理，针对不同的患者有针对性地做好思想工作，多关心体贴患者，主动与其聊天，使其积极配合治疗。

2. 患者家属的心理护理

当患者家属得知患者的病情后，情绪变得低落。大部分家属产生恐惧感，不敢接触患者的物品。这无形中给患者造成极大的思想压力，使其感到孤独、寂寞，从而产生一种被家庭遗弃的感觉。因此要向家属做好思想工作，讲解艾滋病的预防与传染知识，鼓励患者家属多关心患者，使患者感到家庭的每个人都在关心他，以增强战胜疾病的信心。

（三）口腔护理

在临床上应常规先进行口腔护理。口腔损害为念珠菌感染时可用2%～4%碳酸氢钠液漱口，局部涂用制霉菌素制剂；伴有牙周炎时可用3%过氧化氢液行牙周冲洗；表现为口腔溃疡或疱疹时，可用氯己定液或碘伏液漱口，涂用消炎止痛制剂和促进上皮愈合制剂。

（四）自我防护

在护理患者时，注意勿被锐器刺伤自己；严格佩戴帽子、口罩、护目镜以防患者唾液、血液沾染自身；一旦有误伤，要迅速彻底清洗伤口，向外挤出血液，用碘伏消毒，同时立即报告医务部门，决定是否进行预防用药。逆转录酶抑制剂及拉米夫定联合应用已被证明在被针刺伤后对艾滋病有预防作用。预防用药，越早越好。

（五）信息记录和隐私保密

在检查完患者后，应登记患者的年龄、性别、家庭住址、联系电话、临床诊断以及实验室检查结果，并且所有资料要为患者严格保密。

（六）宣传教育

门诊所做的检查只是初筛试验，因此建议患者尽快去所在市区的疾病控制中心做确诊试验。向患者介绍性传播疾病及其预防知识等，将患者的病情告知患者的性伙伴，避免性接触，同时对其性伙伴进行HIV抗体检测和观察。劝告患者不要献血或参与任何可使他人触及其血液的活动，如共用注射针或剃刀等。感染HIV的哺乳期妇女不能对婴儿进行人工喂养，以减少母婴传播的危险性。鼓励患者戒烟、戒毒。

九、口腔黏膜病活检术的护理配合

（一）术前准备

(1)向患者说明活检的目的和重要性，了解患者有无手术禁忌证和药物过敏史，测量患者的生命体征，检查患者的化验结果，包括血常规和凝血时间等。

(2)准备手术用品，包括常规口腔黏膜病检查的基本器械、局部麻醉药和活检器械，如刀片、缝针、缝线等。

(3)心理护理：尽管患者已同意作活检术，但仍很畏惧，此时护士应对活检的相关知识向患者进行耐心的讲解，安慰患者，减轻其思想负担，取得术中配合。

（二）术中护理

(1)安排患者卧于治疗椅上，并调节椅位角度和灯光亮度，以便于医生操作。准备好0.2%氯己定20 ml，嘱患者含漱1分钟，消毒口腔软组织，并协助医生用0.1%氯己定棉球消毒手术区，包括口唇周围半径5 cm的范围。

(2)按无菌操作原则打开无菌活检包，供应所需的器械。

(3)用口镜牵拉口角及唇颊，尽量暴露口腔内手术区域，并随时协助医生用棉球止血，动作要轻柔，以避免上皮与其下方组织剥离或组织损伤。

(4)密切观察患者的全身情况，发现问题及时报告医生采取相应措施处理。

(三)术后护理

1. 及时送检活检标本

标本取好后立即用10%甲醛溶液浸泡，由医生填写病理送检单，及时送到病理科。

2. 信息记录

在手术登记本中登记患者的姓名、年龄、性别、联系方式、临床诊断、活检日期等内容。

3. 健康教育

协助医生向患者说明术后的注意事项。嘱患者不要用舌舔伤口或反复吐唾液、吸吮；不吃太热、太硬、太辛辣的食物；如有明显出血、疼痛、肿胀等症状要及时复诊，不要延误；注意保持口腔清洁。同时建议患者改善饮食结构，摄取低盐、高蛋白、高维生素饮食，减少进食时对病损的不良刺激，并建议患者保证充足的睡眠和愉快的情绪。术后4～5日拆线。

4. 术后用药

除常规口服抗生素外，还应配合医生指导患者认真做好口腔局部护理，定时用药清洗涂敷，以达到消炎、止痛、防止继发感染、促进创口迅速愈合的目的。

十、口腔黏膜病损图片摄取的护理配合

(一)摄像前准备

1. 患者的准备

首先要获得患者知情同意。拍摄前应与患者进行良好的沟通，尽量尊重患者的隐私权，同时向患者告知数码摄像在疾病诊断和治疗中的重要性，以取得其同意配合。

2. 拍摄前器械准备

拍摄前要仔细检查相机的拍摄性能、相机存储、电池的电量，尽量避免人为的错误，增加拍摄一次性成功的几率。同时要准备口腔摄影所需的一次性医用开口器和反光板。加强无菌观念，防止交叉感染，实行“一人一用一消毒”。

3. 拍摄前口内黏膜的处理

拍摄前患者应清水漱口，去掉口内食物残渣。之后拿棉签干燥要拍摄的部位，以免唾液泡沫影响拍摄效果。

(二)拍摄注意事项

1. 拍摄图片要求

(1)图像清晰；

(2)图像无变形；

(3)色彩还原基本准确；

(4)曝光适宜；

(5)构图合理。

2. 拍摄体位

(1)拍摄牙龈、唇部、舌部、口底部、双颊部时，牙椅的靠背向后略倾斜，拍摄颊部时根据患者情况可借助开口器使患者头偏向相应的左右侧。

(2)拍摄腭咽部时，应使牙椅的椅靠背向后倾斜至头低脚高位，同时升高牙椅高度，以便拍摄者取景，必要时可用反光板。

(3)拍摄颜面部及唇部时，使患者取坐位，双眼目视前方，拍摄距离1～2 m，颜面部肌肉放松。

3. 拍摄角度

拍摄过程中还应注意相机机位与被拍摄物之间的角度，以免拍摄时引起被拍摄物形态的变化，例如：唇部和前牙区牙龈的拍摄，相机应与平面垂直。

(三)数码照片的后期处理及保存

(1)临床拍摄的原始数码影像往往并不尽如人意，此时可以通过Photoshop等图像处理软件使其图像的大小、色彩、对比度、亮度达到最佳数值。

(2)基于图片版权的保护，可以通过图像处理软件在原始图片上加上一个代表自己单位的标签，以更好地维护本单位的权益。

(3)通常图片保存格式为JPEG，图片可保存于计算机硬盘或移动硬盘，但是由于高像素图片的文件大小通常很大，所以最好配备刻录机刻盘永久保存。

(4)数量规模大的资料可以建立数据库，图片同时配以患者的电子档案，建立搜索引擎，以方便资料的调出。

(李晓英　李灏来　熊春蓉　周红梅)

后记(或致谢)

在本书出版发行之际,深切怀念1987年版《实用口腔黏膜病学》主审,恩师萧卓然教授,编写人员王顺英、黄亚筠、易新铨、曾光明、张文清诸位老师。衷心感谢本版的全体编委和编写人员,以及为本书整理、校对、绘图付出辛勤汗水的柏景坪、陈方淳、李晓英、李灏来、林靖雯、刘英、石晶、申俊、熊春蓉、张媛媛、郑华、吴瑞卿、王甲一、周瑜、但红霞、卢锐、冯晓东、吉宁、王志勇、李敬、魏丹凤、刘显挺、王辉、刘娜、李艳忠、王静、王芳、金鑫、朱晓寒、王丽莉、张敦房、王睿男、许小平、谢亮、雷蕾、李晓旭、杨建堂和赵雪峰等同志。

由于主编本人学识水平所限,书中的缺陷、遗漏之处在所难免,请读者们不吝指正,特先致谢忱!

李秉琦

2010年　于原华西大学百年校庆前夕

图书在版编目(CIP)数据

李秉琦实用口腔黏膜病学/李秉琦主编．-北京：科学技术文献出版社，2011.2
ISBN 978-7-5023-6772-5

Ⅰ.①李… Ⅱ.①李… Ⅲ.①口腔黏膜疾病-诊疗 Ⅳ.①R781.5

中国版本图书馆 CIP 数据核字(2010)第 203432 号

出　版　者　科学技术文献出版社
地　　　址　北京市复兴路 15 号(中央电视台西侧)/100038
图书编务部电话　(010)58882938，58882087(传真)
图书发行部电话　(010)58882866(传真)
邮 购 部 电 话　(010)58882873
网　　　址　http://www.stdph.com
E-mail：stdph@istic.ac.cn
策 划 编 辑　薛士滨
责 任 编 辑　樊雅莉
责 任 校 对　唐　炜
责 任 出 版　王杰馨
发　行　者　科学技术文献出版社发行　全国各地新华书店经销
印　刷　者　富华印刷包装有限公司
版（印）次　2011 年 2 月第 1 版第 1 次印刷
开　　　本　889×1194　16 开
字　　　数　517 千
印　　　张　19.25　彩插 8 面
印　　　数　1～3500 册
定　　　价　52.00 元

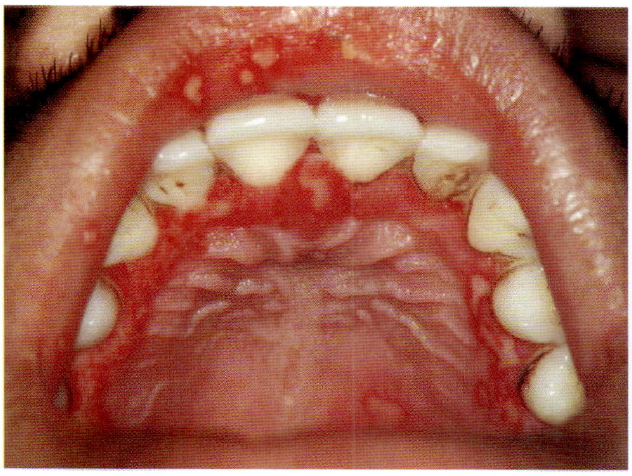

图 3-1　原发性疱疹性龈口炎

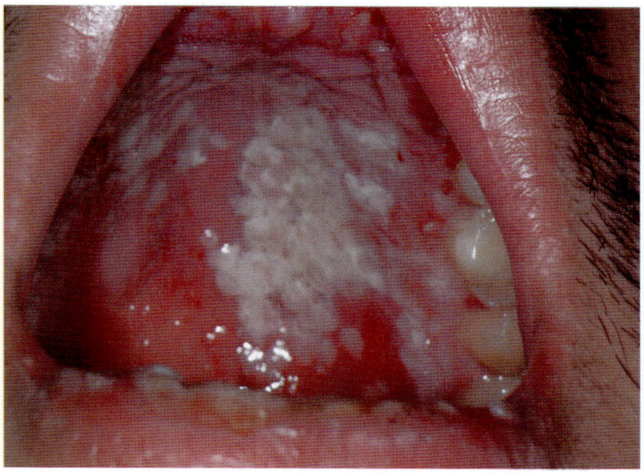

图 3-2　原发性疱疹性龈口炎

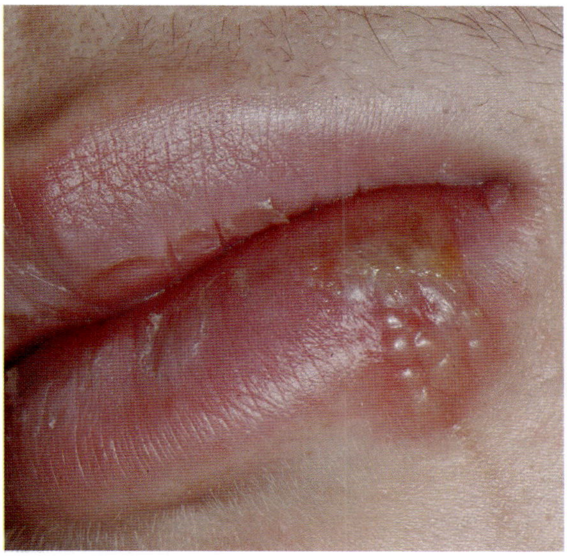

图 3-3　复发性唇疱疹

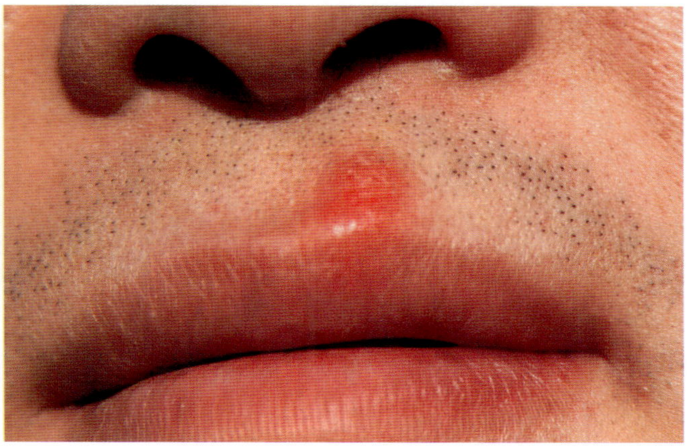

图 3-4　复发性唇疱疹

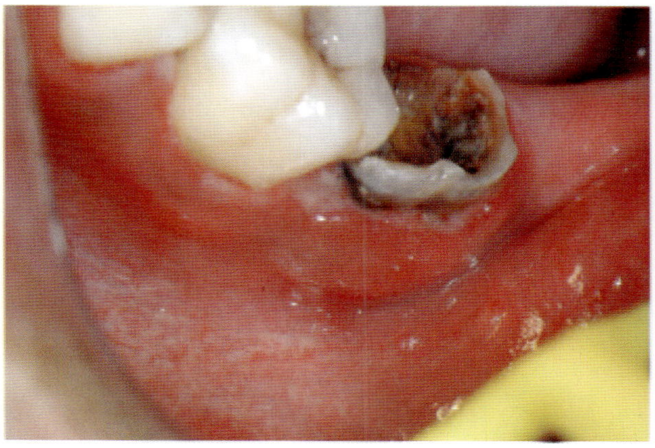

图 4-1　急性坏死性溃疡性龈炎

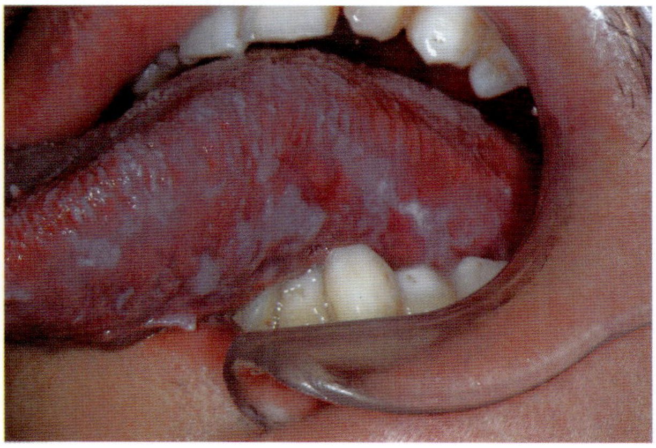

图 5-1　急性假膜型念珠菌口炎

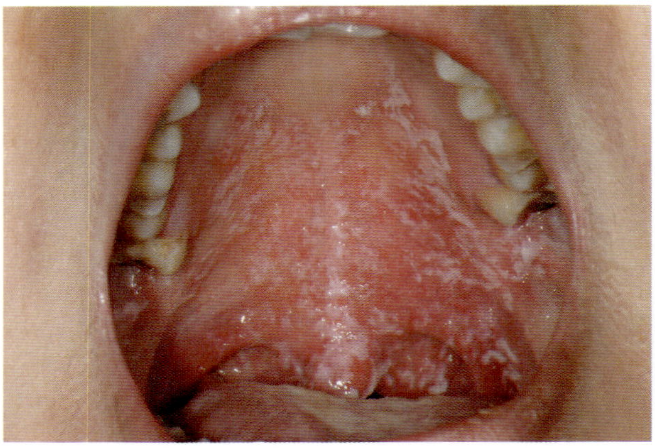

图 5-2 急性假膜型念珠菌口炎

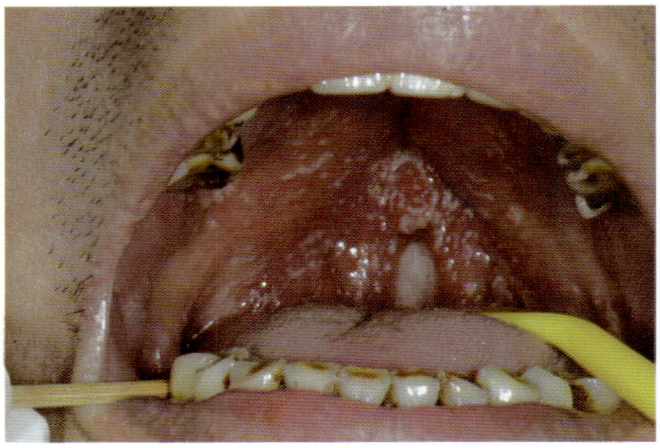

图 5-3 急性假膜型念珠菌口炎

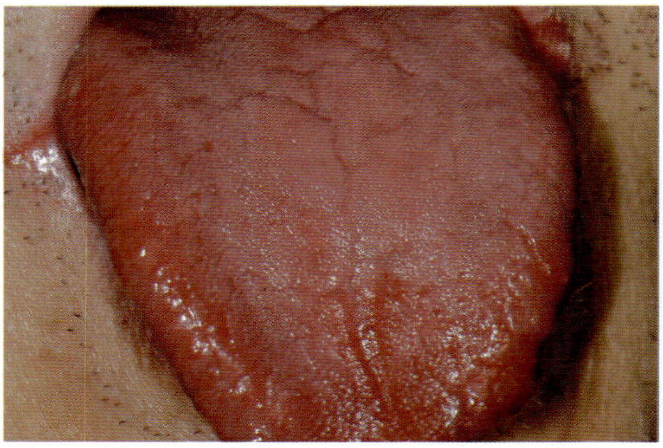

图 5-4 急性红斑型念珠菌口炎

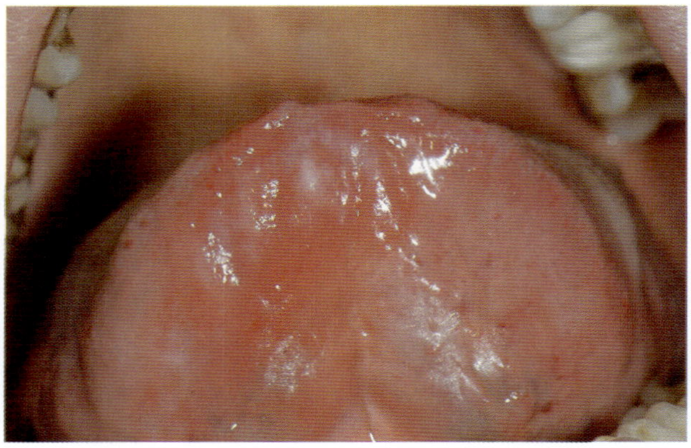

图 6-1 梅毒黏膜斑（舌腹）

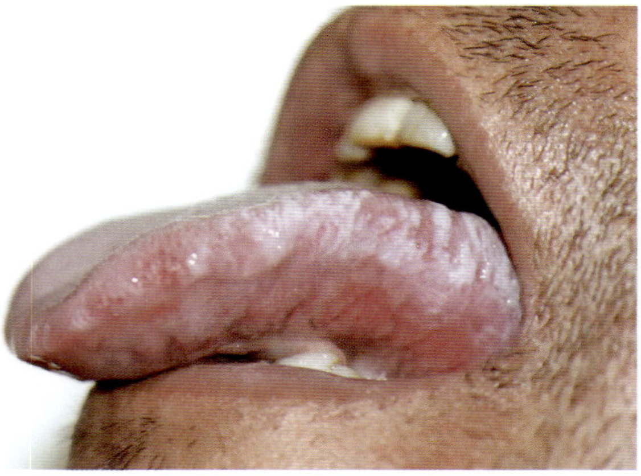

图 7-1 毛状白斑（舌缘）

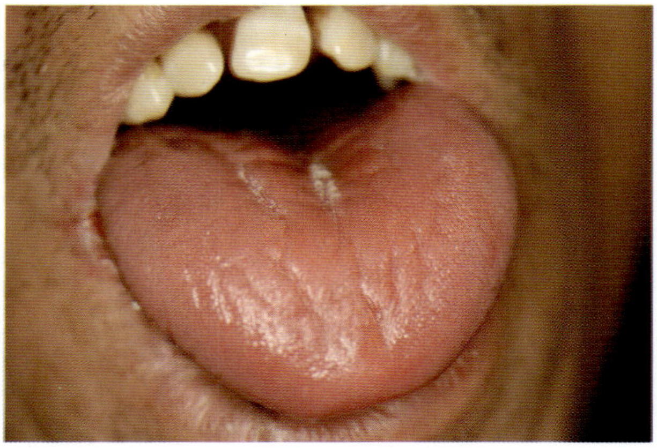

图 7-2 红斑型念珠菌病

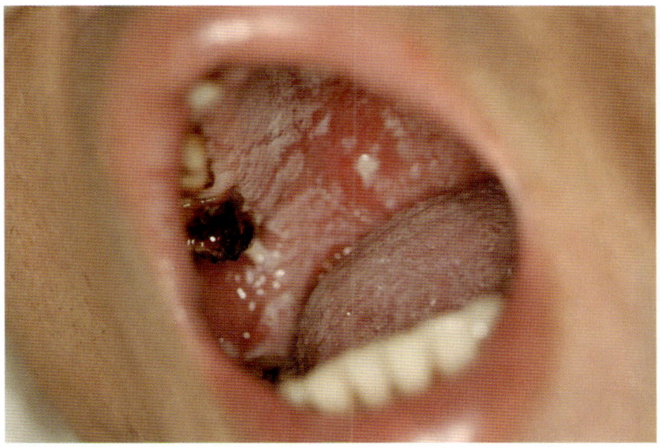

图 7-3 假膜型念珠菌病

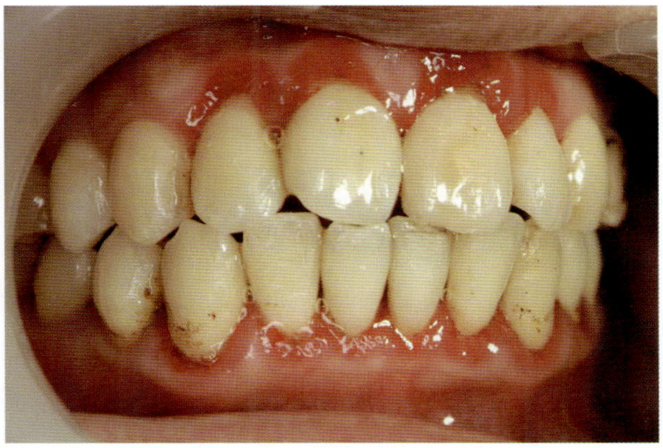

图 7-4 牙龈线形红斑

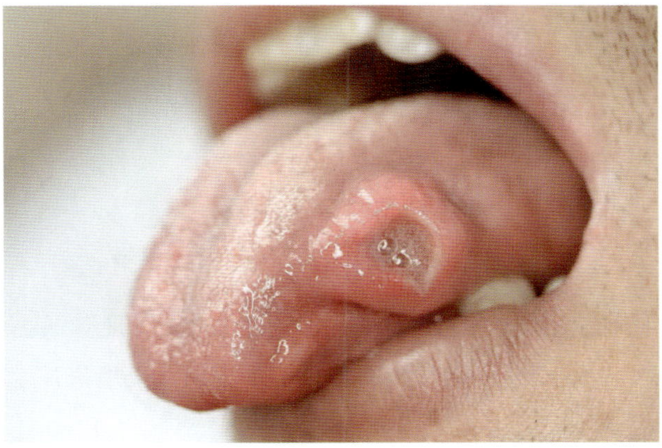

图 7-5 重型复发性阿弗他溃疡

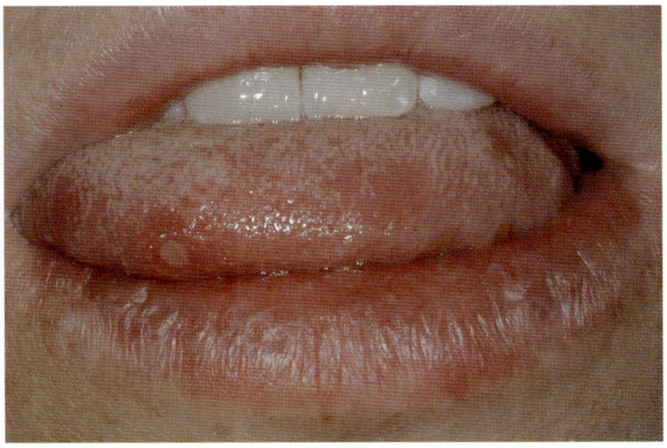

图 8-1 轻型复发性阿弗他溃疡

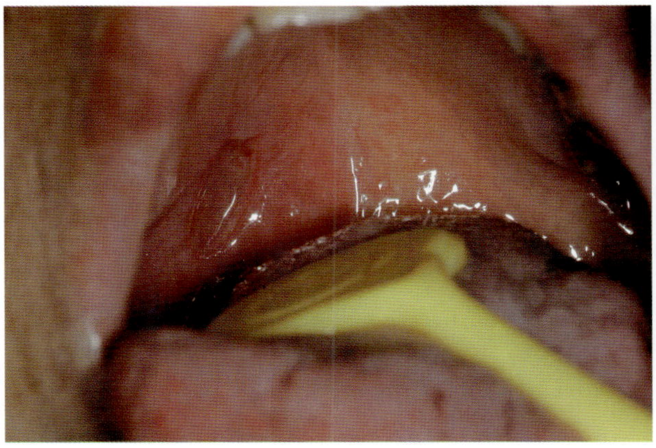

图 8-2 重型复发性阿弗他溃疡

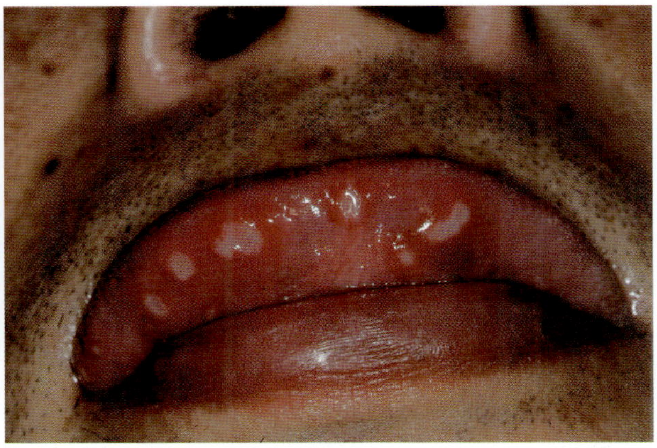

图 8-3 疱疹样复发性阿弗他溃疡

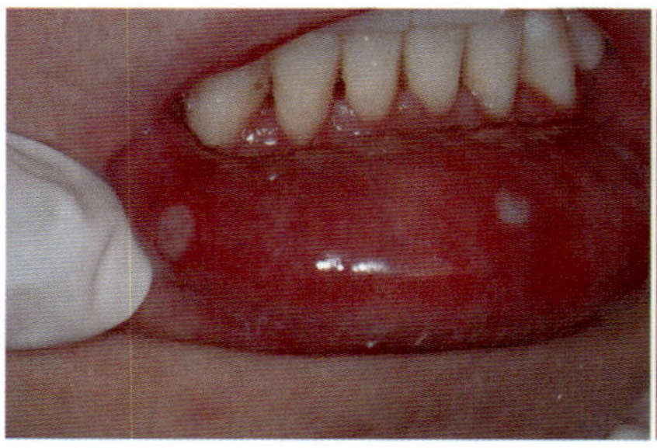

图 9-1　白塞病口腔损害－轻型复发性阿弗他溃疡

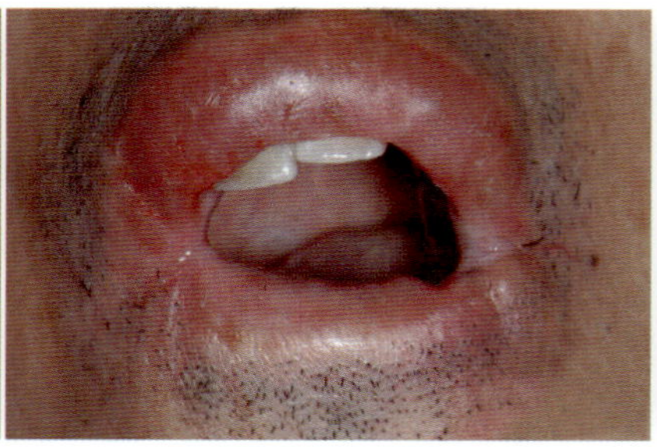

图 9-2　白塞病口腔损害－重型复发性阿弗他溃疡形成瘢痕张口受限

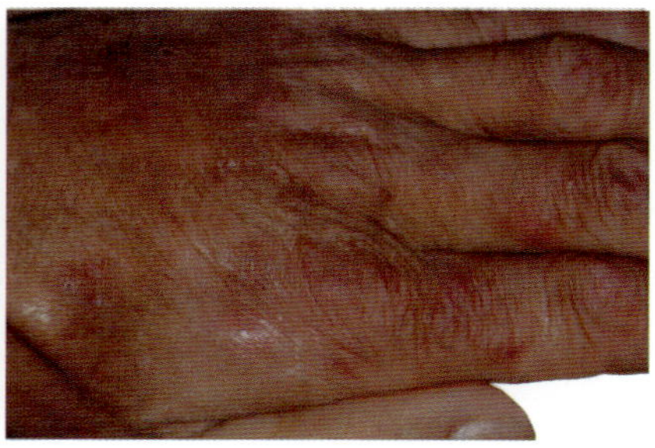

图 9-3　白塞病皮肤损害

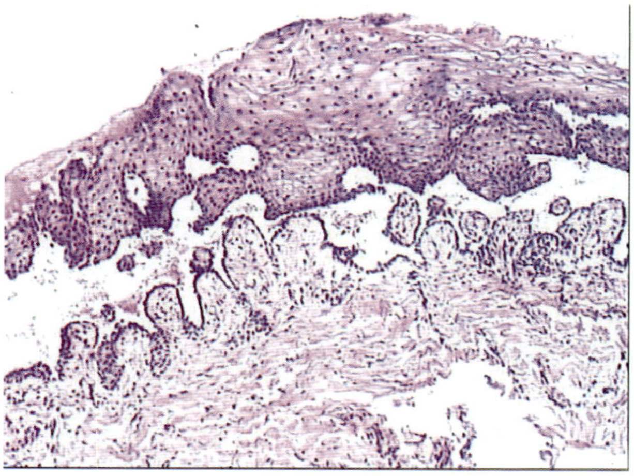

图 10-1　棘层松解（天疱疮）

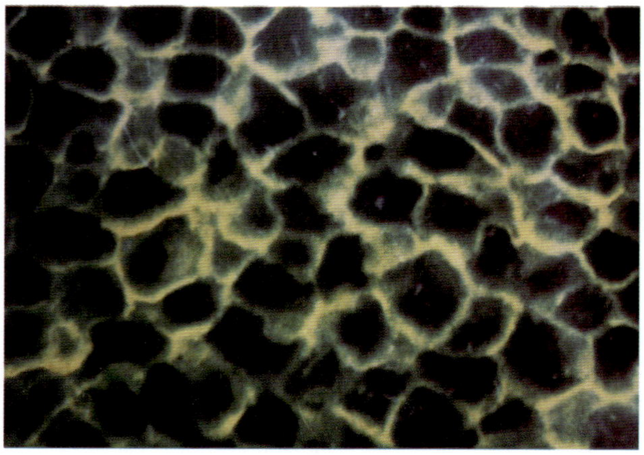

图 10-2　棘细胞间荧光抗体沉积（天疱疮）

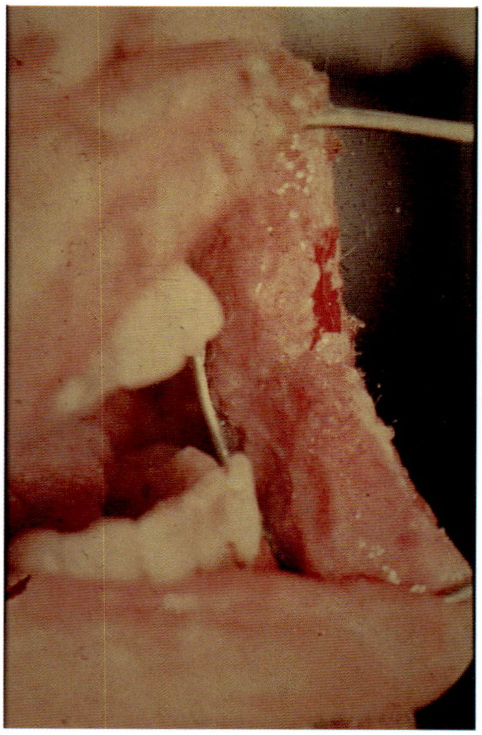

图 10-3　寻常型天疱疮

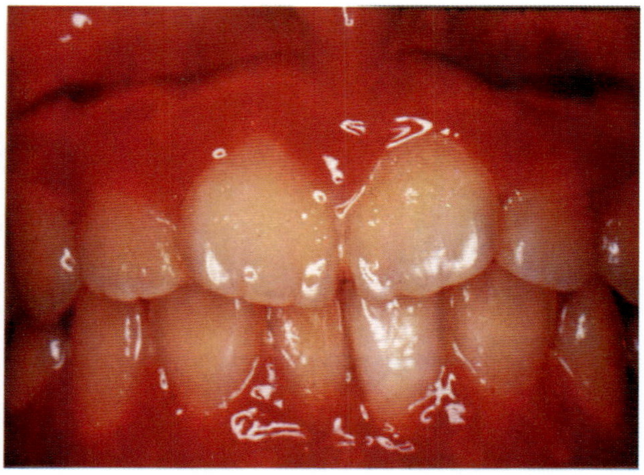

图 10-4　瘢痕性类天疱疮（牙龈）

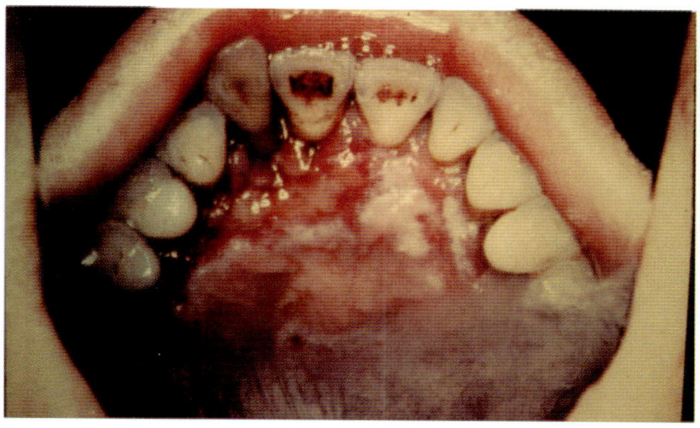

图 10–5　瘢痕性类天疱疮（腭部）

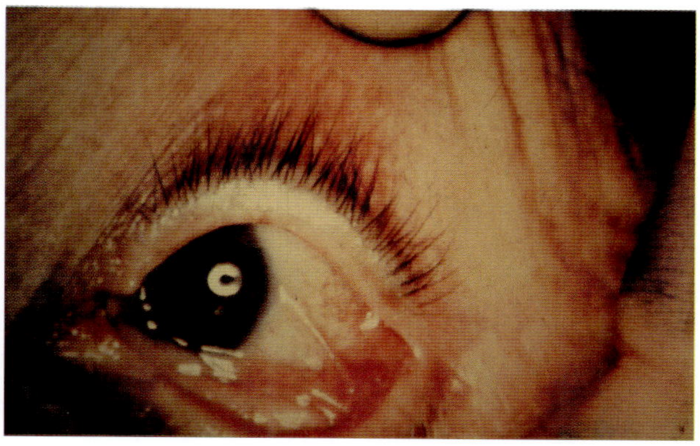

图 10–6　瘢痕性类天疱疮（睑球粘连）

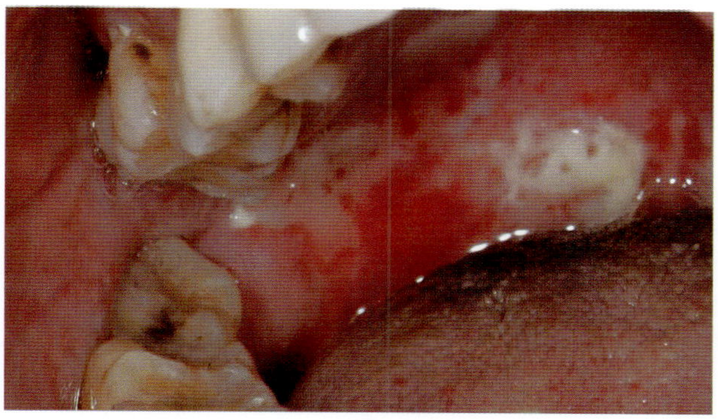

图 11–6　药物过敏性口炎

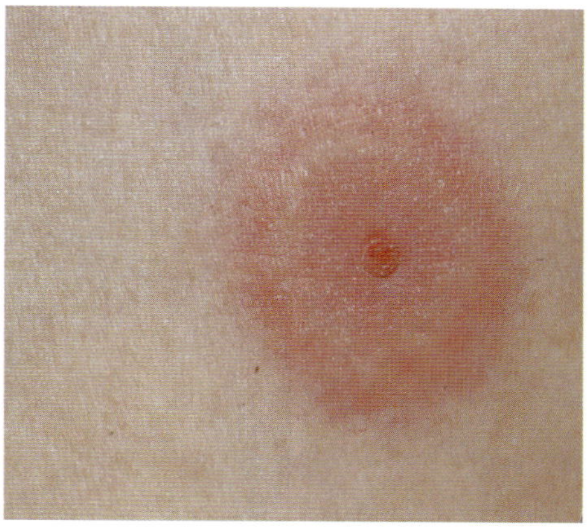

图 11–7　靶形红斑

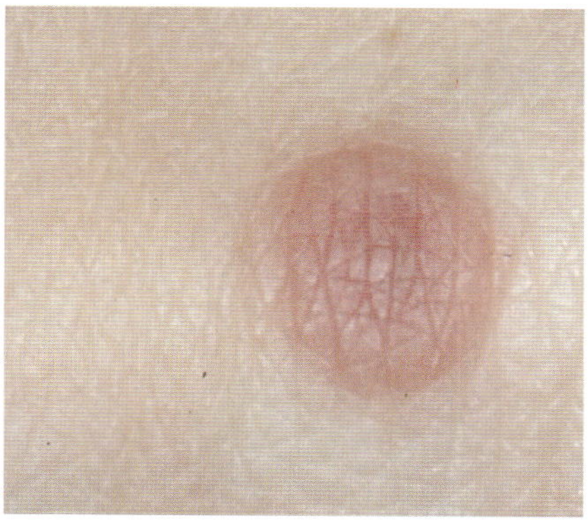

图 11–8　靶形红斑

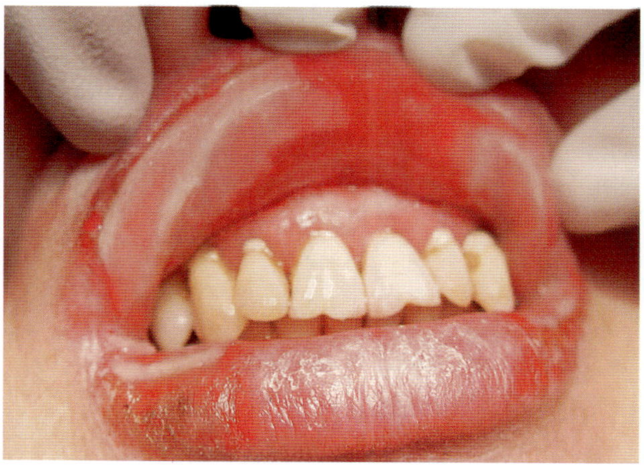

图 11–9　多形性红斑（上唇内侧黏膜）

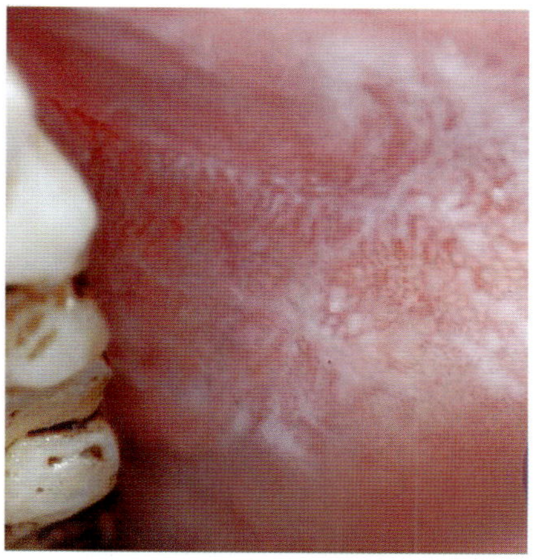

图 12–1　非糜烂型口腔扁平苔藓

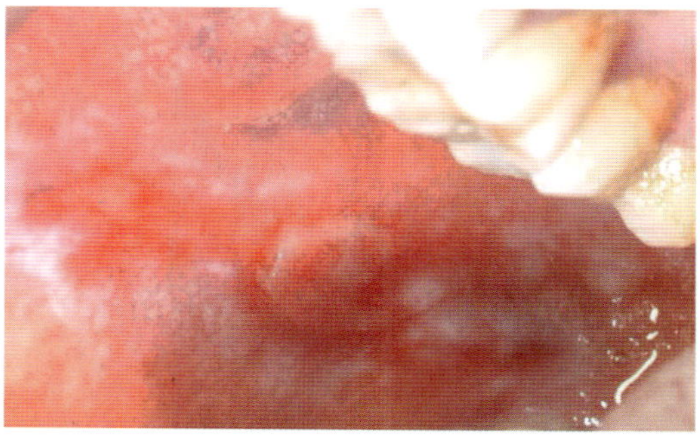

图 12–2　糜烂型口腔扁平苔藓

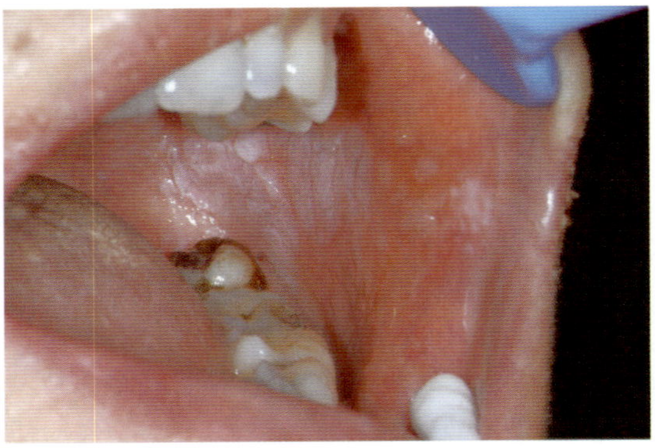

图 13-1　白角化病

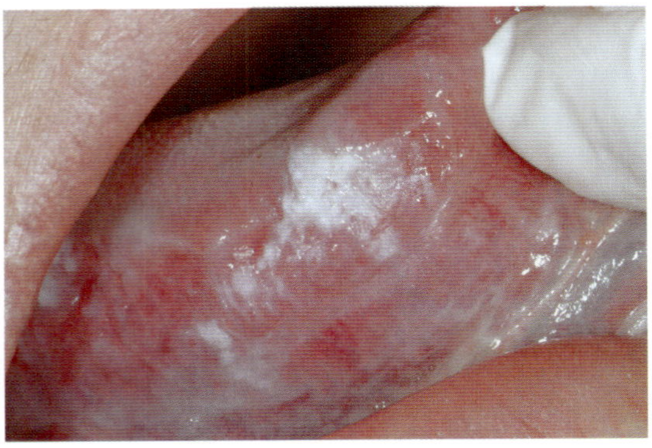

图 13-2　均质型白斑

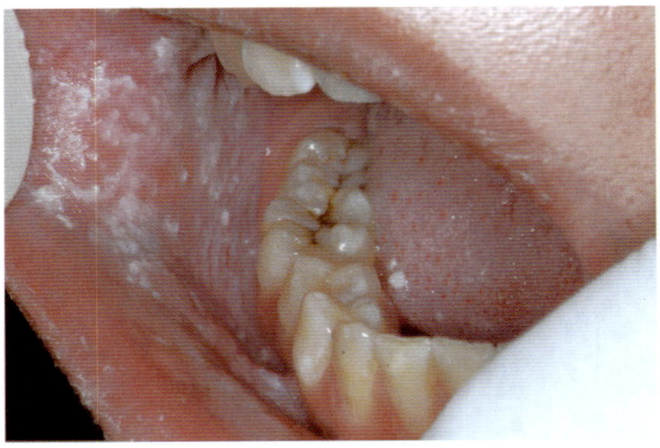

图 13-3　白皱褶病

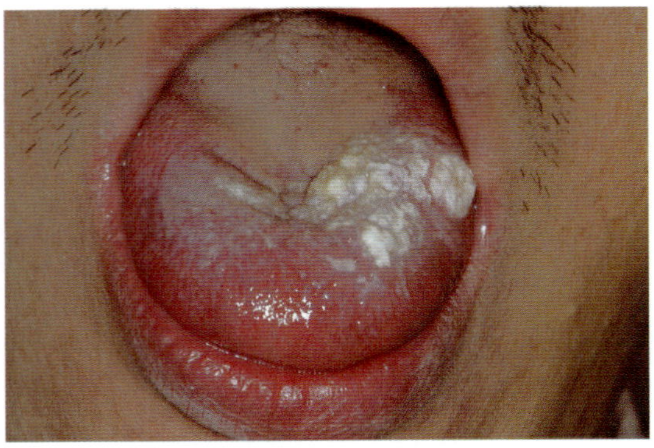

图 13-4　疣状白斑癌变

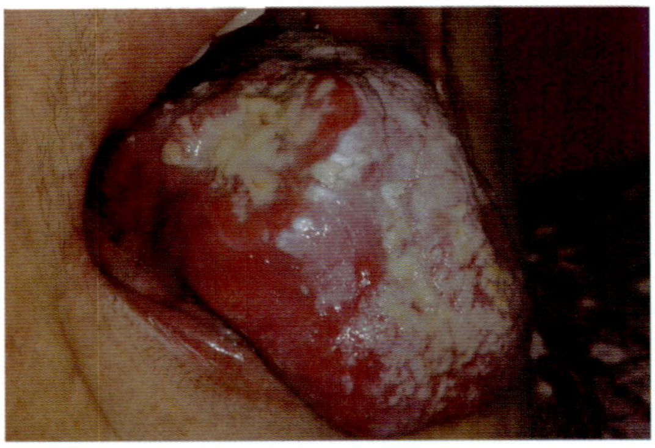

图 13-5　白斑癌变

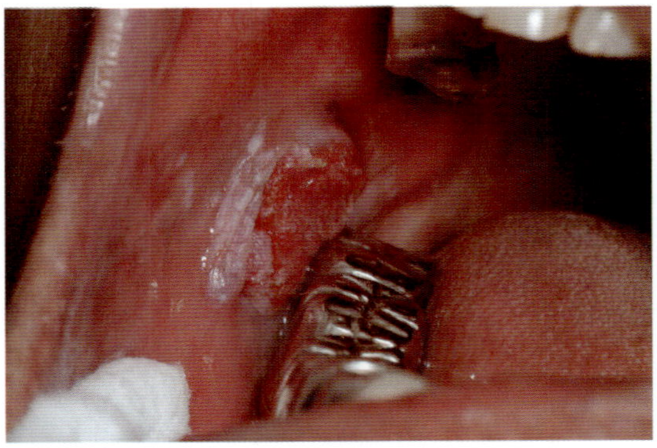

图 13-6　白斑癌变

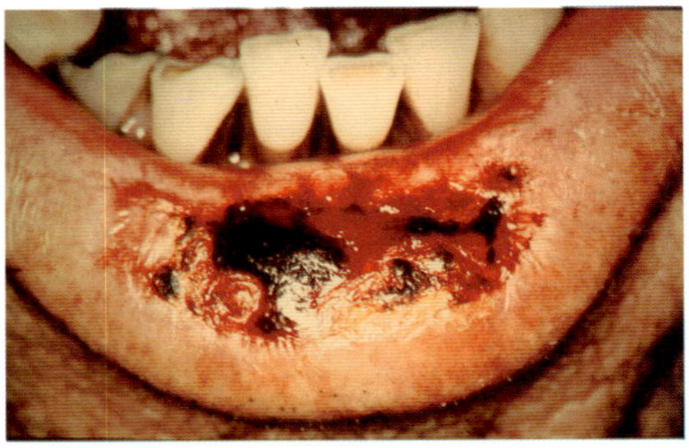

图 14-1　慢性盘状红斑狼疮(下唇)

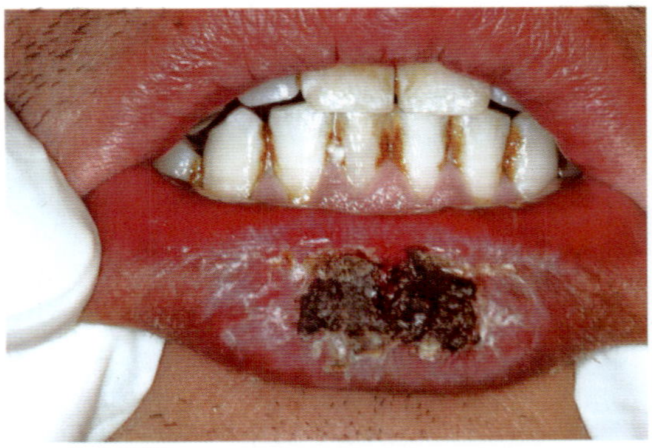

图 14-2　慢性盘状红斑狼疮(下唇)

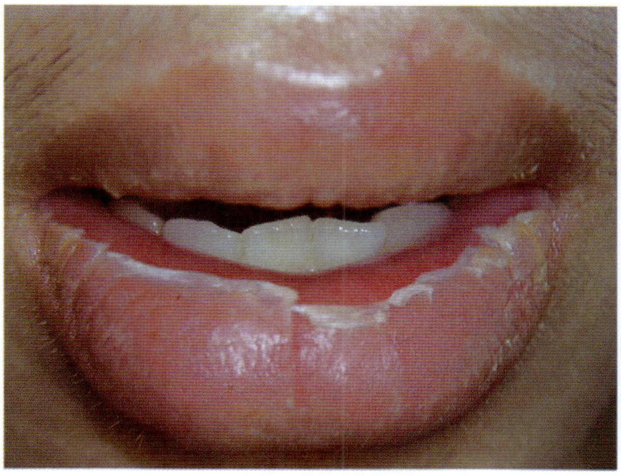

图 15–1　腺性唇炎

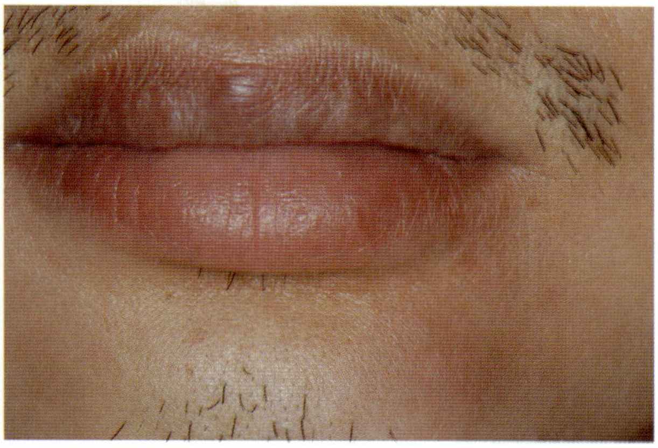

图 15–2　肉芽肿性唇炎

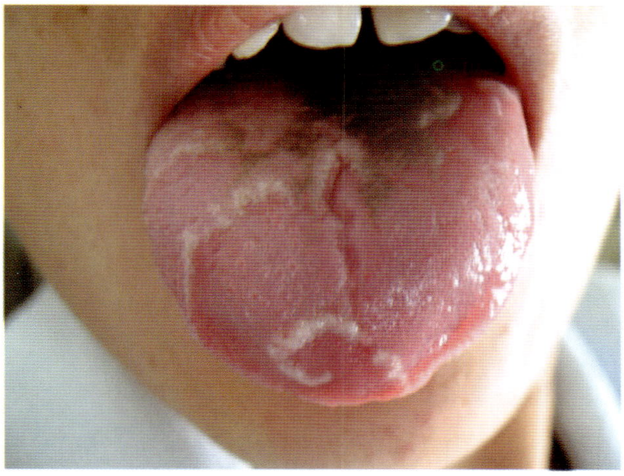

图 15–3　地图舌

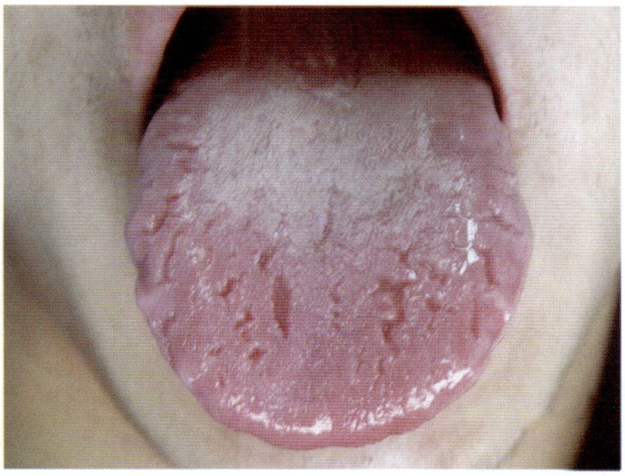

图 15–4　沟纹舌

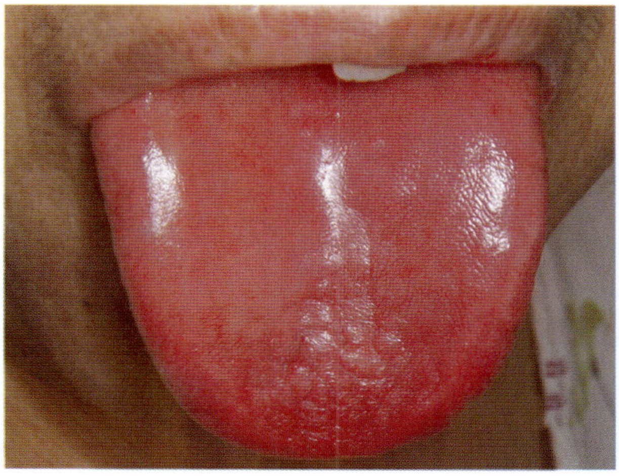

图 15–5　萎缩性舌炎

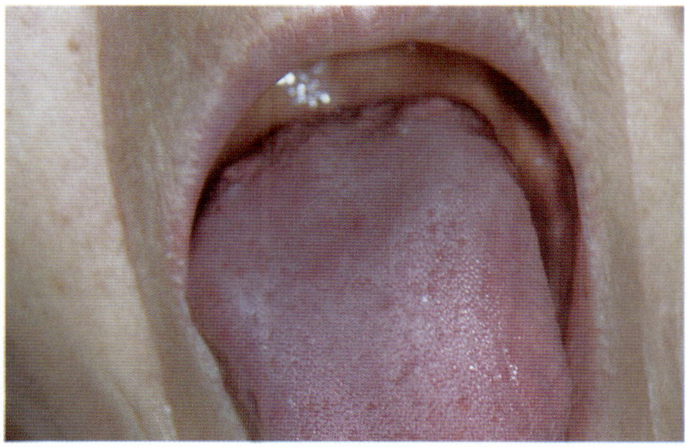

图 15–6　轮廓乳头炎

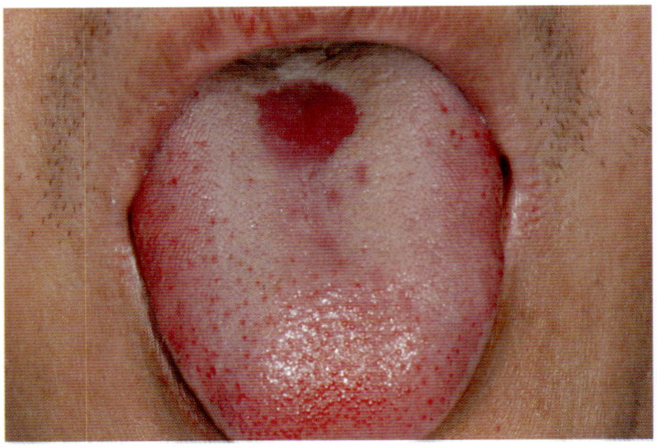

图 15–7　正中菱形舌炎

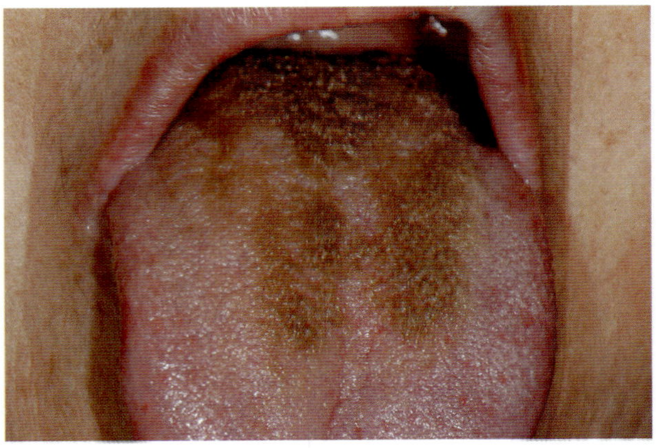

图 15–8　毛舌

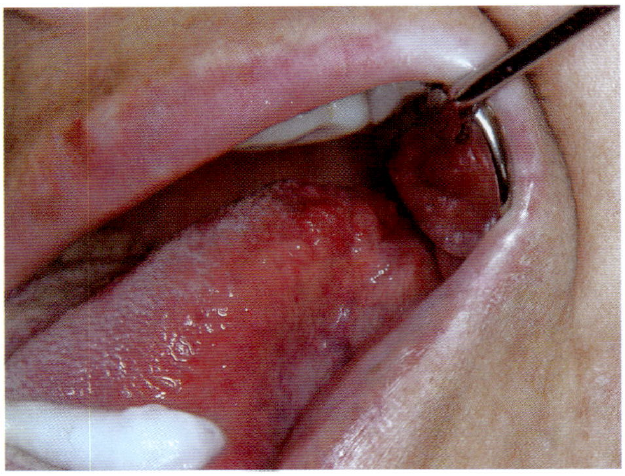

图 15–9　舌扁桃体肥大

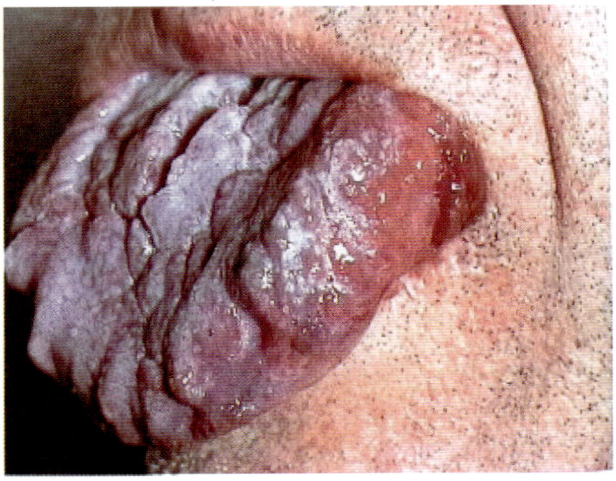

图 15–10　舌淀粉样变

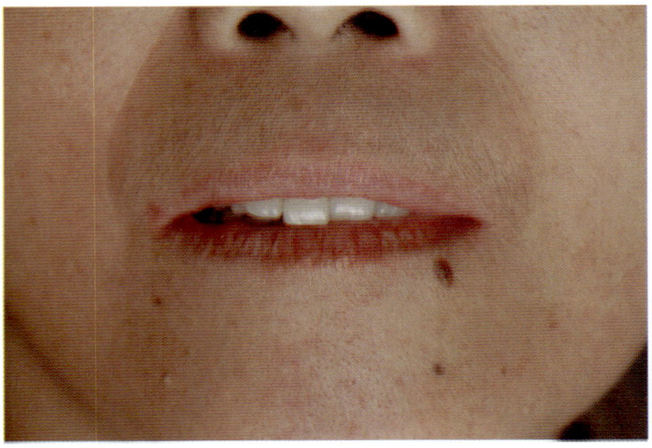

图 17–1　口角炎

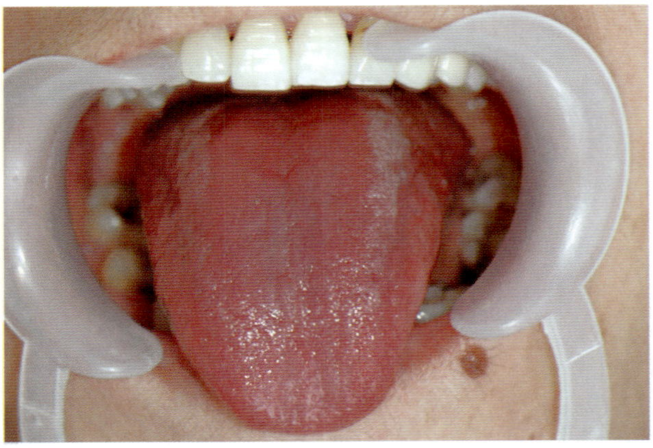

图 17–2　萎缩性舌炎